KB160991

의 료 기 기
G M P
개론 및 실무

Medical Device Introduction and Practice

ISO 13485:2016
CFR 21 Part 820-QSR:2016

의료기기 제조 및 품질관리기준 : 고시 제2016-156호

서 문

　의료기기는 환자를 대상으로 질병의 진단, 치료, 완화 등에 사용되는 기기이다. 사용에 있어 안전성이 중요시되므로 해당국가/지역 국민의 건강과 안전을 확보하기 위해 인허가 법규를 제정하여 규제하고 있다. 인허가는 의료기기의 기술문서 심사를 통한 제품의 인허가와 제조공장의 적합성 심사를 통한 GMP 인허가로 진행된다. 국내외 의료기기 GMP의 큰 틀은 ISO 13485와 미국 cGMP PART 820-QSR 두 가지로 대변될 수 있는데, 2016년3월1일 ISO 13485가 개정되면서 의료기기 제조사는 기존의 GMP 시스템을 전면 제/개정하여 전환심사를 받아야 하는 현실에 직면하게 되었다. 기존의 ISO 13485:2012 규격은 미국 cGMP 법규와 차이를 보이고 있어 ISO 13485를 수립하여 운영하고 있는 제조사가 미국 cGMP 적용시 품질시스템을 전면 재검토하여 보완해야 하는 어려움이 있었다. 그러나 ISO 13485:2016에서는 미국 cGMP 요구사항을 대부분 반영하여 비슷한 수준으로 개정됨에 따라 제조사는 GMP 시스템을 통합하여 관리가 가능하게 되었다. 이러한 개정으로 인해 ISO 13485만 적용하는 제조사도 GMP 시스템을 미국 cGMP 수준으로 맞추어 운영해야 하는 어려움에 직면하게 되었다.

　본 교재는 미국 cGMP 수립, ISO 13485 전환심사를 준비하는 제조사 실무자와 의료기기 특성화 고등학교 및 각 대학의 의공학부 학생들의 GMP 수업에서 사용될 수 있도록 디자인 되었다. 구성은 ISO 13485, 의료기기 제조 및 품질관리기준, PART 820-QSR 요구사항을 제조사의 일반적인 업무 프로세스에 따라 그룹핑(Grouping)하였으며 각 장별로 전체 업무 프로세스(Main Process)중 해당 장의 요구사항이 어떤 프로세스에 해당되는지 그림으로 설명하였다.

　Part 01은 의료기기와 GMP에 대한 이해를 갖도록 하였다.

　Part 02는 GMP 품질시스템 구축을 위한 품질시스템, 문서화, 문서 및 기록관리, 경영의지, 품질방침 및 품질목표, 조직구성, 책임 및 권한, 인적자원 관리, 기반시설 관리를 설명하였다.

　Part 03은 제품실현 단계로 설계 및 개발관리, 공정밸리데이션, 제품실현 기획, 고객관련 프로세스, 구매관리, 구매품의 검증, 고객자산관리, 제품의 보존, 작업환경 관리, 생산관리, 설치활동, 서비스 활동, 식별관리, 추적관리, 모니터링 및 측정장치관리를 설명하였다.

　Part 04는 모니터링 및 측정단계로 측정 및 분석 일반사항, 피드백, 불만처리, 규제기관 보고, 내부심사, 프로세스 모니터링 및 측정, 제품 모니터링 및 측정을 설명하였다.

　Part 05는 분석 및 개선 단계로 부적합 제품관리, 데이터 분석, 시정 및 예방조치, 경영검토, 개선을 설명하였다.

　본 교재는 본인의 지난 20년간에 걸친 컨설팅 지식과 강의 자료로부터 쓰여질 수 있었다. 그러나 이는 혼자만의 노력으로 이루어진 것은 아니며 동료들의 도움이 컸다. 도움을 주신 김명교, 최종관, 오용성, 김종현 동료 분들께 감사를 드린다. 또한 본 책을 집필하는 동안 나를 믿고 지지해준 아내와 두 아들에게도 감사의 뜻을 전한다.

2016년 12월

신규철(modernc@hanmail.net)

Contents

Part
04 **모니터링 및 측정 단계**

Part 05 분석 및 개선 단계

의 료 기 기
G M P
개론및실무
Medical Device Introduction and Practice

ISO 13485:2016
CFR 21 Part 820-QSR:2016
의료기기 제조 및 품질관리기준 · 고시 제2015-71호

Part

01

의료기기
입문단계

의료기기란?(What is a medical device?)

1.1 의료기기의 정의

💡 의료기기

사람이나 동물에게 단독 또는 조합하여 사용되는 기구·기계·장치·재료 또는 이와 유사한 제품으로서 다음 각 호의 어느 하나에 해당하는 제품을 말한다. 다만, 「약사법」에 따른 의약품과 의약외품 및 「장애인복지법」 제65조에 따른 장애인보조기구 중 의지(義肢)·보조기(補助器)는 제외한다.

1. 질병을 진단·치료·경감·처치 또는 예방할 목적으로 사용되는 제품
2. 상해(傷害) 또는 장애를 진단·치료·경감 또는 보정할 목적으로 사용되는 제품
3. 구조 또는 기능을 검사·대체 또는 변형할 목적으로 사용되는 제품
4. 임신을 조절할 목적으로 사용되는 제품

출처: 의료기기법 [시행 2016.3.30.] [법률 제13698호, 2015.12.29., 일부개정], 제2조(정의)

💡 의료기기

제조자가 다음 중 하나 이상의 특정의 의학적 목적을 위해 인체에 단독으로 또는 결합하여 사용하려고 하는 기구, 장치, 도구, 기계, 기기, 임플란트, 체외진단시약, 소프트웨어, 재료 또는 이와 유사하거나 관련된 품목

- 상해에 대한 진단, 모니터링, 치료, 완화 또는 보상
- 해부 또는 생리적 과정에 대한 조사, 교체, 변경 또는 지원
- 생명 지원 또는 유지
- 수태 조절
- 의료기기의 소독
- 인체 유래 검체의 체외진단 검사에 의한 정보 제공

- 그리고 약리적, 면역적, 또는 신진대사적 수단에 의해 인체내부 또는 인체상에 의도한 주요 작용을 성취하지는 않지만, 그런 수단에 의해 그 의도된 기능을 지원해줄 수 있는것

출처: ISO 13485, Third edition 2016-03-01, Medical devices - Quality management systems - Requirements for regulatory purposes, 3.11 medical device

이상과 같이 의료기기에 대한 정의는 대한민국, 유럽 모두 같다고 볼 수 있다. 다만 다른 점은 유럽을 포함한 외국에서는 인간에게 사용되도록 의도한 것을 의료기기로 보는 반면, 대한민국에서는 사람이나 동물 등으로 규정하고 있어 동물용 기기도 의료기기로 보고 있다는 점이 차이가 있다. 예를 들어 동물병원에서 사용되는 X-ray의 경우 국내에서는 의료기기로 인허가를 받아 사용해야 하나, 외국에서는 의료기기로 분류되지 않는다.

1.2 의료기기의 분류

의료기기는 이식용 의료기기, 체외진단용 의료기기, 삽입 의료기기 및 의료기기로 분류된다.

1) 이식용 의료기기는 외부전원 또는 내부전원을 사용하는 능동이식용 의료기기와 전원을 사용하지 않는 이식용 의료기기로 분류된다. 전원을 사용하지 않는 이식용 의료기기는 의료기기(Medical Devices)로 분류되며 정의는 아래와 같다.

능동 의료기기(작동 의료기기)
(Active Medical Devices)

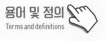

용어 및 정의
Terms and definitions

중력이나 인체에 의해 직접 발생하지 않는 동력원이나 전기에너지 혹은 이들 에너지의 변환에 의해 작동하는 것. 환자와 작동 의료기기 사이에서 에너지, 물질이나 다른 요소를 중대한 변경이 없이 전달하도록 의도된 의료기기는 작동 의료 기기로 간주되지 않는다. 단독 software는 작동 의료기기로 간주된다.

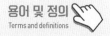

이식용(식재) 기기
(Implantable Devices)

시술 후 그 자리에 남아있도록 의도되어 외과적 시술에 의한 다음과 같이 의도된 것:
· 전체적으로 인체에 삽입되는 것 또는
· 상피 또는 안구의 표면을 대체하는 것
적어도 수술 후 30일 동안 그 위치에 남아 있도록 의도되고 외과적 시술을 통해서 인체에 부분적으로 삽입하는 기기도 이식용기기로 간주된다.

출처: COUNCIL DIRECTIVE 2007/47/EC, ANNEX IX CLASSIFICATION CRITERIA 1.DEFINITIONS

2) 체외진단용 의료기기는 인체에서 표본을 추출하여 검사를 수행하는 의료기기이며 정의는 아래와 같다.

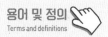

체외진단 의료기기
(In vitro diagnostic medical devices)

시약, 시약제품, 검교정기, 대조물질, kit, 기기, 장치, 장비 또는 시스템으로, 단독으로 또는 조합되어 사용되며, 헌혈과 조직공여를 포함하여 인체에서 추출한 표본의 검사에 대하여 체외에서 사용되도록 제조자가 의도한 기기를 의미한다. 이는 오직 또는 주로 다음과 같은 정보를 제공하기 위한 목적이 있다.
· 생리적 상태 또는 병리학적 상태에 대한 정보 또는
· 선천적인 장애에 대한 정보 또는
· 잠재적 수령인(recipients)의 안전 및 적합성을 결정하기 위한 정보 또는
· 치료법을 감시하기 위한 정보
표본 저장소는 체외진단 의료기기로 간주된다. '표본 저장소'는 진공형 이든 아니든, 체외진단 검사를 위해 인체에서 추출한 표본의 초기 저장 및 보관의 특정 목적으로 제조자가 의도한 기기들이다.
제품의 특성상, 제조자가 체외진단 검사에 사용하도록 특별히 의도한 제품이 아닌 경우, 일반 실험실용 제품들은, 체외진단 의료기기가 아니다.

출처: COUNCIL DIRECTIVE 98/79/EC, Article 1, Scope, definitions

3) 삽입 의료기기는 체공 또는 인체의 표면을 통해 체내로 삽입되는 의료기기이며 정의는 아래와 같다.

삽입 의료기기(Invasive medical devices)
체공 또는 인체의 표면을 통하여, 부분적으로 또는 전체적으로, 체내로 삽입되는 기기
· 체공: 안구의 외피, 또는 스토마(기공)와 같이 영구적인 인조 구멍뿐만 아니라 인체상의 모든 자연적인 구멍
· 외과적 삽입 기기: 외과적 시술의 도움으로 또는 그 과정에서, 인체의 표면을 통해 체내로 침투하는 삽입기기

본 고시의 목적상 앞 문장에서 언급한 기기가 아니면서 기존의 체공을 통하지 않고 침투하는 기기는 외과적 삽입 기기로 간주되어야 한다.

출처: COUNCIL DIRECTIVE 2007/47/EC,, ANNEX IX CLASSIFICATION CRITERIA 1.DEFINITIONS

4) 의료기기(Medical devices)는 이식용 의료기기, 체외진단용 의료기기 및 삽입 의료 기기에 해당되지 않는 모든 의료기기가 해당된다.

이러한 의료기기 분류를 그림으로 나타내면 그림 1-1 의료기기 분류와 같다.

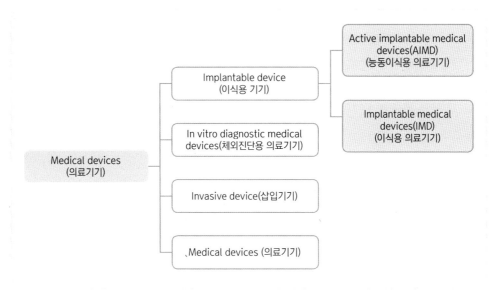

그림 1-1 **의료기기의 분류**

5) 의료기기의 관련 법규 및 규격 적용을 위한 분류는 능동이식용 의료기기, 체외진단 용 의료기기 및 의료기기는 그림 1-2와 같이 3종류로 분류된다. 이 분류에 포함되지 않는 이식용 의료기기(비 능동 이식용 의료기기)와 삽입 의료기기는 별도의 법규 및 규격이 분류되어 있지 않고 의료기기에 포함되어 있다. 즉, 관련 법규 및 규격은 능동이식용 의료기기, 체외진단용 의료기기 및 의료기기 등으로 구분되어 적용되고 있다.

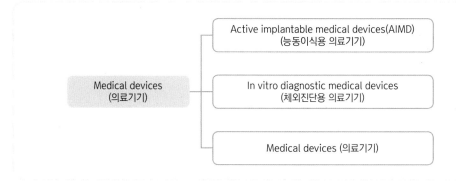

그림 1-2 **법규 및 규격에 따른 분류**

1.3 능동 의료기기와 비 능동 의료기기

의료기기를 전원을 사용하는 능동 의료기기와 전원을 사용하지 않는 비 능동 의료기기로 구분하여 볼 수 있다.

이러한 의료기기에 해당되는 성능과 안전성 적용항목을 정리하면 그림 1-3과 같으며, 적용항목에 해당되는 법규 및 규격(표1-1 참조)에 따라 성능과 안전성을 입증하는 기술문서를 작성하여 심사를 받는 것이 의료기기 제품의 인허가에 해당된다. 제품에 대한 인허가 절차와 함께 진행되는 것이 의료기기를 제조하는 공장의 적합성(GMP) 인허가다. GMP에 대한 설명은 Chapter 02를 참조한다.

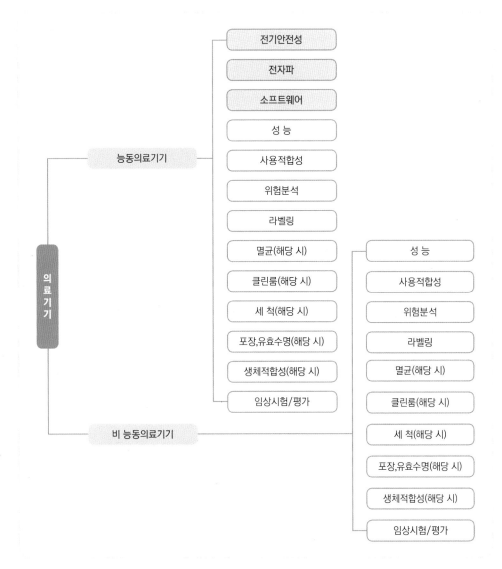

그림 1-3 능동 의료기기와 비 능동 의료기기 구분

적용 항목별 세부내용을 살펴보면 다음과 같다.

1) 전기 안전성

① 국내의 경우 전기 안전성은 의료기기 전기기계적 안전에 관한 공통 기준규격에 따라 식품의약품안전처에서 지정한 시험기관(의료기기 시험 · 검사기관 참조)에서 시험을 실시하여야 한다.

능동 이식용 의료기기는 별표#9 인체이식용 전자의료기기의 전기 기계적 안전에 관한 공통기준규격, 체외진단용 의료기기는 별표#7 체외진단용 분석기기에 대한 전기

기계적 안전에 관한 공통기준규격 그리고 의료기기는 별표#1의 의료기기 전기 기계적 안전에 관한 공통기준 및 시험방법에 따라 전기 안전성 시험을 실시 하여야 한다.

의료기기 시험·검사기관 (14개소)

(2016. 4. 현재)

연번	지정일 (유효기간)	기관명	대표자	소재지	시험 · 검사 품목군
1	'99.9.1 ('17.7.30)	(재)한국기계전기 전자시험연구원	최갑홍	경기도 군포시 홍안대로27번길 22 (전자의료기기) ☎ 031-455-1747 FAX 031-455-1757 경기도 군포시 엘에스로115번길 74 (의료용품) ☎ 031-455-7260 FAX 031-455-7261	**24개 품목군** 진료용 일반장비, 수술용 장치(레이저 장해 방어용 기구 제외), 의료용 챔버, 생명유지 장치, 내장기능 대용기, 진단용 장치(방사선용품 제외), 의료용 자극발생 기계기구, 시술용 기계기구, 환자 운반차, 생체현상 측정기기(시력표 및 색각검사표 제외), 체외진단용 기기, 의료용 경, 의료처치용 기계기구, 주사기 및 주사침류, 치과처치용 기계기구, 시력보정용 렌즈, 보청기, 의료용 물질 생성기, 체내삽입용 의료용품, 인체조직 또는 기능 대치품, 체외용 의료용품(부목 제외), 피임용구, 치과용 합금, 치과처치용 재료
2	'99.11.24 ('17.7.30)	한국산업 기술시험원	이원복	서울시 구로구 디지털로26길 87 ☎ 080-808-0114 강원도 원주시 흥업면 북원로 1397 첨단의료기기벤처센터 ☎ 033-760-7613 FAX 033-766-1065	**24개 품목군** 진료용 일반장비, 수술용 장치, 의료용 챔버, 생명유지 장치, 내장기능 대용기, 진단용 장치, 의료용 자극발생 기계기구, 시술용 기계기구, 환자 운반차, 생체현상 측정기기, 체외진단용 기기, 의료용 경, 의료처치용 기계기구, 주사기 및 주사침류, 치과처치용 기계기구, 시력보정용 렌즈, 보청기, 의료용 물질 생성기, 체내삽입용 의료용품, 인체조직 또는 기능 대치품, 체외용 의료용품, 피임용구, 치과용 합금, 치과처치용 재료
3	'99.12.23 ('17.7.30)	(재)한국화학융합 시험연구원	최형기	경기도 과천시 교육원로 98 ☎ 02-2092-3913 FAX 02-2069-2976 경기도 용인시 처인구 양지면 중부대로2517번길 42-27 ☎ 031-679-9592 FAX 031-336-2464 전라남도 화순군 화순읍 산단길 12-63 ☎ 061-370-7821 FAX 061-370-7709	**24개 품목군** 진료용 일반장비, 수술용 장치, 의료용 챔버, 생명유지 장치, 내장기능 대용기, 진단용 장치, 의료용 자극발생 기계기구, 시술용 기계기구, 환자 운반차, 생체현상 측정기기, 체외진단용 기기, 의료용 경, 의료처치용 기계기구, 주사기 및 주사침류, 치과처치용 기계기구, 시력보정용 렌즈, 보청기, 의료용 물질 생성기, 체내삽입용 의료용품, 인체조직 또는 기능 대치품, 체외용 의료용품, 피임용구, 치과용 합금, 치과처치용 재료

연번	지정일 (유효기간)	기관명	대표자	소재지	시험 · 검사 품목군
4	'00.03.15 ('17.7.30)	서울대학교병원 의생 명연구원	오병희	서울시 종로구 대학로 101 ☎ 02-2072-1716 FAX 02-3675-8335	**13개 품목군** 내장기능 대용기, 시술용 기계기구 (비뇨기과용 기계 기구 제외), 생체현 상 측정기기(의료용 소식자, 측정 및 유도용 기구에 한함), 의료처치용 기 계기구(의료용 세정기, 치과용 엔진, 의료용 흡입기 제외), 주사기 및 주사 침류(침 또는 구용기구 제외), 치과처 치용 기계기구(치과용 브로치, 치과 용 탐침, 치과용 방습기, 인상 채득 및 교합용 기구에 한함), 시력보정용 렌즈, 체내삽입용 의료용품, 인체조 직 또는 기능 대치품, 체외용 의료용 품(부목 제외), 피임용구, 치과용 합 금, 치과처치용 재료
5	'00.03.15 ('17.7.30)	연세대학교 치과대학 치과의료기기 시험평가센터	김석수	서울시 서대문구 연세로 50 ☎ 02-2228-3091 FAX 02-364-9961	**5개 품목군** 의료처치용 기계기구(치과 임플란트 시술기구, 치과용 진단제에 한함), 체 내삽입용 의료용품(봉합사 및 결찰 사, 정형용품 제외), 인체조직 또는 기능 대치품(치과용 골이식재, 치주 조직재생 유도재에 한함), 치과용 합 금, 치과처치용 재료
6	'00.03.15 ('17.7.30)	연세대학교 의료원 연세의료기술 품질평가센터	김석수	서울시 서대문구 연세로 50 ☎ 02-2228-1192 FAX 02-362-1457	**9개 품목군** 시술용 기계기구(조직 가공기, 결찰 기 및 봉합기에 한함), 생체현상 측정 기기(의료용 소식자, 측정 및 유도용 기구에 한함), 의료처치용 기계기구 (의료용 세정기, 치과용 엔진, 의료용 흡입기, 치과 임플란트 시술기구, 치 과용 진단제 제외), 주사기 및 주사침 류, 치과처치용 기계기구(치과용 브 로치, 치과용 탐침, 치과용 방습기, 인상 채득 또는 교합용 기구에 한함), 시력보정용 렌즈, 체내삽입용 의료용 품(악안면 성형용 재료, 악골 치아 고 정장치, 치과용 임플란트 시스템 제 외), 인체조직 또는 기능 대치품(인체 조직 또는 기능 대치품에 한함), 체외 용 의료용품
7	'00.03.15 ('17.7.30)	경희대학교 치과재료 시험개발센터	조인원	서울시 동대문구 경희대로 26 ☎ 02-961-0353 FAX 02-963-2827	**5개 품목군** 의료처치용 기계기구(치과 임플란트 시술기구, 치과용 진단제에 한함), 체 내삽입용 의료용품(봉합사 및 결찰 사, 정형용품 제외), 인체조직 또는 기능 대치품(치과용 골이식재, 치주 조직재생 유도재에 한함), 치과용 합 금, 치과처치용 재료

연번	지정일 (유효기간)	기관명	대표자	소재지	시험·검사 품목군
8	'04.01.20 ('17.7.30)	경북대학교 생체재료 연구소 치과재료시험 평가센터	손동철	대구시 중구 달구벌대로 2177 ☎ 053-660-6896 FAX 053-422-9631	**5개 품목군** 의료처치용 기계기구(치과 임플란트 시술기구, 치과용 진단제에 한함), 체 내삽입용 의료용품(봉합사 및 결찰 사, 정형용품 제외), 인체조직 또는 기능 대치품(치과용 골이식재, 치주 조직재생 유도재에 한함), 치과용 합 금, 치과처치용 재료
9	'05.06.08 ('17.7.30)	서울대학교치과병원 치의생명과학연구원 치과재료시험평가센 터	류인철	서울시 종로구 대학로 101 ☎ 02-2072-3063 FAX 02-2072-3058	**5개 품목군** 의료처치용 기계기구(치과 임플란트 시술기구, 치과용 진단제에 한함), 체 내삽입용 의료용품(봉합사 및 결찰 사, 정형용품 제외), 인체조직 또는 기능 대치품(치과용 골이식재, 치주 조직재생 유도재에 한함), 치과용 합 금, 치과처치용 재료
10	'06.10.13 ('17.7.30)	(재)한국건설생활 환경시험연구원	김경식	인천시 연수구 갯벌로145번길 8 ☎ 032-859-4062 FAX 032-858-0020	**16개 품목군** 수술용 장치(마취기, 레이저 장해 방 어용 기구, 레이저 진료기 제외), 내장 기능 대용기, 의료용 자극발생 기계 기구(의료용 자기 발생기 제외), 시술 용 기계기구(심혈관용 기계 기구 제 외), 생체현상 측정기기(의료용 소식 자, 측정 및 유도용 기구에 한함), 의 료용 경, 의료처치용 기계기구(치과 용 엔진, 의료용 흡입기 제외), 주사 기 및 주사침류, 치과처치용 기계기 구(치과용 브로치, 치과용 탐침, 치과 용 방습기, 인상채득 또는 교합용 기 구에 한함), 시력보정용 렌즈, 체내삽 입용 의료용품, 인체조직 또는 기능 대치품, 체외용 의료용품, 피임용구, 치과용 합금, 치과처치용 재료
11	'07.12.28 ('17.7.30)	근로복지공단 재활공 학연구소	문무성	인천시 부평구 경인로10번길 26 ☎ 032-509-5280 FAX 032-509-5298	**8개 품목군** 진료용 일반장비(의료용 조명기, 의 료용 소독기, 의료용 무균수 장치 제 외), 의료용 자극발생 기계기구(정형 및 기능 회복용 기구, 의료용 진동기, 의료용 자기 발생기에 한함), 시술용 기계기구(조직가공기, 결찰기 및 봉 합기에 한함), 환자 운반차, 생체현상 측정기기(의료용 소식자, 측정 및 유 도용 기구에 한함), 의료처치용 기계 기구(의료용 세정기, 치과용 엔진, 의 료용 흡입기, 치과 임플란트 시술기 구, 치과용 진단제 제외), 주사기 및 주사침류(침 또는 구용기구에 한함), 치과처치용 기계기구(치과용 브로치, 치과용 탐침, 치과용 방습기, 인상 채 득 또는 교합용 기구에 한함)

연번	지정일 (유효기간)	기관명	대표자	소재지	시험 · 검사 품목군
12	'11.01.14 ('17.7.30)	㈜케이씨티엘 용인센터	이강석	경기도 용인시 기흥구 신정로 41번길 52-20 ☎ 031-326-6757 FAX 0505-299-8311	**13개 품목군** 진료용 일반장비, 수술용 장치(레이저 장해 방어용 기구 제외), 의료용 챔버, 생명유지 장치, 진단용 장치(방사선 장해 방어용 기구, 방사선용품 제외), 의료용 자극발생 기계기구, 시술용 기계기구(조직가공기, 결찰기 및 봉합기 제외), 생체현상 측정기기(청진기, 체온 측정용 기구, 의료용 소식자, 시력표 및 색각검사표 제외), 의료용 경, 의료처치용 기계기구(의료용 천자기, 천착기 및 천공기, 의료용 세정기, 의료용 흡입기에 한함), 주사기 및 주사침류(주사침 및 천자침, 주사기, 침 또는 구용기구 제외), 보청기, 의료용 물질 생성기
13	'11.01.14 ('17.7.30)	㈜스탠다드뱅크 서울시험소 의료기기시험센터	김한준	서울시 구로구 남부순환로 1303, 지하1층비101호, 1층 101호, 5층, 6층 ☎ 02-864-8900 FAX 02-857-2355	**16개 품목군** 진료용 일반장비, 수술용 장치(레이저 장해 방어용 기구 제외), 의료용 챔버, 생명유지 장치, 내장기능 대용기, 진단용 장치(방사선 장해 방어용 기구, 방사선용품 제외), 의료용 자극발생 기계기구, 시술용 기계기구(심혈관용 기계 기구에 한함), 생체현상 측정기기(청진기, 의료용 소식자, 측정 및 유도용 기구, 시력표 및 색각검사표 제외), 체외진단용 기기, 의료용 경, 의료처치용 기계기구(의료용 세정기, 치과용 엔진, 의료용 흡입기에 한함), 주사기 및 주사침류(주사침 및 천자침, 주사기, 침 또는 구용기구 제외), 치과처치용 기계기구(치과용 중합기, 치과용 주조기에 한함), 보청기, 의료용 물질 생성기
14	'13.10.16 ('17.7.30)	(주)디티앤씨	박채규	경기도 용인시 처인구 유림로 154번길 42 ☎ 031-321-2664 FAX 031-321-1664	**7개 품목군** 진료용 일반장비, 수술용 장치, 생명유지 장치, 진단용 장치, 의료용 자극발생 기계기구, 체외진단용 기기, 유헬스케어 의료기기

출처: 식품의약품안전처 의료제품 분야 검사기관 지정현황

② 유럽 및 해외의 경우 전기 안전성은 IEC/EN 60601-1 전기 기본안전 시험과 해당 의료기기별 추가적인 전기 안전성 시험을 실시해야 하는 시험항목은 다음과 같다.

- IEC/EN 60601-1-3(진단용 X-ray방사선 방호)
- IEC/EN 60601-1-6(사용적합성)
- IEC/EN 60601-1-8(경보시스템)

- IEC/EN 60601-1-9(환경 고려설계)
- IEC/EN 60601-1-10(생리학적 폐회로 제어기)
- IEC/EN 60601-1-11(홈헬스케어 환경)
- IEC/EN 60601-1-12(응급의료서비스 환경)

체외진단용 의료기기의 전기 안전성은 IEC/EN 61010-1, IEC/EN 61010-2-081, IEC/EN 61010-2-101 및 EN/ISO 23640 규격에 따라 전기 안전성 시험을 실시하여야 한다.

비 능동 의료기기인 경우 전원을 사용하지 않으므로 전기 안전성 시험은 적용되지 않는다.

2) 전자파 안전성

① 국내의 경우 전자파 안전성은 의료기기 전자파안전에 관한 공통 기준규격에 따라 식품의약품안전처에서 지정한 시험기관에서 시험을 실시하여야 한다.

능동 이식용 의료기기, 체외진단용 의료기기 및 의료기기 모두 같은 기준규격으로 전자파 시험을 실시 하여야 한다.

② 유럽 및 해외의 경우 능동 이식용 의료기기 및 의료기기의 전자파 안전성은 IEC/EN 60601-1-2에 따라 시험을 실시하며, 체외진단용 의료기기는 IEC/EN 61326-2-6 규격에 따라 전자파 시험을 실시 하여야 한다.

비 능동 의료기기인 경우 전원을 사용하지 않으므로 전자파 안전성 시험은 적용되지 않는다.

3) 소프트웨어(Software)의 안전성

① 국내의 경우 소프트웨어 안전성 입증은 능동 이식용 의료기기, 체외진단용 의료기기 및 의료기기 모두 IEC 62304에 따라 소프트웨어 밸리데이션을 통해 안전성을 입증하여야 한다.

② 유럽 및 해외의 경우도 능동 이식용 의료기기, 체외진단용 의료기기 및 의료기기 모두 IEC/EN 62304에 따라 소프트웨어 밸리데이션을 통해 안전성을 입증하여야 한다.

비 능동 의료기기인 경우 소프트웨어가 없으므로 소프트웨어 안전성 입증은 적용되지 않는다.

4) 성능

① 국내 능동 의료기기(능동 이식용 의료기기, 체외진단용 의료기기 및 능동 의료기기)는 의료기기 기준규격 별표#2의 기준규격에 제품별 성능 기준이 규정되어 있으므로 해당되는 항목을 적용하여 성능시험을 실시하여야 하며, 비 능동 의료기기는 의료기기 기준규격 별표#1에 성능 기준이 규정되어 있다. 단, 의료기기 기준규격에 성능이 규정되어 있지 않는 의료기기는 제조사에서 성능 기준을 설정하여 시험기관 또는 제조사에서 시험을 실시하여 성능을 입증하여야 한다. 의료기기는 제조사에서 성능 기준을 설정하여 시험을 실시 한다. 의료기기 기준규격 검색 사이트는 아래 주소를 참조한다.

http://www.mfds.go.kr/medicaldevice/index.do?nMenuCode=124

② 유럽의 경우에는 유럽 Harmonised Standards에 등록되어 있는 해당 의료기기의 개별규격을 검색하여 시험을 실시하여야 한다. 유럽의 Harmonised Standards는 능동 이식용 의료기기(Active implantable medical devices(AIMD)), 체외진단용 의료기기(In vitro diagnostic medical devices(IVDD)), 의료기기(Medical devices (MDD)) 별로 구분되어 있으므로 해당되는 항목을 검색 한다. 검색 사이트는 아래 주소를 참조한다.

http://ec.europa.eu/growth/single-market/european-standards/harmonised-standards/

기타 해외 국가의 경우에는 의료기기 개별 ISO/IEC 규격을 검색하여 적용한다.

단, 의료기기 개별규격이 없을 경우 제조사에서 성능 기준을 설정하여 시험을 실시 한다.

5) 사용적합성

① 국내의 경우 사용적합성 입증은 의료기기 전기 기계적 안전에 관한 공통 기준규격 별표#3 의료기기의 사용적합성에 관한 보조 기준규격에 따라 사용적합성 보고서를 작성하여야 하며, 비 능동 의료기기는 적용되지 않는다.

② 유럽 및 해외의 경우 능동 이식용 의료기기, 체외진단용 의료기기 및 능동 의료기기는 IEC/EN 60601-1-6과 IEC/EN 62366(또는 IEC/EN 62366-1, -2 적용)을 적용하여 "Usability Engineering Report"를 작성하여 입증하여야 한다.

비 능동 의료기기인 경우 인증기관에 따라 IEC/EN 62366(또는 IEC/EN 62366-1, -2 적용)을 적용하여 사용적합성 입증을 요구하기도 한다.

6) 위험분석

위험분석은 능동 이식용 의료기기, 체외진단용 의료기기 및 의료기기(능동의료기기 및 비 능동의료기기) 모두 국내, 유럽 및 기타 해외 국가에 관계없이 ISO 14971 규격(유럽의 경우 EN ISO 14971 적용)에 따라 위험관리 보고서(Risk Management Report)를 통해 위험분석을 실시하여야 한다.

7) 라벨링(Labeling)

① 국내의 경우 능동 이식용 의료기기는 의료기기 전기 기계적 안전에 관한 공통 기준규격 별표#9 인체이식용 전자의료기기의 전기 기계적 안전에 관한 공통기준규격의 라벨링 요구사항과 의료기기 표시 기재 등에 관한 규정, 해당 의료기기 기준규격에서 요구하는 라벨링 요구사항을 반영하여 표시사항 및 기재사항을 적용하여야 한다.

체외진단용 의료기기는 의료기기 전기 기계적 안전에 관한 공통 기준규격 별표#7 체외진단용 분석기기에 대한 전기기계적 안전에 관한 공통기준규격의 라벨링 요구사항과 의료기기 표시 기재 등에 관한 규정, 해당 의료기기 기준규격에서 요구하는 라벨링 요구사항을 반영하여 표시사항 및 기재사항을 적용하여야 한다.

일반 능동 의료기기는 의료기기 전기 기계적 안전에 관한 공통 기준규격 별표#1 의료기기의 전기기계적 안전에 관한 공통기준 및 시험방법의 라벨링 요구사항과 의료기기 표시 기재 등에 관한 규정, 해당 의료기기 기준규격에서 요구하는 라벨링 요구사항을 반영하여 표시사항 및 기재사항을 적용하여야 한다.

비 능동 의료기기는 의료기기 표시 기재 등에 관한 규정, 해당 의료기기 기준규격에서 요구하는 라벨링 요구사항을 반영하여 표시사항 및 기재사항을 적용하여야 한다.

② 유럽의 경우 능동 이식용 의료기기는 Active implantable medical devices (AIMD) Directive 90/385/EEC, EN 1041, EN ISO 15223-1, EN 60601-1, IEC 60417 및 개별 성능규격에서 요구하는 라벨링 요구사항을 적용하여야 한다.

일반 능동 의료기기는 Medical devices Directive(MDD) Directive 93/42/EEC (Directive 2007/47/EC), EN 1041, EN ISO 15223-1, EN 60601-1, IEC 60417 및 개별 성능규격에서 요구하는 라벨링 요구사항을 적용하여야 한다.

비 능동 의료기기는 Medical devices Directive(MDD) Directive 93/42/EEC (Directive 2007/47/EC), EN 1041, EN ISO 15223-1 및 개별 성능규격에서 요구하는 라벨링 요구사항을 적용하여야 한다.

체외진단용 의료기기는 In vitro diagnostic medical devices(IVDD) Directive 98/79/EC, EN ISO 15223-1, EN ISO 18113-1, EN ISO 18113-2, EN ISO 18113-3, EN ISO 18113-4, EN ISO 18113-5 및 개별 성능규격에서 요구하는 라벨링 요구사항을 적용하여야 한다.

유럽은 EN 규격을 적용하며, 기타 해외 국가는 ISO 규격을 적용하여야 한다.

8) 멸균공정의 유효성

멸균공정의 유효성은 능동 이식용 의료기기, 체외진단용 의료기기 및 의료기기 모두 멸균제품이 있을 경우 적용된다.

① 멸균 가이드라인에 따라 멸균 밸리데이션을 수행하여야 한다.

② 유럽 및 해외의 경우 EN ISO 11135-1, EN ISO 11138-2, EN ISO 11137-1, EN ISO 11137-2, EN ISO 17665-1, EN ISO 11138-3, EN ISO 11140-1, EN ISO 11140-3 규격을 적용하는데 유럽은 EN 규격을 적용하여 클린룸 밸리데이션을 수행하여야 하며, 기타 해외 국가는 ISO 규격을 적용하여야 한다.

9) 클린룸의 유효성

클린룸의 유효성은 능동 이식용 의료기기, 체외진단용 의료기기 및 의료기기 모두 청정도가 요구되는 제품이 있을 경우 적용된다.

① 국내의 경우 청정도 관리 가이드라인에 따라 클린룸 밸리데이션을 수행하여야 한다.

② 유럽 및 해외의 경우 ISO 14644-2 규격에 따라 클린룸 밸리데이션을 수행하여야 한다.

10) 세척공정의 유효성

세척공정의 유효성은 능동 이식용 의료기기, 체외진단용 의료기기 및 의료기기 모두 세척공정이 있을 경우 적용된다.

① 국내의 경우 의료기기 세척공정 밸리데이션 가이드라인에 따라 세척 밸리데이션을 수행하여야 한다.

② 유럽 및 해외의 경우 별도의 ISO 규격이 없으므로 ASTM E2314-03, ASTM F2847-10 규격을 적용하여 세척 밸리데이션을 수행하여야 한다.

11) 포장공정의 유효성 및 유효수명 유효성

① 국내의 경우 의료기기 유효기간 설정 및 안정성평가에 관한 가이드라인을 적용하여 포장밸리데이션 및 유효수명 시험을 수행하여야 한다.

② 유럽 및 해외의 경우 EN ISO 11607-1, EN ISO 11607-2, EN ISO 11737-1, EN ISO 11737-2규격을 적용하여 포장 및 유효수명 밸리데이션을 수행하여야 한다. 유럽은 EN 규격을 적용하며, 기타 해외 국가는 ISO 규격을 적용하여야 한다.

12) 생체적합성

생체적합성은 능동 이식용 의료기기 및 의료기기 모두 환자의 접촉, 삽입, 이식되는 경우 해당 물질의 안전성에 대해 적용된다.

① 국내의 경우 의료기기 생물학적 안전에 관한 공통기준규격에 따라 생체적합성 시험을 실시하여야 한다

② 유럽 및 해외의 경우 EN ISO 10993-1 (EN ISO 10993-3~18)규격을 적용하여 생체적합성 시험을 실시하여야 한다. 유럽은 EN 규격을 적용하며, 기타 해외 국가는 ISO 규격을 적용하여야 한다.

13) 임상시험 또는 임상평가(동등성 평가)

① 국내의 경우 임상시험을 수행해야 할 경우 의료기기법 제10조를 적용하며, 동등성 평가를 수행하는 경우 의료기기법 시행규칙 제9조를 적용하여야 한다.

② 유럽 및 해외의 경우 임상시험은 EN ISO 14155와 시판 후 시장정보 감시(PMS)를 수행하여야 하는데 유럽의 경우 NB-MED/2.12/Rec.1에 따라 PMS를 수행하여야 한다.

임상시험을 수행하지 않을 경우 임상평가를 수행하여야 하는데 유럽의 경우 임상평가는 MEDDEV 2.7.1에 따라 수행하고 시판 후 임상조사(PMCF)를 추가로 수행하여야 하는데 이와 관련된 규격은 MEDDEV 2.12/2이며 PMS는 임상시험시 적용하는 규격과 동일하게 적용하여야 한다. 단, 이식용 능동의료기기 및 체외진단용 의료기기는 임상시험이 의무사항이므로 임상평가는 적용되지 않는다.

유럽의 임상검증 구조는 그림1-4와 같다

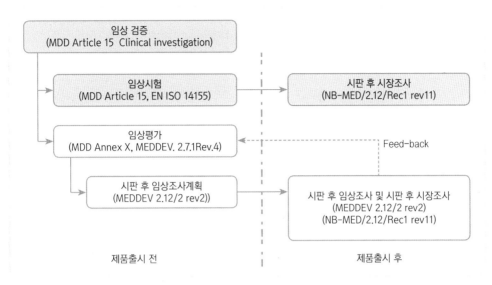

임상 검증
(MDD Article 15 Clinical investigation)

| 임상시험
(MDD Article 15, EN ISO 14155) | → | 시판 후 시장조사
(NB-MED/2.12/Rec1 rev11) |

임상평가
(MDD Annex X, MEDDEV. 2.7.1Rev.4)

Feed-back

시판 후 임상조사계획
(MEDDEV 2.12/2 rev2))

시판 후 임상조사 및 시판 후 시장조사
(MEDDEV 2.12/2 rev2)
(NB-MED/2.12/Rec1 rev11)

제품출시 전   제품출시 후

그림 1-4 유럽의 임상검증 구조

표1-1 의료기기 적용 항목별 관련 법규 및 규격

분류	성능 및 안전 항목		적용 법규 및 규격
능동의료기기(Active Medical device)	기본 법규	한국	· 의료기기법
		유럽	· Medical devices (MDD) Directive 93/42/EEC (Directive 2007/47/EC) · Active implantable medical devices(AIMD) Directive 90/385/EEC
	공장적합성(GMP) 법규 및 규격	한국	· 의료기기 제조 및 품질관리기준
		유럽	· EN ISO 13485
	성능	한국	· 의료기기기준규격(별표#2)
		유럽	· 개별규격
	전기 안전	한국	· 의료기기 전기 기계적 안전에 관한 공통기준규격 **별표1**: 의료기기의 전기·기계적 안전에 관한 공통기준 및 시험방법 **별표2**: 의료기기의 방사선 안전에 관한 보조기준규격 **별표4**: 의료기기 경보시스템에 관한 보조기준규격 **별표5**: 의료기기의 생리학적 폐회로 제어장치에 관한 보조기준규격 **별표9**: 인체이식형 전자의료기기의 전기·기계적 안전에 관한 공통기준규격
		유럽	· EN 60601-1(기본안전) · EN 60601-1-3(진단용 X-ray방사선 방호) · EN 60601-1-8(경보시스템) · EN 60601-1-9(환경 고려설계)

분류	성능 및 안전 항목		적용 법규 및 규격
능동의료기기(Active Medical device)	전기 안전	유럽	· EN 60601-1-10(생리학적 폐회로 제어기) · EN 60601-1-11(홈헬스케어 환경) · EN 60601-1-12(응급의료서비스 환경)
	전자파 안전	한국	· 의료기기 전자파안전에 관한 공통기준규격
		유럽	· EN 60601-1-2
	소프트웨어	한국	· 의료기기 전기 기계적 안전에 관한 공통기준규격 **별표1:** 의료기기의 전기·기계적 안전에 관한 공통기준 및 시험방법(14장) · IEC 62304
		유럽	· EN 62304
	사용적합성	한국	· 의료기기 전기 기계적 안전에 관한 공통기준규격 **별표3:** 의료기기의 사용적합성에 관한 보조기준규격
		유럽	· EN 60601-1-6 · EN 62366
	위험관리	한국	· ISO 14971
		유럽	· EN ISO 14971
	라벨링	한국	· 의료기기 전기 기계적 안전에 관한 공통기준규격 **별표1:** 의료기기의 전기·기계적 안전에 관한 공통기준 및 시험방법 또는 **별표9:** 인체이식형 전자의료기기의 전기·기계적 안전에 관한 공통기준규격 · 의료기기 표시·기재 등에 관한 규정 · 해당 의료기기 기준규격
		유럽	· Medical devices (MDD) Directive 93/42/EEC (Directive 2007/47/EC) · Active implantable medical devices(AIMD) Directive 90/385/EEC · EN 1041 · EN ISO 15223-1 · EN 60601-1 · IEC 60417 · 개별규격
	멸균	한국	· 멸균 가이드라인
		유럽	· EN ISO 11135-1(EO 멸균) · EN ISO 11138-2(B.I 시험) · EN ISO 11137-1(Radiation 멸균) · EN ISO 11137-2(Radiation 멸균) · EN ISO 17665-1(Heat 멸균) · EN ISO 11138-3((B.I 시험) · EN ISO 11140-1(C.I 시험) · EN ISO 11140-3(C.I 시험)
	클린룸	한국	· 청정도 관리 가이드라인
		유럽	· ISO 14644-2

분류	성능 및 안전 항목		적용 법규 및 규격
능동의료기기(Active Medical device)	세척	한국	· 의료기기 세척공정 밸리데이션 가이드라인
		유럽	· ASTM E2314-03
	포장, 유효수명	한국	· 의료기기 유효기간 설정 및 안정성평가에 관한 가이드라인
		유럽	· EN ISO 11607-1 · EN ISO 11607-2 · EN ISO 11737-1 · EN ISO 11737-2
	생물학적 안전	한국	· 의료기기 생물학적 안전에 관한 공통기준규격
		유럽	· EN ISO 10993-1 (EN ISO 10993-3~18)
	임상시험	한국	· 의료기기법 제10조 · 의료기기 임상시험 관리기준
		유럽	· EN ISO 14155
	임상평가(동등성 평가)	한국	· 의료기기법 시행규칙 제9조
		유럽	· MEDDEV 2.7.1 · MEDDEV 2.12/2 · NB-MED/2.12/Rec.1
	유해물질 규제	한국	· DEHP (수액세트)
		유럽	· Phthalate(DEHP, DBP, BBP), RoHs, WEEE
체외진단용 의료기기 (In vitro diagnostic medical devices)	제품인 / 허가 법규 및 규격	한국	· 의료기기법
		유럽	· In vitro diagnostic medical devices(IVDD) Directive 98/79/EC
	공장적합성(GMP) 법규 및 규격	한국	· 의료기기 제조 및 품질관리기준
		유럽	· EN ISO 13485
	성능	한국	· 의료기기기준규격(별표#2)
		유럽	· 개별규격
	전기 안전	한국	· 의료기기 전기 기계적 안전에 관한 공통기준규격 · 별표7: 체외진단용 분석기기에 대한 전기·기계적 안전에 관한 공통기준규격
		유럽	· EN 61010-2-101(측정, 제어 및 실험용 전기 장비에 대한 안전 요구 사항. 체외 진단 (IVD) 의료 기기의 개별 요구 사항) · EN ISO 23640(IVD 체외 진단 시약의 안정성 평가) · EN 61010-1(계측제어 및 실험실 용도를 위한 전기기기 안전) · EN 61010-2-081(분석 및 기타 목적을 위해 자동 및 반자동 실험실 장비에 대한 개별 요구 사항)
	전자파 안전	한국	· 의료기기 전자파안전에 관한 공통기준규격
		유럽	· EN 61326-2-6
	소프트웨어	한국	· IEC 62304
		유럽	· EN 62304

분류	성능 및 안전 항목		적용 법규 및 규격
체외진단용 의료기기 (In vitro diagnostic medical devices)	사용적합성	한국	· 의료기기 전기 기계적 안전에 관한 공통기준규격 **별표3: 의료기기의 사용적합성에 관한 보조기준규격**
		유럽	· EN 62366
	위험관리	한국	· ISO 14971
		유럽	· EN ISO 14971
	라벨링	한국	· 의료기기 전기 기계적 안전에 관한 공통기준규격 **별표7: 체외진단용 분석기기에 대한 전기·기계적 안전에 관한 공통기준규격** · 의료기기 표시·기재 등에 관한 규정 · 해당 의료기기 기준규격
		유럽	· In vitro diagnostic medical devices (IVDD) Directive 98/79/EC · EN ISO 15223-1 · EN ISO 18113-1(일반 요구사항) · EN ISO 18113-2(전문가용) · EN ISO 18113-3(전문가용) · EN ISO 18113-4(자체 테스트용) · EN ISO 18113-5(자체 테스트용) · 개별규격
	클린룸	한국	· 청정도 관리 가이드라인
		유럽	· ISO 14644-2
	포장, 유효수명	한국	· 의료기기 유효기간 설정 및 안정성평가에 관한 가이드라인
		유럽	· ASTM1980-02 · ASTM F 1929
	임상시험	한국	· 의료기기법 제10조 · 의료기기 임상시험 관리기준
		유럽	· EN ISO 14155
	유해물질 및 재활용 규제	유럽	· RoHS Directive 2011/65/EU · WEEE Directive 2012/19/EU · Phthalate(DEHP, DBP, BBP)
비 능동의료기기(Non- Active Medical device)	제품인허가 법규 및 규격	한국	· 의료기기법
		유럽	· Medical devices (MDD) Directive 93/42/EEC (Directive 2007/47/EC)
	공장적합성(GMP) 법규 및 규격	한국	· 의료기기 제조 및 품질관리기준
		유럽	· EN ISO 13485
	성능	한국	· 의료기기기준규격(별표#1)
		유럽	· 개별규격
	사용적합성	한국	· N/A
		유럽	· EN 62366

분류	성능 및 안전 항목		적용 법규 및 규격
비 능동의료기기(Non-Active Medical device)	위험관리	한국	· ISO 14971
		유럽	· EN ISO 14971
	라벨링	한국	· 의료기기 표시·기재 등에 관한 규정 · 해당 의료기기 기준규격
		유럽	· Medical devices (MDD) Directive 93/42/EEC (Directive 2007/47/EC) · EN 1041 · EN ISO 15223-1 · 개별규격
	멸균	한국	· 멸균 가이드라인
		유럽	· EN ISO 11135-1(EO 멸균) · EN ISO 11138-2(B.I 시험) · EN ISO 11137-1(Radiation 멸균) · EN ISO 11137-2(Radiation 멸균) · EN ISO 17665-1(Heat 멸균) · EN ISO 11138-3((B.I 시험) · EN ISO 11140-1(C.I 시험) · EN ISO 11140-3(C.I 시험)
	클린룸	한국	· 청정도 관리 가이드라인
		유럽	· ISO 14644-2
	세척	한국	· 의료기기 세척공정 밸리데이션 가이드라인
		유럽	· ASTM E2314-03
	포장, 유효수명	한국	· 의료기기 유효기간 설정 및 안정성평가에 관한 가이드라인
		유럽	· EN ISO 11607-1 · EN ISO 11607-2 · EN ISO 11737-1 · EN ISO 11737-2
	생체학적 안전	한국	· 의료기기 생물학적 안전에 관한 공통기준규격
		유럽	· EN ISO 10993-1 (EN ISO 10993-3~18)
	임상시험	한국	· 의료기기법 제10조
		유럽	· EN ISO 14155
	임상평가(동등성 평가)	한국	· 의료기기법 시행규칙 제9조
		유럽	· MEDDEV 2.7.1 · MEDDEV 2.12/2 · NB-MED/2.12/Rec.1
	유해물질 규제	한국	· DEHP (수액세트)
		유럽	· Phthalate(DEHP, DBP, BBP)

Chapter 02

의료기기 GMP(Medical device GMP)

2.1 GMP 역사

　　GMP(Good Manufacturing Practice) 제도는 미국에서 처음으로 1963년 제정되어 1964년 실시되었으며, 독일은 1978년, 일본은 1980년 그리고 한국은 1977년 도입되었다.

　　GMP는 그림2-1과 같이 의약품, 의료기기, 식품, 화장품 등을 제조하는 공장의 품질 관리체계이며, 일반 기업에서 품질경영시스템으로 사용하는 ISO 9001는 GMP로 분류되지 않는 규격이다. 따라서 일반기업은 ISO 9001 품질경영시스템 도입 및 적용이 의무사항이 아닌 기업의 자율적 선택이나 GMP를 적용해야 하는 기업(의약품, 의료기기, 식품, 화장품)은 법적으로 도입 및 적용이 강제화 되어 있다.

GMP(Good Manufacturing Practice)

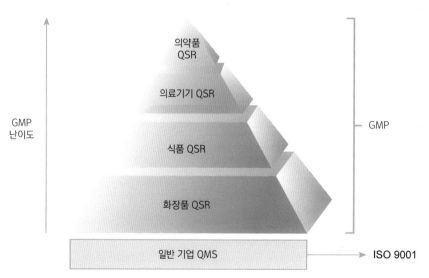

*QSR: Quality System Regulation
QMS: Quality Management System

그림 2-1 GMP

2.2 의료기기 GMP

의료기기 GMP를 분류해 보면 크게 두 가지로 분류 해볼 수 있다.

첫째, 미국의 GMP는 다른 국가나 지역에 영향을 받지 않고 독자적으로 운영된다.

둘째, ISO 13485에 따른 GMP는 그림 2-2와 같이 제정 당시는 ISO 9001의 영향을 받아 제정되었다. ISO 9001 요구사항에 의료기기 요구사항을 추가하여 ISO 13485가 제정되었다. 이러한 ISO 13485규격을 유럽에서는 EN ISO 13485, 한국에서는 의료기기 제조 및 품질관리 기준, 일본에서는 MHLW Ministerial Ordinance No. 169등으로 사용되었다. 기타 다른 국가들도 대부분 GMP를 ISO 13485를 채택하여 사용하고 있다.

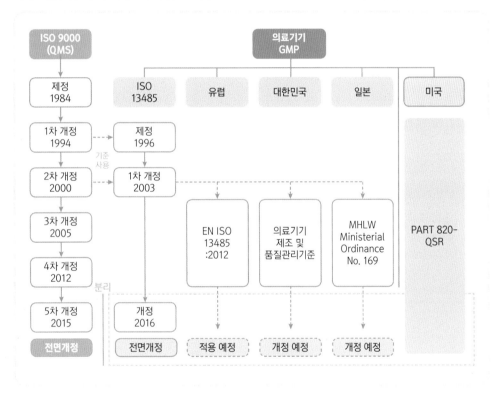

그림 2-2 의료기기 GMP 개정현황

2.3 GMP 개정현황

그림 2-2와 같이 ISO 13485 규격은 2016년 전면 개정되었다. 이전에 ISO 9001 영향을 받아 제정된 것과는 달리 2016년 버전에서는 ISO 13485:2012을 근간으로 기존 요구사항 추가 보완과 ISO 13485 요구사항에 반영되지 않았던 미국 GMP 요구사항을 반영하여 전면 개정되었다. 따라서 ISO 13485:2016 규격이 미국 GMP(PART 820-QSR)와 유사한 수준으로 강화 되었다.

ISO 13485:2016 규격은 3년의 유예기간이 주어지므로 2019년 3월 1일부터는 의무적으로 적용되어야 한다. 그러므로 ISO 13485 인증을 보유한 조직은 유예기간이 끝나지 전에 전환 심사를 통해 인증을 전환하여야 한다.

유럽의 경우 EN ISO 13485:2016 규격이 개정되어 있으나 아직 유예기간이 남아 있어 현재는 ISO 13485:2012 규격이 적용되고 있다.

한국은 아직 고시(의료기기 제조 및 품질관리 기준)가 개정되지 않았으나 2019년 3월 1일 이전에 개정 및 적용을 요구할 것으로 예측된다.

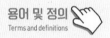

의료기기 제조 및 품질관리기준
(Good Manufacturing Practice, GMP)

항상 일관된 양질의 제품이 공급될 수 있도록 의료기기의 개발에서부터 원자재의 구입, 제조, 검사, 포장, 설치, 보관, 출하 및 클레임이나 반품에 이르기까지의 모든 공정에 걸쳐 의료기기의 품질을 보증하기 위하여 지켜야 할 사항을 규정하는 품질경영시스템을 말한다.

출처: 의료기기 제조 및 품질관리 기준, 식품의약품안전처 고시 제2015-71호(2015. 9.25, 개정) 별표1 용어의 정의

2.4 GMP 심사 및 유지관리

1) 국내 GMP 인허가 심사(Audit)

국내 GMP 인허가 심사는 의료기기 제조 및 품질관리기준에 따라 식품의약품안전처의 위임을 받은 품질관리심사기관에서 수행하고 결과를 식품의약품안전처의 승인받아 GMP 인증서가 발행된다. 인증서의 유효기간은 3년으로 3년주기로 갱신심사를 통해 인

증서가 갱신된다.

품질관리심사기관은 다음과 같다.

- 한국산업기술시험원(시스템인증센터)
- 한국기계전기전자시험연구원(의료심사센터)
- 한국화학융합시험연구원(의료인증팀)
- 한국건설생활환경시험연구원(의료인증센터)

출처: 식품의약품안전처 의료기기안전국
http://www.mfds.go.kr/medicaldevice/index.do?nMenuCode=61

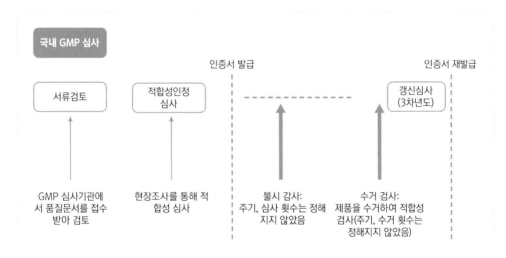

그림 2-3 국내 GMP 심사 프로세스

2) 유럽 GMP 인증(Audit)

유럽의 GMP 심사는 EN ISO 13485 규격에 따라 제3자 인증기관이 심사를 수행하고 인증서가 발행된다. 인증서의 유효기간은 3년으로 최소 년1회이상 사후관리 심사와 3년 차에 갱신심사를 통해 인증서가 갱신된다.

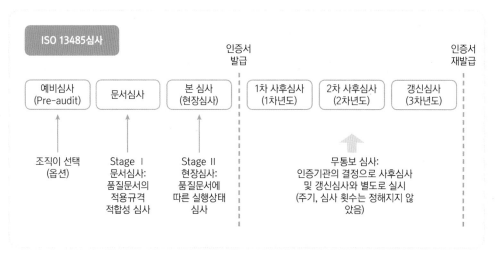

그림 2-4 유럽 ISO 13485 심사 프로세스

3) 미국 GMP 검사(Inspection)

미국의 GMP 검사(Inspection)는 의료기기 허가단계에서 별도로 수행되지 않고 제조사는 PART 820-QSR에 따라 품질시스템을 수립하고 유지해야 할 의무가 있다. 그러므로 별도의 인증서는 발행되지 않는다.

FDA에서는 정해진 주기로 검사가 이루어지는 것이 아니라 FDA 결정에 따라 검사 통보를 통해 검사가 수행된다.

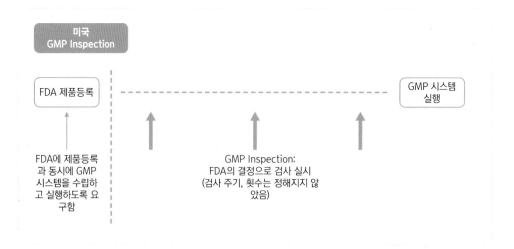

그림 2-5 미국 GMP 검사 프로세스

의 료 기 기
G M P
개론 및 실무

Medical Device Introduction and Practice

ISO 13485:2016
CFR 21 Part 820-QSR:2016

의료기기 제조 및 품질관리기준 · 고시 제2015-71호

품질경영
시스템
일반
구축단계

품질경영시스템 구축
(Quality management system construction)

3.1 품질경영시스템 구축 GMP 요구사항

표 3-1 품질경영시스템 요구사항(ISO 13485의 요구사항 중 개정된 내용을 색상을 달리하여 식별함)

GMP	요구사항(Requirements)
ISO 13485	**4 품질경영시스템(Quality management system)** **4.1 일반 요구사항(General requirements)** 　4.1.1 조직은 이 국제표준의 요구사항과 적용되는 규제 요구사항에 따라 품질경영시스템을 문서화하고, 그 효과성을 유지하여야 한다. 　　조직은 이 국제표준의 요구사항과 적용되는 규제 요구사항에 의해 문서화하도록 요구되는 요구사항, 절차, 활동 또는 체계를 수립, 실행 및 유지해야 한다. 　　조직은 적용되는 규제 요구사항에 따라 조직이 맡는 역할(들)을 문서화해야 한다. 　　NOTE: 조직이 맡는 역할에는 제조자, 위임대리인, 수입업자 또는 유통업자가 포함될 수 있다. 　4.1.2 조직은 다음과 같이 실행해야 한다. 　　① 조직이 맡은 역할을 고려하여 품질경영시스템에 필요한 프로세스와 조직 전체에 이러한 프로세스의 적용 결정 　　② 위험기반 접근방식(risk based approach)을 품질경영시스템에 필요한 적절한 프로세스의 관리에 적용 　　③ 이러한 프로세스의 순서와 상호작용을 결정 　4.1.3 각 품질경영시스템 프로세스에 대해 조직은 다음과 같이 해야 한다. 　　① 이러한 프로세스의 운영과 관리가 모두 효과적임을 보장하는데 필요한 기준과 방법 결정 　　② 이러한 프로세스의 운영 및 모니터링을 지원하는데 필요한 자원과 정보의 이용가능성을 보장 　　③ 계획된 결과를 달성하는데 필요한 조치들을 실행하고 이러한 프로세스의 효과성을 유지 　　④ 이러한 프로세스를 모니터, 해당되는 경우 측정 및 분석 　　⑤ 이 국제표준에 대한 준수와 적용되는 규제 요구사항에 대한 준수를 입증하는데 필요한 기록의 작성 및 유지(4.2.5) 　4.1.4 조직은 이 국제표준의 요구사항과 적용되는 규제 요구사항에 따라 품질경영시스템을 관리해야 한다. 이러한 프로세스에 대해 이루어지는 변경에 대해서는 다음과 같이 해야 한다. 　　① 품질경영시스템에 대한 그 영향에 대해 평가 　　② 이 품질경영시스템에 따라 생산된 의료기기에 대한 그 영향에 대해 평가 　　③ 이 국제표준의 요구사항과 적용되는 규제 요구사항에 따라 관리 　4.1.5 조직이 요구사항에 대한 제품 적합성에 영향을 미치는 어떤 프로세스를 외주 처리하기로 선택할 경우, 조직은 그러한 프로세스에 대한 관리를 모니터하고 보장해야 한다. 조직은 외주 처리 프로세스에 대한 이 국제표준과 고객 및 적용되는 규제 요구사항에 대한 적합성에 대하여 책임을 져야 한다. 관리는 관련된 위험과 7.4에 비례해야 한다. 관리에는 서면 품질 합의서(written quality agreements)가 포함되어야 한다.

GMP	요구사항(Requirements)
	4.1.6 조직은 품질경영시스템에서 사용되는 컴퓨터 소프트웨어 어플리케이션의 유효성 확인 (validation)에 대한 문서화된 절차를 마련하여야 한다. 그러한 소프트웨어의 어플리케이션은 최초 사용 전에 유효성이 확인되어야 하고, 해당되는 경우 그러한 소프트웨어나 어플리케이션에 대한 변경 후에도 유효성이 확인되어야 한다. 소프트웨어 유효성 확인 및 유효성 재확인과 관련된 구체적인 접근방법과 활동들은 소프트웨어의 사용과 관련된 위험에 비례해야 한다. 그러한 활동에 대한 기록을 유지해야 한다(4.2.5 참조). **출처: ISO 13485, Third edition 2016-03-01, Medical devices - Quality management systems - Requirements for regulatory purposes**
의료기기 제조 및 품질관리기준	4. 품질경영시스템 4.1 일반 요구사항 가. 제조업자는 이 기준의 요구사항에 따라 품질경영시스템을 수립, 문서화, 실행 및 유지하여야 하며 품질경영시스템의 효과성을 유지하여야 한다. 나. 제조업자는 다음 사항을 실행하여야 한다. 1) 품질경영시스템에 필요한 프로세스를 파악하고 조직 전반에 적용 2) 프로세스 순서 및 상호작용의 결정 3) 프로세스에 대한 운영 및 관리가 효과적임을 보장하는데 필요한 기준 및 방법의 결정 4) 프로세스의 운영 및 모니터링을 지원하는데 필요한 정보와 자원이 이용 가능하도록 보장 5) 프로세스의 모니터링, 측정 및 분석 6) 계획된 결과를 달성하기 위하여 필요한 조치를 실행하고 프로세스의 효과성을 확보 다. 제조업자는 이 기준의 요구사항에 적합하게 프로세스를 관리하여야 한다. 라. 제품의 적합성 요구사항에 영향을 미치는 어떠한 프로세스를 위탁하는 경우 제조업자는 이러한 프로세스가 관리됨을 보장하여야 한다. 또한 위탁한 프로세스에 대한 관리는 품질경영시스템 내에서 확인되어야 한다. **출처: 의료기기 제조 및 품질관리기준, 식품의약품안전처 고시 제2015- 71호(2015. 9.25, 개정)**
PART 820-QUALITY SYSTEM REGULATION	820.5 품질시스템(Quality system) 각 제조자는 설계하거나 제조된 특정 의료기기에 적절하며, 본 장의 요구사항에 부합하는 품질시스템을 수립하고 유지하여야 한다. **출처: PART 820-QUALITY SYSTEM REGULATION, April 1, 2016, Subpart B-Quality System Requirements**

유통업자
(distributor)

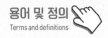

용어 및 정의
Terms and definitions

자신의 이익을 위해 최종 사용자에게 의료기기를 이용하게 하는 공급 망 내에 있는 자연인 또는 법인

수입업자(importer)

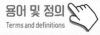

용어 및 정의
Terms and definitions

다른 국가나 관할구역에서 제조된 의료기기를 그것이 출시될 국가 또는 관할구역에서 이용할 수 있게 하는 공급 망 내의 최초의 사람으로, 공급 망 내에 있는 자연인 또는 법인

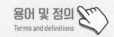

의료기기의 설계를 스스로 하든 다른 사람이 대신 하든 상관없이 자신의 이름으로 의료기기가 사용되게 하려는 의도를 가진 자로, 의료기기의 설계 및/또는 제조에 대한 책임이 있는 자연인 또는 법인

출처: ISO 13485, Third edition 2016-03-01, Medical devices - Quality management systems - Requirements for regulatory purposes 3.5 distributor, 3.7 importer, 3.10 manufacturer

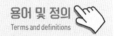

의료기기의 설계, 생산, 유통, 사용 등 전 과정에서 발생할 수 있는 모든 위험을 분석, 평가하고 이를 허용 가능한 수준으로 관리하는 선진화된 안전관리시스템을 말한다.

출처: 의료기기 제조 및 품질관리 기준, 식품의약품안전처 고시 제2015-71호(2015. 9.25. 개정) 별표1 용어의 정의

3.2 품질경영시스템 구축과 관련된 요구사항 해설

ISO 13485 4.1, 의료기기 제조 및 품질관리 기준 4.1 및 PART 820.5에서 품질경영시스템 구축과 관련된 일반요구사항을 요구하고 있다.

품질시스템 구축프로세스에 따라 설명하면 다음과 같다.

1) 조직의 역할 확인

개정된 ISO 13485 4.1.1 요구사항에서 조직의 맡은 역할을 문서화 하도록 요구하고 있다. 이 요구사항을 예를 들어 정리하면 다음과 같다.

표 3-2 조직의 역할

조직의 역할	해당유무	
	A	N/A
의료기기 제조업자		
의료기기 수입업자		
의료기기 수리업자		
의료기기 판매업자		

조직의 역할	해당유무	
	A	N/A
의료기기 임대업자		
의료기기 반제품/서비스 외주업자		
OBL(Own Brand Labelling)업자		

2) 적용되는 법규 및 규격 파악

개정된 ISO 13485 4.1.1 요구사항에서 적용되는 법규 및 규격에 따라 품질경영시스템을 수립하고 효과성을 유지하도록 요구하고 있다. 이 요구사항을 예를 들어 정리하면 다음과 같다.

표 3-3 적용 법규 및 규격

적용 법규 및 규격		해당유무	
		A	N/A
대한민국	의료기기법		
	의료기기 제조 및 품질관리기준		
	의료기기 부작용등 안전성 정보관리에 관한 규정		
	의료기기 생산 및 수출·수입·수리실적 보고에 관한 규정		
	추적관리대상 의료기기 지정에 관한 규정		
	의료기기 임상시험 관리기준		
	「진단용 방사선 발생장치의 안전관리에 관한 규칙」		
	의료기기 광고사전심의 규정		
	DEHP (수액세트)		
유럽	Directive 90/385/EEC(AIMD)		
	Directive 98/79/EC(IVDD)		
	Directive 93/42/EEC(MDD)		
	EN ISO 13485		
	의료사고보고(MEDDEV 2.12-1)		
	임상시험(EN ISO 14155)		
	임상평가(MEDDEV. 2.7.1)		
	사후임상조사(MEDDEV 2.12/2)		
	사후시장조사(NB-MED/2.12/Rec.1)		

적용 법규 및 규격	해당유무	
	A	N/A
유럽 무통보 심사 (COMMISSION RECOMMENDATION of 24 September 2013 on the audits and assessments performed by notified bodies in the field of medical devices (Text with EEA relevance) (2013/473/EU))		
RoHS Directive 2011/65/EU		
WEEE Directive 2012/19/EU		
Phthalate(DEHP, DBP, BBP)		
미국 PART 820-QUALITY SYSTEM REGULATION		
PART 803-MEDICAL DEVICE REPORTING		
IMPLEMENTATION GUIDELINE: USING THE GS1 SYSTEM FOR U.S. FDA UDI REQUIREMENTS		

3) 필요한 프로세스 결정

조직이 맡은 역할을 고려하여 품질경영시스템에 필요한 프로세스를 결정하고 조직 전체에 적용하도록 요구하고 있다. 필요한 프로세스의 예는 다음과 같으며, 조직 및 제품의 특성에 따라 다를 수 있다.

① 설계 및 개발 프로세스

② 설계변경 프로세스

③ 영업 프로세스

④ 구매 프로세스

⑤ 수입검사 프로세스

⑥ 생산관리 프로세스

⑦ 제조 프로세스

⑧ 작업환경관리 프로세스

⑨ 고객자산관리 프로세스

⑩ 설치 프로세스

⑪ 서비스 프로세스

⑫ 식별 프로세스

⑬ 추적관리 프로세스

⑭ 공정/최종검사 프로세스

⑮ 출하관리 프로세스

⑯ 운송 프로세스

⑰ 피드백 프로세스

⑱ 불만처리 프로세스

⑲ 규제기관 보고 프로세스

4) 프로세스 위험분석

개정된 ISO 13485 4.1.2 요구사항에서 위험기반 접근방식을 품질경영시스템 프로세스관리에 적용하도록 요구하고 있으며 4.1.5 요구사항에는 외주 처리하는 프로세스의 관리를 관련된 위험에 비례하여 관리하며 관리에 서면 합의서(예: 계약서 등)를 포함하도록 요구하고 있다. 또한, 7.1 제품실현의 기획에서 조직은 제품실현에서 위험관리에 대한 하나 이상의 프로세스를 문서화하도록 요구하고 있다.

이 요구사항을 토대로 제품실현 프로세스의 위해 요인 식별(ISO 14971 4.3항)을 조직에서 작성하는 위험관리 보고서에 포함하여 위험분석을 실시하여야 한다.

제품실현 프로세스의 위해 요인 식별항목을 예를 들면 다음과 같으나 조직 및 제품의 특성에 따라 위해 요인을 재 작성할 수 있다.

표 3-4 제품실현 프로세스 위해 요인

원인(Cause)	A or N/A	Normal/Fault Condition		위해 영향 (Harm to effect on)	RA No.
		Normal	Fault		
설계 및 개발 프로세스 위해 요인					
설계 및 개발 계획수립					
개발일정상에 검토, 검증, 유효성 확인, 설계이관, 인허가일정포함					
개발 조직 및 책임과 권한 (개발자, 검토자, 검증자, 유효성 확인자, 사내 참여조직, 사외 참여조직/인원 등)					
개발 참여인원의 적격성					
설계 및 개발 입력에 대한 출력, 검증, 유효성 확인 추적성 방법					
설계 및 개발 입력 단계					
현재/잠재 고객 요구사항 파악					
적용되는 법규 및 규격 파악(인허가국가별)					
적용 법규 및 규격에 따른 세부 요구사항					

원인(Cause)	A or N/A	Normal/Fault Condition		위해 영향 (Harm to effect on)	RA No.
		Normal	Fault		
위험분석의 위험통제 방법					
S/W 위험분석의 위험통제 방법					
사용적합성(Usability) 으로부터 도출된 정보					
기능, 성능, 유효성, 안전성 요구사항					
이전 설계로부터 도출된 정보					
사내 관련조직의 요구사항					
설계 및 개발 출력 단계					
설계 및 개발 입력 요구사항에 따른 출력물 산출					
구매정보(승인원, 구매 시방서, P/L, BOM)					
생산정보(작업표준서)					
서비스 제공정보(서비스 절차)					
수입검사 기준					
공정검사 기준					
완제품/최종검사 기준					
설치매뉴얼 및 검사기준					
사용설명서, 퀵가이드, 카다로그 등					
제품표준서					
기타 인허가기술문서(관련문서 포함)					
설계 및 개발 검토 단계					
계획에 따른 설계 및 개발 검토					
검토기록 유지(검토 중/검토 완료, 검토일자, 참가인원-관련 사내 조직 부서장 및 외부 전문가 포함)					
설계 및 개발 검증 단계					
계획에 따른 설계 및 개발 검증					
설계 및 개발 검증 계획(검증방법, 합격기준, 샘플크기, 분석에 사용되는 통계적 기법)					
조합의료기기 검증(검증 단계별 다른 의료기기와 연결하여 검증)					
설계 및 개발 유효성확인 단계					
계획에 따른 설계 및 개발 유효성 확인					
설계 및 개발 유효성 확인 계획(검증방법, 합격기준, 샘플크기, 분석에 사용되는 통계적 기법)					
유효성 확인 방법(임상시험 또는 임상평가/동등성 평가)					
조합의료기기 유효성 확인(유효성 확인은 다른 의료기기와 연결하여 확인)					

원인(Cause)	A or N/A	Normal/Fault Condition		위해 영향 (Harm to effect on)	RA No.
		Normal	Fault		
공정 밸리데이션 단계					
클린룸 밸리데이션					
세척공정 밸리데이션					
무균충진 밸리데이션					
멸균포장시스템 밸리데이션					
유효수명 밸리데이션					
멸균공정 밸리데이션					
포장시스템 밸리데이션					
자동화 공정 S/W 밸리데이션					
검사용 S/W 밸리데이션					
동결건조 공정 밸리데이션					
열처리공정 밸리데이션					
판금공정 밸리데이션					
사출공정 밸리데이션					
압출공정 밸리데이션					
성형공정 밸리데이션					
코팅공정 밸리데이션					
도금공정 밸리데이션					
접착공정 밸리데이션					
초음파 융착공정 밸리데이션					
용접공정 밸리데이션					
납땜공정 밸리데이션					
건조공정 밸리데이션					
열처리공정 밸리데이션					
기타 공정작업 이후 검증이 수행되지 않는 공정					
재 유효성확인(re-validation) 주기 설정 • 관련 규격에서 정한 re-validation 주기 • 관련 규격에서 정한 기준이 없는 경우 제조사가 정한 re-validation 주기 • 공정변수 변경시(Material, Man, Measurement, Machine, Method, Environmen)					
공정 밸리데이션 결과 작업표준에 반영					

원인(Cause)	A or N/A	Normal/Fault Condition		위해 영향 (Harm to effect on)	RA No.
		Normal	Fault		
설계 및 개발 파일관리 단계					
설계이력파일(DHF) 관리-제품별/모델별					
설계 및 개발 이관 단계					
영업, 구매, 품질, 생산, 설치, A/S등 관련 조직에 이관 문서 식별 및 관련부서 확인					
설계이관 전 적합성 검증 (공정밸리데이션을 통한 생산 규격 적합성)					
설계변경 프로세스 위해 요인					
설계변경에 따른 검토, 검증, 유효성 확인					
설계변경에 따른 영향평가 (구성부품, 가공중 제품, 이미 인도된 제품, 위험관리 입력 및 출력, 품질경영 시스템)					
인허가기관 설계변경 신고					
영업 프로세스 위해 요인					
인도 및 인도 후 활동에 대한 고객 요구사항 파악 및 검토					
사용용도 및 규정된 요구사항 파악 및 검토					
제품과 관련된 법규 및 규격 요구사항 파악 및 검토					
해당 국가별 인허가파악 및 검토					
성능 및 안전과 관련된 사용자 훈련 요구사항 파악 및 검토					
조직이 결정한 요구사항 파악 및 검토					
고객과의 의사소통 방법 계획					
인허가기관과의 의사소통					
구매 프로세스 위해 요인					
표준품 공급업체 능력평가(선정평가, 등록 및 재평가)					
외주제작 공급업체 능력평가(선정평가, 등록 및 재평가)-제품 품질에 영향을 미치는 주요 공정					
외주 멸균업체 능력평가(선정평가, 등록 및 재평가)					
외주 포장업체 능력평가(선정평가, 등록 및 재평가)					
외주 포워딩사 능력평가(선정평가, 등록 및 재평가)					
외주 컨설팅사 능력평가(선정평가, 등록 및 재평가)					
외주 교정검사 기관 능력평가 (선정평가, 등록 및 재평가)					
공급자와 의사소통(공급계약서)					
설계 변경시 변경 통지					
추적대상 의료기기-구매정보 유지					

원인(Cause)	A or N/A	Normal/Fault Condition		위해 영향 (Harm to effect on)	RA No.
		Normal	Fault		
수입검사 프로세스 위해 요인					
수입검사 항목(P/L 또는 BOM에 따른 기준 설정)					
기술문서상의 주요원자재, 제품표준서, 수입검사 기준서, 수입검사 성적서와 연계성					
설계변경에 따른 수입검사 기준 영향평가					
공급자 현장에서 검증 필요성					
자재창고 관리 프로세스 위해 요인					
이격거리 관리					
온도, 습도 관리					
방충, 방서 관리					
적재 관리					
유효수명 관리					
위험물 관리					
품목별/규격별 관리					
선입선출 관리					
특별보관 관리					
생산관리 프로세스 위해 요인					
품질계획 · 제조/QC 공정도 · 품질계획서(Quality Plan)					
생산관리 · 생산방법 문서화(작업 표준서) · 기반시설 자격조건 · 공정 변수 관리 · 제품 특성 모니터링 및 측정 　(공정능력지수 관리-Cp, Cpk) · 규정된 작업기준에 따른 라벨링 및 포장 · 제품출하 관리 · 인도 및 인도 후 활동 관리					
공정 및 생산장비 승인(IQ,OQ,PQ))					
생산 및 공정변경 절차					
라벨링 관리 절차 · 라벨 도안 및 인쇄상태 · 라벨링 검사 · 라벨링 보관 · 라벨링 검사 · 관리번호(추적대상 의료기기)					
사외 교정검사(측정장비)					

원인(Cause)	A or N/A	Normal/Fault Condition		위해 영향 (Harm to effect on)	RA No.
		Normal	Fault		
사내 비교교정(측정장비)					
사내 및 사외 교정장비 교정상태 식별					
사내 시험장비 검증					
생산설비 시험장비 조정/재조정 또는 보정값 식별 및 적용					
생산설비 및 측정장비 운영 매뉴얼					
생산설비 및 측정장비 일상점검					
생산설비 및 측정장비 이력 및 등록관리					
제조 프로세스 위해 요인					
제품이력기록에 따른 추적관리					
제조기록 • 제조기록서 • 멸균일지 • 클린룸 생산일지					
제조수량과 출하승인 수량 관리					
멸균의료기기인 경우 각 멸균배치에 사용된 멸균프로세스 변수 관리					
생산중 부품 및 반제품 관리 프로세스 위해 요인					
이격거리 관리					
온도, 습도 관리					
방충, 방서 관리					
적재 관리					
유효수명 관리					
위험물 관리					
품목별/규격별 관리					
선입선출 관리					
특별보관 관리					
작업환경관리 프로세스 위해 요인					
충분한 생산시설 확보 (생산실, 클린룸, 차폐룸 등등) *클린룸 시설확보 • 제조자/사용자 멸균 제품 • 세척공정 있는 제품 • 청결이 사용상 중요한 제품					
충분한 자재/제품 창고 확보					
충분한 생산설비 확보					

원인(Cause)	A or N/A	Normal/Fault Condition		위해 영향 (Harm to effect on)	RA No.
		Normal	Fault		
충분한 모니터링 장비 확보					
운송, 통신 또는 정보시스템 확보					
일반 작업자 건강 규정					
클린룸 작업자 건강 규정					
일반 작업자 복장 규정					
클린룸 작업자 복장 규정					
일반 작업장 환경조건					
클린룸 작업장 환경조건					
특수한 환경의 임시 작업자 관리					
오염관리(작업환경, 작업자, 제품)					
멸균의료기기 • 미생물, 미립자로 인한 오염 • 조립공정, 포장공정의 청결					
고객자산관리 프로세스 위해 요인					
고객자산 파악 • 고객 개인정보 • 고객이 제공한 원/부자재 • 고객이 제공한 설비 • 고객이 제공한 라벨링 • 고객이 제공한 포장재 • A/S 목적으로 입고된 의료기기					
고객자산 수입검사					
고객자산 식별관리					
고객자산 취급, 보존관리					
부적합 고객자산 고객에게 보고					
설치 프로세스 위해 요인					
설치 기준(설치 매뉴얼)					
설치 검증을 위한 합격기준					
고객 설치 승인 및 고객 인도					
서비스 프로세스 위해 요인					
서비스 기준(절차/지침)					
서비스 평가(서비스/고객불만)					
서비스보고서 분석(통계적 기법 활용)					

원인(Cause)	A or N/A	Normal/Fault Condition		위해 영향 (Harm to effect on)	RA No.
		Normal	Fault		
서비스 시험 및 검사					
식별 프로세스 위해 요인					
수입검사 대기 식별					
수입검사 결과(합격상태) 식별					
자재창고 보관 식별					
생산 공정 단계별 식별					
공정검사/제품검사 결과 식별					
출하승인 식별					
설치단계 식별					
부적합 제품 식별					
반입된 고객의 의료기기 식별					
멸균의료기기-멸균상태 식별 :화학적 인디케이터(CI: Chemical Indicator)					
의료기기(장비) 운송 중 충격상태 식별: 쇼크와치 (Shock Watch)					
추적관리 프로세스 위해 요인					
추적대상 의료기기 (이식용 의료기기) · 부품, 재료 관리번호 · 사용된 작업환경 기록 · 유통 서비스 공급자/유통업자의 의료기기 유통기록 · 의료기기 인수자 성명, 주소					
Universal Product Code (UPC) 또는 Unique Device Identifier (UDI) 관리 · 부여기준 · 등록 · 사용현황 관리					
추적대상 의료기기가 아닌 경우 -추적대상 및 범위 기준 및 관리					
공정/최종검사 프로세스 위해 요인					
공정검사 기준 (공정검사를 수행하지 못하는 공정은 공정밸리데이션을 수행)					
완제품 검사 기준 (성능 및 안전성 시험성적서, 기술문서, 제품표준서, 검사 기준서 및 검사성적서 확인)					

원인(Cause)	A or N/A	Normal/Fault Condition		위해 영향 (Harm to effect on)	RA No.
		Normal	Fault		
출하승인 기준 • 제품실현의 모든 단계에서 합격기준을 충족시켰는지 출하 승인권자 검토 • 출하기록 검토 및 유지 (최초 제품 인수자 성명 및 주소, 선적한 제품과 수량, 선적일, 사용된 관리번호-UDI 등)					
검사성적서에 사용된 측정장비 식별					
검사기준 • 전수검사 • 샘플링 검사(ISO 2859-1)					
이식용 의료기기: 시험 및 검사 수행인원의 신분기록관리					
제품창고 관리 프로세스 위해 요인					
이격거리 관리					
온도, 습도 관리					
방충, 방서 관리					
적재 관리					
유효수명 관리					
위험물 관리					
품목별/규격별 관리					
선입선출 관리					
특별보관 관리					
출하관리 프로세스 위해 요인					
출하승인권자 지정					
출하승인(수입검사, 제조, 공정검사, 최종검사, 설치검사 등의 단계에서 발생된 문제점 해결여부 확인)					
운송 프로세스 위해 요인					
운송 포장기준 설정/준수-항공/해상별 포장기준					
운송 조건 설정/준수-온도, 습도, 기압, 충격 정도 등					
피드백 프로세스 위해 요인					
고객요구사항 충족여부 확인					
사후 시장조사(PMS)					
사후 임상조사(PMCF)					

원인(Cause)	A or N/A	Normal/Fault Condition		위해 영향 (Harm to effect on)	RA No.
		Normal	Fault		
불만처리 프로세스 위해 요인					
고객불만접수(구두 접수를 포함한 모든 접수 경로 포함)					
고객불만이 규제당국 보고사항인지 여부를 결정하기 위한 평가					
고객불만 조사기록 · 의료기기가 시방에 일치하는지 · 의료기기가 치료나 진단으로 사용되고 있었는지 · 의료기기와 보고된 사고와의 관계 · 의료기기의 이름 · 불만접수 일자 · 의료기기 식별 및 사용된 관리번호, universal product code (UPC) 또는 unique device identifier (UDI) · 불만자의 이름, 주소, 전화번호 · 불만의 성격 및 세부사항 · 조사의 일자와 결과 · 취해진 시정조치 · 불만 자에 대한 회답					
최초 유통자와 고객불만 정보 교환					
규제기관 보고 프로세스 위해 요인					
의료사고 보고 · 대한민국: 부작용 정보보고 · 유럽: Vigilance System · 미국: MDR					
자발적 리콜					
규제기관의 강제 리콜					
리콜시 권고문 발행					

5) 프로세스 상호작용 결정

결정된 프로세스들이 서로 상호작용을 어떻게 하는지 결정하도록 요구하고 있다. 이 요구사항은 품질매뉴얼상에 프로세스 상호작용을 작성하여 포함시켜야 한다.

6) 품질시스템 수립

개정된 ISO 13485 4.1.3 요구사항에서 적용되는 규제 요구사항 준수를 입증하는 기록을 작성하도록 요구하고 있다.

ISO 13485, 의료기기 제조 및 품질관리 기준 및 PART 820-QSR 요구사항에서 요구되는 문서 및 문서화된 절차를 ISO 13485 요구사항과 연계하여 정리하면 다음과 같다.

표3-5 GMP 요구사항의 문서화/문서화된 절차 요구사항

요구사항	문서화된 절차	문서화
컴퓨터 소프트웨어 어플리케이션의 유효성 확인(4.1.6)	●	
품질방침 및 품질목표 문서화 (4.2.1 a)		●
품질매뉴얼(4.2.1 b))	●	
의료기기 파일-제품표준서(4.2.3)		●
문서관리(4.2.4)	●	
기록관리(4.2.5)	●	
책임과 권한 문서화(5.5.1)		●
경영검토(5.6)	●	
인적자원(6.2)	●	
기반시설(6.3)	●	
작업환경(6.4.1)	●	
오염관리(6.4.2)	●	
위험관리 프로세스 문서화(7.1)		●
제품실현기획 문서화(7.1)		●
고객관련 프로세스(7.2)	●	
설계 및 개발(7.3)	●	
소프트웨어 개발(7.3)	●	
설계변경(7.3.9)	●	
구매 프로세스(7.4.1)	●	
구매정보 문서화(7.4.2)		●
구매제품에 대한 검증 문서화(7.4.3)		●
생산 및 서비스 제공관리(7.5.1)	●	
제품청결 또는 제품오염관리(7.5.2)	●	
설치활동(7.5.3)	●	
서비스 절차(7.5.4)	●	
프로세스 유효성확인(7.5.6)	●	
멸균 및 멸균포장시스템 프로세스 유효성 확인(7.5.7)	●	
식별(7.5.8)	●	

요구사항	문서화된 절차	문서화
추적성(7.5.9)	●	
고객자산(7.5.10)	●	
제품 보존(7.5.11)	●	
모니터링 및 측정 장치의 관리(7.6)	●	
피드백(8.2.1)	●	
불만처리(8.2.2)	●	
규제기관 보고(8.2.3)	●	
내부감사(8.2.4)	●	
제품의 모니터링 및 측정(8.2.6)	●	
부적합품의 관리(8.3)	●	
데이터 분석(8.4)	●	
시정조치(8.5.2)	●	
예방조치(8.5.3)	●	
리콜(자발적 리콜, 강제 리콜)	●	
의료기기 생산 및 수출·수입·수리실적 보고		●
진단용 방사선 발생장치의 안전관리	●	
임상시험	●	
임상평가	●	
PMS 및 PMCF	●	
무통보 심사 수검	●	
CE마킹	●	
국내 인허가업무	●	
품질계획서(PART 820.20 d))	●	

또한, 개정된 ISO 13485 4.1.6 요구사항에서는 품질시스템 운영에 컴퓨터 소프트 웨어 어플리케이션이 사용된다면 유효성 확인(Validation)을 수행하도록 요구하므로 Software 밸리데이션을 수행하여야 한다.

7) 품질시스템 변경

개정된 ISO 13485 요구사항에서 4.1.4항이 추가되어 품질시스템의 변경시 영향 평가를 수행하도록 요구하고 있다. 영향 평가 항목은 다음과 같다.

① 품질시스템에 대한 영향 평가

② 생산된 의료기기에 대한 영향 평가

③ 적용법규 및 규격 적합성에 대한 영향평가

3.3 품질경영시스템 구축과 관련된 문서/문서화된 절차

1) 품질시스템 절차서

품질시스템 구축 프로세스의 예를 살펴보면 다음과 같다.

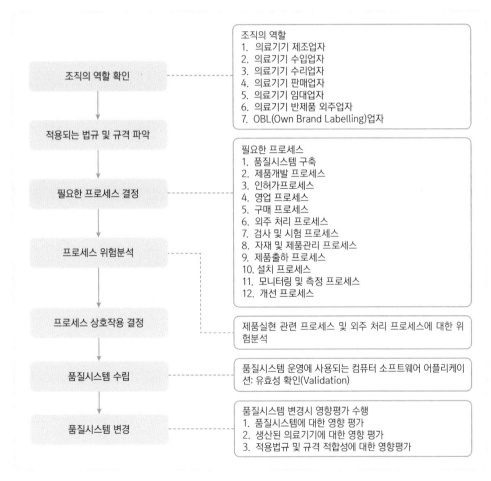

그림 3-1 품질시스템 구축 프로세스

3.4 품질경영시스템 구축과 관련된 품질기록

1) 품질시스템 변경에 따른 영향평가서

품질시스템 변경에 따른 영향평가서의 예는 다음과 같다.

서식 3-1 품질시스템 신규제정/개정에 따른 영향평가서

No.	신규제정 /개정 품질문서명	품질시스템에 대한 영향평가 (영향 받는 문서)	생산된 의료기기에 대한 영향 평가	적용 법규 및 규격 적합성에 대한 영향평가
1				
2				
3				
평가자		(인)	(인)	(인)
검토자		(인)	(인)	(인)
		(인)	(인)	(인)
		(인)	(인)	(인)
승인자				(인)

> ┌─ 요 약 ─┐

1. 품질경영시스템 구축은 적용되는 법규 및 규격에 적합하고 효과적으로 수행되도록 수립한다.

2. 조직의 역할을 결정하고 역할에 따라 품질경영시스템을 수립 한다.

3. 조직에게 필요한 프로세스를 파악하고 제품실현 프로세스에 대해서 위험분석을 실시하고 결과를 품질경영시스템에 반영 한다.

4. 품질경영시스템의 변경시 기존 품질문서의 영향, 생산된 의료기기의 영향 및 적용되는 법규 및 규격의 적합성에 대한 영향평가를 수행 한다.

1. 품질경영시스템에 어떤 프로세스가 필요할지 생각해 보자.

2. 인허가국가/지역에 따라 어떤 법규 및 규격이 적용되어야 할지 생각해 보자.

3. 위험관리 보고서의 위험통제 수단과 품질경영시스템 구축의 연계성에 대해서 생각해 보자.

품질경영시스템 구축을 위한 문서화
(Documentation for building a quality management system)

4.1 품질경영시스템 문서화 GMP 요구사항

표 4-1 품질경영시스템 구축을 위한 문서화 요구사항
(ISO 13485의 요구사항 중 개정된 내용을 색상을 달리하여 식별함)

GMP	요구사항(Requirements)
ISO 13485	4.2 문서화 요구사항(Documentation requirements) 4.2.1 일반사항(General) 　품질경영시스템 문서(4.2.4 참조)에는 다음 사항이 포함되어야 한다. 　① 품질 방침 및 품질 목표의 문서화된 기술 　② 품질 매뉴얼 　③ 이 국제표준이 요구하는 문서화된 절차 및 기록 　④ 기록을 포함하여, 조직의 프로세스의 효과적인 기획, 운영 및 관리를 보장하기 위해 조직이 　　필요하다고 결정한 문서들 　⑤ 적용되는 규제 요구사항에서 규정한 다른 문서 4.2.2 품질매뉴얼(Quality manual) 　조직은 다음 사항을 포함하는 품질매뉴얼을 문서화해야 한다. 　① 모든 제외 및/또는 비적용에 대한 상세한 설명과 정당한 근거를 포함하여, 품질경영시스템 　　의 적용범위 　② 품질경영시스템에 대한 문서화된 절차나 그에 대한 참고사항 　③ 품질경영시스템 프로세스간의 상호작용에 대한 설명 　품질매뉴얼은 품질경영시스템에 사용된 문서화의 체계를 간략하게 설명해야 한다. 4.2.3 의료기기 파일(Medical device file) 　각 의료기기 유형 또는 의료기기 제품군에 대해서, 조직은 이 국제표준의 요구사항에 대한 준 수와 적용되는 규제 요구사항에 대한 준수를 입증하기 위해 생성된 문서를 포함하거나 참조하 는 하나 이상의 파일을 만들어 유지해야 한다. 　파일의 내용은 다음 사항을 포함하되, 이것들로 한정되는 것은 아니다. 　① 의료기기에 대한 일반적인 설명, 사용용도/사용목적 및 모든 사용지침을 포함한 라벨링 　② 제품에 대한 규격 　③ 제조, 포장, 보관, 취급 및 유통에 관한 규격 및 절차 　④ 측정 및 모니터링 절차 　⑤ 해당되는 경우, 설치에 대한 요구사항 　⑥ 해당되는 경우, 서비스에 대한 요구사항 **출처: ISO 13485, Third edition 2016-03-01, Medical devices - Quality management systems - Requirements for regulatory purposes**

GMP	요구사항(Requirements)
의료기기 제조 및 품질관리기준	4.2 문서화 요구사항 　4.2.1 일반 요구사항 　　가. 품질경영시스템의 문서화에는 다음 사항이 포함되어야 한다. 　　　1) 문서화하여 표명된 품질방침 및 품질목표 　　　2) 품질매뉴얼 　　　3) 이 기준이 요구하는 문서화된 절차 　　　4) 프로세스의 효과적인 기획, 운영 및 관리를 보장하기 위하여 조직이 필요로 하는 문서 　　　5) 이 기준에서 요구하는 품질기록 　　　6) 그 밖에 관련 규정에 명시된 다른 문서화 요구사항 　　나. 이 기준에서 어떠한 요구사항, 절차, 활동 또는 특별한 조치가 문서화되도록 규정한 경우 제조업자는 이를 실행하고 유지하여야 한다. 　　다. 제조업자는 의료기기의 각 품목 및 형명 별로 제품의 규격 및 품질경영시스템 요구사항이 규정된 문서를 포함한 파일을 수립하고 유지하여야 한다. 또한 이러한 문서에는 제조공정 전반 및 해당되는 경우 설치 및 서비스에 대하여 규정하여야 한다. 　4.2.2 품질매뉴얼 　　가. 제조업자는 다음 사항을 포함한 품질매뉴얼을 수립하고 유지하여야 한다. 　　　1) 적용 제외 또는 비적용 되는 세부내용 및 그 정당성을 포함한 품질경영시스템의 적용범위 　　　2) 품질경영시스템을 위하여 수립된 문서화된 절차 및 이에 대한 참조문서 　　　3) 품질경영시스템 프로세스의 상호작용에 대한 기술 　　나. 품질매뉴얼은 품질경영시스템에서 사용되는 문서의 구조를 간략하게 명시하여야 한다. **출처: 의료기기 제조 및 품질관리기준, 식품의약품안전처 고시 제2015- 71호(2015. 9. 25, 개정)**
PART 820-QUALITY SYSTEM REGULATION	**820.20 경영자 책임(Management responsibility)** (e) 품질시스템 절차서. 각 제조자는 품질시스템 절차와 지침을 수립하여야 한다. 이 품질시스템에 사용된 문서화 구조의 개요는 해당될 경우 수립되어야 한다. **820.181 제품표준서(Device master record)** 각 제조자는 제품표준서(DMR)를 유지하여야 한다. 각 제조자는 820.40에 따라 각 제품표준서(DMR)가 작성되고 승인된다는 것을 보장하여야 한다. 제품표준서(DMR)는 의료기기의 각 형태별로 다음의 사항을 포함하거나 위치를 언급하여야 한다. (a) 제품시방으로 적절한 도면, 구성, 공식, 부품시방, 소프트웨어 시방 (b) 생산공정 시방으로 적절한 장비시방, 생산방법, 생산절차 및 생산 환경시방 (c) 품질보증절차 및 시방으로 합격기준 및 사용되는 품질보증 장비 (d) 포장 및 라벨링 시방으로 사용된 방법과 공정을 포함, 그리고 (e) 설치, 유지 및 부가서비스 절차 및 방법 **출처: PART 820-QUALITY SYSTEM REGULATION, April 1, 2016, Subpart B-Quality System Requirements**

라벨링
(labeling)

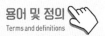
용어 및 정의
Terms and definitions

라벨, 사용지침 그리고 의료기기의 식별, 기술 설명, 용도 및 적절한 사용과 관련이 있는 모든 다른 정보를 의미하되, 선적 문서는 제외한다.

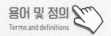
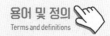
4.2 품질경영시스템 문서화 요구사항 해설

ISO 13485 4.2.1, 의료기기 제조 및 품질관리 기준 4.2.1 가~나 및 PART 820.20 (e)에서 품질경영시스템 문서화를 요구하고 있다.

항목별 세부사항을 살펴보면 다음과 같다.

1) 문서화하여 표명된 품질방침 및 품질목표

품질방침과 품질목표를 문서화 하도록 요구하고 있다. 품질방침은 품질매뉴얼상에서 문서화 하여야 하며, 품질목표는 기능과 계층에서 수립하도록 요구하고 있다. 품질방침과 품질목표의 세부 수립기준은 Chapter 07. 품질방침 및 품질목표에서 자세히 설명한다.

2) 품질매뉴얼

GMP 관련 법규/규격에 따라 품질매뉴얼을 문서화 하도록 요구하고 있다.

ISO 13485 4.2.2 및 의료기기 제조 및 품질관리 기준 4.2.2항에서 문서화를 요구하고 있다.

품질매뉴얼 작성을 위한 세부 요구사항을 살펴보면 다음과 같다.

① 적용 제외 또는 비적용 되는 세부내용 및 그 정당성을 포함한 품질경영시스템의 적용범위

품질매뉴얼에 적용되는 제품군명과 적용되는 GMP 법규/규격이 적용범위로 기술되도록 요구하고 있다. 또한 적용되는 GMP 법규/규격 중 적용되지 않는 조항(아래표 중에서 적용 제외 여부를 검토함)에 대해서는 적용되지 않는 조항과 그 사유를 기술하여야 한다.

표 4-2 GMP 법규 및 규격 적용/비적용

ISO 13485	의료기기제조 및 품질관리기준	PART 820-QSR
7.5.2 제품 청결	7.5.1.2.1 제품청결 및 오염관리	-
7.5.3 설치활동	7.5.1.2.2 설치활동	820.170 설치
7.5.4 서비스 활동	7.5.1.2.3 서비스 활동	820.200 서비스
7.5.5 멸균의료기기에 대한 특별 요구사항	7.5.1.3 멸균 의료기기의 특별 요구사항	-
7.5.7 멸균 및 멸균 포장 시스템에 대한 프로세스의 유효성 확인에 대한 특별 요구사항	7.5.2.2 멸균 의료기기에 대한 특별 요구사항	-
7.5.9.2 이식용 의료기기에 대한 특별 요구사항	7.5.3.2.2 추적관리대상 의료기기에 대한 특별 요구사항	820.65 추적성
7.5.10 고객자산	7.5.4 고객자산	
-	8.2.4.2 추적관리대상 의료기기에 대한 특별 요구사항	-

② 품질경영시스템을 위하여 수립된 문서화된 절차 및 이에 대한 참조문서

품질매뉴얼의 하위문서인 품질시스템절차를 인용하도록 요구하고 있다. 품질매뉴얼의 각 항별 관련 품질시스템 절차를 인용하여 품질매뉴얼과 품질시스템 절차가 연계되어 있음을 표시하여야 한다.

③ 품질경영시스템 프로세스의 상호작용에 대한 기술

개발단계에서 품질보증단계까지 전 프로세스에 걸쳐 해당 부서들이 서로 어떻게 상호작용을 하면서 프로세스가 연계되는지 프로세스 맵(Map)을 통해 표시하도록 요구하고 있다. 이 단계에서 외주 처리되는 주요 공정이 식별되어야 하며 제조공정은 주요공정을 표기하여 어떠한 공정을 거쳐 제품이 생산되는지 식별하고 설치공정이 해당될 경우 설치공정을 표기해야 한다.

④ 품질매뉴얼은 품질경영시스템에서 사용되는 문서의 구조를 간략하게 명시

품질경영시스템의 문서화 구조를 설명하도록 요구하고 있다. 예를 들어 최상위 문

서인 1단계 품질매뉴얼, 2단계 품질시스템절차, 3단계 업무/작업지침(제품표준서 포함) 및 이러한 기준에 따라 업무를 수행한 결과인 품질기록 등으로 구조를 설명하여야 한다. 구조는 서술형/그림으로 표기할 수 있다.

요구사항에 언급되지는 않았지만 주로 문서 심사시 지적되는 사항에 따라 추가사항을 설명하면 다음과 같다.

a) 품질경영시스템 조직 및 책임과 권한

Chapter 08. 조직구성, 책임 및 권한과 관련된 조직도상에 품질책임자는 품질부서로부터 주요 품질문제를 보고받아 최고경영자에게 기존의 보고결재라인과는 별도로 보고되도록 구성하여야 하며, 품질부서 및 품질책임자는 제조부서와 독립되어 있어야 한다. 이렇게 작성된 조직도에 나타난 조직에 대해서는 책임과 권한을 명기해야 한다.

b) GMP 요구사항을 충족

품질매뉴얼 세부내용과 GMP 요구사항을 비교하여 누락되지 않도록 작성하여야 한다. 세부 항목별 요구사항을 조직에서 어떻게 준수할 것인지 품질매뉴얼에 포함하여 작성되어야 한다.

3) 이 기준이 요구하는 문서화된 절차

GMP 관련 법규/규격에서 요구되는 문서화된 절차에 따라 품질시스템 절차를 수립하도록 요구하고 있다. 이에 해당되는 문서의 예는 다음과 같으며 해당되는 절차/지침을 작성하도록 요구하고 있다.

표 4-3 GMP 법규 및 규격 대비표

ISO 13485	의료기기제조 및 품질관리기준	PART820-QSR	품질시스템 절차/지침
4. 품질경영시스템	4. 품질경영시스템	820.5 품질시스템	품질경영시스템 구축 절차
4.1 일반 요구사항	4.1 일반 요구사항		
4.2 문서화 요구사항	4.2 문서화 요구사항	820.20 경영자 책임 (e) 품질시스템 절차.	국내인/허가업무절차(필요 시) CE마킹절차(해당 시) 무통보심사수검절차(해당 시)
4.2.1 일반사항	4.2.1 일반사항		
4.2.2 품질매뉴얼	4.2.2 품질매뉴얼	–	품질매뉴얼
4.2.3 의료기기 파일	–	820.181 제품표준서	제품표준서
4.2.4 문서의 관리	4.2.3 문서 관리	820.40 문서관리	문서관리절차

ISO 13485	의료기기제조 및 품질관리기준	PART820-QSR	품질시스템 절차/지침
4.2.5 기록의 관리	4.2.4 기록 관리	820.180 일반요구사항	기록관리절차
		820.184 제품이력기록	
		820.186 품질시스템기록	
5. 경영책임	5. 경영책임	-	-
5.1 경영 의지	5.1 경영 의지	-	-
5.2 고객 중심	5.2 고객 중심	-	-
5.3 품질방침	5.3 품질방침	820.20 경영자 책임 (a) 품질방침	방침및목표관리절차
5.4 기획	5.4 기획	-	
5.4.1 품질목표	5.4.1 품질목표	-	
5.4.2 품질경영시스템 기획	5.4.2 품질경영시스템 기획	-	
5.5 책임, 권한 및 의사소통	5.5 책임, 권한 및 의사소통	-	-
5.5.1 책임 및 권한	5.5.1 책임 및 권한	820.20 경영자 책임 (b) 조직.	-
5.5.2 경영 대리인	5.5.2 품질책임자		-
5.5.3 내부 의사소통	5.5.3 내부 의사소통	-	-
5.6 경영검토	5.6 경영검토	820.20 경영자 책임 (c) 경영검토.	경영검토절차
5.6.1 일반사항	5.6.1 일반 요구사항		
5.6.2 검토 입력	5.6.2 검토 입력		
5.6.3 검토 출력	5.6.3 검토 출력		
6. 자원 관리	6. 자원 관리	820.25 인원	교육훈련절차 사내자격부여절차
6.1 자원 제공	6.1 자원의 확보		
6.2 인적자원	6.2 인적자원		
6.2.1 일반사항	6.2.1 일반 요구사항		
6.2.2 능력,인식 및 교육훈련	6.2.2 적격성, 인식 및 교육훈련		
6.3 기반시설	6.3 기반시설	820.70 생산 및 공정관리 (f) 건물.	기반시설관리 절차
6.4 작업환경 및 오염관리	6.4 작업환경	820.70 생산 및 공정관리 (c) 환경관리. (d) 인원. (e) 오염관리.	제조환경절차 방사선안전관리절차(해당 시) 제품오염관리절차(필요 시)
7. 제품실현	7. 제품실현	20.20 경영자 책임 (d) 품질기획.	제조/QC공정도 또는 품질계획서
7.1 제품실현의 기획	7.1 제품실현의 기획		

ISO 13485	의료기기제조 및 품질관리기준	PART820-QSR	품질시스템 절차/지침
7.2 고객관련 프로세스	7.2 고객관련 프로세스	-	영업관리절차
7.2.1 제품에 관련된 요구사항의 결정	7.2.1 제품에 관련된 요구사항의 결정	-	
7.2.2 제품에 관련된 요구사항의 검토	7.2.2 제품에 관련된 요구사항의 검토	-	
7.2.3 의사소통	7.2.3 고객과의 의사소통	-	
7.3 설계 및 개발	7.3 설계 및 개발	820.30 설계관리	설계관리절차 소프트웨어설계절차(해당 시) 설계변경절차 위험관리절차 임상시험절차(해당 시) 임상평가절차(해당 시) PMS 및PMCF 절차(해당 시) Usability(사용적합성) 절차(해당 시)
7.3.1 일반사항	-	820.30 (a) 일반사항	
7.3.2 설계 및 개발 기획	7.3.1 설계 및 개발 기획	820.30 (b) 설계 및 개발 계획	
7.3.3 설계 및 개발 입력	7.3.2 설계 및 개발 입력	820.30 (c) 설계입력	
7.3.4 설계 및 개발 출력	7.3.3 설계 및 개발 출력	820.30 (d) 설계출력	
7.3.5 설계 및 개발 검토	7.3.4 설계 및 개발 검토	820.30 (e) 설계검토	
7.3.6 설계 및 개발 검증	7.3.5 설계 및 개발 검증	820.30 (f) 설계검증	
7.3.7 설계 및 개발 유효성 확인	7.3.6 설계 및 개발 유효성확인	820.30 (g) 설계유효성확인	
7.3.8 설계 및 개발 이관	-	820.30 (h) 설계이관	
7.3.9 설계 및 개발 변경의 관리	7.3.7 설계 및 개발 변경의 관리	820.30 (i) 설계변경	
7.3.10 설계 및 개발 파일	-	820.30 (j) 설계이력파일	
7.4 구매	7.4 구매	820.50 구매관리	구매관리절차
7.4.1 구매 프로세스	7.4.1 구매 프로세스		
7.4.2 구매 정보	7.4.2 구매 정보		
7.4.3 구매한 제품의 검증	7.4.3 구매품의 검증	820.80 수입, 공정 및 완제품 승인 (b) 수입 승인활동	검사 및 시험절차 수입검사기준
7.5 생산 및 서비스 제공	7.5 생산 및 서비스 제공	820.70 생산 및 공정관리 (a) 일반사항. (b) 생산 및 공정변경 820.120 라벨링 820.130 제품 포장	생산관리절차 초기제품품질기획절차(필요시) 양산초기생산관리절차(필요시) 정전기 방지관리지침(해당 시) 포장 및 라벨링 절차 공정변경점관리절차(필요시) 작업표준서
7.5.1 생산 및 서비스 제공의 관리	7.5.1 생산 및 서비스 제공의 관리		
7.5.5 멸균의료기기에 대한 특별 요구사항	7.5.1.3 멸균 의료기기에 대한 특별 요구사항	-	
7.5.2 제품 청결	7.5.1.2.1 제품의 청정도 및 오염관리	-	클린룸관리절차(해당 시)
7.5.3 설치활동	7.5.1.2.2 설치활동	820.170 설치	설치관리절차(해당 시)
7.5.4 서비스 활동	7.5.1.2.3 서비스 활동	820.200 서비스	서비스절차(해당 시)

ISO 13485	의료기기제조 및 품질관리기준	PART820-QSR	품질시스템 절차/지침
7.5.6 생산 및 서비스 제공을 위한 프로세스의 유효성 확인	7.5.2 생산 및 서비스 제공을 위한 프로세스 유효성확인 7.5.2.1 일반 요구사항	820.70 생산 및 공정관리 (i) 자동화 공정 820.75 공정 유효성확인	공정밸리데이션절차
7.5.7 멸균 및 멸균 포장 시스템에 대한 프로세스 유효성 확인에 대한 특별 요구사항	7.5.2.2 멸균 의료기기에 대한 특별 요구사항	-	
7.5.8 식별	7.5.3 식별 및 추적성 7.5.3.1 식별	820.60 식별	
-	7.5.3.3 제품상태의 식별	820.86 합격상태	식별및추적관리절차
7.5.9 추적성	7.5.3.2 추적성	820.65 추적성	
7.5.3.2.1 일반사항	7.5.3.2.1 일반사항		
7.5.9.2 이식용 의료기기에 대한 특별 요구사항	7.5.3.2.2 추적관리대상 의료기기에 대한 특별 요구사항	-	
7.5.10 고객자산	7.5.4 고객 자산	-	고객지급품 관리절차(해당 시)
7.5.11 제품의 보존	7.5.5 제품의 보존	820.70 생산 및 공정관리 (h) 자재. 820.140 취급 820.150 보관	취급보관관리절차
7.6 모니터링 및 측정 장비의 관리	7.6 모니터링 및 측정장치의 관리	820.70 생산 및 공정관리 (g) 장비. 820.72 검사, 측정 및 시험장비	계측장비관리절차 사내교정절차(필요 시)
8. 측정, 분석 및 개선	8. 측정, 분석 및 개선	-	-
8.1 일반사항	8.1 일반 요구사항	-	-
8.2 모니터링 및 측정	8.2 모니터링 및 측정	-	-
8.2.1 피드백	8.2.1 피드백	-	피드백 절차
8.2.2 불만처리	8.2.1 피드백 라. 8.5.1 일반 요구사항 라,마	820.198 불만파일	고객불만처리절차
8.2.3 규제기관에 대한 보고	8.2.1 피드백 라. 8.5.1 일반 요구사항 나,다,바	820.198 불만파일(d)	부작용및안전성정보보고절차(해당 시) Vigilance System 절차(해당 시) MDR 절차(해당 시) Recall 절차(해당 시)
8.2.4 내부심사	8.2.2 내부 감사	820.22 품질심사	내부품질심사절차
8.2.5 프로세스의 모니터링 및 측정	8.2.3 프로세스의 모니터링 및 측정	-	-

ISO 13485	의료기기제조 및 품질관리기준	PART820-QSR	품질시스템 절차/지침
8.2.6 제품의 모니터링 및 측정	8.2.4 제품의 모니터링 및 측정	820.80 수입, 공정 및 완제품 승인 (c)공정승인활동 (d)최종승인활동 820.160 배포	검사 및 시험절차 공정검사기준 완제품검사기준 설치검사기준(해당 시)
	8.2.4.1 일반 요구사항		
	8.2.4.2 추적관리대상 의료기기에 대한 특별 요구사항		
8.3 부적합제품의 관리	8.3 부적합제품의 관리	820.90 부적합품의 관리	부적합품 관리절차 재작업 절차
8.3.1 일반사항			
8.3.2 인도 전 확인된 부적합품에 대한 대응 조치			
8.3.3 인도 후 확인된 부적합품에 대한 대응 조치			
8.3.4 재작업			
8.4 데이터 분석	8.4 데이터의 분석	820.250 통계적 기법	데이터분석절차
8.5 개선	8.5 개선	-	-
8.5.1 일반사항	8.5.1 일반 요구사항 가.	-	-
8.5.2 시정조치	8.5.2 시정조치	820.100 시정 및 예방조치	시정및예방조치절차
8.5.3 예방조치	8.5.3 예방조치		

4) 프로세스의 효과적인 기획, 운영 및 관리를 보장하기 위하여 조직이 필요로 하는 문서

GMP 관련 법규/규격에서 요구되지는 않지만 조직이 품질경영시스템 운영을 위해 필요로 하는 문서화된 절차 작성을 요구하고 있다.

5) 적용되는 규제 요구사항에서 규정한 다른 문서

상기 1)~4) 에 규정되지는 않았지만 관련법규 및 규격에서 요구되는 문서를 추가로 작성하도록 요구하고 있다. 이에 해당되는 문서의 예는 다음과 같으며 해당되는 절차를 작성하도록 요구하고 있다.

① 국내 인허가업무절차

② CE 마킹 절차

③ 부작용 및 안전성정보보고 절차

④ Vigilance System 절차

⑤ MDR 절차

⑥ Recall 절차

⑦ 임상시험 절차

⑧ 임상평가 절차

⑨ PMCF 및 PMS 절차

⑩ 무 통보심사수검 절차

⑪ 기 타

이 법규 및 규격에서 "문서화"하도록 요구되는 규정에 대해서는 관련 업무절차를 문서화하고 수행하며 유지되어야 한다는 것을 요구하고 있다.

6) 이 기준에서 요구하는 품질기록

상기 1)~5) 기준에 의해 작성된 문서의 실행에 따른 기록을 품질기록으로 유지하도록 요구하고 있다.

4.3 제품표준서 문서화 요구사항 해설

ISO 13485 4.2.3, 의료기기 제조 및 품질관리 기준 4.2.1 (다) 및 PART 820.181 항에서 제품표준서 문서화를 요구하고 있다.

제품표준서(DMR: Device Master Record)는 제품별 형명(모델)별로 작성되어야 하며 제품표준서의 구성항목을 비교 하면 다음과 같다.

표 4-4 제품표준서 요구사항 비교

ISO 13485 4.2.3	PART 820.181	의료기기 제조 및 품질관리 기준 4.2.1 다
의료기기에 대한 일반적인 설명, 사용용도/사용목적 및 모든 사용지침을 포함한 라벨링	포장 및 라벨링 시방으로 사용된 방법과 공정을 포함	제조업자는 의료기기의 각 품목 및 형명 별로 제품의 규격 및 품질경영시스템 요구사항이 규정된 문서를 포함한 파일을 수립하고 유지하여야 한다. 또한 이러한 문서에는 제조공정 전반 및 해당되는 경우 설치 및 서비스에 대하여 규정하여야 한다.
제품에 대한 규격	제품시방으로 적절한 도면, 구성, 공식, 부품시방, 소프트웨어 시방	
제조, 포장, 보관, 취급 및 유통에 관한 규격 및 절차	생산공정 시방으로 적절한 장비시방, 생산방법, 생산절차 및 생산 환경시방	
측정 및 모니터링 절차	품질보증절차 및 시방으로 합격기준 및 사용되는 품질보증 장비	
해당되는 경우, 설치에 대한 요구사항	설치, 유지 및 부가서비스 절차 및 방법	

상기 표4-4에 따라 제품표준서에 반영되어야 할 항목을 정리하면 다음과 같다.

① 의료기기에 대한 일반적인 설명

② 사용목적

③ 의료기기 규격(도면, 구성, 공식, 소프트웨어 시방 등)

④ 원재료 및 부품시방

⑤ 생산공정(생산절차) 및 생산방법, 생산환경

⑥ 생산설비 및 검사/시험 장비

⑦ 제품검사 기준

⑧ 포장, 라벨링 및 운송(유통) 기준

⑨ 설치, 유지 및 부가 서비스 절차 및 방법

4.4 품질경영시스템 문서화와 관련된 문서/문서화된 절차

품질경영시스템 문서화와 관련된 문서는 품질매뉴얼, 품질시스템절차, 업무/작업지침 및 제품표준서 등을 문서화 하도록 요구하고 있으며, 세부항목의 예는 상기 표4-3 GMP 법규 및 규격 대비표의 품질시스템 절차/지침 항목을 참조한다.

4.5 품질경영시스템 문서화와 관련된 품질기록

품질경영시스템 전반에 걸쳐 문서화를 요구하고 있으므로 이 장에서 별도의 품질기록 은 요구되지 않으나 세부 품질시스템절차, 지침 및 제품표준서 등에 따라 업무를 수행한 품질기록은 유지되어야 한다.

4.6 품질경영시스템 문서화와 관련된 심사(Audit) 지적 사항 사례

1) 의료기기 제조 및 품질관리 기준, ISO 13485 심사 지적 사항 사례

① 품질경영매뉴얼 상에 제품에 대한 구체적인 설명이 누락됨.

② 품질경영매뉴얼의 "품질경영체계도"상에 구매 이외에 외주 임가공 Process가 명시되지 않음.

2) FDA 483 Inspection Observations

① 품질시스템 절차와 지침이 수립되지 않았음.

② 제품표준서(DMR) 적절히 유지되지 않고 있음.

③ 제품표준서(DMR)에 소프트웨어 사양이 포함되거나 참조되지 않았음.

출처: 483 report Inspection Observations
http://www.fda.gov/ICECI/Inspections/ucm481432.htm#Devices

요 약

1. 품질방침 및 품질목표를 문서화 하고 실행 한다.

2. 적용되는 법규 및 규격에 적합하도록 품질매뉴얼을 작성 관리 한다.

3. 적용되는 법규 및 규격에 따라 업무 절차를 수립 한다.

4. 제품별 규격별 제품표준서를 작성 관리 한다.

토론문제

1. 규제기관 보고와 관련된 절차 및 보고를 어떻게 해야 하는지 생각해 보자.

2. 품질매뉴얼의 적용제외 사항을 어떻게 파악하는지 생각해 보자.

3. 제품표준서에 반영되어야 할 항목에 대해서 생각해 보자.

문서 및 기록관리
(Document and record controls)

5.1 문서 및 기록관리 GMP 요구사항

표 5-1 문서 및 기록관리 요구사항
    (ISO 13485의 요구사항 중 개정된 내용을 색상을 달리하여 식별함)

GMP	요구사항(Requirements)
ISO 13485	**4.2.4 문서관리(Control of documents)** 품질경영시스템에 의해 요구되는 문서는 관리되어야 한다. 기록은 문서의 특별한 형식이며, 4.2.5에 규정된 요구사항에 따라 관리되어야 한다. 문서화된 절차는 다음을 위해 필요한 관리를 규정해야 한다. ① 발행 전에 적절성에 대한 문서 검토 및 승인 ② 필요한 경우 검토 및 개정, 그리고 문서의 재승인 ③ 문서의 현재 버전상태 및 문서에 대한 변경이 확인됨을 보장 ④ 적용되는 문서의 관련 버전이 사용 장소에서 사용되도록 보장 ⑤ 문서가 읽기 쉽고 즉시 확인되도록 보장 ⑥ 품질경영시스템의 기획 및 운영을 위해 조직이 필요하다고 결정한 외부출처의 문서가 확인되고 그 배포가 관리됨을 보장 ⑦ 문서의 손상이나 손실을 방지 ⑧ 유효하지 않은 문서의 의도하지 않은 사용을 방지하고, 그에 대한 적절한 식별 적용 조직은 조직의 결정의 근거가 되는 관련된 배경정보에 접근할 수 있는 최초 승인권자나 다른 지정된 권한대행자가 문서에 대한 변경을 검토하고 승인함을 보장해야 한다. 조직은 유효하지 않은 문서의 최소 1부의 사본에 대한 보관 기간을 정해야 한다. 이 기간은 제조 및 시험된 의료기기가 최소한 조직이 정한 해당 의료기기의 수명기간 동안에 한하여 이용할 수 있게 보장하되, 결과 기록의 보관 기간보다는 길게(4.2.5 참조), 또는 적용되는 규제 요구사항이 규정한 대로 보장해야 한다. **4.2.5 기록 관리(Control of records)** 기록은 품질경영시스템의 요구사항에 대한 적합성의 증거와 효과적인 운영에 대한 증거를 제시하기 위해 유지되어야 한다. 조직은 기록의 식별, 보관, 보안 및 완전성, 검색, 보관기간 및 처리를 규정하는 절차를 문서화해야 한다. 조직은 적용되는 규제 요구사항에 따라 기록에 포함된 기밀건강정보를 보호하기 위한 방법을 규정하고 실행해야 한다. 기록은 읽기 쉽고, 즉시 확인할 수 있고, 검색이 가능해야 한다. 기록에 대한 변경은 식별이 가능하도록 유지해야 한다. 조직은 조직이 정한 또는 적용되는 규제 요구사항이 규정한 대로 의료기기의 수명기간에 상응하는 최소 기간 동안 기록을 보관하되, 조직이 의료기기를 출시한 날로부터 2년 이상이어야 한다. 출처: ISO 13485, Third edition 2016-03-01, Medical devices - Quality management systems - Requirements for regulatory purposes

GMP	요구사항(Requirements)
의료기기 제조 및 품질관리기준	**4.2.3 문서관리** 가. 품질경영시스템에 필요한 문서는 관리되어야 한다. 품질기록은 문서의 특별한 형식이며 4.2.4의 요구사항에 따라 관리되어야 한다. 나. 다음 사항의 관리에 필요한 문서화된 절차를 수립하여야 한다. 　1) 발행 전에 문서의 적절성을 검토, 승인 　2) 필요 시 문서의 검토, 갱신 및 재승인 　3) 문서의 변경 및 최신 개정 상태가 식별됨을 보장 　4) 적용되는 문서의 해당 본이 사용되는 장소에서 이용 가능함을 보장 　5) 문서가 읽기 쉽고 쉽게 식별됨을 보장 　6) 외부출처 문서가 식별되고 배포상태가 관리됨을 보장 　7) 효력이 상실된 문서의 의도되지 않는 사용을 방지하고, 어떠한 목적을 위하여 보유할 경우에는 적절한 식별방법을 적용 다. 제조업자는 최초 승인권 자 또는 다른 권한이 지정된 자에 의하여 문서의 변경이 검토되고 승인되도록 하여야 한다. 라. 제조업자는 효력이 상실된 관리문서의 최소 1부를 제품의 사용기한에 상응하는 기간 동안 보유하여야 한다. 이 기간은 최소한 5년 이상이어야 하며 시판 후 2년 이상이어야 한다. **4.2.4 기록관리** 가. 품질경영시스템의 효과적인 운영과 요구사항에 적합함을 입증하는 기록을 작성하고 유지하여야 한다. 기록은 읽기 쉽고, 쉽게 식별되고 검색이 가능하도록 유지하여야 한다. 품질기록의 식별, 보관, 보호, 검색, 보존기간 및 처리에 필요한 관리방법을 규정한 문서화된 절차를 수립하여야 한다. 나. 모든 품질기록은 손상, 손실 또는 열화를 방지할 수 있는 시설 내에서 즉시 검색이 가능하도록 보관하여야 한다. 다. 제조업자는 품질기록을 제품의 사용기한에 상응하는 기간 동안 보유하여야 한다. 이 기간은 최소한 5년 이상이어야 하며 시판 후 2년 이상이어야 한다. **출처: 의료기기 제조 및 품질관리기준, 식품의약품안전처 고시 제2015-71호(2015. 9.25, 개정)**
PART 820-QUALITY SYSTEM REGULATION	**820.40 문서관리(Document controls)** 각 제조자는 본 장에서 요구되는 모든 문서들을 관리할 절차를 수립하고 유지하여야 한다. 절차는 다음을 제공하여야 한다. (a) 문서승인 및 배포. 각 제조자는 본 장의 요구사항을 충족시키기 위하여 수립된 모든 문서의 발행 전에 적성성을 검토하고 승인할 자(들)을 지정하여야 한다. 문서를 승인한 자의 서명과 일자는 기록되어야 한다. 본 장의 요구사항을 충족시키기 위하여 수립된 모든 문서는 지정되거나 사용되는 모든 장소에서 이용 가능하여야 하며 모든 무효화된 문서는 달리 사용되지 않도록 모든 곳에서 즉시 제거되어야 한다. (b) 문서변경. 문서의 변경은 달리 지정되지 않는 한 원래 검토와 승인을 수행하였던 같은 기능이나 조직에 있는 자에 의하여 검토되고 승인되어야 한다. 승인된 변경은 적절한 방법으로 해당 인원에게 전달되어야 한다. 각 제조자는 문서변경에 대한 기록을 유지하여야 한다. 변경 기록은 변경내용, 영향 받는 문서의 파악, 승인자의 서명, 승인일, 효력발생일에 대한 기술을 포함하여야 한다. **820.180 일반요구사항(General requirements)** 본 장에서 요구되는 모든 기록들은 제조 및 다른 장소에서 제조자의 책임 있는 간부와 검사를 수행하는 FDA직원에게 합리적으로 이용 가능하여야 한다. 검사되는 장소에 보관되지 않는 것을 포함한 이러한 기록들은 FDA직원(들)에게 검토와 복사자료로서 이용가능 해야 한다. 이 기록들은 손실을 예방하고 열화를 최소화할 수 있고 판독될 수 있도록 하여야 한다. 자동화 데이터 시스템에 저장된 기록들은 백업되어야 한다. (a) 기밀유지. 제조자에 의하여 기밀로 여겨지는 기록들은 본 장의 20 규정에 의한 공공정보로 노출시킬 수 있는지를 FDA에서 판별할 수 있도록 표시될 수도 있다.

GMP	요구사항(Requirements)
PART 820-QUALITY SYSTEM REGULATION	(b) 기록 보유기간. 본 장에서 요구되는 모든 기록들은 제품의 수명과 동등한 기간 동안 보유 되어야 하나 제조자에 의해 판매용으로 출하된 날로부터 2년 이하여서는 안된다. (c) 예외사항. 본 조항은 820.20(c) 경영검토, 820.22 품질감사, 820.50(a) 협력업체, 계약자, 컨설턴트의 평가요구사항을 충족시키기 위하여 사용되는 협력업체 감사보고서에는 적용하지 않으나 본 장의 요구사항에 따라 수립된 절차에 적용한다. FDA의 지정된 직원의 요구에 따라 실행책임이 있는 경영자는 문서로서 경영검토, 품질감사 및 해당되는 경우 협력업체 감사가 수행일과 수행된 시정조치를 포함하여 수행되고 기록된다는 것을 문서로서 인증하여야 한다. **820.184 제품이력기록(Device history record)** 각 제조자는 제품이력기록(DHR's) 들을 유지하여야 한다. 각 제조자는 제품이력기록(DHR)이 각 배치, 로트 또는 유니트별로 제품표준서(DMR)에 따라 제조되며 본 장의 요구사항들을 보장하기 위한 절차를 수립하고 유지하여야 한다. 제품이력기록(DHR)은 다음의 정보를 포함하거나 위치를 언급하여야 한다. (a) 제조일자 (b) 제조수량 (c) 출하수량 (d) 제품표준서(DMR)에 따라 제조되었음을 증명하는 승인기록 (e) 각 생산 유니트별로 사용된 식별라벨 및 라벨링 (f) UPC 또는 UDI, 사용된 기기 식별 및 관리번호 **820.186 품질시스템기록(Quality system record)** 각 제조자는 품질시스템기록(QSR)을 유지하여야 한다. 품질시스템기록(QSR)에는 820.20에서 요구되는 기록을 포함하나 이에 한정되는 것은 아니며 기기의 특정타입에 특별한 것이 아닌 본 장에서 요구되는 활동에 대한 절차와 문서화를 포함하거나 위치를 참조하여야 한다. 각 제조자는 품질시스템기록(QSR)이 820.40에 따라 작성되고 승인됨을 보장하여야 한다. **출처: PART 820-QUALITY SYSTEM REGULATION, April 1, 2016, Subpart B-Quality System Requirements**

수명주기
(life-cycle)

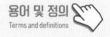

용어 및 정의
Terms and definitions

초기 개념부터 최종 해체 및 처리에 이르기까지 의료기기의 수명의 모든 단계

출처: ISO 13485, Third edition 2016-03-01, Medical devices - Quality management systems - Requirements for regulatory purposes 3.9 life-cycle

문서
(Document)

용어 및 정의
Terms and definitions

행위 전에 명시하거나 만들어지는 기준 및 절차를 말한다.

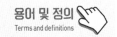

기록
(Record)

달성된 결과를 명시하거나 수행한 활동의 증거를 제공하는 문서를 말한다.

출처: 의료기기 제조 및 품질관리 기준, 식품의약품안전처 고시 제2015- 71호(2015. 9.25, 개정) 별표1 용어의 정의

5.2 문서 및 기록관리 요구사항 해설

문서관리의 요구사항 해설에 앞서 문서와 기록의 개념을 설명하면 다음과 같다.

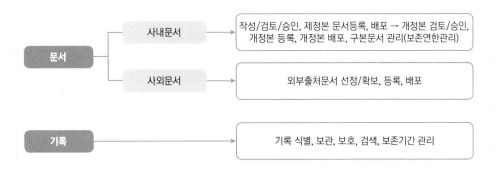

그림 5-1 문서 및 기록 개념

문서(Documents)란? 조직에서 업무를 수행하기 위한 기준을 문서라고 한다. 이러한 기준이 되는 문서의 범위는 광범위 하므로 GMP에서는 품질경영시스템 실행을 위한 기준이 되는 품질문서에 한정하여 관리하며, 품질문서에는 발행처에 따라 사내품질문서와 사외품질문서(외부출처문서)로 구분할 수 있다.

기록(Records)란? 조직에서 업무를 수행한 결과를 기록이라고 한다. 이러한 기록의 범위도 광범위 하므로 GMP에서는 품질경영시스템 실행기준인 품질문서에 따라 업무를 수행한 결과인 품질기록에 한정하여 관리한다.

5.2.1 문서관리

1) 문서관리 요구사항 해설

ISO 13485 4.2.4, 의료기기 제조 및 품질관리 기준 4.2.3 및 PART 820.40에서 문서관리를 요구하고 있다.

사내품질문서는 승인권자의 승인이 있어야 사내 기준으로 효력을 발휘하게 된다. 그러므로 이러한 문서는 해당부서 담당자가 작성하며, 기준을 적용해야 하는 부서들의 검토를 거쳐 승인권자가 승인하게 된다. 모든 문서는 발행 전에 적정성을 검토하고 승인할 자(들)을 지정하도록 요구하고 있으므로 조직은 문서의 작성자, 검토자, 승인자를 문서관리 절차에서 지정하여야 한다. 작성, 검토 및 승인자 지정을 예를 들면 표5-2와 같다.

승인된 문서는 사내 기준으로서 문서를 등록하고 기준을 적용해야 하는 부서/인원에게 배포하여 업무에 적용할 수 있도록 해야 한다. 조직 내 문서의 배포기준도 절차에 포함시켜야 하는데 예를 들면 표5-2와 같다.

표 5-2 작성, 검토, 승인 및 배포 기준

품질문서명	작성	검토(●), 배포처(▲) 관리부	영업부	연구소	생산부	생산기술부	고객지원부	품질관리부	품질책임자	승인
품질매뉴얼	품질관리부	▲	▲	▲	▲	▲	▲	▲	●, ▲	대표이사
품질경영시스템 구축 절차	품질관리부	●, ▲	●, ▲	●, ▲	●, ▲	●, ▲	●, ▲	▲	●, ▲	대표이사
국내인/허가업무절차	연구소				▲				●, ▲	대표이사
CE마킹절차	연구소				▲				●, ▲	대표이사
무통보심사수검절차	품질관리부	●, ▲	●, ▲	●, ▲	●, ▲	●, ▲	●, ▲	▲		대표이사
문서관리절차	관리부	▲	●, ▲	●, ▲	●, ▲	●, ▲	●, ▲	●, ▲	●, ▲	대표이사
기록관리절차	관리부	▲	●, ▲	●, ▲	●, ▲	●, ▲	●, ▲	●, ▲	●, ▲	대표이사
방침및목표관리절차	관리부	▲	●, ▲	●, ▲	●, ▲	●, ▲	●, ▲	●, ▲	●, ▲	대표이사
경영검토절차	품질관리부	●, ▲	●, ▲	●, ▲	●, ▲	●, ▲	●, ▲	▲	●, ▲	대표이사
교육훈련절차	관리부	▲	●, ▲	●, ▲	●, ▲	●, ▲	●, ▲	●, ▲	●, ▲	대표이사
사내자격부여절차	관리부	▲		●, ▲	●, ▲	●, ▲	●, ▲	●, ▲	●, ▲	대표이사
기반시설관리 절차	관리부	▲							●, ▲	대표이사
제조환경절차	생산부				▲	●, ▲			●, ▲	대표이사
방사선안전관리절차	품질관리부							▲	●, ▲	대표이사
제품오염관리절차	생산부				▲	●, ▲	●, ▲	●, ▲	●, ▲	대표이사
영업관리절차	영업부			▲	●, ▲		●, ▲	●, ▲	●, ▲	대표이사

품질문서명	작성	검토(●), 배포처(▲)								승인
		관리부	영업부	연구소	생산부	생산기술부	고객지원부	품질관리부	품질책임자	
설계관리절차	연구소			▲					●, ▲	대표이사
소프트웨어설계절차	연구소			▲					●, ▲	대표이사
설계변경절차	연구소			▲					●, ▲	대표이사
위험관리절차	연구소			▲					●, ▲	대표이사
임상시험절차	연구소			▲					●, ▲	대표이사
임상평가절차	연구소			▲					●, ▲	대표이사
PMS 및PMCF 절차	연구소			▲					●, ▲	대표이사
Usability(사용적합성) 절차	연구소			▲					●, ▲	대표이사
구매관리절차	관리부	▲			●, ▲				●, ▲	대표이사
검사 및 시험절차	품질관리부							▲	●, ▲	대표이사
생산관리절차	생산부				▲	●, ▲			●, ▲	대표이사
초기제품품질기획절차	생산기술부				●, ▲	▲			●, ▲	대표이사
양산초기생산관리절차	생산기술부				●, ▲	▲			●, ▲	대표이사
정전기 방지관리지침	생산기술부				●, ▲	▲			●, ▲	대표이사
포장 및 라벨링 절차	연구소		▲						●, ▲	대표이사
공정변경점관리절차	생산기술부				●, ▲	▲			●, ▲	대표이사
클린룸관리절차	생산기술부				●, ▲	▲			●, ▲	대표이사
설치관리절차	고객지원부						▲		●, ▲	대표이사
서비스절차	고객지원부						▲		●, ▲	대표이사
공정밸리데이션절차	생산기술부				●, ▲	▲			●, ▲	대표이사
식별및추적관리절차	생산기술부	●, ▲	●, ▲	●, ▲	●, ▲	▲	●, ▲	●, ▲	●, ▲	대표이사
고객지급품 관리절차	생산부				▲			●, ▲	●, ▲	대표이사
취급보관관리절차	관리부	▲			●, ▲				●, ▲	대표이사
계측장비관리절차	생산기술부				●, ▲	▲	●, ▲	●, ▲	●, ▲	대표이사
사내교정절차	생산기술부				●, ▲	▲	●, ▲	●, ▲	●, ▲	대표이사
피드백 절차	연구소		▲	●, ▲				●, ▲		대표이사
고객불만처리절차	영업부	●, ▲	▲	●, ▲	●, ▲	●, ▲	●, ▲	●, ▲	●, ▲	대표이사
부작용및안전성정보보고절차	영업부		▲						●, ▲	대표이사
Vigilance System 절차	영업부		▲						●, ▲	대표이사
MDR 절차	영업부		▲						●, ▲	대표이사
Recall 절차	영업부		▲						●, ▲	대표이사
내부품질심사절차	품질관리부	●, ▲	●, ▲	●, ▲	●, ▲	●, ▲	●, ▲	▲		대표이사
부적합품 관리절차	품질관리부				●, ▲		●, ▲	▲	●, ▲	대표이사
재작업 절차	생산부				▲	●, ▲		●, ▲	●, ▲	대표이사
데이터분석절차	품질관리부	●, ▲	●, ▲	●, ▲	●, ▲	●, ▲	●, ▲	▲	●, ▲	대표이사

품질문서명	작성	검토(●), 배포처(▲)								승인
		관리부	영업부	연구소	생산부	생산기술부	고객지원부	품질관리부	품질책임자	
시정및예방조치절차	품질관리부	●,▲	●,▲	●,▲	●,▲	●,▲	●,▲	▲	●,▲	대표이사
제품표준서	연구소		▲		●,▲	●,▲	●,▲	●,▲	●,▲	대표이사
품질계획서	생산기술부				●,▲	▲	●,▲	●,▲	●,▲	대표이사
제조/QC공정도	생산기술부				●,▲	▲	●,▲	●,▲	●,▲	연구소장
수입검사기준	품질관리부	●,▲						▲	●,▲	품질부서장
공정검사기준	품질관리부				●,▲			▲	●,▲	품질부서장
완제품검사기준	품질관리부							▲	●,▲	품질부서장
설치검사기준	고객지원부						▲		●,▲	고객지원부장
사용자 설명서	연구소	●,▲		▲				●,▲	●,▲	연구소장
카다로그	영업부	●,▲	▲	●,▲				●,▲		영업부서장
기타 품질문서	해당담당									관련부서장

품질매뉴얼에 대해서는 조직의 최고경영자인 대표이사가 승인권을 행사해야 하며, 이하 하위문서는 조직에서 기준을 정하면 된다. 또한, 사내문서는 필요에 따라 언제든지 개정할 수 있으며, 개정 시 최초작성자에 의해 재 작성되고 기준을 적용하는 부서들에 의해 재 검토와 승인권자의 승인으로 개정될 수 있다. 개정된 사내기준은 기준으로서 재 등록하고 적용하는 부서/인원에게 재 배포함으로써 업무에 적용하도록 해야 한다. 최신의 개정문서를 배포하면 구문서가 발생되는데 구문서(효력이 상실된 문서)는 구문서임을 육안으로 확인할 수 있도록 식별방법(예: Reference/VOID/구문서/참고용/폐기 등등 스탬프를 사용하여 겉장에 식별)을 설정하여 식별 후 최소 1부를 보존하여야 한다. 구문서 보존에 대한 기준은 다음과 같다.

이러한 제정문서/개정된 문서는 제/개정일자, 개정번호, 작성/검토/승인 일자 및 승인자, 효력발생일, 개정이력 등이 식별되어야 하며, 영향 받는 문서(제/개정된 문서에 따라 영향을 받는 품질문서)등이 변경된 문서에 기술되어야 한다.

외부출처문서의 범위는 광범위하므로 제품품질 및 GMP관련된 법규/규격의 외부출처문서로 제한할 수 있으며, 구 버전의 외부출처문서는 보존기간에 대한 규정이 없으므로 별도의 보존 없이 폐기할 수 있다. 만약 보존하려면 위에서 언급한 구문서의 식별방법을 적용하여 보존하면 된다.

이러한 외부출처문서는 수시로 최신버전임을 확인하고 개정시 품질경영시스템에 적용해야 하는데 최신버전을 검색하는 사이트(site)를 예를 들어 소개하면 다음과 같다.

- http://www.mfds.go.kr/medicaldevice/index.do (의료기기안전국: 국내 의료기기 법령 조회)
- www.kssn.net/ (한국표준정보망: 국내 및 해외 규격 조회)
- http://ec.europa.eu/growth/single-market/european-standards/harmonised-standards/index_en.htm (유럽 Harmonised Standards 조회)
- http://ec.europa.eu/growth/sectors/medical-devices/guidance/(유럽 MEDDEV 가이던스 조회)
- http://www.fda.gov/default.htm (미국 FDA)

이러한 품질문서 관리를 업무 절차에 따라 정리하면 다음과 같다.

2) 문서관리 절차

① 문서(품질문서) 작성

a) 품질문서의 작성은 Chapter 04에 따라 품질매뉴얼, 품질시스템 절차서 및 지침서를 작성한다.

b) 품질문서작성은 해당부서에서 작성한다.(기존 업무프로세스에 해당 GMP 요구사항을 반영하여 작성)

c) 품질문서별 작성 기준을 수립하여 절차에 반영한다.

② 관련부서 검토

a) 품질문서의 제정/개정시 해당 업무가 적용되는 모든 부서에서 검토를 수행한다.

b) 품질문서별 검토부서 기준을 수립하여 절차에 반영한다.

③ 문서(품질문서) 승인

품질문서 별 승인권자에 대한 기준을 수립하여 절차에 반영한다. 품질매뉴얼은 대표이사가 승인을 수행하며, 품질시스템 절차서 및 지침서는 승인권자를 지정한다.

④ 문서(품질문서) 등록

승인된 품질문서를 품질문서 등록대장에 등록관리 한다. 컴퓨터 소프트웨어 어플리케이션을 이용하여 문서를 등록, 배포 관리하는 경우 소프트웨어에 대한 밸리데이션을 수행하여야 한다.

⑤ 배포

a) 품질문서를 배포하여 해당부서에서 업무기준으로 적용토록 한다.

b) 컴퓨터 소프트웨어 어플리케이션을 이용하여 등록, 배포관리를 하는 경우 등록된 품질문서는 최신본임이 식별되어야 하며, 지정된 인원이외 수정, 삭제 할수 없도록 관리하여야 한다. 이럴 경우 별도의 등록, 배포 대장을 사용하지 않고 소프트웨어 어플리케이션 상태에서 관리하면 된다.

c) 품질문서를 하드카피 형태로 보관할 경우 손상이나 손실을 방지하도록 관리하여야 하며, 소프트웨어 어플리케이션 상태로 보관할 경우 백업(back-up)관리에 대한 기준을 설정하여 관리하여야 한다.

d) 품질문서의 배포 형태는 두 가지로 구분하여 배포하는데 첫째, 관리본으로 배포하는 경우는 이후 품질문서가 개정될 때 같은 조직/인원에게 배포하는 형태 이다. 즉, 내부 조직에 배포가 해당된다. 둘째, 비관리본으로 배포하는 경우인데 이러한 형태의 배포는 품질문서가 개정될 때 추가적인 배포가 이루어지지 않는 형태이다. 품질문서를 받는 조직/인원이 업무에 적용하는 기준으로 사용하지 않고 품질문서의 확인/검토로 사용되는데 대표적인 비관리본 배포는 인허가기관, 고객 등에 품질문서를 배포하는 형태이다.

⑥ 문서(품질문서) 개정

a) 최초 작성부서에서 품질문서를 개정하여야 한다. 만약, 다른 부서/인원이 개정할 경우 최초 제정/개정과 관련된 정보를 접할 수 있어야 한다.

b) 개정된 문서에 따른 영향평가를 수행한다(Chapter 03 3.4 1 참조).

c) 구본문서가 배포현장에서 사용되지 않도록 즉시 폐기한다.

d) 구본문서는 1부를 구본문서로 식별(예: Reference/VOID/구문서/참고용/폐기 등등 스탬프를 사용하여 겉장에 식별) 및 보존연한을 설정하여 보존하여야 한다.

보존연한 설정기준은 다음 기준에 따라 수립한다.

• ISO 13485: 조직이 규정한 의료기기의 수명기간 동안 제조와 시험에 관련된 문서를 접할 수 있어야 하나 기록(4.2.4 참조) 보유기간이나 해당 법규 요구사항에 규정된 것 보다 짧아서는 안된다.

이 요구사항의 의미는 구문서의 보존기간을 제품수명기간 이상으로 관리하도록 요구하는 것이다. 즉, 제품의 수명이 5년일경우 구문서를 5년이상으로 관리하도록 요구하고 있다.

• 의료기기 제조 및 품질관리기준: 효력이 상실된 관리문서의 최소 1부를 제품의 사용기한에 상응하는 기간 동안 보유하여야 한다. 이 기간은 최소한 5년 이상이어야

하며 시판 후 2년 이상이어야 한다.

이 요구사항의 의미는 구문서의 보존기간을 제품수명기간 이상으로 관리하도록 요구하고 있으며, 최소 5년이상이며 제품 출하 후 시점으로 2년 이상이어야 한다는 것을 요구하고 있다.

- PART 820-QSR: 본 장에서 요구되는 모든 기록들은 제품의 수명과 동등한 기간 동안 보유 되어야 하나 제조자에 의해 판매용으로 출하된 날로부터 2년 이하여서는 안된다. (문서관리에서 구문서에 대한 보존기간 설정기준은 요구되지 않고 있으나 구문서는 품질기록의 한 형태 이므로 기록보존의 기준(PART 820.180)을 적용

이 요구사항의 의미는 구문서 보존은 조직의 의료기기 수명기한 이상으로 보존하여야 하며, 이 기간이 5년이하일 경우 5년으로 설정 하여야 한다. 만약, 생산된 기기가 즉시 출하되지 않고 조직의 제품창고에서 일정기간 보관 후 출고될 경우 구문서의 보존연한이 경과되었다 하더라고 출하 시점으로부터 최소 2년 이상을 보존하여야 한다.

e) 제/개정 품질문서는 검토, 승인 일자 및 서명, 효력발생일등을 포함하여야 하며, 개정된 품질문서는 개정이력을 표기하여야 한다.

5.2.2 기록관리

1) 기록관리 요구사항

ISO 13485 4.2.5, 의료기기 제조 및 품질관리 기준 4.2.4 및 PART 820.180, 184, 186에서 기록관리를 요구하고 있다.

기록 식별, 보관, 보호, 검색, 보존기간, 보안 및 완전성 및 적용되는 법규 및 규격에 따라 기록에 고객의 기밀건강정보가 포함되어 있을 경우 이를 보호하기 위한 절차를 수립하여 관리하도록 요구하고 있으며, 기록의 보존에 대한 기준은 다음과 같다.

① ISO 13485: 조직은 적어도 조직에 의하여 규정된 의료기기의 수명기간과 동일한 기간 동안 기록을 유지하여야 한다. 그러나 관련 법적 규정에서 규정된 기간보다는 짧지 않아야 하며 제품출하일로부터 2년 이상이어야 한다.

이 요구사항의 의미는 품질기록은 조직의 의료기기 수명기한 이상으로 보존하여야 하며, 이 기간이 5년이하일 경우 5년으로 설정 하여야 한다. 만약, 생산된 기기가 즉시

출하되지 않고 조직의 제품창고에서 일정기간 보관 후 출고될 경우 품질기록의 보존 연한이 경과되었다 하더라고 출하 시점으로부터 최소 2년 이상을 보존하여야 한다.

② 의료기기 제조 및 품질관리기준: 제조업자는 품질기록을 제품의 사용기한에 상응하는 기간 동안 보유하여야 한다. 이 기간은 최소한 5년 이상이어야 하며 시판 후 2년 이상이어야 한다.

이 요구사항의 의미는 제조사 및 미국 내 지정된 장소에서 FDA 직원이 기록 검토를 요청할 경우 복사본으로 이용할 수 있도록 제공해야 한다는 요구사항이다.

③ PART 820-QSR: 본 장에서 요구되는 모든 기록들은 제품의 수명과 동등한 기간 동안 보유 되어야 하나 제조자에 의해 판매용으로 출하된 날로부터 2년 이하여서는 안된다.

이 요구사항의 의미는 품질기록은 조직의 의료기기 수명기한 이상으로 보존하여야 하며, 이 기간이 5년이하일 경우 5년으로 설정 하여야 한다. 만약, 생산된 기기가 즉시 출하되지 않고 조직의 제품창고에서 일정기간 보관 후 출고될 경우 품질기록의 보존 연한이 경과되었다 하더라고 출하 시점으로부터 최소 2년 이상을 보존하여야 한다

2) 기록관리에 대한 PART 820-QSR 추가 요구사항

PART 820-QSR 기록관리는 820.180 기록관리의 일반 요구사항, 820.184 제품이력 기록 및 820.186 품질시스템기록 등 3가지로 구분하여 요구하고 있다.

① 820.180 일반요구사항(General requirements)

a) 본 장에서 요구되는 모든 기록들은 제조 및 다른 장소에서 제조자의 책임 있는 간부와 검사를 수행하는 FDA직원에게 합리적으로 이용 가능하여야 한다.

이 요구사항의 의미는 PART 820에서 요구되는 기록이 제조사와 미국 내 지정된 보관장소에서 제조사 직원 및 FDA직원이 이용 가능하도록 관리를 요구하고 있다. 또한, 국내 및 유럽등 인허가기관에서도 기록 이용을 요청할 경우에도 동일하게 관리해야 한다.

b) 검사되는 장소에 보관되지 않는 것을 포함한 이러한 기록들은 FDA직원(들)에게 검토와 복사자료로서 이용가능 해야 한다.

이 요구사항의 의미는 제조사가 아닌 미국 내 지정된 장소에서 FDA 직원이 기록 검토를 요청할 경우 복사본으로 이용할 수 있도록 제공해야 한다는 요구사항이다.

또한, 국내 및 유럽등 인허가기관에서도 기록을 요청할 경우에도 복사본을 제

공해야 한다.

c) 이 기록들은 손실을 예방하고 열화를 최소화할 수 있고 판독될 수 있도록 하여야 한다. 자동화 데이터 시스템에 저장된 기록들은 백업되어야 한다.

　　이 요구사항의 의미는 기록이 손실, 열화 되지 않도록 관리를 요구하며, 시스템/전자 문서로 보관할 경우 복수의 백업시스템을 갖추고 관리하도록 요구하고 있다. 즉, 백업본의 보관장소가 서로 다른 복수의 장소에 각각 보관 관리하도록 요구한다.

d) 기밀유지. 제조자에 의하여 기밀로 여겨지는 기록들은 본 장의 20 규정에 의한 공공정보로 노출시킬 수 있는지를 FDA에서 판별할 수 있도록 표시될 수도 있다.

　　이 요구사항의 의미는 제조사가 기밀로 관리하는 즉, 대외 노출되지 않도록 기밀유지가 필요한 기록에 대해서는 820.20 경영자 책임의 규정에 따라 경영자가 FDA직원이 판별할 수 있도록 식별하여 관리를 요구하고 있다. 기밀유지(대외비 등) 식별된 기록에 대해서는 대외 공공정보로 노출되지 않도록 FDA직원이 복사본을 요구하지 않겠다는 것을 의미한다. 다시 서술하면 기밀유지(대외비)로 식별되지 않은 기록에 대해서는 FDA직원이 복사본을 요구할 경우 제공하여야 하며 이러한 복사본은 공공정보로 노출될 수 있다는 것이다. 또한, 국내 및 유럽등 인허가기관에서도 기록 이용을 요청할 경우에도 같은 형태로 관리되어야 한다.

e) 예외사항. 본 조항은 820.20(c) 경영검토, 820.22품질감사, 820.50(a) 협력업체, 계약자, 컨설턴트의 평가요구사항을 충족시키기 위하여 사용되는 협력업체 감사보고서에는 적용하지 않으나 본 장의 요구사항에 따라 수립된 절차에는 적용한다. FDA의 지정된 직원의 요구에 따라 실행책임이 있는 경영자는 문서로서 경영검토, 품질감사 및 해당되는 경우 협력업체 감사가 수행일과 수행된 시정조치를 포함하여 수행되고 기록된다는 것을 문서로서 인증하여야 한다.

　　이 요구사항의 의미는 경영검토, 품질감사, 협력업체 감사보고서 등에는 복사본 제출이 적용되지 않는다. 즉 이러한 자료는 FDA직원이 복사본을 요구하지 않으며 미국 내 지정된 장소에도 보관이 필요하지 않다는 것이다. 다만 FDA 직원이 GMP Inspection(GMP 심사)시 기록으로서 수검 받을 것을 요구하고 있다.

② 820.184 제품이력기록(Device history record)

제품이력기록(DHR)은 다음의 정보를 포함하거나 위치를 언급하여야 한다.

a) 제조일자

b) 제조수량

c) 출하수량

d) 제품표준서(DMR)에 따라 제조되었음을 증명하는 승인기록

e) 각 생산 유니트별로 사용된 식별라벨 및 라벨 링

f) UPC 또는 UDI, 사용된 기기 식별 및 관리번호

이 요구사항의 의미는 영업단계에서부터 출하되어 최초 인수자가 제품을 수령한 단계까지의 기록을 요구하고 있다. 예를 들어 제품이력기록을 정리해 보면 다음과 같으며 조직에 따라 추가/변경될 수 있다.

표 5-3 제품이력기록(DHR) 목록

단 계	기록 명
영업	Proforma invoice
	출고 요청서
생산	생산계획서
구매	구매 요청서
	발주서
품질	수입검사 성적서
	부적합보고서(해당 시)
생산	제조기록서(생산기록)
	부적합보고서(해당 시)
품질	공정검사 성적서
	부적합보고서(해당 시)
	완제품검사 성적서
	부적합보고서(해당 시)
생산	제조기록서[포장 및 라벨링(UDI 포함) 작업]
	멸균일지
	부적합보고서(해당 시)
품질	포장 및 라벨링검사 성적서
	부적합보고서(해당 시)
출하	출하 승인서
운송	Shipping approval
	Commercial invoice
	Packing list
	수출신고필증
	Marne insurance policy
운송	Air waybill

단 계	기록 명
	Invoice
	제품 수령증(최초 인수자 수령확인)

③ 820.186 품질시스템기록(Quality system record)

PART 820-QSR에 따라 수립된 절차 수행기록을 요구하고 있다. 또한, 미국외 국가/지역의 인/허가를 위해 수립된 품질시스템 기록도 포함된다.

5.3 문서 및 기록관리와 관련된 문서/문서화된 절차

1) 문서관리 절차서

문서관리 절차 프로세스의 예를 살펴보면 다음과 같다.

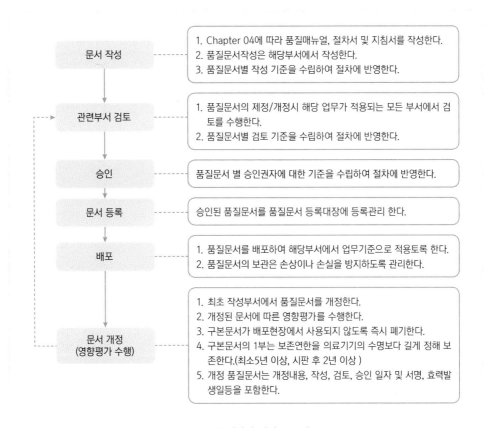

| 문서 작성 | 1. Chapter 04에 따라 품질매뉴얼, 절차서 및 지침서를 작성한다.
2. 품질문서작성은 해당부서에서 작성한다.
3. 품질문서별 작성 기준을 수립하여 절차에 반영한다. |

| 관련부서 검토 | 1. 품질문서의 제정/개정시 해당 업무가 적용되는 모든 부서에서 검토를 수행한다.
2. 품질문서별 검토 기준을 수립하여 절차에 반영한다. |

| 승인 | 품질문서 별 승인권자에 대한 기준을 수립하여 절차에 반영한다. |

| 문서 등록 | 승인된 품질문서를 품질문서 등록대장에 등록관리 한다. |

| 배포 | 1. 품질문서를 배포하여 해당부서에서 업무기준으로 적용토록 한다.
2. 품질문서의 보관은 손상이나 손실을 방지하도록 관리한다. |

| 문서 개정
(영향평가 수행) | 1. 최초 작성부서에서 품질문서를 개정한다.
2. 개정된 문서에 따른 영향평가를 수행한다.
3. 구본문서가 배포현장에서 사용되지 않도록 즉시 폐기한다.
4. 구본문서의 1부는 보존연한을 의료기기의 수명보다 길게 정해 보존한다.(최소5년 이상, 시판 후 2년 이상)
5. 개정 품질문서는 개정내용, 작성, 검토, 승인 일자 및 서명, 효력발생일등을 포함한다. |

그림 5-2 문서관리 절차 프로세스

2) 기록관리 절차서

기록관리 절차 프로세스의 예를 살펴보면 다음과 같다.

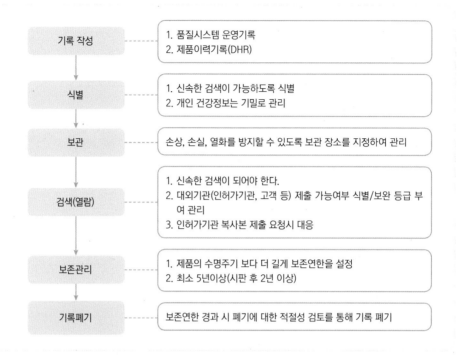

그림 5-3 기록관리 절차 프로세스

---

* 기록관리 절차에 제품이력기록(DHR)을 구체적으로 규정하여 출하 Lot별 관리되어야 한다.

5.4 문서 및 기록관리와 관련된 품질기록

5.4.1 문서관리 절차와 관련된 품질기록

1) 품질문서 등록 및 배포관리대장

품질문서 등록 및 배포관리대장의 예는 다음과 같다.

서식 5-1 품질문서 등록 및 배포관리대장

문 서 명				문서번호			
작성부서				작 성 자			
제정일자				시행일자			

관리 번호	개정 번호	개정 일자	배 포				회 수		비고
			배포처	일자	부수	수령자(인)	일자	회수자(인)	

2) 품질시스템 신규제정/개정에 따른 영향평가서

Chapter 03의 3.4 1) 참조

3) 외부출처문서 관리대장

외부출처문서 관리대장의 예는 다음과 같다.

서식 5-2 외부출처문서 관리대장

No	문서명	발행처	제/개정년도	등록일자	배포처	비고

5.4.2 기록관리 절차와 관련된 품질기록

1) 품질기록 관리대장

품질기록 관리대장의 예는 다음과 같다.

서식 5-3 품질기록 관리대장

부서명:

No	품질기록명	작성 부서	보관 부서	기 록		보존 연한	보존 장소	폐 기	
				시작일	종료일			폐기일	확인

5.5 문서 및 기록관리와 관련된 심사(Audit) 지적 사항 사례

1) 의료기기 제조 및 품질관리 기준, ISO 13485 심사 지적 사항 사례

① 사용자 매뉴얼, 카다로그가 문서로서 관리되고 있지 않음

② 품질문서에 검토, 승인이 누락되어 있음.

③ 폐기문서가 관리되지 않음.

④ 품질기록이 규정에 따라 관리되지 않음.

  • 기록 수정시 수정액을 사용함.

  • 보유기간이 MDD에 따라 설정되지 않음

  • 품질기록이 작성되지 않고 있음.

⑤ 구본문서가 현장에 배포되어 사용됨.

2) FDA 483 Inspection Observations

① 문서관리 절차가 적절히 수립 및 유지되지 않았음.

② 문서가 지정된 자에 의해 적절히 검토 및 승인되지 않았음.

③ 임상시험보고서상에 자격을 갖춘 연구자가 선택되어 있지 않으며, 연구를 수행하는 데 필요한 정보가 제공되지 못하였으며, IRB의 검토 및 승인이 수행되지 않았으며, 적절한 모니터링이 수행되지 않았음.

④ 변경문서에 변경이력, 영향 받는 문서, 효력발생일자, 승인일자 및 승인 서명이 누락되어 있음.

⑤ 변경문서의 기록이 적절히 유지되지 않고 있음.

⑥ 문서에 승인일자 및 서명이 누락되어 있음.

⑦ 변경문서가 처음 승인된 조직/인원에 의해 검토 및 승인되지 않았으며, 배포관리가 안되고 있음.

⑧ 문서가 필요한 모든 위치에서 사용할 수 없었다.

⑨ 제품이력기록(DHR)이 적절히 유지되지 않고 있음.

⑩ 제품이력기록(DHR) 관리를 위한 절차가 수립되지 않았음.

⑫ 제품이력기록(DHR)이 제품표준서(DMR)에 따라 제조되었다는 것을 보여주지 못함.

⑬ 품질시스템 기록이 적절히 유지되지 않고 있음.

⑭ 기록이 제조사의 책임자와 FDA직원이 합리적으로 액세스 할 수 있는 위치에서 유지되지 않고 있으며, FDA에 의해 검토 및 복사가 쉽게 되어 있지 않고 있으며, 읽기 쉽게 되어 있지 않았으며, 저장되지 않고 있다.

⑮ 제품이력기록(DHR)에 각각의 제품 식별 라벨 및 라벨링이 포함되지 않았음.

출처: 483 report Inspection Observations
http://www.fda.gov/ICECI/Inspections/ucm481432.htm#Devices

요 약

1. 작성된 품질문서는 적절히 검토 및 승인이 수행되어야 하며, 제/개정 이력, 효력발생일, 영향 받는 문서가 식별되도록 한다.

2. 품질문서를 업무기준으로 사용하는 모든 곳에 배포하여 업무기준으로 적용할 수 있도록 한다.

3. 구본문서 및 품질기록의 보존은 제품 수명기간 보다 길게 설정하여 관리하여야 하며, 최소 5년이상(시판 후 2년이상) 보존 관리 한다.

4. 품질문서의 개정시 영향평가를 작성한다.

1) 영향 받는 문서(제 개정된 문서에 따라 영향을 받는 품질문서) 영향평가

2) 생산된 의료기기에 대한 영향평가

3) 적용 법규 및 규격 적합성에 대한 영향평가

토론문제

1. 제품이력기록(DHF)에 어떤 기록들이 포함되는지 생각해 보자.

2. 품질문서로 등록 관리해야 하는 대상에 대해서 생각해 보자.

3. 품질문서 개정시 영향평가를 어떻게 해야 할지 생각해 보자.

경영의지(Management commitment)

6.1 최고경영자의 책임 GMP 요구사항

표 6-1 최고경영자 책임 요구사항
(ISO 13485의 요구사항 중 개정된 내용을 색상을 달리하여 식별함)

GMP	요구사항(Requirements)
ISO 13485	5.1 경영의지(Management commitment) 　최고경영자는 품질경영시스템의 개발 및 실행, 그리고 그 효과성의 유지에 대한 의지의 증거를 다음과 같은 방법을 통해 제시해야 한다. 　① 고객뿐 아니라 적용되는 규제 요구사항을 충족시키는 것의 중요성을 조직에 전달 　② 품질방침 수립 　③ 품질목표가 수립됨을 보장 　④ 경영검토의 수행 　⑤ 자원의 이용 가능성을 보장 5.2 고객 중심(Customer focus) 　최고경영자는 고객 요구사항과 적용되는 규제 요구사항이 파악되고 충족됨을 보장하여야 한다. **출처: ISO 13485, Third edition 2016-03-01, Medical devices - Quality management systems - Requirements for regulatory purposes**
의료기기 제조 및 품질관리기준	5.1 경영의지 　가. 제조업자는 다음에 의하여 품질경영시스템을 수립 및 실행하고 효과성이 유지되고 있음을 입증하여야 한다. 　　1) 법적 요구사항 및 고객 요구사항 충족의 중요성에 대한 내부 의사소통 　　2) 품질방침의 수립 　　3) 품질목표의 수립을 보장 　　4) 경영검토의 수행 　　5) 자원이 이용 가능함을 보장 5.2 고객중심 　제조업자는 고객 요구사항이 결정되고 충족됨을 보장하여야 한다. **출처: 의료기기 제조 및 품질관리기준, 식품의약품안전처 고시 제2015- 71호(2015. 9.25, 개정)**
PART 820-QUALITY SYSTEM REGULATION	N/A

6.2 최고경영자의 책임과 관련된 요구사항 해설

ISO 13485 5.1, 5.2 및 의료기기 제조 및 품질관리 기준 5.1, 5.2에서 최고경영자의 책임을 요구하고 있다.

최고경영자가 품질경영시스템 수립 및 실행의 의지표명으로 다음과 같은 증거를 제시하도록 요구하고 있다.

1) 최고경영자는 고객의 요구사항과 제품 인허가와 관련된 법규/규격 요구사항을 직원들이 인식하고 준수 및 업무에 적용할 수 있도록 중요성을 전달하도록 요구하고 있다.

2) 최고경영자는 품질방침을 수립하고 각각의 부서에서 품질방침과 연계된 품질목표를 수립할 수 있도록 관리를 요구하고 있다.

3) 최고경영자는 품질경영시스템 적합성과 효과성의 검토로서 경영검토를 주관하여 시행하도록 요구하고 있다.

4) 최고경영자는 품질경영시스템의 실행을 위해 필요한 인적, 물적 자원을 확보하도록 요구하고 있다.

5) 최고경영자는 고객의 요구사항을 파악하여 충족시키고, 피드백 시스템을 수립하고 유지하도록 요구하고 있다.

6) 최고경영자는 고객 요구사항과 적용되는 법규 및 규격 요구사항을 파악하고 충족될 수 있도록 보장을 요구하고 있다.

품질경영시스템은 탑다운(Top-Down)으로 수립 및 수행되므로 최고경영자의 의지가 가장 중요하다 그러므로 최고경영자의 책임을 규정하고 있다. 따라서 최고경영자는 품질경영시스템이 관련 법규 및 규격을 충족할 수 있도록 실행의지와 인적, 물적 자원을 확보하고 제공해야 한다. 이러한 요구사항의 충족여부는 GMP심사시 심사원이 최고경영자 면담을 통해 확인한다.

6.3 최고경영자의 책임과 관련된 문서/문서화된 절차

최고경영자의 책임과 관련된 문서화는 별도의 절차는 수립할 필요는 없으나 품질매뉴얼의 최고경영자 책임에서 관련 요구사항을 반영되도록 하여야 한다.

6.4 최고경영자의 책임과 관련된 품질기록

최고경영자의 책임에 대한 요구사항이므로 별도의 품질기록은 요구되지는 않는다.

요 약

1. 품질경영시스템이 관련 법규 및 규격을 충족하도록 최고경영자는 실행에 대한 의지와 물적, 인적자원을 확보하고 제공하도록 한다.
2. 최고경영자는 고객 요구사항을 파악 및 충족시킬 수 있도록 고객요구사항을 제품에 반영하고, 고객으로부터 충족여부에 대한 피드백시스템을 통해 확인하도록 한다.

토론문제

1. 최고경영자의 품질경영시스템 수립 및 실행의지 표명을 어떻게 해야 할지 생각해 보자.
2. 품질경영시스템 수립 및 실행에 왜 최고경영자의 의지가 중요한지 생각해 보자.

품질방침 및 품질목표
(Quality policy and Quality objectives)

7.1 품질방침 및 품질목표 GMP 요구사항

표 7-1 품질방침 및 품질목표 요구사항
   (ISO 13485의 요구사항 중 개정된 내용을 색상을 달리하여 식별함)

GMP	요구사항(Requirements)

ISO 13485	5.3 품질방침(Quality policy)
	   최고경영자는 품질방침이 다음과 같음을 보장하여야 한다.
	   ① 조직의 목적에 적절
	   ② 요구사항에 부합하고 품질경영시스템 효과성을 유지하기 위한 의지를 포함
	   ③ 품질목표의 수립 및 검토를 위한 틀을 제공
	   ④ 조직 내에서 의사소통되고 이해
	   ⑤ 지속적인 적절성을 위하여 검토
	
	5.4 기획(Planning)
	  5.4.1 품질목표(Quality objectives)
	    최고경영자는 적용되는 규제 요구사항과 제품에 대한 요구사항을 충족시키는데 필요한 것들을 포함하여 품질목표가 조직 내의 기능 및 계층에서 수립됨을 보장해야 한다. 품질목표는 측정이 가능해야 하며 품질방침과 일관성이 있어야 한다.
	
	  5.4.2 품질경영시스템 기획(Quality management system planning)
	    최고경영자는 다음을 보장하여야 한다.
	    ① 품질경영시스템에 대한 기획이 4.1의 요구사항뿐만 아니라 품질목표를 충족시키기 위해 수행
	    ② 품질경영시스템에 변경이 계획되고 실행될 때 품질경영시스템의 완전성이 유지
	
	출처: ISO 13485, Third edition 2016-03-01, Medical devices - Quality management systems - Requirements for regulatory purposes

의료기기 제조 및 품질관리기준	5.3 품질방침
	   제조업자는 품질방침이 다음과 같음을 보장하여야 한다.
	   1) 조직의 목적에 적절할 것
	   2) 품질경영시스템의 요구사항을 준수하고 효과성을 유지하기 위한 실행의지를 포함할 것
	   3) 품질목표의 수립 및 검토를 위한 틀을 제공할 것
	   4) 조직 내에서 의사소통 되고 이해될 것
	   5) 지속적인 적절성을 위하여 검토될 것
	
	5.4 기획
	  5.4.1 품질목표
	    제조업자는 제품에 대한 요구사항을 충족시키는데 필요한 사항을 포함한 품질목표가 조직 내의 관련 기능 및 계층에서 수립됨을 보장하여야 한다. 품질목표는 측정이 가능하여야 하며 품질방침과 일관성이 있어야 한다.

GMP	요구사항(Requirements)
의료기기 제조 및 품질관리기준	5.4.2 품질경영시스템 기획 제조업자는 다음 사항을 보장하여야 한다. 1) 품질경영시스템의 기획은 품질목표뿐만 아니라 4.1 일반 요구사항을 충족시킬 수 있도록 수행할 것 2) 품질경영시스템에 대한 변경이 계획되고 수행될 때 품질경영시스템의 완전성(integrity)을 유지할 것 **출처: 의료기기 제조 및 품질관리기준, 식품의약품안전처 고시 제2015-71호(2015. 9.25, 개정)**
PART 820-QUALITY SYSTEM REGULATION	820.20 경영자 책임(Management responsibility) (a) 품질방침. 실행책임이 있는 경영자는 품질에 대한 방침과 목적 및 공약을 수립하여야 한다. 실행책임이 있는 경영자는 품질방침이 조직의 모든 계층에서 이해되고, 실행되고, 유지된다는 것을 보증하여야 한다. **출처: PART 820-QUALITY SYSTEM REGULATION, April 1, 2016, Subpart B-Quality System Requirements**

7.2 품질방침 및 품질목표와 관련된 요구사항 해설

ISO 13485 5.3, 5.4, 의료기기 제조 및 품질관리 기준 5.3, 5.4 및 PART 820.20 (a)에서 품질방침 및 품질목표관리를 요구하고 있다.

최고경영자는 품질방침을 다음의 요구사항을 반영하여 수립하도록 요구하고 있다.

1) 조직의 목적에 적절함

이 요구사항의 의미는 조직의 역할에 적합하도록 품질방침 수립을 요구하고 있다.

2) 요구사항 부합 및 품질경영시스템 효과성의 지속적인 개선에 대한 의지를 포함

이 요구사항의 의미는 해당되는 법규/규격 준수와 품질경영시스템을 지속적으로 개선하겠다는 의지가 품질방침에 포함되도록 요구하고 있다.

3) 품질 목표의 수립 및 검토를 위한 틀을 제공함

이 요구사항의 의미는 품질방침과 품질목표가 서로 연계되도록 요구하고 있다.

4) 조직 내에서 전달되고 이해됨

이 요구사항의 의미는 품질방침은 조직의 직원들이 이해하고 숙지할 수 있도록 요구하고 있다.

5) 지속적인 적절성을 위하여 검토됨

이 요구사항의 의미는 품질방침이 제조사의 환경변화에 따라 개정관리를 요구하고 있다.

품질목표 수립은 품질방침과 연계성을 갖도록 요구하며 측정이 가능하도록 정량적으로 작성을 요구하고 있다. 이러한 품질목표는 조직의 기능과 계층에서 수립되도록 요구하고 있는데 이러한 품질방침과 품질목표의 개념은 아래 그림7-1 품질방침과 품질목표를 참조한다.

품질경영시스템의 기획은 GMP 관련 법규/규격과 품질방침 및 품질목표를 충족시킬 수 있도록 기획을 요구하고 있다. 즉, 품질경영시스템 수립이 GMP 관련 법규/규격 및 조직이 설정한 품질방침과 품질목표를 충족시킬 수 있도록 품질매뉴얼, 품질시스템 절차 및 지침 등으로 작성되고 수행하도록 요구하고 있다.

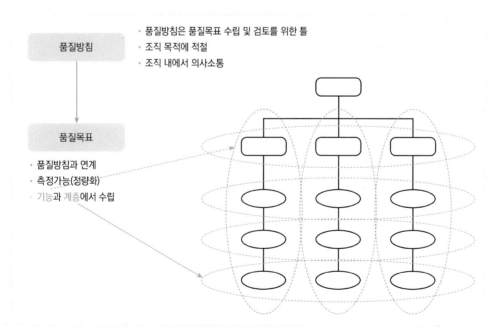

그림 7-1 품질방침과 품질목표

7.3 품질방침 및 품질목표와 관련된 문서/문서화된 절차

1) 품질매뉴얼내의 품질방침 문서화

품질방침 및 품질목표와 관련된 문서화는 별도의 절차는 수립을 요구하지 않고 있으나 품질방침은 품질매뉴얼상에서 문서화하여야 한다.

2) 방침 및 목표관리 절차 프로세스의 예(필요 시)를 살펴보면 다음과 같다.

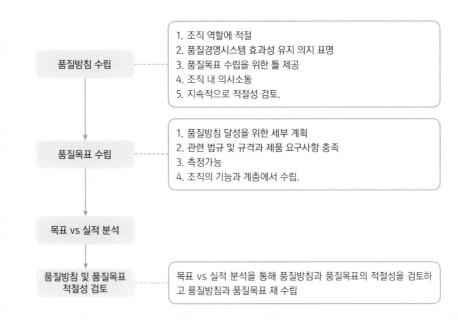

그림 7-2 방침 및 목표관리 절차 프로세스

7.4 품질방침 및 품질목표와 관련된 품질기록

품질방침은 품질매뉴얼에 문서화되어 있으므로 이에 대한 별도의 품질기록은 요구되지 않으나 품질목표에 대한 기록은 유지되어야 한다.

1) 부서별/개인별 품질목표 계획서

부서별/개인별 품질목표 계획서의 예를 살펴보면 다음과 같다.

( )부 부서별/개인별 품질목표 계획서

부서명:			성명:		계획수립/개정일자:
품질방침	부서 품질목표		개인 품질목표		세부계획
	항목	목표치	세부항목	목표치	

2) 부서별/개인별 품질목표 달성 평가표

부서별/개인별 품질목표 달성 평가표의 예를 살펴보면 다음과 같다.

서식 7-2 부서별/개인별 품질목표 달성 평가표

( )부 부서별/개인별 품질목표 달성 평가표

부서명:			성명:		평가일자:			
품질방침	품질목표 계획					품질목표 달성도		
	부서 품질목표		개인 품질목표		실적	미달/초과 달성 평가		
	항목	목표치	세부항목	목표치		자주평가	부서장 평가	대표이사 평가

7.5 품질방침 및 품질목표와 관련된 심사(Audit) 지적 사항 사례

1) 의료기기 제조 및 품질관리 기준, ISO 13485 심사 지적 사항 사례

① 대표이사의 품질방침이 승인되어 있지 않음.

② 대표이사의 품질방침이 전 사원에게 이해시킨 근거가 없음.

③ 부서의 품질목표가 설정되어 있지 않거나 측정 가능하지 않음.

2) FDA 483 Inspection Observations

① 품질방침 및 품질목표가 수립되지 않았음.

② 품질방침이 모든 조직에 의해 이해하고 유지되지 않고 있음.

출처: 483 report Inspection Observations
http://www.fda.gov/ICECI/Inspections/ucm481432.htm#Devices

요 약

1. 최고경영자는 관련 법규 및 규격 충족 및 품질목표 수립을 위한 틀 제공으로 품질방침을 수립
한다.
2. 품질목표는 품질방침과 연계성을 갖고 측정 가능하여야 하며, 관련 법규 및 규격을 충족하도
록 수립되어야 한다. 또한 조직의 기능과 계층에서 수립 한다.
3. 품질방침과 품질목표는 지속적으로 적절성이 검토되도록 한다.

토론문제

1. 품질방침과 품질목표의 연계성에 대해서 생각해 보자.
2. 조직의 비젼, 중장기 사업계획, 단기 사업계획 등과 품질방침 및 품질목표가 어떻게 연계되는
지 생각해 보자.

조직구성, 책임 및 권한
(Organization, Responsibility and authority)

8.1 조직구성, 책임 및 권한과 GMP 요구사항

표 8-1 조직구성 책임 및 권한

GMP	요구사항(Requirements)
ISO 13485	5.5 책임, 권한 및 의사소통(Responsibility, authority and communication) 　5.5.1 책임 및 권한(Responsibility and authority) 　　최고경영자는 조직 내에서 책임 및 권한이 규정되고, 문서화되고, 의사 소통됨을 보장해야 한다. 　　최고경영자는 품질에 영향을 미치는 업무를 관리하고, 수행하고, 검증하는 모든 인원들의 상호관계를 문서화하고, 이러한 업무의 수행에 필요한 독립성과 권한을 보장해야 한다. 　5.5.2 경영 대리인(Management representative) 　　최고경영자는 다른 책임과는 상관없이 경영진 중에서 다음 사항을 포함하는 책임 및 권한을 갖는 1명을 선임해야 한다. 　　① 품질경영시스템에 필요한 프로세스가 문서화됨을 보장 　　② 최고경영자에게 품질경영시스템의 효과성과 개선의 필요성을 보고 　　③ 조직 전체에 적용되는 규제 요구사항과 품질경영시스템 요구사항에 대한 인식 증진을 보장 　5.5.3 내부 의사소통(Internal communication) 　　최고경영자는 조직 내에 적절한 의사소통 프로세스가 확립되고, 품질경영시스템의 효과성에 관한 의사소통이 이루어짐을 보장해야 한다. **출처: ISO 13485, Third edition 2016-03-01, Medical devices - Quality management systems - Requirements for regulatory purposes**
의료기기 제조 및 품질관리기준	5.5 책임과 권한 및 의사소통 　5.5.1 책임과 권한 　　제조업자는 책임과 권한이 규정되고 문서화되어 조직 내에서 의사 소통됨을 보장하여야 한다. 제조업자는 품질에 영향을 미치는 업무를 관리, 수행 및 검증하는 모든 직원의 상호관계를 수립하고, 이러한 업무를 수행하는데 필요한 권한과 독립성을 보장하여야 한다. 　5.5.2 품질책임자 　　제조업자는 다른 책임과 무관하게 다음 사항을 포함하는 책임과 권한을 갖는 사람을 조직의 관리자 중에서 선임하여야 한다. 　　1) 제조소의 품질관리에 관한 업무 　　2) 제조소의 품질관리 결과의 평가 및 제품의 출하여부 결정 　　3) 품질경영시스템에 필요한 프로세스가 수립되고 실행되며 유지됨을 보장 　　4) 제조업자에게 품질경영시스템의 성과 및 개선의 필요성에 대하여 보고 　　5) 조직 전체에 걸쳐 법적 요구사항 및 고객 요구사항에 대한 인식의 증진을 보장

GMP	요구사항(Requirements)
의료기기 제조 및 품질관리기준	5.5.3 내부 의사소통 　제조업자는 조직 내에서 적절한 의사소통 프로세스가 수립되고, 품질경영시스템의 효과성에 대하여 의사소통이 이루어지고 있음을 보장하여야 한다. **출처: 의료기기 제조 및 품질관리기준, 식품의약품안전처 고시 제2015- 71호(2015. 9.25, 개정)**
PART 820-QUALITY SYSTEM REGULATION	820.20 경영자 책임(Management responsibility) (b) 조직. 각 제조자는 의료기기가 본 장의 요구사항에 따라 설계 및 생산된다는 것을 보증하는 적절한 조직적 구조를 수립하고 유지하여야 한다. 　(1) 책임과 권한. 각 제조자는 품질에 영향을 미치는 작업을 관리, 수행, 감사하는 모든 인원의 적절한 책임, 권한 및 상호관계를 수립하여야 하며, 이러한 업무를 수행하는데 필요한 독립성과 권한을 제공하여야 한다. 　(2) 자원. 각 제조자는 적절한 자원을 제공하여야 한다. 본 장의 요구사항을 충족시키기 위하여 필요한 경영, 작업수행 및 감사활동을 위한 훈련된 인원의 배정을 포함한다. 　(3) 경영자대리인. 실행책임이 있는 경영자는 다른 책임과 무관하게 다음의 책임과 권한을 가진 자를 지정하고 문서화하여야 한다. 　　(i) 품질시스템 요구사항이 본 장에 따라 효과적으로 수립되고 수행됨을 보장 　　(ii) 품질시스템의 수행성과를 실행책임이 있는 경영자에게 검토를 위하여 보고 **출처: PART 820-QUALITY SYSTEM REGULATION, April 1, 2016, Subpart B-Quality System Requirements**

8.2 조직구성, 책임 및 권한과 관련된 요구사항 해설

ISO 13485 5.5, 의료기기 제조 및 품질관리 기준 5.5 및 PART 820.20 (b)에서 조직과 책임 및 권한을 요구하고 있다.

1) 책임 및 권한(Responsibility and authority)

의료기기 설계, 제조 및 판매를 위해 필요한 조직을 구성하고 조직 별 해당 업무를 배정하고 이에 대한 책임과 권한을 문서화 하도록 요구하고 있다. 이러한 조직은 서로 원활한 의사소통이 될 수 있도록 최고경영자가 보장을 요구하고 있다.

이 요구사항은 품질매뉴얼상에 품질경영시스템 조직과 책임 및 권한을 규정하여 문서화해야 한다.

검증업무를 수행하는 인원에 대해서 독립적으로 업무를 수행할 수 있도록 권한과 독립성을 보장하도록 요구하고 있다.

이 요구사항은 Chapter 09의 인적자원의 제공에서 적격한 인원을 사내자격부여를 통해 관리한다.

규제기관 보고와 관련하여 고객불만 접수시 의료사고 보고 및 리콜 여부를 평가하는 인원, 의료사고 보고 및 리콜 업무를 수행하는 인원을 지정하도록 요구하고 있다.

이 요구사항도 Chapter 09의 인적자원의 제공에서 적격한 인원을 사내자격부여를 통해 관리한다.

2) 경영 대리인(Management representative)

최고경영자가 품질경영시스템을 수립하고 운영 관리하는데 시간적인 한계가 있을 수 있으므로 조직의 경영진 중 한 사람을 품질책임자(품질경영 대리인)로 선임하도록 요구하고 있다.

해외 GMP 요구사항에서는 품질경영 대리인이란 용어를 사용하고 있으며, 국내에서는 품질책임자로 사용하고 있어 같은 의미로 해석해도 좋다.

품질책임자(품질경영 대리인)의 자격조건을 해외 GMP에서는 조직의 경영진 중 한 사람을 선임하도록 되어 있으나, 국내에서는 의료기기법에서 자격기준에 만족하는 인원을 선임하여 식품의약안전처에 등록하도록 요구하고 있다. 자격기준은 아래와 같다.

의료기기법, [시행 2016.3.30.] [법률 제13698호, 2015.12.29., 일부개정]
식품의약품안전처(의료기기정책과)

제6조의2(품질책임자 준수사항 등) ① 제6조제7항에 따른 품질책임자(이하 "품질책임자"라 한다)는 의료기기의 제조업무에 종사하는 종업원에 대한 지도·감독, 제조관리·품질관리·안전관리(시판 후 부작용 등에 대한 안전관리를 포함한다. 이하 이 조에서 같다) 업무를 수행한다.
② 품질책임자는 의료기기의 최신 기준규격, 품질관리 및 안전관리에 관한 교육을 매년 1회 이상 정기적으로 받아야 한다.
③ 식품의약품안전처장은 국민건강의 위해를 방지하기 위하여 필요한 경우 품질책임자에게 제2항에 따른 교육을 매년 1회 이상 정기적으로 받는 것 외에 추가로 받을 것을 명할 수 있다.
④ 제1항부터 제3항까지에서 규정한 사항 외에 직무범위, 교육내용·시간·방법과 절차, 교육비, 교육실시기관의 지정 등에 필요한 사항은 총리령으로 정한다.

의료기기법 시행규칙 [시행 2016.7.29.] [총리령 제1307호, 2016.7.29., 일부개정]
식품의약품안전처(의료기기정책과)

제11조(품질책임자 자격 등) ① 법 제6조제1항에 따라 제조업허가를 받으려는 자는 제조소마다 1명 이상의 품질책임자를 두어야 한다.
② 품질책임자 업무는 다음 각 호의 어느 하나에 해당하는 자격을 가진 사람이 수행할 수 있다. 〈개정 2016.6.15.〉
　1. 「의료기사 등에 관한 법률」에 따른 다음 각 목의 구분에 따른 면허를 가지고 있는 사람
　　가. 안경렌즈·콘택트렌즈를 제조·수입하는 경우: 안경사
　　나. 치과재료를 제조·수입하는 경우: 치과기공사·치과위생사
　　다. 방사선발생장치를 제조·수입하는 경우: 방사선사
　　라. 체외진단용 의료기기를 제조·수입하는 경우: 임상병리사
　　마. 물리치료 또는 재활훈련에 필요한 의료기기를 제조·수입하는 경우: 물리치료사

2. 「국가기술자격법」에 따른 의공기사 또는 품질경영기사 자격을 가진 사람

3. 「고등교육법」 제2조 각 호에 따른 학교(같은 조 제4호에 따른 전문대학은 제외한다. 이하 이 조에서 "대학등"이라 한다)에서 학사학위를 취득한 사람(법령에서 이와 동등 이상의 학력이 있다고 인정한 사람을 포함한다. 이하 이 조에서 같다)으로서 「대학설립·운영 규정」 제2조제9항에 따른 자연과학·공학·의학계열 분야(이하 이 조에서 "의료기기 관련 분야"라 한다)를 전공한 사람

4. 대학등에서 의료기기 관련 분야가 아닌 분야에 학사학위를 취득한 사람으로서 「고등교육법」 제29조에 따른 대학원에서 의료기기 관련 분야의 석사학위 이상의 학위를 취득한 사람

5. 대학등에서 의료기기 관련 분야가 아닌 분야에 학사학위를 취득한 사람으로서 의료기기 제조·수입업체에서 1년 이상 품질관리 업무에 종사한 경력이 있는 사람

6. 「고등교육법」 제2조제4호에 따른 전문대학 졸업자(법령에서 이와 동등 이상의 학력이 있다고 인정한 사람을 포함한다. 이하 이 조에서 같다)로서 의료기기 관련 분야를 전공하고 의료기기 제조·수입업체에서 1년 이상 품질관리 업무에 종사한 경력이 있는 사람

7. 「고등교육법」 제2조제4호에 따른 전문대학 졸업자로서 의료기기 관련 분야가 아닌 분야를 전공하고 의료기기 제조·수입업체에서 3년(「고등교육법」 제48조제1항에 따른 수업연한이 3년인 전문대학 졸업자의 경우에는 2년을 말한다) 이상 품질관리 업무에 종사한 경력이 있는 사람

8. 「초·중등교육법」 제2조제3호에 따른 고등학교·고등기술학교 졸업자(법령에서 이와 동등 이상의 학력이 있다고 인정한 사람을 포함하되, 제9호에 해당하는 경우는 제외한다)로서 의료기기 제조·수입업체에서 5년 이상 품질관리 업무에 종사한 경력이 있는 사람

9. 「초·중등교육법 시행령」 제90조제1항제10호에 따른 의료기기 관련 분야의 산업수요 맞춤형 고등학교 졸업자로서 의료기기 제조·수입업체에서 3년 이상 품질관리 업무에 종사한 경력이 있는 사람

10. 의료기기 제조·수입업체에서 6년 이상 품질관리 업무에 종사한 경력이 있는 사람

③ 제1항에 따라 제조업자가 2명 이상의 품질책임자를 두는 경우에는 품질책임자의 업무를 분장하여 품질책임자 각자가 가지는 책임의 한계를 명확하게 하여야 한다.

제12조(품질책임자의 직무범위 등) ① 법 제6조의2제1항에 따라 품질책임자가 수행하여야 하는 직무의 범위는 다음 각 호와 같다.

1. 종업원의 위생 상태를 철저히 점검하고, 종업원에게 품질이 우수한 의료기기의 생산·수입에 필요한 교육·훈련을 제공하는 업무

2. 종업원이 제1호에 따른 교육·훈련을 받는지에 대하여 감독하는 업무

3. 별표 2 제2호의 제조 및 품질관리체계의 기준에 따라 의료기기를 제조하도록 표준작업지침서를 작성하고, 작성된 표준작업지침서에 따라 의료기기를 제조하도록 하는 업무

4. 원자재의 입고에서부터 완제품의 출고에 이르기까지 필요한 시험검사 또는 검정을 철저히 하고, 제조단위별로 제조관리기록서와 품질관리기록서를 작성하여 갖추도록 하며, 이를 제조일부터 5년(제품 수명이 5년을 초과하는 경우에는 제품 수명에 상응하는 기간을 말한다) 동안 보존하는 업무

5. 제조소의 품질관리 결과를 평가하고 제품의 출하 여부를 결정하는 업무

6. 별표 2 제2호의 제조 및 품질관리체계의 기준에 따라 품질경영시스템을 확립·시행하고 유지하는 것과 관련된 업무

7. 보건위생상 위해가 없도록 제조소의 시설을 위생적으로 관리하고, 교차오염이나 외부로부터의 오염 등을 방지하는 업무

8. 작업소에 위해가 발생할 염려가 있는 물건을 두지 못하도록 관리·감독하고, 작업소에서 국민보건에 유해한 물질이 발생하는 것을 방지하는 업무

9. 그 밖에 제27조제1항에 따른 제조업자의 준수사항 중 제조관리·품질관리·안전관리와 관련된 업무로서 식품의약품안전처장이 정하여 고시하는 업무

② 품질책임자는 해당 업소의 품질책임자 업무에 종사하지 아니하게 된 경우에는 별지 제10호서식의 품질책임자 비근무신고서(전자문서로 된 신고서를 포함한다)를 관할 지방식품의약품안전청장에게 제출할 수 있다.

③ 품질책임자는 제1항에 따른 업무 외에 다른 업무를 겸임할 수 없다. 다만, 다음 각 호의 어느 하나에 해당하는 경우에는 그러하지 아니하다.

1. 품질책임자의 직무에 영향을 주지 아니하는 업무를 수행하는 경우

2. 제조업자가 수입업을 겸하는 경우로서 제조업체의 품질책임자가 수입업체의 품질책임자의 업무를 수행하는 경우

제13조(품질책임자 교육 내용·시간 등) ① 법 제6조의2제2항에 따른 교육의 내용은 다음 각 호와 같다.

    1. 의료기기의 최신 기준규격

    2. 의료기기의 안전성·유효성 확보 등 안전관리에 필요한 법령·제도 및 기술

    3. 의료기기의 제조 및 품질관리에 필요한 법령·제도 및 기술

    4. 그 밖에 의료기기의 제조관리·품질관리·안전관리를 위하여 식품의약품안전처장이 정하는 사항

② 교육시간은 1년에 8시간 이상으로 한다.

③ 품질책임자는 근무를 시작한 날부터 3개월 이내에 제14조제1항에 따른 품질책임자 교육실시기관에서 실시하는 교육을 받아야 한다. 다만, 품질책임자로 근무를 하기 전에 해당 연도에 해당하는 교육을 수료한 경우에는 그러하지 아니하다.

품질책임자의 책임과 권한은 다음과 같음을 요구하고 있다.

① 조직의 품질경영시스템 수립, 실행 및 유지관리에 대한 책임과 권한

② 품질경영시스템의 성과 및 개선 필요성을 최고 경영자에게 보고의 책임과 권한

③ 고객의 요구사항 및 관련 법규 및 규격이 충족될 수 있도록 조직 전반에 인식의 책임과 권한

④ 제품출하 승인에 대한 책임과 권한

3) 내부 의사소통(Internal communication)

조직 전반에 걸쳐 품질경영시스템이 효과적으로 수행될 수 있도록 부서/인원들간의 원활한 의사소통을 최고경영자는 보장하도록 요구하고 있다.

8.3 조직구성, 책임 및 권한과 관련된 문서/문서화된 절차

조직구성, 책임 및 권한과 관련된 문서화는 별도의 절차 수립을 요구하지 않고 있으나 조직 및 책임과 권한은 품질매뉴얼상에서 문서화하여야 하며, 품질책임자는 식품의약안전처에 등록하여야 한다.

  1) 품질매뉴얼상에 품질경영시스템 조직 및 책임과 권한 문서화

  2) 품질책임자 식품의약안전처 등록

8.4 조직구성, 책임 및 권한과 관련된 품질기록

조직구성, 책임 및 권한과 관련된 품질기록은 별도로 유지할 필요는 없다.

8.5 조직구성, 책임 및 권한과 관련된 심사(Audit) 지적 사항 사례

1) 의료기기 제조 및 품질관리 기준, ISO 13485 심사 지적 사항 사례

① 품질책임자가 식품의약안전처에 등록되지 않았음.

② 부서간 의사소통이 원활히 이루어지지 않고 있음.

③ 품질매뉴얼상의 조직과 현재 조직이 상이함.

④ 조직에 따른 책임과 권한이 누락되어 있음.

2) FDA 483 Inspection Observations

① 21 CFR 820에 따라 개발 및 생산되도록 조직이 구성되지 않았음.

② 품질시스템 요구사항 충족 및 품질시스템 성과를 보장하기 위한 경영책임자 (management representative)가 선임되지 않았음.

출처: 483 report Inspection Observations
http://www.fda.gov/ICECI/Inspections/ucm481432.htm#Devices

요 약

1. 최고경영자가 경영대리인(품질책임자)를 선임하도록 요구하고 있으며, 국내 식품의약안전처에서는 품질책임자의 자격조건을 의료기기법에 명기하여 일정 자격을 갖춘 인원을 등록한다.
2. 품질경영시스템 운영을 위해 필요한 조직을 구성하고 책임과 권한을 명확히 할당한다.
3. 원활한 품질경영시스템 운영을 위해 조직의 부서/인원간의 원활한 의사소통이 이루어지도록 한다.

토론문제

1. 부서/인원간의 원활한 의사소통 방법에 대해 생각해 보자.
2. 품질책임자의 역할에 대해 생각해 보자.

인적자원 제공
(Provision of human resources)

9.1 인적자원 제공과 GMP 요구사항

표 9-1 인적자원 제공 요구사항((ISO 13485의 요구사항 중 개정된 내용을 색상을 달리하여 식별함)

GMP	요구사항(Requirements)
ISO 13485	6 자원관리(Resource management) 　6.1 자원 제공(Provision of resources) 　　조직은 다음 사항을 위하여 필요한 자원을 결정하고 제공해야 한다. 　　① 품질경영시스템 실행과 그 효과성의 유지 　　② 적용되는 규제 및 고객 요구사항의 충족 　6.2 인적자원(Human resources) 　　제품 품질에 영향을 미치는 업무를 수행하는 인원은 적절한 교육, 훈련, 기술 및 경험에 근거하여 적격해야 한다. 　　조직은 적격성을 확립하고, 필요한 훈련을 제공하고, 인원의 인식을 보장하기 위한 프로세스를 문서화해야 한다. 　　조직은 다음과 같이 실행하여야 한다. 　　① 제품 품질에 영향을 미치는 업무를 수행하는 인원에 대한 필요한 적격성 결정 　　② 필요한 적격성을 달성하거나 유지하기 위한 훈련의 제공 또는 기타 조치 　　③ 취해진 조치의 효과성 평가 　　④ 조직의 인원이 그들의 활동의 관련성 및 중요성, 그리고 품질목표의 달성에 기여하는 방법을 인식함을 보장 　　⑤ 교육, 훈련, 기술 및 경험에 대한 적절한 기록을 유지 (4.2.5 참조) 　　NOTE 효과성을 검증하기 위해 사용된 방법은 훈련이나 다른 조치가 제공되고 있는 업무와 관련된 위험에 비례한다. **출처:** ISO 13485, Third edition 2016-03-01, Medical devices - Quality management systems - Requirements for regulatory purposes
의료기기 제조 및 품질관리기준	6.1 자원의 확보 　제조업자는 다음 사항을 위하여 필요한 자원을 결정하고 확보하여야 한다. 　1) 품질경영시스템의 실행 및 효과성의 유지 　2) 법적 및 고객 요구사항의 충족 6.2 인적자원 　6.2.1 일반 요구사항 　　제품 품질에 영향을 미치는 업무를 수행하는 인원은 학력, 교육훈련, 숙련도 및 경험에 있어 적격하여야 한다. 　6.2.2 적격 성, 인식 및 교육훈련 　　제조업자는 다음 사항을 실행하여야 한다. 　　1) 제품 품질에 영향을 미치는 업무를 수행하는 인원에게 필요한 능력을 결정

GMP	요구사항(Requirements)
의료기기 제조 및 품질관리기준	2) 이러한 필요성을 충족시키기 위한 교육훈련의 제공 또는 그 밖의 조치 3) 취해진 조치의 효과성을 평가 4) 조직의 인원들이 품질목표를 달성함에 있어 자신의 활동의 관련성과 중요성 및 어떻게 기여하는지 인식함을 보장 5) 학력, 교육훈련, 숙련도 및 경험에 대한 적절한 기록을 유지 **출처: 의료기기 제조 및 품질관리기준, 식품의약품안전처 고시 제2015-71호(2015. 9.25, 개정)**
PART 820-QUALITY SYSTEM REGULATION	820.25 인원(Personnel) (a) 일반사항. 각 제조자는 본 장에서 요구하는 모든 활동들이 정확히 수행됨을 보장할 수 있도록 필요한 교육, 배경, 훈련 및 경험을 갖춘 인원이 충분히 있어야 한다. (b) 훈련. 각 제조자는 훈련 요구사항을 파악하는 절차를 수립하여야 하며 모든 인원이 그들의 배정된 책임을 적절히 수행하도록 훈련됨을 보장하여야 한다. (1) 훈련의 부분으로, 인원은 그들 업무의 부적절함으로부터 발생될 수 있는 의료기기의 결함을 알고 있어야 한다. (2) 검증과 유효성확인 업무를 수행하는 인원은 업무수행의 부분으로써 발생될 수 있는 결함과 실수를 알고 있어야 한다. **출처: PART 820-QUALITY SYSTEM REGULATION, April 1, 2016, Subpart B-Quality System Requirements**

9.2 인적자원 제공과 관련된 요구사항 해설

ISO 13485 6.1, 6.2, 의료기기 제조 및 품질관리 기준 6.1, 6.2 및 PART 820.25 (a), (b)에서 인적자원 제공을 요구하고 있다.

1) 자원 제공(확보)

GMP 수립 및 운영을 위한 필요 자원을 요구하고 있는데 이러한 자원에는 인적자원과 물적 자원(기반시설)으로 구분하여 요구하고 있다. 본 장에서는 인적자원에 대한 요구사항을 다루며, 물적 자원(기반시설)은 Chapter 10을 참조한다.

인적자원은 GMP 수행을 위해 필요한 인원을 확보하도록 요구하고 있다. 조직의 인원이 부족함으로 인해 품질경영시스템이 원활히 수행되지 못할 경우 본 요구사항에 따라 심사수검 시 지적을 받게 된다. 예를 들어 수입검사원이 1명일 경우 수입검사원의 부재 또는 과도한 원자재 입고 시 원활히 수입검사가 수행될 수 없으므로 인적자원의 제공(확보)가 부족하다는 심사지적을 받을 수 있다. 따라서 주요 직무 별 인원을 충분히 확보하여 배치 하여야 한다.

2) 인원관리 프로세스

인적자원 관리 요구사항의 개념을 그림으로 나타내면 다음과 같다.

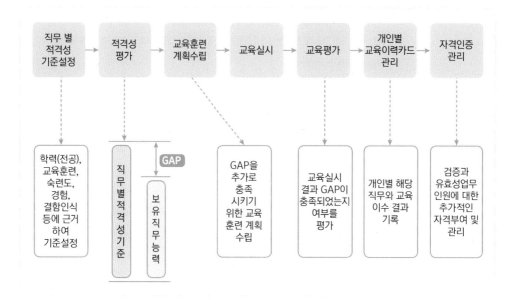

그림 9-1 인적자원 요구사항 개념

① 직무 별 적격성 기준설정

ISO 13485 6.2.1, 의료기기 제조 및 품질관리 기준 6.2.1 및 PART 820.25 (a)에서 제품품질에 영향을 미치는 업무를 수행하는 인원에 대해서 학력(전공), 교육훈련, 숙련도, 경험 및 결함인식 등을 근거로 능력을 갖추도록 요구하고 있다. 이 요구사항에 해당되는 직무는 거의 모든 직무가 해당된다고 볼 수 있다. 다만, 품질에 직접적인 영향을 미치지 않는 회계 등 일부 직무 제외는 가능하다. 해당되는 직무를 예를 들어 보면, 설계 및 개발관련(S/W, H/W, 기구, Labeling 등), 인/허가, 임상시험/평가, 위험분석, Usability 수행, 밸리데이션 수행(클린룸, 세척, 포장, 멸균, 유효수명, 특별공정 등) 및 해당 공정 작업자, 공정기획, 영업, 구매, 검사관련(수입, 공정, 완제품, 설치 등), 창고관리(원자재 창고, 제품창고 등), 생산(제조), 생산관리, 고객불만 처리, 의료사고 및 리콜 평가, 품질책임자(QMR) 등등 직무가 해당된다.

이 요구사항의 실행 예는 다음과 같이 수행할 수 있다.

직무 별 적격성 기준을 설정하여 교육훈련 절차에 기준을 삽입할 수 있다. 본 사항에 대한 예는 아래 표 9-2를 참조한다.

표 9-2 직무별 적격성 요건표

직무별 적격성 요건표

직무별		적격성 기준	자격 유효성 재평가 기준	자격 유지 보수교육
품질책임자	학력(경력)	1. 고졸(의료기기 제조/수입업체 경력5년) 2. 전문대졸(의료기기 제조/수입업체 경력3년) 3. 대졸(의료기기 제조/수입업체 경력1년) 4. 석사학위 이상	자격부여 후 1년 주기로 재평가 (숙련도 및 인식 재평가)	년1회 품질책임자 보수교육(의료기산업지원센터)-1day
	면허	1. 안경사 2. 치과기공사·치과위생사 3. 방사선사 4. 임상병리사 5. 물리치료사 6. 의공기사/품질경영기사		
	교육훈련 (자격)	1. 의료기기 최신 법규 및 규격(기준규격 포함)-8hr/년		
		2. 의료기기의 안전성·유효성 확보 등 안전관리에 필요한 법령·제도 및 기술-8hr/년		
		3. 의료기기의 제조 및 품질관리에 필요한 법령·제도 및 기술-8hr/년		
	인식(결함)	1. 제품출하 승인: 불량품 출고		
		2. 경영검토: 품질시스템의 지속적인 적합성, 적절성 및 효과성을 보장하지 못함		
		3. 고객불만에 대한 사고보고 평가: 법규에서 정한 기한내 사고보고를 수행하지 못함		
		4. 내부심사 실행/보고: 품질시스템의 적합성, 효과성을 확인 못함		
		5. 잘못된 품질시스템 관리로 인한 인증 정지/취소		
수입검사원	학력	고졸 이상	자격부여 후 1년 주기로 재평가(숙련도 및 인식 재평가)	수입검사 기준서 -3hr
	전공	전기/전자과, 기계과		
	경험(경력)	동종분야 1년 이상 또는 당사 근무경력 6개월 이상		
	교육훈련 (자격)	1. 수입검사 기준서-3hr		
		2. 부적합품 관리 절차-2hr		
		3. 시험장비 사용법-4hr		
		4. 식별 및 추적 관리 절차-2hr		
		5. 시정 및 예방조치 절차-2hr		
	숙련도	독자적인 수입검사 수행(원자재 및 반제품 입고시 수입검사)		

직무별		적격성 기준	자격 유효성 재평가 기준	자격 유지 보수교육
수입검사원	숙련도 인식(결함)	1. 수입검사 시 부적합 자재 반입으로 제품 불량		
		2. 잘못된 식별표로 인한 제품 불량		
품질관리 /보증	학력	대졸 이상	자격부여 후 1년 주기로 재평가 (숙련도 및 인식 재평가)	GMP 관련 법규 및 규격-8hr
	전공	의료기공학, 산업공학		
	경험(경력)	의료기기 관련 분야 근무경력 1년 이상/ 당사 근무경력 6개월 이상		
	교육훈련 (자격)	1. 품질시스템 법규 및 규격 교육-8hr		
		2. 인허가 절차 교육-3hr		
		3. 품질매뉴얼 및 품질절차서 교육-16hr		
	숙련도	GMP 요구사항 숙지 및 품질시스템 적합성 검증 능력		
	인식(결함)	1. 신규 인허가 및 유지를 못함		
		2. 불량품 출고 및 고객불만 급증		
		3. 잘못된 품질시스템 관리로 인한 인증 정지/취소		
사내장비 검증자	학력	전문대 졸 이상	자격부여 후 2년 주기로 재평가 (숙련도 및 인식 재평가)	사내교정 지침서-4hr
	전공	전기/전자과, 기계과		
	경험(경력)	동종분야 1년 이상 또는 당사 근무경력 6개월 이상		
	교육훈련 (자격)	1. 사내교정 지침서 교육-4hr		
		2. 계측기 관리 절차-2hr		
		3. 부적합 제품관리 절차-2hr		
	숙련도	독자적으로 장비 검증 수행능력		
	인식(결함)	1. 검증되지 않은 계측기 시용으로 인한 제품 불량		
		2. 검증 대상 장비의 누락		
제품검사원	학력	전문대졸 이상	자격부여 후 2년 주기로 재평가 (숙련도 및 인식 재평가)	완제품검사 기준서-3hr
	전공	전기/전자과, 기계과		
	경험(경력)	동종분야 1년 이상 또는 당사 근무경력 6개월 이상		
	교육훈련 (자격)	1. 완제품검사 기준서-3hr		
		2. 부적합 제품 관리 절차-2hr		
		3. 작업표준서-1hr		
		4. 포장 및 라벨링 절차-2hr		
		5. 시정 및 예방조치 절차-2hr		
	숙련도	독자적으로 제품검사 수행능력		

직무별		적격성 기준	자격 유효성 재평가 기준	자격 유지 보수교육
제품검사원	인식(결함)	1. 부적절한 검사로 불량 제품 출고 2. 부적합품 관리 부재로 인한 불량제품 출고 3. 부적절한 검사로 포장 및 라벨링 불량제품 출고		
중간검사원	학력	전문대졸 이상	자격부여 후 2년 주기로 재평가 (숙련도 및 인식 재평가)	공정검사 기준서-3hr
	전공	전기/전자과, 기계과		
	경험(경력)	동종분야 1년 이상 또는 당사 근무경력 6개월 이상		
	교육훈련 (자격)	1. 공정검사 기준서-3hr		
		2. 부적합 제품 관리 절차-2hr		
		3. 작업표준서-1hr		
		4. 포장 및 라벨링 절차-2hr		
	숙련도	독자적으로 공정검사 수행능력		
	인식(결함)	1. 부적절한 검사로 불량제품 출고		
		2. 부적합품 관리 부재로 인한 불량제품 출고		
생산관리	학력	대졸 이상	자격부여 후 2년 주기로 재평가 (숙련도 및 인식 재평가)	공정 이상/개선 교육-4hr
	전공	의료기공학, 산업공학		
	경험(경력)	동종분야 1년 이상 또는 당사 근무경력 3개월 이상		
	교육훈련 (자격)	1. 생산관리 기본 교육-3hr		
		2. 데이터 분석 절차-3hr		
		3. 공정관리 절차-2hr		
		4. 식별 및 추적관리 절차-2hr		
		5. 시정 및 예방조치 절차-2hr		
		6. 공정능력(Cp/Cpk) 관리방법-4hr		
	숙련도	공정능력 산출, 공정기획능력		
	인식(결함)	1. 공정이상(불량)으로 불량 발생		
		2. 불안전한 공정발생		
생산/제조 작업	학력	고졸 이상	자격부여 후 2년 주기로 재평가 (숙련도 및 인식 재평가)	공정별 작업표준서 교육 -4hr
	전공	전공 무관		
	경험(경력)	동종분야 분야 1년 이상 또는 당사 근무경력 1개월 이상		
	교육훈련 (자격)	1. 작업표준서-4hr		
		2. 제조공정도-2hr		
		3. 작업환경 관리 절차-2hr		
		4. 취급, 보관, 포장, 보존 및 인도 절차-2hr		
		5. 식별 및 추적관리 절차-2hr		

직무별		적격성 기준	자격 유효성 재평가 기준	자격 유지 보수교육
생산/제조 작업	숙련도	해당 공정작업 수행 능력		
	인식(결함)	1. 부적절한 작업으로 불량품 발생		
		2. 부적절한 반제품 취급으로 불량품 발생		
설계 검증자	학력	대졸 이상	자격부여 후 2년 주기로 재평가 (숙련도 및 인식 재평가)	설계 검증 실무 교육-4hr
	전공	이공계열		
	경험(경력)	동종분야 3년 이상 또는 당사 근무경력 1년 이상		
	교육훈련 (자격)	1. 설계 검증 실무 교육-4hr		
		2. 설계관리 절차-3hr		
		3. 취급/보관 심볼 설명-1hr		
		4. 제품인허가관련 법규 및 규격-8hr		
		5. Usability 교육-4hr		
		6. 위험관리 절차-4hr		
	숙련도	관련 법규 및 규격에 따라 설계검증 업무 수행 능력		
	인식(결함)	1. 잘못된 설계 검증으로 규격 시험 Fail, 제품이상 발생 등		
		2. 신규 개발제품의 불완전성으로 개발 지연		
규제기관 사고보고	학력	대졸 이상	자격부여 후 2년 주기로 재평가 (2년 주기로 숙련도 및 인식 재 평가)	개정된 사고보고 관련규격-4hr
	전공	이공계열		
	경험(경력)	동종분야 2년 이상 또는 당사 근무경력 1년 이상		
	교육훈련 (자격)	1. 안전성 및 부작용 보고 절차-3hr		
		2. MEDDEV 2 12-1 Vigilance, MDR 및 필수문제점 보고-6hr		
		3. 시정 및 예방조치 절차-3hr		
	숙련도	보고서식에 따른 보고서 작성능력		
	인식(결함)	1. 부작용 및 의료사고 관할 기관에 보고 누락		
		2. 사고 보고 누락으로 인한 회사의 행정처분 및 폐업		
부작용, 리콜 및 의료사고 평가	학력	대졸 이상	자격부여 후 2년 주기로 재평가 (2년 주기로 숙련도 및 인식 재 평가)	개정된 사고보고 관련규격-4hr
	전공	이공계열		
	경험(경력)	동종분야 2년 이상 또는 당사 근무경력 1년 이상		
	교육훈련 (자격)	1. 안전성 및 부작용 보고 절차-3hr		
		2. MEDDEV 2 12-1 Vigilance, MDR 및 필수문제점 보고-6hr		
		3. 시정 및 예방조치 절차-3hr		
	숙련도	부작용 및 의료사고 판단능력		

직무별	적격성 기준		자격 유효성 재평가 기준	자격 유지 보수교육
	인식(결함)	1. 부작용 및 의료사고 관할 기관에 보고 누락		
		2. 사고 보고 누락으로 인한 회사의 행정처분 및 폐업		
위험관리	학력	대졸 이상	자격부여 후 2년 주기로 재평가 (2년 주기로 숙련도 및 인식 재 평가)	ISO 14971 교육-4hr
	전공	이공계열		
	경험(경력)	동종분야 1년 이상 또는 당사 근무경력 6개월 이상		
	교육훈련 (자격)	1. ISO 14971 교육-4hr		
		2. 위험관리 절차-3hr		
	숙련도	위험분석 수행능력		
	인식(결함)	1. 개발제품 안전통제 부족으로 제품의 안전성을 확보 못함		
		2. 제품의 안전성을 확보하지 못해 제품 이상 및 고객불만 급증		
해외영업	학력	대졸 이상	자격부여 후 2년 주기로 재평가 (숙련도 및 인식 재평가)	1. 고객 및 제품의 요구사항, 제품 매뉴얼 교육-4hr 2. 해외 국가별 등록 인증 업무 교육-4hr
	전공	전공무관		
	경험(경력)	동종분야 분야 1년 이상 또는 당사 근무경력 3개월 이상		
	교육훈련 (자격)	1. 고객 및 제품의 요구사항, 제품 매뉴얼 교육-4hr		
		2. 고객문서 검토 및 고객 피드백 교육-3hr		
		3. 해외 국가별 등록 인증 업무 교육-4hr		
		4. 영업관리 절차-4hr		
		5. 무역거래에 필요한 계약, 은행, 운송, 통관관련 교육-4hr		
		6. 해외 수출입 업무 교육-4hr		
		7. 외국어 교육-10일/년		
	숙련도	외국어 능통		
	인식(결함)	1. 고객 컴플레인 상승, 해외매출 및 영업이익 하락		
		2. 제품 및 회사 인지도 하락, 신규 물량 감소		
		3. 납품사고 및 고객 컴플레인 급증 등		
		4. 해외 수출입 규제, 통관문제 발생 등		
내부심사원	학력	대졸 이상	년1회이상 내부심사 수행	내부심사 절차-2hr
	전공	전공 무관		
	경험(경력)	당사 근무경력 2년 이상		
	교육훈련 (자격)	1. 내부 내부심사원 교육-8hr		
		2. 내부심사 Procedure-2hr		

직무별		적격성 기준	자격 유효성 재평가 기준	자격 유지 보수교육
내부심사원	교육훈련 (자격)	3. ISO 13485 요건 교육-4hr	년1회이상 내부심사 수행	내부심사 절차-2hr
		4. GMP 법규 및 규격 교육-8hr		
		5. 시정 및 예방조치 절차-3hr		
	숙련도	독자적 내부심사 수행능력		
	인식(결함)	1. 시정 및 예방조치 미 발행으로 고객불만 및 제품 불량율 상승		
		2. 당사의 품질시스템의 적합성 및 효과성을 파악 하지 못함		
B.I시험원	학력	전문대 졸 이상	자격부여 후 2년 주기로 재평가 (숙련도 및 인식 재평가)	멸균지침서-2hr
	전공	이공계열		
	경험(경력)	동종분야 1년 이상 또는 당사 근무경력 3개월 이상		
	교육훈련 (자격)	1. 멸균지침서-2hr		
		2. BI 리더기, BI 취급 및 보관방법 교육-1hr		
		3. ISO 11138-1, ISO 11138-3 요건 교육-4hr		
	숙련도	BI 시험 수행능력		
	인식(결함)	1. 잘못된 멸균 결과의 판단으로 인한 비멸균 제품 의 출고		
		2. 리더기 오작동으로 인한 작업 지연		
임상평가원	학력	대졸 이상	자격부여 후 2년 주기로 재평가 (숙련도 및 인식 재평가)	MEDDEV 2.7.1 교육-4hr
	전공	이공계열		
	경험(경력)	동종분야 1년 이상 또는 당사 근무경력 6개월 이상		
	교육훈련 (자격)	1. MEDDEV 2.7.1교육-8hr		
		2. 임상 평가 절차-3hr		
	숙련도	임상평가 수행능력		
	인식(결함)	부적절한 임상평가로 인허가문제발생		
		부적절한 임상평가로 부작용, 금기사항 식별이 안됨		
임상시험원	학력	대졸 이상	자격부여 후 2년 주기로 재평가 (숙련도 및 인식 재평가)	임상시험 절차 교육-4hr
	전공	이공계열		
	경험(경력)	동종분야 1년 이상 또는 당사 근무경력 6개월 이상		
	교육훈련 (자격)	1. 임상시험 관련 법규 및 규격 교육-8hr		
		2. 임상 시험 절차-4hr		
		3. EN/ISO 14155 교육-4hr		
	숙련도	임상시험 수행능력		

직무별	적격성 기준		자격 유효성 재평가 기준	자격 유지 보수교육
임상시험원	숙련도	임상시험 수행능력		
	인식(결함)	부적절한 임상시험으로 인허가문제발생		
		의료사고 발생으로 인한 판매 정지		
멸균 밸리데이션 수행자	학력	전문대 졸 이상	자격부여 후 2년 주기로 재평가 (숙련도 및 인식 재평가)	멸균 절차-2hr
	전공	이공계열		
	경험(경력)	동종분야 2년 이상 또는 당사 근무경력 6개월 이상		
	교육훈련 (자격)	1. ISO 17665-1, ISO-11138-1, ISO 11737-1,ISO 11140-1교육-5hr		
		2. 멸균 절차-2hr		
		3. BI 사용법, BI 리더기 사용법, 계측기 사용법-2hr		
	숙련도	멸균 밸리데이션 수행능력		
	인식(결함)	1. 비멸균된 제품의 출고		
		2. 밸리데이션 실패로 인한 멸균기의 오작동		
세척 밸리데이션 수행자	학력	전문대 졸 이상	자격부여 후 2년 주기로 재평가 (숙련도 및 인식 재평가)	의료기기 세척공정 밸리데이션 가이드라인-3hr
	전공	이공계열		
	경험(경력)	동종분야 1년 이상 또는 당사 근무경력 6개월 이상		
	교육훈련 (자격)	1. 의료기기 세척공정 밸리데이션 가이드라인, ISO 2859-1 교육-4hr		
		2. 해당 작업표준서 교육-2hr		
	숙련도	세척 밸리데이션 수행능력		
	인식(결함)	1. 제품의 오염		
		2. 불량제품 출고		
클린룸 밸리데이션 수행자	학력	전문대 졸 이상	자격부여 후 2년 주기로 재평가 (숙련도 및 인식 재평가)	ISO 14644 - 4hr
	전공	이공계열		
	경험(경력)	동종분야 2년 이상 또는 당사 근무경력 6개월 이상		
	교육훈련 (자격)	1. ISO 14644, ISO 2859-1 교육-4hr		
		2. 해당 작업표준서 교육-2hr		
		3. 계측기 사용법-1hr		
	숙련도	클린룸 밸리데이션 및 파티클 측정능력		
	인식(결함)	1. 클린룸 환경의 오염		
		2. 계측기의 오작동으로 인한 밸리데이션 실패		

직무별		적격성 기준	자격 유효성 재평가 기준	자격 유지 보수교육
포장 밸리데이션 수행자	학력	전문대 졸 이상	자격부여 후 2년 주기로 재평가 (숙련도 및 인식 재평가)	ISO 11607-1 - 3hr
	전공	이공계열		
	경험(경력)	동종분야 1년 이상 또는 당사 근무경력 6개월 이상		
	교육훈련 (자격)	1. ISO 11607-1, ISO 2859-1 교육-3hr		
		2. 해당 작업표준서 교육-2hr		
		3. 계측기, 제조설비 사용법-2hr		
	숙련도	포장 밸리데이션 수행능력		
	인식(결함)	1. 잘못된 포장으로 인한 불량 제품 출고		
		2. 운송중 불량 제품 발생		
인쇄 밸리데이션 수행자	학력	전문대 졸 이상	자격부여 후 2년 주기로 재평가 (숙련도 및 인식 재평가)	ISO 2859-1 교육-1hr, 해당 작업 표준서 교육-2hr
	전공	이공계열		
	경험(경력)	동종분야 1년 이상 또는 당사 근무경력 6개월 이상		
	교육훈련 (자격)	1. ISO 2859-1 교육-1hr, 해당 작업표준서 교육-2hr		
		2. 계측기, 제조설비 사용법-2hr		
	숙련도	인쇄 밸리데이션 수행능력		
	인식(결함)	1. 인쇄 불량 제품		
		2. 라벨 수명 단축		
제품 개발자	학력	대졸 이상	자격부여 후 2년 주기로 재평가 (숙련도 및 인식 재평가)	설계관리 절차 교육-4hr
	전공	이공계열		
	경험(경력)	동종분야 2년 이상 또는 당사 근무경력 6개월 이상		
	교육훈련 (자격)	1. 설계관리 절차 교육-4hr		
		2. IEC 60601-1 교육-8hr		
		3. 성능관련 법규 및 규격 교육-8hr		
	숙련도	제품 개발 능력		
	인식(결함)	1. 잘못된 HW 설계로 규격 시험 Fail, 제품이상 발생 등		
		2. 신규 개발제품의 불완전성으로 개발 지연		
자재 구매인원	학력	대졸 이상	자격부여 후 2년 주기로 재평가 (숙련도 및 인식 재평가)	구매 관리 절차-4hr
	전공	전공무관		
	경험(경력)	동종분야 분야 1년 이상 또는 당사 근무경력 6개월 이상		
	교육훈련 (자격)	1. 구매 관리 절차-4hr		
		2. 자재 승인원 교육-4hr		

직무별		적격성 기준	자격 유효성 재평가 기준	자격 유지 보수교육
자재 구매인원	숙련도	승인원에 따른 적합한 자재 구매		
	인식(결함)	인허가자재 공급 차질		
자재관리원	학력	고졸 이상	자격부여 후 2년 주기로 재평가 (숙련도 및 인식 재평가)	자재관리 절차 교육-4hr
	전공	전공무관		
	경험(경력)	동종분야 분야 1년 이상 또는 당사 근무경력 3개월 이상		
	교육훈련 (자격)	1. 자재관리 절차 교육-3hr		
		2. 취급/보관 심볼 설명-3hr		
	숙련도	자재별 기준에 적합한 보관관리		
	인식(결함)	1. 창고 온습도의 잘못된 관리로 인한 부작합 자재		
		2. 취급, 보관의 잘못으로 불량자재 생산으로 출고		
서비스요원	학력	전문대졸 이상	자격부여 후 2년 주기로 재평가 (숙련도 및 인식 재평가)	A/S 매뉴얼 교육-4hr
	전공	이공계열		
	경험(경력)	동종분야 분야 2년 이상 또는 당사 근무경력 6개월 이상		
	교육훈련 (자격)	제품표준서 교육-매년 1회 이상		
		설치매뉴얼 교육-매년 1회 이상		
		A/S 매뉴얼 교육-매년 1회 이상		
	숙련도	A/S 처리 능력		
	인식(결함)	잘못된 서비스로 불량제품 고객인도		
S/W 밸리데이션 수행자	학력	대졸 이상	자격부여 후 2년 주기로 재평가 (숙련도 및 인식 재평가)	S/W개발관리 절차 교육-4hr
	전공	S/W 전공		
	경험(경력)	동종분야 분야 2년 이상 또는 당사 근무경력 6개월 이상		
	교육훈련 (자격)	S/W개발관리 절차 교육-매년 1회 이상		
		IEC 62304 교육		
		Guidance for the Content of Premarket Submissions for Software Contained in Medical Devices Document issued on: May 11, 2005교육		
	숙련도	S/W 밸리데이션 수행능력		
	인식(결함)	S/W 유효성 확인 잘못으로 제품불량 발생		

직무별		적격성 기준	자격 유효성 재평가 기준	자격 유지 보수교육
Usability Engineering 수행자	학력	대졸 이상	자격부여 후 2년 주기로 재평가 (숙련도 및 인식 재평가)	IEC 62366 교육-4hr
	전공	이공계열		
	경험(경력)	동종분야 분야 2년 이상 또는 당사 근무경력 6개 월 이상		
	교육훈련 (자격)	IEC 60601-1-6, IEC 62366(-1), Human fac- tors engineering Design of medical devices (ANSI/AAMI HE75:2009), 의료기기 전기기계적 안전에 관한 공통기준규격(별표3) 교육		
	숙련도	Usability Engineering 수행능력		
	인식(결함)	잘못된 사용적합성 검증으로 사용자 오류 발생		
설치담당	학력	전문대졸 이상	자격부여 후 2년 주기로 재평가 (숙련도 및 인식 재평가)	설치 표준서 교육-4hr
	전공	이공계열		
	경험(경력)	동종분야 분야 2년 이상 또는 당사 근무경력 6개 월 이상		
	교육훈련 (자격)	전사 품질시스템 교육-매년 1회 이상		
		설치 표준서 교육-매년 1회 이상		
		식별 및 추적관리 절차 교육-매년 1회		
		부적합품 관리 절차 교육-매년 1회 이상		
		시정 및 예방조치 절차 교육-매년 1회 이상		
		제품표준서 교육		
		설치 및 검사용 장비 사용법 교육		
	숙련도	제품설치 능력		
	인식(결함)	잘못된 설치로 제품 불량 발생		
방사선안전관 리자	학력	전문대졸 이상	자격부여 후 2년 주기로 재평가 (숙련도 및 인식 재평가)	원자력안전법 시행규칙 교육-4hr
	전공	방사선학과		
	경험(경력)	동종분야 분야 1년 이상 또는 당사 근무경력 6개 월 이상		
	교육훈련 (자격)	RI방사선 동의원소취급 면허를 획득한 자		
		원자력안전법 시행규칙_매년 1회 이상		
		방사선안전관리 절차_매년 1회 이상		
	숙련도	방사선 관리 지식/실무 능력		
	인식(결함)	잘못된 방사선 취급으로 사고발생		

직무별		적격성 기준	자격 유효성 재평가 기준	자격 유지 보수교육
방사선작업종사자	학력	전문대졸 이상	자격부여 후 2년 주기로 재평가 (숙련도 및 인식 재평가)	방사선안전관리 절차 교육-3hr
	전공	이공계열		
	경험(경력)	동종분야 분야 1년 이상 또는 당사 근무경력 6개월 이상		
	교육훈련 (자격)	방사선안전 취급 및 준수사항 교육훈련_신규(기본교육-8hr, 직장교육-4hr이상), 정기교육(기본교육-년3hr, 직장교육-3hr이상)		
		원자력안전법 시행규칙_매년 1회 이상		
		방사선안전관리 절차_매년 1회 이상		
	숙련도	방사선 취급 능력		
	인식(결함)	잘못된 방사선 취급으로 사고발생		
Labeling 개발인원	학력	대졸 이상	자격부여 후 2년 주기로 재평가 (숙련도 및 인식 재평가)	라벨링 관련 법규 및 규격 교육-4hr
	전공	이공계열		
	경험(경력)	동종분야 분야 1년 이상 또는 당사 근무경력 6개월 이상		
	교육훈련 (자격)	labeling 관련 법규 및 규격 교육 • 국내: 의료기기 표시 기재 등에 관한 규정 및 해당 의료기기 기준규격 • 유럽: EN ISO 15223-1, EN 1041, IEC 60417 or EN ISO 15223-1, EN 18113-1~5 • 미국: Labeling Regulatory Requirements for Medical Devices, Device Labeling Guidance #G91-1, PART 801 LABELING, PART 1010 PERFORMANCE STANDARDS FOR ELECTRONIC PRODUCTS: GENERAL, PART 809 IN VITRO DIAGNOSTIC PRODUCTS FOR HUMAN USE		
	숙련도	라벨링 디자인 능력		
	인식(결함)	잘못된 라벨링 디자인으로 인허가문제 및 의료사고 발생		

본 요구사항에 대한 기준은 교육훈련에 대한 필요성 파악을 위한 기준으로 활용할 수 있다.

② 적격성 평가

ISO 13485 6.2.2 (a), 의료기기 제조 및 품질관리 기준 6.2.2 1) 및 PART 820.25 (a)에서 제품품질에 영향을 미치는 업무를 수행하는 인원에 대해서 필요한 능력을 결정하도록 요구하고 있다. 이러한 요구사항에 대한 실행은 상기 ①항의 직무 별 적격성 기준에 따라 직무 별 평가를 수행한다. 1명이 복수의 직무를 수행하고 있을 경우 각각 직무 별 평가를 수행한다.

적격성 인정 평가에서 평가항목(학력(전공), 업무경험, 교육훈련 이수 정도, 숙련도 등)과 관계없이 결함인식에 대한 평가 결과 부적합일 경우 적격성은 불합격 처리되어야 한다. 본인이 수행하는 직무가 잘못 수행되었을 경우 이에 대한 문제점에 대한 인식이 중요함을 의미하고 있다.

③ 교육훈련 계획수립

ISO 13485 6.2.2 (b), 의료기기 제조 및 품질관리 기준 6.2.2 2) 및 PART 820.25 (b)에서 직무 별 적격성 평가에서 부족한 것(GAP)으로 파악된 부분에 대한 능력을 보완하기 위한 교육훈련계획을 수립하고 실시하도록 요구하고 있다. 교육훈련 계획은 보통 년간 수립하며, 부서별 계획을 수립하여 전사 교육훈련 계획을 수립한다. 교육훈련 계획에는 부족한 능력(GAP)을 충족시키기 위한 교육뿐만 아니라 추가적인 교육을 포함해도 좋다.

또한, 품질경영시스템 교육은 주기적으로 계획되고 실시되어야 한다. 즉, 품질매뉴얼 및 절차에 대한 교육은 제/개정시 수행되어야 하며, 개정사항이 없을 경우에도 최소 년1회이상 계획되고 실시되어야 한다.

교육훈련 계획서는 품질기록으로 작성 유지 되어야 한다.

각 직무 별 교육훈련 프로그램의 예는 다음과 같다.

표 9-3 직무 별 교육훈련 프로그램

No	직무 명	교육훈련 프로그램	사내자격
1	품질책임자	1) 전사 품질시스템 교육-매년 1회 이상 2) 의료기기정보기술지원센터 품질책임자 교육_최초교육(품질책임자 신고 3개월이내 품질책임자교육 이수), 보수교육(년8시간 이상) 3) GMP 및 제품관련 법규/규격에 관한 교육 4) 당사 제품교육(신규 인/허가, 설계변경 제품)-신규 인허가또는 설계변경 시	자격인증
2	수입검사원	1) 전사 품질시스템 교육-매년 1회 이상 2) 식별 및 추적관리 절차 교육-매년 1회 이상 3) 부적합품 관리 절차 교육-매년 1회 이상 4) 시정 및 예방조치 절차 교육-매년 1회 이상 5) 수입검사 기준서 교육-매년 1회 이상 6) 제품표준서 교육 7) 검사용 계측장비 사용법 교육 8) 샘플링 검사(ISO 2859-1)교육	자격인증

No	직무 명	교육훈련 프로그램	사내자격
3	공정검사원	1) 전사 품질시스템 교육-매년 1회 이상 2) 식별 및 추적관리 절차 교육-매년 1회 이상 3) 부적합품 관리 절차 교육-매년 1회 이상 4) 시정 및 예방조치 절차 교육-매년 1회 이상 5) 공정검사 기준서 교육-매년 1회 이상 6) 제품표준서 교육 7) 검사용 계측장비 사용법 교육 8) 샘플링 검사(ISO 2859-1)교육	자격인증
4	제품검사원	1) 전사 품질시스템 교육-매년 1회 이상 2) 식별 및 추적관리 절차 교육-매년 1회 이상 3) 부적합품 관리 절차 교육-매년 1회 이상 4) 시정 및 예방조치 절차 교육-매년 1회 이상 5) 완제품검사 기준서 교육-매년 1회 이상 6) 제품표준서 교육 7) 검사용 계측장비 사용법 교육 8) 샘플링 검사(ISO 2859-1)교육	자격인증
5	품질보증업무(RA)	1) 전사 품질시스템 교육-매년 1회 이상 2) 품질매뉴얼 및 품질시스템 절차 교육-매년 1회 이상 3) GMP 및 제품관련 법규/규격에 관한 교육-매년 1회이상 4) 당사 제품교육(신규 인/허가, 설계변경 제품)-신규 인허가또는 설계변경 시 5) 인허가프로세스 교육 6) 인허가동향 및 제/개정 법규 및 규격 교육-해당 시(인허가기관 주체) 7) 데이터 분석 절차 교육	-
6	내부심사원	1) 전사 품질시스템 교육-매년 1회 이상 2) 품질매뉴얼 및 품질시스템 절차 교육-매년 1회 이상 3) GMP 관련 법규/규격에 관한 교육-매년 1회이상 4) 내부심사 절차 교육-매년 1회 이상 5) 시정 및 예방조치 절차 교육-매년 1회 이상 6) 내부 심사원 교육(사내/사외)	자격인증
7	밸리데이션 수행자(클린룸)	1) 전사 품질시스템 교육-매년 1회 이상 2) 공정밸리데이션 절차 교육-매년 1회 이상 3) ISO 14644-1, GMP 해설서 [2008] 4th edition 규격 교육 4) 모니터링 장비 사용법 교육	자격인증
8	밸리데이션 수행자(세척)	1) 전사 품질시스템 교육-매년 1회 이상 2) 공정밸리데이션 절차 교육-매년 1회 이상 3) ASTM E2314-03 Standard Test Method for Determination of Effec-tiveness of Cleaning Processes for Reusable Medical Instruments Using a Microbiologic Method (Simulated Use Test) 교육 4) 의료기기 세척공정 밸리데이션 가이드라인, 식품의약품안전청, 2012 5) 모니터링 장비 사용법 교육	자격인증
9	밸리데이션 수행자(포장)	1) 전사 품질시스템 교육-매년 1회 이상 2) 공정밸리데이션 절차 교육-매년 1회 이상 3) ISO 11607-1 교육 4) 모니터링 장비 사용법 교육	자격인증

No	직무 명	교육훈련 프로그램	사내자격
10	밸리데이션 수행자(멸균)	1) 전사 품질시스템 교육-매년 1회 이상 2) 공정밸리데이션 절차 교육-매년 1회 이상 3) ISO 11135-1/ISO 17665-1 등 해당 멸균 규격 교육 4) 모니터링 장비 사용법 교육	자격인증
11	밸리데이션 수행자(유효수명)	1) 전사 품질시스템 교육-매년 1회 이상 2) 공정밸리데이션 절차 교육-매년 1회 이상 3) 의료기기 유효기간 설정 및 안정성평가에 관한 가이드라인/2007.3/식품의약품안전청 의료기기본부 4) 유효수명 관련 해당 제품규격	자격인증
12	밸리데이션 수행자(특별공정)	1) 전사 품질시스템 교육-매년 1회 이상 2) 공정밸리데이션 절차 교육-매년 1회 이상	자격인증
13	밸리데이션 공정 작업자	1) 전사 품질시스템 교육-매년 1회 이상 2) 해당 공정 작업표준서 교육-매년 1회 이상 3) 해당 작업환경관리 절차 교육-매년 1회 이상	자격인증
14	설계 검증요원	1) 전사 품질시스템 교육-매년 1회 이상 2) 설계 및 개발관리 절차 교육-매년 1회 이상 3) 설계검증 실무교육 4) 해당 제품관련 법규/규격 교육	자격인증
15	S/W 밸리데이션 수행자	1) 전사 품질시스템 교육-매년 1회 이상 2) S/W개발관리 절차 교육-매년 1회 이상 3) IEC 62304 교육 4) Guidance for the Content of Premarket Submissions for Software Contained in Medical Devices Document issued on: May 11, 2005교육	자격인증
16	Usability Engineering 수행자	1) 전사 품질시스템 교육-매년 1회 이상 2) IEC 60601-1-6, IEC 62366(-1), Human factors engineering Design of medical devices (ANSI/AAMI HE75:2009), 의료기기 전기기계적 안전에 관한 공통기준규격(별표3) 교육	자격인증
17	위험관리자	1) 전사 품질시스템 교육-매년 1회 이상 2) 위험관리 절차 교육-매년 1회 이상 3) ISO 14971 교육	자격인증
18	임상평가요원	1) 전사 품질시스템 교육-매년 1회 이상 2) 임상평가 절차 교육-매년 1회 이상 3) 의료기기법 시행규칙 제9조, MEDDEV. 2.7.1 rev 3, MEDDEV 2.12/2 rev2, NB-MED/ 2.12/Rec1 rev11교육	자격인증
19	임상시험요원	1) 전사 품질시스템 교육-매년 1회 이상 2) 임상시험 절차 교육-매년 1회 이상 3) 의료기기법 제 10조, 의료기기법 시행규칙(제 7조의 2,3/ 제12조의 3,4/ 제13조/ 제 19조의 2/ 제 27조의 2/ 별표 2의 2: 의료기기 임상시험 관리기준)/ 의료기기 고시: 의료기기 임상시험계획지침 / 의료기기 임상시험 기본문서 관리에 관한 규정 교육 4) ISO 14155, NB-MED/ 2.12/Rec1 rev11 교육 5) Medical device clinical trials: a telecised dialogue with FDA, the Food and Drug Law Institute, Washington D.C, January 27, 1994 교육	자격인증

No	직무 명	교육훈련 프로그램	사내자격
20	의료사고 /리콜 평가자	1) 전사 품질시스템 교육-매년 1회 이상 2) 부작용 정보보고 절차, V/S 절차, MDR 절차 교육-매년 1회 이상 3) 의료기기 부작용 등 안전성 정보 관리에 관한 규정 교육 4) MEDDEV 2 12-1 교육 5) PART 803-MEDICAL DEVICE REPORTING 교육 4) 사고보고 및 리콜 평가 방법 교육	자격인증
21	의료사고 /리콜 보고인원	1) 전사 품질시스템 교육-매년 1회 이상 2) 부작용 정보보고 절차, V/S 절차, MDR 절차 교육-매년 1회 이상 3) 시정 및 예방조치 절차 교육-매년 1회 이상 4) 사고보고서 작성방법 교육(모의 리콜)	자격인증
22	설치담당	1) 전사 품질시스템 교육-매년 1회 이상 2) 설치 표준서 교육-매년 1회 이상 3) 식별 및 추적관리 절차 교육-매년 1회 이상 4) 부적합품 관리 절차 교육-매년 1회 이상 5) 시정 및 예방조치 절차 교육-매년 1회 이상 5) 제품표준서 교육 6) 설치 및 검사용 장비 사용법 교육	자격인증
23	B.I 시험원	1) 전사 품질시스템 교육-매년 1회 이상 2) 식별 및 추적관리 절차 교육-매년 1회 이상 3) 부적합품 관리 절차 교육-매년 1회 이상 4) B.I 시험 작업표준서 교육-매년 1회 이상 5) ISO 11138-1, ISO 11138-3 교육 6) BI 리더기, BI 취급 및 보관방법 교육	자격인증
24	사내 강사	1) 전사 품질시스템 교육-매년 1회 이상 2) 품질매뉴얼 및 품질시스템 절차 교육-매년 1회 이상 3) GMP 및 제품관련 법규/규격에 관한 교육-매년 1회이상 4) 외부 전문가에 의한 해당분야 교육이수	-
25	창고 관리자 (원자재/제품)	1) 전사 품질시스템 교육-매년 1회 이상 2) 취급, 보관 업무절차 교육-매년 1회 이상 2) 식별 및 추적관리 절차 교육-매년 1회 이상 3) 부적합품 관리 절차 교육-매년 1회 이상 4) 자재/제품 입출고 관리 교육 4) 제품/원자재/포장재 사용 라벨 교육	-
26	생산관리	1) 전사 품질시스템 교육-매년 1회 이상 2) 공정관리 절차 교육-매년 1회 이상 3) 식별 및 추적관리 절차 교육-매년 1회 이상 4) 부적합품 관리 절차 교육-매년 1회 이상 5) 시정 및 예방조치 절차 교육-매년 1회 이상 6) 제품표준서 교육 7) 공정능력 지수 관리 교육 8) 공정변경 관리 교육 9) 데이터 분석 절차 교육	-
27	생산(제조) 인원	1) 전사 품질시스템 교육-매년 1회 이상 2) 해당 작업표준서 교육-매년 1회 이상	

No	직무 명	교육훈련 프로그램	사내자격
27	생산(제조) 인원	3) 작업환경관리 절차 교육-매년 1회 이상 4) 취급, 보관관리 절차--매년 1회 이상 5) 해당 공정작업에 대한 숙련도 교육	-
28	S/W 개발인원	1) 전사 품질시스템 교육-매년 1회 이상 2) S/W개발관리 절차 교육-매년 1회 이상 3) IEC 62304 교육 4) Guidance for the Content of Premarket Submissions for Software Contained in Medical Devices Document issued on: May 11, 2005교육	-
29	전기장치 및 기구물 개발 인원	1) 전사 품질시스템 교육-매년 1회 이상 2) 설계 및 개발관리 절차 교육-매년 1회 이상 3) 시정 및 예방조치 절차 교육-매년 1회 이상 4) Safety 관련 법규 및 규격 교육 • 국내: 의료기기 전기 기계적 안전에 관한 공통기준규격, 의료기기 전자파안전에 관한 공통 기준규격 • 유럽: EN 60601-1, EN 60601-1-2 or EN 61010-1, EN 61326 • 미국: FDA Guidance 5) Performance 관련 법규 및 규격 교육 • 국내: 해당 의료기기 기준규격 • 유럽: 해당 harmonized-standard • 미국: FDA Guidance	-
30	Labeling 개발인원	1) 전사 품질시스템 교육-매년 1회 이상 2) 설계 및 개발관리 절차 교육-매년 1회 이상 3) 시정 및 예방조치 절차 교육-매년 1회 이상 4) labeling 관련 법규 및 규격 교육 • 국내: 의료기기 표시 기재 등에 관한 규정 및 해당 의료기기 기준규격 • 유럽: EN ISO 15223-1, EN 1041, IEC 60417 or EN ISO 15223-1, EN 18113-1~5 • 미국: Labeling Regulatory Requirements for Medical Devices, Device Labeling Guidance #G91-1, PART 801 LABELING, PART 1010 PERFORMANCE STANDARDS FOR ELECTRONIC PRODUCTS: GENERAL, PART 809 IN VITRO DIAGNOSTIC PRODUCTS FOR HUMAN USE	-
31	구매담당	1) 전사 품질시스템 교육-매년 1회 이상 2) 구매관리 절차 교육-매년 1회 이상 3) 데이터 분석 절차 교육	-
32	영업담당	1) 전사 품질시스템 교육-매년 1회 이상 2) 영업관리 업무 절차 교육-매년 1회 이상	-
32	영업담당	3) 무역거래에 필요한 계약, 은행, 운송, 통관관련 교육 4) 해외 수출입 업무 교육 5) 외국어 교육	-
33	고객불만 처리담당	1) 전사 품질시스템 교육-매년 1회 이상 2) 고객불만 접수 및 처리 업무절차 교육-매년 1회 이상 3) 시정 및 예방조치 절차 교육-매년 1회 이상 4) 식별 및 추적관리 절차 교육-매년 1회 이상 4) 제품표준서 교육 5) 설치 및 검사용 장비 사용법 교육	-

No	직무 명	교육훈련 프로그램	사내자격
34	A/S 요원	1) 제품표준서 교육-매년 1회 이상 2) 설치매뉴얼 교육-매년 1회 이상 3) A/S 매뉴얼 교육-매년 1회 이상	자격인증
35	방사선안전관리자	1) RI방사선 동의원소취급 면허를 획득한 자 2) 원자력안전법 시행규칙_매년 1회 이상 3) 방사선안전관리 절차_매년 1회 이상	자격인증
36	방사선작업종사자	1) 방사선안전 취급 및 준수사항 교육훈련_신규(기본교육-8hr, 직장교육-4hr이상), 정기교육(기본교육-년3hr, 직장교육-3hr이상) 2) 원자력안전법 시행규칙_매년 1회 이상 3) 방사선안전관리 절차_매년 1회 이상	자격인증
37	신입직원	1) 사내 품질방침 교육 2) 전사 품질시스템 교육 3) 해당 부서관련 품질시스템 절차 교육 4) 해당 직무관련 업무 지침 교육 5) 해당 직무관련 숙련도 교육	-

④ 교육실시

ISO 13485 6.2.2 (b), 의료기기 제조 및 품질관리 기준 6.2.2 2) 및 PART 820.25 (b)에서 직무 별 적격성 평가에서 부족한 것(GAP)으로 파악된 부분에 대한 능력을 보완하기 위해 수립된 교육계획에 따라 교육훈련을 실시하도록 요구하고 있다. 교육훈련은 사내/사외에서 실시할 수 있으며, 교육훈련의 방법은 어떠한 형태 이어도 관계는 없다. 다만, 교육훈련을 통해 부족한 능력(GAP)을 충족시켜야 하며, 인식(결함)함을 보장하도록 실시 되어야 한다.

⑤ 교육평가

ISO 13485 6.2.2 (c) (d), 의료기기 제조 및 품질관리 기준 6.2.2 3) 4) 및 PART 820.25 (b)에서 실시된 교육훈련에 대한 적격성과 결함인식에 대한 평가를 수행하도록 요구하고 있다. 실시된 교육훈련의 평가는 해당 직무 별 필요교육을 통해 부족한 능력이 충족되었는지 와 결함인식이 되었는지 측면에서 평가되어야 한다. 교육훈련 평가의 예는 교육/훈련 일지(9.4.3 3))상의 교육평가 부분을 참조한다.

⑥ 개인별 교육이력카드 관리

ISO 13485 6.2.2 (f), 의료기기 제조 및 품질관리 기준 6.2.2 5) 및 PART 820.25 (b)에서 교육훈련의 기록을 품질기록으로 유지하도록 요구하고 있다. 수행된 교육훈련 결과는 개인별 이력카드에 등록하여 관리한다.

⑦ 자격인증 관리

ISO 13485 6.2.2, 의료기기 제조 및 품질관리 기준 6.2.2 및 PART 820.25 (b)

(2)에서 검증, 유효성 업무를 수행하는 인원에 대해서 사내 자격부여를 통해 독립된 업무가 수행되도록 요구하고 있다. 사내 자격인증 대상의 예는 ③교육훈련 계획수립 표상의 사내자격을 참조한다. 이에 따라 ⑥개인별 교육이력카드상에 개인별 교육이력과 사내 자격인증 현황 등을 관리한다.

9.3 인적자원 제공과 관련된 문서/문서화된 절차

1) 교육훈련 절차서(사내 자격부여 절차는 교육훈련 절차에 포함 또는 별도의 절차를 문서화 할 수 있다)

교육훈련 절차 프로세스의 예를 살펴보면 다음과 같다.

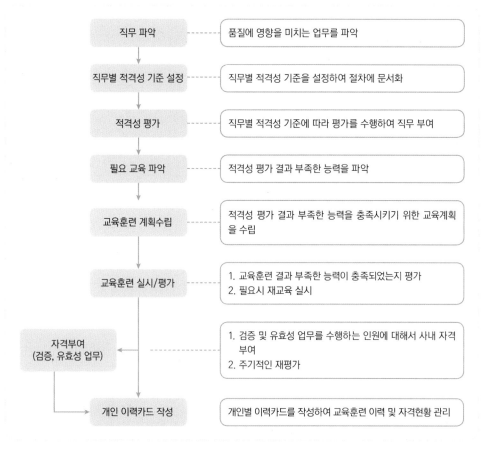

직무 파악	┄┄	품질에 영향을 미치는 업무를 파악
직무별 적격성 기준 설정	┄┄	직무별 적격성 기준을 설정하여 절차에 문서화
적격성 평가	┄┄	직무별 적격성 기준에 따라 평가를 수행하여 직무 부여
필요 교육 파악	┄┄	적격성 평가 결과 부족한 능력을 파악
교육훈련 계획수립	┄┄	적격성 평가 결과 부족한 능력을 충족시키기 위한 교육계획을 수립
교육훈련 실시/평가	┄┄	1. 교육훈련 결과 부족한 능력이 충족되었는지 평가 2. 필요시 재교육 실시
자격부여 (검증, 유효성 업무)	┄┄	1. 검증 및 유효성 업무를 수행하는 인원에 대해서 사내 자격부여 2. 주기적인 재평가
개인 이력카드 작성	┄┄	개인별 이력카드를 작성하여 교육훈련 이력 및 자격현황 관리

그림 9-2 교육훈련 절차 프로세스

9.4 인적자원 제공과 관련된 품질기록

1) 적격성 인정 평가서

적격성 인정 평가서의 예는 다음과 같다.

서식 9-1 적격성 인정 평가서

적격성 인정 평가서
- 제품검사원 -

■ 평가대상자

성명	소속명	직위	학력	입사일자

■ 평가방식

자격인정 요구사항		숙련도 및 인식(결함) 평가		비고
평가 항목	배점	숙련도 평가 항목	배점	
학력 — 대졸	5점	숙련도 (독자적검사수행) 우수	8점	
학력 — 초대졸	3점	숙련도 (독자적검사수행) 보통	6점	
학력 — 고졸	2점	숙련도 (독자적검사수행) 미흡	4점	
전공 — 품질관련 전공	5점	완제품검사 기준서 이해도 우수	8점	
전공 — 이공계열	4점	완제품검사 기준서 이해도 보통	6점	
경험(경력) — 10년이상	20점	완제품검사 기준서 이해도 미흡	4점	
경험(경력) — 5년~10년	18점	당사 제품 및 공정에 대한 이해도 우수	8점	
경험(경력) — 3년~5년	16점	당사 제품 및 공정에 대한 이해도 보통	6점	
경험(경력) — 6개월~3년	15점	당사 제품 및 공정에 대한 이해도 미흡	4점	
경험(경력) — 6개월이하	10점	당사 업무프로세스에 대한 이해도 우수	8점	
업무경험 (최근5년이내) — 품질관리	15점	당사 업무프로세스에 대한 이해도 보통	6점	
업무경험 (최근5년이내) — 개발,연구	13점	당사 업무프로세스에 대한 이해도 미흡	4점	
업무경험 (최근5년이내) — 생산, 생산 관리	11점	부적합 및 관찰사항 판단 능력 우수	8점	
업무경험 (최근5년이내) — 구매/자재	9점	부적합 및 관찰사항 판단 능력 보통	6점	
업무경험 (최근5년이내) — 기타 근무 부서	5점	부적합 및 관찰사항 판단 능력 미흡	4점	
교육훈련 이수정도 (자격 유지 보수교육 과정 포함) — 품질관리 사외교육 이수	15점	인식(결함) 평가항목		비고
교육훈련 이수정도 (자격 유지 보수교육 과정 포함) — 완제품검사 기준서 -3hr	5점	1.잘못된 검사로 불량품 출고	□ Pass,□ Fail	

교육훈련 이수정도 (자격 유지 보수교육 과정 포함)	부적합품 관리 Procedure -2hr	5점	2. 인허가기준에 적 합한 검사 미수행으 로 인한 불량품 출 고로 의료사고/리콜 발생	□ Pass, □ Fail	* 평가일로부터 2년간 유 효하며, 2년 주기로 숙련도 및 인식 재 평가
	누설전류, 접지저항, 전 원입력 시험 방법-4hr	4점			
	당사 제품 교육	1점			
평가점수	/60점		/40점		
합계점수	/100점				
평가소견	* 인식(결함) 평가항목 중 Fail 항목이 있을 경우 평가점수와 관계없이 적 격성 평가는 불합격으로 처리함.				
평가일	년 월 일				
평가자	품질책임자 서명				
승인자	대표이사 서명				
종합판정 (합격 70점 이상)	합격/불합격				* 종합점수 85점 이하 시 추가 교육

2) 교육훈련 계획서

교육훈련 계획서의 예는 다음과 같다.

서식 9-2 교육훈련 계획서

20 년 교육훈련 계획서																작 성	검 토	승 인
No	교육과정명	직무명	20 년도												교육 시간	교육 대상자	교육 방법	주관부서
			1	2	3	4	5	6	7	8	9	10	11	12				

3) 교육/훈련 일지

교육/훈련 일지의 예는 다음과 같다.

서식 9-3 교육/훈련 일지

교육/훈련 일지				결재	작성	검토	승인
교육과정명							
교 육 기 간(hr)							
교육기관(강사)				교육장소			
교육참가자	성 명	직무 명	서 명	성 명	직무명		서 명
작 성 자	소 속		직 위			성 명	

주요교육 내용 요약

*유첨:

교 육 평 가

평가의견:

결함인식(□ Yes, □ No), 재교육 여부(□ 필요, □ 불필요)

일자: 20 년 월 일 성명: (인)

4) 개인별 이력카드

개인별 이력카드의 예는 다음과 같다.

서식 9-4 개인별 이력카드

개인별 이력카드					사 번

성명			주민등록번호		
부서/직위			입 사 일 자		

학 력			경 력		
학력	전공	자격	회사명	부서/직위	기간

교육 / 훈련 이력					
구분	교육일자	교육/훈련명	교육시간	교육장소	비고

사내 직무 현황				
직무 명	적격성 평가 결과	평가일자	재평가일자	재평가일자
	□ Pass □ Fail			
	□ Pass □ Fail			

사내 자격인증 현황				
자격종류	부여근거	평가방법	부여일자	승인자

비 고	첨부문서 :

5) 사내 자격인증 등록대장

사내 자격인증 등록대장의 예는 다음과 같다.

서식 9-5 사내 자격인증 등록대장

사내 자격인증 등록대장							
부여번호	사내 자격인증명	소 속	직 위	성 명	등록일	재평가일	재평가결과

9.5 인적자원 제공과 관련된 심사(Audit) 지적 사항 사례

1) 의료기기 제조 및 품질관리 기준, ISO 13485 심사 지적 사항 사례

① 교육훈련 필요성 파악이 되어있지 않았음.

② 검사인원의 부족으로 원활한 검사수행이 이루어 지고 있지 않았음.

③ S/W개발인원의 적격성이 충분하지 못함.

④ 품질시스템(품질매뉴얼, 품질시스템 절차서) 교육이 매년 실시되지 않고 있었음.

⑤ 제/개정된 품질시스템 절차에 대한 교육이 실시되지 않았음.

⑥ 현장인원에 대한 직무교육이 실시되지 않고 있었음.

⑦ 실시된 교육에 대한 교육평가가 수행되지 않았음.

⑧ 개인별 교육 이력관리가 안되어 있었음.

⑨ 사내 자격부여에 대한 근거가 없음.

⑩ 검증, 유효성 업무를 수행하는 인원에 대한 사내 자격관리가 안되고 있었음.

2) FDA 483 Inspection Observations

① 교육 및 교육필요성 파악을 위한 절차가 적절히 수립되지 않았음.

② 인원 별 자신의 직무를 수행하는데 필요한 교육(education), 배경(background), 훈련(training), 경험(experience)이 파악되지 않았음.

③ 직원들에 대한 적절한 훈련이 되지 않았음.

④ 수입 검사 인원의 부족으로 원활한 검사가 수행되지 못하고 있음.

출처: 483 report Inspection Observations
http://www.fda.gov/ICECI/Inspections/ucm481432.htm#Devices

요 약

1. 품질경영시스템을 수행하는 인원에 대한 적격성을 확보하기 위해 업무별 필요 능력 기준을 설정 및 평가와 부족한 능력을 충족시키기 위한 교육훈련을 실시한다.

2. 검증, 유효성 업무를 수행하는 인원에 대해서는 별도의 사내 자격을 부여하여 독립성을 확보한다.

3. 적격성 평가는 해당 직무를 수행하기 위한 학력(전공), 경력, 교육훈련, 숙련도, 결함인식을 기준으로 평가를 수행한다.

토론문제

1. 사내 자격부여가 필요한 직무에 대해서 생각해 보자.

2. 품질경영시스템 수행을 위해 필요한 인적자원은 어떤 직무에 어느 정도 인원이 필요할지 생각해 보자.

물적 자원(기반시설) 제공
(Providing Infrastructure)

10.1 물적 자원(기반시설) 제공 GMP 요구사항

표 10-1 물적자원 제공 요구사항(ISO 13485의 요구사항 중 개정된 내용을 색상을 달리하여 식별함)

GMP	요구사항(Requirements)
ISO 13485	**6.3 기반 시설(Infrastructure)** 조직은 제품 요구사항에 대한 적합성을 달성하는데 필요한 기반시설에 대한 요구사항을 문서화해야 하고, 제품 혼입(mix-up)을 방지하고, 제품의 질서 있는 취급을 보장해야 한다. 기반시설은 해당되는 경우 다음을 포함한다. ① 건물, 작업 공간 및 관련 시설 ② 프로세스 설비(하드웨어와 소프트웨어) ③ 지원 서비스 (운송, 통신 또는 정보 시스템 등) 조직은 유지보수 활동 또는 이러한 활동의 부족이 제품의 품질에 영향을 미칠 때의 유지보수 활동의 수행 주기를 포함하여, 유지보수 활동에 대한 요구사항을 문서화해야 한다. 해당되는 경우, 요구사항은 생산에 사용되는 설비 작업환경에 대한 관리, 모니터링 및 측정에도 적용해야 한다. 이러한 유지보수 활동에 대한 기록은 유지되어야 한다(4.2.5 참조). **출처: ISO 13485, Third edition 2016-03-01, Medical devices - Quality management systems - Requirements for regulatory purposes**
의료기기 제조 및 품질관리기준	**6.3. 기반시설(Infrastructure)** 가. 제조업자는 제품 요구사항에 대한 적합성을 확보함에 있어 필요한 기반시설을 결정, 확보 및 유지하여야 한다. 기반시설은 해당되는 경우 다음을 포함한다. 1) 건물, 업무 장소 및 관련된 부대시설 2) 프로세스 장비(하드웨어 및 소프트웨어) 3) 운송, 통신 등 지원 서비스 나. 제조업자는 기반시설의 유지활동 또는 이러한 활동의 부족으로 인하여 제품 품질에 영향을 미칠 수 있는 경우 주기를 포함하여 유지활동에 대한 문서화된 요구사항을 수립하여야 한다. 다. 이러한 유지활동의 기록을 보관하여야 한다. **출처: 의료기기 제조 및 품질관리기준, 식품의약품안전처 고시 제2015- 71호(2015. 9.25, 개정)**
PART 820-QUALITY SYSTEM REGULATION	**820.70 생산 및 공정관리(Production and process controls)** (f) 건물. 건물은 적합한 설계로 되어야 하며 필요한 작업을 수행하고, 혼재를 막고, 정연한 취급을 하는데 충분한 공간이 있어야 한다. **출처: PART 820-QUALITY SYSTEM REGULATION, April 1, 2016, Subpart B-Quality System Requirements**

10.2 물적 자원(기반시설) 제공과 관련된 요구사항 해설

ISO 13485 6.3, 의료기기 제조 및 품질관리 기준 6.3 및 PART 820.70 (f)에서 기반시설을 요구하고 있다.

1) 기반시설의 결정

GMP 수립 및 운영을 위한 필요 자원을 요구하고 있는데 이러한 자원에는 인적자원과 물적 자원(기반시설)으로 구분하여 요구하며, 본 장에서는 기반시설에 대한 요구사항을 설명한다.

의료기기 제조를 위해 필요한 기반시설을 결정, 제공 및 유지관리를 위해 문서화하도록 요구하고 있다. 따라서 기반시설을 문서로서 등록관리하여야 한다.

이러한 기반시설은 제품 혼입(mix-up)을 방지하고, 제품의 질서 있는 취급을 보장하기 위해 충분한 시설을 갖추어야 한다.

이러한 기반시설에는

① 빌딩, 업무 장소 및 부대 시설

조직은 제조소, 생산설비 및 검사장비, 시험실, 창고(자재창고 및 제품창고) 등을 확보하도록 요구하고 있다.

제조소는 제품을 제조하는 장소를 의미하며, 조직에서는 의료기기를 생산하는 제조소를 확보하도록 요구하며, 해당될 경우 클린룸, 차폐실 등도 포함된다.

생산설비 및 검사장비는 제조를 위해 필요한 생산/설치 장비와 수입, 공정, 완제품, 설치, A/S 검사를 위해 필요한 검사장비를 확보하도록 요구하고 있다. 이러한 장비에는 생산 및 검사에 사용되는 지그 및 한도견본도 포함되어야 한다.

시험실은 완제품검사를 수행하는 장소를 의미하며 즉 검사실을 확보하도록 요구하고 있다.

창고는 원부자재를 보관하는 자재창고와 제품을 보관하는 제품창고를 의미하며, 이러한 창고를 확보하도록 요구하고 있다.

② 프로세스 장비(하드웨어 및 소프트웨어)

프로세스 장비는 제품실현에 사용되는 장비로써 하드웨어, 하드웨어와 소프트웨어로 구성된 장비 및 단독으로 사용되는 소프트웨어도 장비로 포함시켜 확보하도록 요구하고 있다.

확보된 장비에 대해서는 장비의 적격성을 검증 후 등록하여 관리하여야 하는데 적격성은 IQ, OQ, PQ를 통해 수행하며 각 단계의 고려사항은 다음과 같다.

a) IQ 고려사항

ⅰ) 장비 설계 특성

ⅱ) 설치조건

ⅲ) 교정, A/S, 세척

ⅳ) 안전특성

ⅴ) 공급자 문서화, 프린트물, 도면 및 매뉴얼

ⅵ) 소프트웨어 문서화

ⅶ) 스페어파트 목록

ⅷ) 환경조건

b) OQ 고려사항

ⅰ) 공정관리 한계 (Process control limit)

ⅱ) 소프트웨어 파라미터

ⅲ) 원자재 스펙

ⅳ) 공정작동 절차서

ⅴ) 원자재 취급 요구사항

ⅵ) 공정변경관리

ⅶ) 교육

ⅷ) 단기간의 안정성 및 공정능력

ⅸ) 잠재적 실패 유형, 조치수준(action level), Worst-case condition 등 (FMEA, FTA)

OQ는 Worst Case인 공정변수 하에도 생산된 제품이 모든 규정된 요구사항을 만족시킨다는 것을 보증하여야 한다.

공정변수로 고려해야 할 사항들은 온도, 습도, 전력공급 변화, 진동, 환경적 오염, 용수의 순도, 조명, Human factor (교육, 인체공학적 요소, 스트레스 등), 재료의 변화, 장비의 마모와 손상 등이 해당된다.

c) PQ 고려사항

ⅰ) OQ에서 수립된 실제 제품/공정 파라미터와 절차서

ⅱ) 제품의 합부 여부

iii) OQ에서 수립된 공정능력의 보증

iv) 공정 재현성(Process repeatability)

ⅴ) 장기 공정 안정성(Long term process stability)

PQ의 주목적은 정상작동조건 하에서 공정이 지속적으로 수락 가능한 제품을 생산하는지 증명하는 것이며 충분한 횟수로 실제생산 조건과 같거나 유사하게 해야한다.

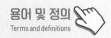

설치 적격성평가
(IQ, Installation Qualification)

용어 및 정의
Terms and definitions

제조공정 중 의료기기의 품질에 영향을 줄 수 있는 기기, 설비 또는 시스템이 승인된 기준에 적합한지의 여부와 올바르게 설치되었는지 증거를 확보하고 문서화하는 과정을 말한다.

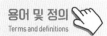

운영 적격성평가
(OQ, Operational Qualification)

용어 및 정의
Terms and definitions

의료기기를 생산하기 위한 장치 및 시스템이 규정된 운전범위에서 기준에 맞게 작동하는지 증거를 확보하고 문서화하는 과정을 말한다.

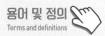

성능 적격성평가
(PQ, Performance Qualification)

용어 및 정의
Terms and definitions

실운전을 통하여 장치, 시스템 또는 제조공정이 정해진 작동 범위 내에서 정상적으로 작동 됨을 나타내는 증거를 확보하고 문서화하는 과정을 말한다.

출처: 의료기기 제조 및 품질관리 기준, 식품의약품안전처 고시 제2015-71호(2015. 9.25, 개정) 별표1 용어의 정의

③ 운송, 통신 등 지원 서비스

해당되는 경우 운송, 통신 및 지원 서비스와 관련된 시설 및 장비도 확보하도록 요구하고 있다.

2) 유지보수 활동

결정하고 확보된 기반시설의 관리 부족으로 제품 품질에 영향을 미칠 수 있으므로 유

지보수 활동을 문서화하고 수행하도록 요구하고 있다.

① 유지보수 범위: 기반시설의 사용 환경, 모니터링 및 측정

② 유지보수 주기: 조직이 기반시설에 따라 유지보수 주기를 정할 수 있다.

③ 유지보수 방법: 점검 체크리스트를 작성하여 관리

10.3 물적 자원(기반시설) 제공과 관련된 문서/문서화된 절차

1) 기반시설관리 절차서

기반시설관리 절차 프로세스의 예를 살펴보면 다음과 같다.

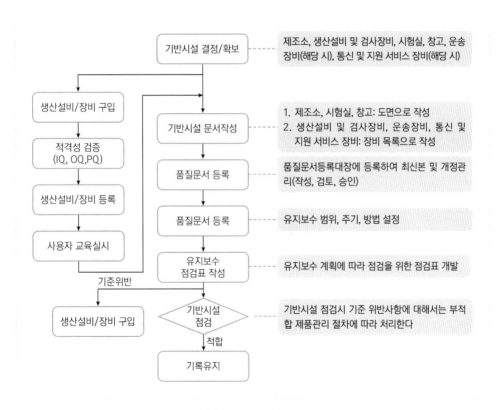

그림 10-1 기반시설관리 절차 프로세스

2) 기반시설 문서 작성 및 등록관리(품질문서 등록대장에 등록관리)

① **제조소:** 생산현장을 도면화 하여 국내 GMP 심사 신청 시 제출하므로 이 도면을 문서로서 등록 관리한다.

※ 생산현장의 주소/위치가 변경될 경우 인허가기관에 공장 변경신고를 하고 확인 심사를 받아야 한다.

② **생산설비 및 검사장비:** 생산설비와 시험/검사장비 목록을 작성하여 GMP 심사 신청 시 제출하므로 이 목록을 문서로서 등록 관리한다.

③ **시험실:** 완제품 검사를 수행하는 시험실을 도면화 하여 국내 GMP 심사 신청 시 제출하므로 이 도면을 문서로서 등록 관리한다.

④ **창고:** 자재창고와 제품창고를 도면화 하여 국내 GMP 심사 신청 시 제출하므로 이 도면을 문서로서 등록 관리한다.

⑤ **운송장비(해당 시)**

⑥ **통신 및 지원 서비스 장비(해당 시)**

※ 기반시설 관리 절차를 작성하여 관리할 수도 있다.

10.4 물적 자원(기반시설) 제공과 관련된 품질기록

1) IQ

IQ의 예는 다음과 같다.

서식 10-1 IQ(설치적격성 평가)

Installation Qualification

장비/설비명		제작번호	
사용목적		사용위치	
Specifications			
안전장치			
설치환경	온도 (　　) °C, 습도 (　　) RH%, 차압 (　　) Pascal		
설치적격성 평가 결과	**평가 항목**		**평가 결과**
	1. 도면 확인		☐Pass ☐Fail
	2. 구성품 확인(Part List)		☐Pass ☐Fail
	3. 외형 및 하드웨어 작동검사		☐Pass ☐Fail

	4. 조립상태 검사		☐ Pass ☐ Fail
	5. 작동상태 검사		☐ Pass ☐ Fail
	6. 교정 확인		☐ Pass ☐ Fail
	7. 문서 확인		☐ Pass ☐ Fail
			평가자: (인)

	도면 명	도면 번호	
1. 도면확인			

	Part No.	구성품명	수량
2. 구성품 확인			

	검사 항목	검사 방법	검사 결과
3. 외형 및 하드웨어 작동검사			☐ OK ☐ NG
			☐ OK ☐ NG
			☐ OK ☐ NG

	검사 항목	검사 방법	검사 결과
4. 조립상태 검사			☐ OK ☐ NG
			☐ OK ☐ NG
			☐ OK ☐ NG

	검사 항목	검사 방법	검사 결과
5. 작동상태 검사			☐ OK ☐ NG
			☐ OK ☐ NG
			☐ OK ☐ NG

	계측기기명	Serial No.	Calibration Date
6. 교정 확인			

	문서명	문서번호	
7. 문서 확인			

2) OQ

OQ의 예는 다음과 같다.

서식 10-2 OQ(운영적격성 평가)

Operational Qualification

장비/설비명			제작번호		
사용목적			사용위치		
운영환경	온도 ( ) ℃, 습도 ( ) RH%, 차압 ( ) Pascal				
평가결과	☐Pass ☐Fail		평가자		(인)
검사 항목	검사 방법	검사 결과			
		1차	2차	3차	
		☐OK ☐NG	☐OK ☐NG	☐OK ☐NG	
		☐OK ☐NG	☐OK ☐NG	☐OK ☐NG	
		☐OK ☐NG	☐OK ☐NG	☐OK ☐NG	

3) PQ

PQ의 예는 다음과 같다.

서식 10-3 PQ(성능적격성 평가)

Performance Qualification

장비/설비명			제작번호				
사용목적			사용위치				
운영환경	온도 ( ) ℃, 습도 ( ) RH%, 차압 ( ) Pascal						
평가결과	☐Pass ☐Fail	평가자					(인)
성능 항목	성능 합격기준	Test 결과					
		1차	2차	3차	4차	5차	
		( ) ☐OK ☐NG	( ) ☐OK ☐NG	( ) ☐OK ☐NG	( ) ☐OK ☐NG	( ) ☐OK ☐NG	
		( ) ☐OK ☐NG	( ) ☐OK ☐NG	( ) ☐OK ☐NG	( ) ☐OK ☐NG	( ) ☐OK ☐NG	
		( ) ☐OK ☐NG	( ) ☐OK ☐NG	( ) ☐OK ☐NG	( ) ☐OK ☐NG	( ) ☐OK ☐NG	

4) 장비등록대장

장비등록대장의 예는 다음과 같다.

장비등록대장(☐ 계측장비, ☐ 검사용S/W, ☐생산설비, ☐ 지그, ☐ 한도견본)　　　작성일자:

관리번호	장비명	규격/형식	정밀도	제작사	구입일자	제작번호	사용부서	교정주기	교정일자	유효일자	보정값

5) 장비이력카드

장비이력카드의 예는 다음과 같다.

장 비 이 력 카 드

관리번호		☐계측장비, ☐ 검사용S/W, ☐생산설비					
제작번호		☐지그(JIG), ☐한도견본					
장비 사진 첨부				장비명			
				모델명			
				규격/형식			
				설치장소			
				정밀도			
				제작사			
				구입일			
보정/조정 값							
외부교정(교정주기:　개월)							
교정일자							
사내교정/검증(교정/검증주기:　개월)							
교정/검증 일자							
검사용 S/W Validation							
Validation 일자		Re-Validation일자					
수리내역							

일자	수리내용
* 사외교정검사성적서/사내교정/검증성적서, Validation report, IQ, OQ, PQ report 첨부	

6) 기반시설 점검표

기반시설 점검표 의 예는 다음과 같다.

서식 10-6 점검표

(　　　　　) 점검표

No	점검항목	주기	20 년 월											
			1	2	3	4	5	6	7	8	9	~	30	31
D: 일일점검	점검자:　　　　　　　　　(인)														
W: 주간점검	확인자:　　　　　　　　　(인)														
M: 월간점검	*이상 발견 시 부적합 보고서를 작성하여 조치														

10.5 인적자원 제공과 관련된 심사(Audit) 지적 사항 사례

1) 의료기기 제조 및 품질관리 기준, ISO 13485 심사 지적 사항 사례

① 기반시설이 문서화 되어 있지 않음.

② 기반시설 점검기준이 설정되지 않았음.

2) FDA 483 Inspection Observations

① 제조소가 충분한 공간, 제품 취급, 혼용 방지, 필요한 작업등을 하는데 충분하지 않다.

② 제조시설이 등록되지 않았음.

출처: 483 report Inspection Observations
http://www.fda.gov/ICECI/Inspections/ucm481432.htm#Devices

요 약

1. 조직은 제품 생산 및 출고를 위해 필요한 기반시설을 결정하고 확보 한다.

2. 기반시설에는 제조소, 생산 및 검사장비, 시험실, 창고, 운송장비, 통신 및 지원 서비스 장비등이 해당된다.

3. 기반시설의 유지관리 부족으로 제품에 나쁜 영향을 미칠 수 있으므로 유지보수 범위, 주기 및 방법을 정해서 실행 한다.

토론문제

1. 기반시설의 종류별 유지보수 방법에 대해서 생각해 보자.

2. 충분한 기반시설은 어떤 범위를 의미하는지 생각해 보자.

Part
03

제품실현
단계

설계관리
(Design controls)

11.1 설계관리 프로세스

1) 제품실현 단계에서의 설계관리 프로세스

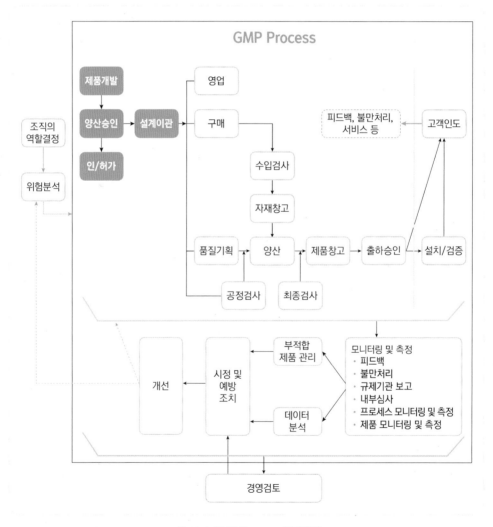

그림 11-1 GMP Process_설계관리

2) 설계관리 Main Process

조직의 개발프로세스에 설계관리 요구사항을 도식화 해서 설명하면 아래 그림 11-2 설계관리 요구사항과 같다. 개발 프로세스는 조직에 따라 다르게 사용하므로 아래 그림의 개발단계는 꼭 준수할 필요는 없다.

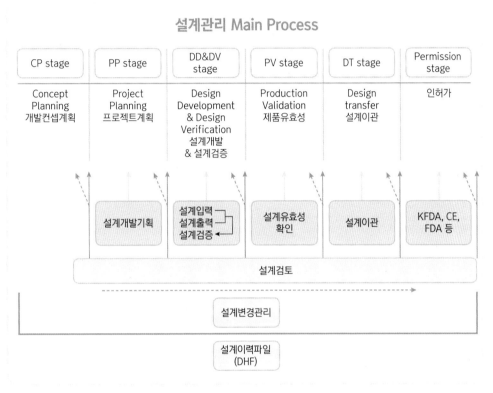

그림 11-2 설계관리 요구사항

11.2 설계관리 GMP 요구사항 및 해설

11.2.1 설계관리 일반사항

1) 설계관리 일반사항 GMP 요구사항

표 11-1 설계관리_일반사항 요구사항
(ISO 13485의 요구사항 중 개정된 내용을 색상을 달리하여 식별함)

GMP	요구사항(Requirements)
ISO 13485	**7.3 설계 및 개발(Design and development)** 7.3.1 일반사항(General) 조직은 설계 및 개발에 대한 절차를 문서화해야 한다. **출처: ISO 13485, Third edition 2016-03-01, Medical devices - Quality management systems - Requirements for regulatory purposes**
의료기기 제조 및 품질관리기준	N/A
PART 820-QUALITY SYSTEM REGULATION	Subpart C-Design Controls **820.30 설계관리(Design controls)** (a) 일반사항. 　(1) 3등급 또는 2등급 그리고 (a)(2)에 목록 된 1등급의 각 제조자는 규정된 설계요구사항이 충족됨을 보장하기 위하여 기기의 설계를 관리하는 절차를 수립 및 유지하여야 한다. 　(2) 다음의 1등급 기기는 설계관리를 수행하여야 한다. 　　(i) 컴퓨터 소프트웨어가 있는 기기, 그리고 　　(ii) 다음의 기기들 TABLE_PLACEHOLDER **출처: PART 820-QUALITY SYSTEM REGULATION, April 1, 2016, Subpart B-Quality System Requirements**

Section	Device
868.6810	Catheter, Tracheobronchial Suction.
878.4460	Glove, Surgeon's.
880.6760	Restraint, Protec ive.
892.5650	System, Applicator, Radion clide, Manual.
892.5740	Source, Radionuclide Teletherapy.

2) 설계관리 일반요구사항 해설

설계관리 일반사항을 살펴보면 ISO 13485 7.3.1 및 PART 820.30 (a)에서 일반사항이 규정되어 있다.

ISO 13485 일반요구사항에서는 설계 및 개발에 대한 문서화된 절차를 수립하도록 요구하고 있다. 따라서 조직은 본 장의 요구사항을 적용하여 설계관리 절차를 수립하여야 하며, Software가 해당되는 경우 IEC/EN 62304 규격에 따라 S/W 개발 절차를 수립하여야 한다.

PART 820-QSR 설계관리 일반사항 규정을 살펴보면 미국의 의료기기 등급(1,2,3)중 설계관리 요구사항에 따라 설계이력파일(DHF)를 작성하고 관리해야 하는 등급은 2,3등급 의료기기가 적용되며, 추가로 1등급 제품 중 소프트웨어를 포함하고 있는 기기와 (2)의 (ii)에 언급된 기기에 대해서는 설계이력파일(DHF)을 작성하고 관리해야 한다. 즉, 1등급 의료기기 중 설계관리 일반사항 (2)의 (i), (ii)에 적용되지 않는 의료기기는 설계이력파일(DHF)의 작성 및 관리가 강제 요구사항이 아니라는 것이다.

11.2.3 설계 및 개발기획

1) 설계 및 개발 기획 Sub Process

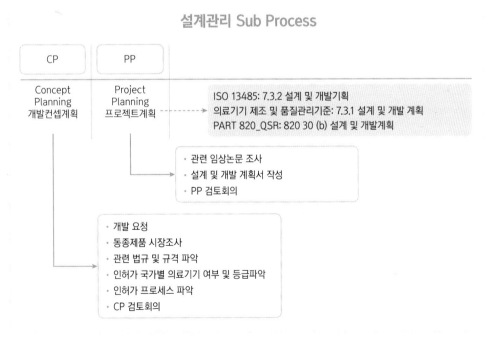

그림 11-3 설계 및 개발 기획 프로세스

2) 설계 및 개발기획 GMP 요구사항

표 11-2 설계관리_설계 및 개발 기획 요구사항
  (ISO 13485의 요구사항 중 개정된 내용을 색상을 달리하여 식별함)

GMP	요구사항(Requirements)
ISO 13485	7.3.2 설계 및 개발 기획(Design and development planning) 　조직은 제품의 설계 및 개발을 계획하고 관리해야 한다. 해당되는 경우, 설계 및 개발 기획 문서가 유지되어야 하고, 설계와 개발이 진행됨에 따라 개정되어야 한다. 　설계 및 개발 기획 시, 조직은 다음사항을 문서화해야 한다. 　① 설계 및 개발 단계 　② 각 설계 및 개발 단계에 필요한 검토 　③ 각 설계 및 개발 단계에 적절한 검증 및 유효성 확인 및 설계 이관 활동 　④ 설계 및 개발에 대한 책임 및 권한 　⑤ 설계 및 개발 입력에 대한 설계 및 개발 출력의 추적성을 보장하기 위한 방법 　⑥ 필요한 인원의 적격성을 포함한 필요한 자원 **출처: ISO 13485, Third edition 2016-03-01, Medical devices - Quality management systems - Requirements for regulatory purposes**
의료기기 제조 및 품질관리기준	7.3.1 설계 및 개발 계획 　가. 제조업자는 설계 및 개발에 대한 문서화된 절차를 수립하여야 한다. 　나. 제조업자는 제품에 대한 설계 및 개발을 계획하고 관리하여야 한다. 　다. 설계 및 개발 계획기간 동안 제조업자는 다음 사항을 결정하여야 한다. 　　1) 설계 및 개발 단계 　　2) 각 설계 및 개발 단계에 적절한 검토, 검증, 유효성 확인 및 설계이관 활동 　　3) 설계 및 개발 활동에 대한 책임과 권한 　라. 제조업자는 효과적인 의사소통 및 책임의 명확성을 위하여 설계 및 개발에 참여하는 서로 다른 그룹간의 연계성을 관리하여야 한다. 　마. 계획의 출력물은 문서화하여야 하고 해당되는 경우 설계 및 개발 진행에 따라 갱신하여야 한다. **출처: 의료기기 제조 및 품질관리기준, 식품의약품안전처 고시 제2015-71호(2015. 9.25, 개정)**
PART 820-QUALITY SYSTEM REGULATION	820.30 설계관리(Design controls) (b) 설계 및 개발계획. 각 제조자는 설계 및 개발활동을 서술하거나 참조하는 그리고 실행에 대한 책임을 규정하는 계획서를 수립하고 유지하여야 한다. 이 계획서는 설계 및 개발공정을 제공하거나, 참여하거나, 관련된 다른 그룹이나 활동의 상호관계를 파악하고 기술하여야 한다. 계획서는 설계 및 개발이 진전됨에 따라 검토, 개정 및 승인되어야 한다. **출처: PART 820-QUALITY SYSTEM REGULATION, April 1, 2016, Subpart B-Quality System Requirements**

3) 설계 및 개발기획 요구사항 해설

이 단계에 해당되는 요구사항은 ISO 13485 7.3.2, 의료기기 제조 및 품질관리기준 7.3.1 및 PART 820.30 (b)에서 설계 및 개발기획을 요구하고 있다.

GMP 요구사항에는 규정되어 있지는 않지만 설계 및 개발 프로세스의 시작은 관련부서의 개발요청으로 시작된다. 관련조직은 고객의 요구사항, 조직의 제품 개발 필요성, 동등 제품의 시장조사 등의 정보를 토대로 개발부서에 제품개발을 요청한다.

개발요청서를 근거로 RA(Regulatory Affairs)조직에서는 목표시장의 인허가를 위한 관련 법규 및 규격을 파악하고 의료기기 등급과 인허가 프로세스를 파악한다. 파악된 관련 법규 및 규격 정보는 설계 및 개발 입력요구사항으로 적용한다. 적용되는 규제 및 표준을 파악하는 체크리스트의 예는 표11-3~8을 참조한다.

표 11-3 대한민국 적용 규제 및 표준 체크리스트_일반 능동 의료기기

대한민국 적용 규제 및 표준 체크리스트_일반 능동 의료기기

항 목	법규 및 규격	적용	비적용	비 고
기본 법규	의료기기법	☐	☐	
성능	의료기기기준규격(별표#2)	☐	☐	
전기 안전	의료기기 전기 기계적 안전에 관한 공통기준규격			
	별표1: 의료기기의 전기·기계적 안전에 관한 공통기준 및 시험방법	☐	☐	
	별표2: 의료기기의 방사선 안전에 관한 보조기준규격	☐	☐	
	별표4: 의료기기 경보시스템에 관한 보조기준규격	☐	☐	
	별표5: 의료기기의 생리학적 폐회로 제어장치에 관한 보조기준규격	☐	☐	
소프트웨어	• 의료기기 전기 기계적 안전에 관한 공통기준규격 별표1: 의료기기의 전기·기계적 안전에 관한 공통기준 및 시험방법(14장) • EC 62304 • IEC 62304	☐	☐	
사용적합성	의료기기 전기 기계적 안전에 관한 공통기준규격 별표3: 의료기기의 사용적합성에 관한 보조기준규격	☐	☐	
위험관리	ISO 14971	☐	☐	
라벨링	의료기기 전기 기계적 안전에 관한 공통기준규격 별표9: 인체이식형 전자의료기기의 전기기계적 안전에 관한 공통기준규격	☐	☐	
	의료기기 표시·기재 등에 관한 규정	☐	☐	
	해당 의료기기 기준규격	☐	☐	
유해물질 및 재활용 규제	6대 규제품질	☐	☐	
멸균	멸균 가이드라인	☐	☐	
클린룸	청정도 관리 가이드라인	☐	☐	
세척	의료기기 세척공정 밸리데이션 가이드라인	☐	☐	

항 목	법규 및 규격	적용	비적용	비 고
포장, 유효수명	의료기기 유효기간 설정 및 안정성평가에 관한 가이드라인	☐	☐	
생체학적 안전	의료기기 생물학적 안전에 관한 공통기준규격	☐	☐	
임상시험	의료기기법 제10조	☐	☐	
동등성평가	의료기기법 시행규칙 제9소	☐	☐	
GMP	의료기기 제조 및 품질관리기준	☐	☐	

표 11-4 대한민국 적용 규제 및 표준 체크리스트_이식용 능동 의료기기

항 목	법규 및 규격	적용	비적용	비 고
기본 법규	의료기기법	☐	☐	
성능	의료기기기준규격(별표#2)	☐	☐	
전기 안전	의료기기 전기 기계적 안전에 관한 공통기준규격 별표9: 인체이식형 전자의료기기의 전기·기계적 안전에 관한 공통기준규격	☐	☐	
소프트웨어	의료기기 전기 기계적 안전에 관한 공통기준규격 별표1: 의료기기의 전기·기계적 안전에 관한 공통기준 및 시험방법(14장) IEC 62304	☐	☐	
사용적합성	의료기기 전기 기계적 안전에 관한 공통기준규격 별표3: 의료기기의 사용적합성에 관한 보조기준규격	☐	☐	
위험관리	ISO 14971	☐	☐	
라벨링	의료기기 전기 기계적 안전에 관한 공통기준규격 별표9: 인체이식형 전자의료기기의 전기기계적 안전에 관한 공통기준규격	☐	☐	
	의료기기 표시·기재 등에 관한 규정	☐	☐	
	해당 의료기기 기준규격	☐	☐	
유해물질 및 재활용 규제	6대 규제품질	☐	☐	
멸균	멸균 가이드라인	☐	☐	
클린룸	청정도 관리 가이드라인	☐	☐	
세척	의료기기 세척공정 밸리데이션 가이드라인	☐	☐	
포장, 유효수명	의료기기 유효기간 설정 및 안정성평가에 관한 가이드라인	☐	☐	
생체학적 안전	의료기기 생물학적 안전에 관한 공통기준규격	☐	☐	
임상시험	의료기기법 제10조	☐	☐	
GMP	의료기기 제조 및 품질관리기준	☐	☐	

표 11-5 대한민국 적용 규제 및 표준 체크리스트_비 능동 의료기기

항 목	법규 및 규격	적용	비적용	비 고
기본 법규	의료기기법	☐	☐	
성능	의료기기기준규격(별표#1)	☐	☐	
위험관리	ISO 14971	☐	☐	
라벨링	의료기기 표시·기재 등에 관한 규정	☐	☐	
	해당 의료기기 기준규격	☐	☐	
유해물질 규제	Non-Phthalate(DEHP 수액세트)	☐	☐	
멸균	멸균 가이드라인	☐	☐	
클린룸	청정도 관리 가이드라인	☐	☐	
세척	의료기기 세척공정 밸리데이션 가이드라인	☐	☐	
포장, 유효수명	의료기기 유효기간 설정 및 안정성평가에 관한 가이드라인	☐	☐	
생체학적 안전	의료기기 생물학적 안전에 관한 공통기준규격	☐	☐	
임상시험	의료기기법 제10조	☐	☐	
동등성 평가	의료기기법 시행규칙 제9조	☐	☐	
GMP	의료기기 제조 및 품질관리기준	☐	☐	

표 11-6 대한민국 적용 규제 및 표준 체크리스트 – 체외진단용 능동 의료기기

항 목	법규 및 규격	적용	비적용	비 고
기본 법규	의료기기법	☐	☐	
성능	의료기기기준규격(별표#2)	☐	☐	
전기 안전	의료기기 전기 기계적 안전에 관한 공통기준규격 별표7: 체외진단용 분석기기에 대한 전기·기계적 안전에 관한 공통기준규격	☐	☐	
전자파 안전	의료기기 전자파안전에 관한 공통기준규격	☐	☐	
소프트웨어	IEC 62304	☐	☐	
사용적합성	의료기기 전기 기계적 안전에 관한 공통기준규격 별표3: 의료기기의 사용적합성에 관한 보조기준규격	☐	☐	
위험관리	ISO 14971	☐	☐	
라벨링	의료기기 전기 기계적 안전에 관한 공통기준규격 별표7: 체외진단용 분석기기에 대한 전기·기계적 안전에 관한 공통기준규격	☐	☐	
	의료기기 표시·기재 등에 관한 규정	☐	☐	
	해당 의료기기 기준규격	☐	☐	
유해물질 및 재활용 규제	6대 규제품질	☐	☐	
클린룸	청정도 관리 가이드라인	☐	☐	

항 목	법규 및 규격	적용	비적용	비 고
임상시험	의료기기법 제10조	☐	☐	
GMP	의료기기 제조 및 품질관리기준	☐	☐	

표 11-7 유럽 적용 규제 및 표준 체크리스트_일반 능동 의료기기

항 목	법규 및 규격	적용	비적용	비 고
기본 법규	Directive 93/42/EEC(Directive 2007/47/EC)	☐	☐	
성능	개별규격(Harmonised Standards)	☐	☐	
전기 안전	EN 60601-1(기본안전)	☐	☐	
	EN 60601-1-3(진단용 X-ray방사선 방호)	☐	☐	
	EN 60601-1-8(경보시스템)	☐	☐	
	EN 60601-1-9(환경 고려설계)	☐	☐	
	EN 60601-1-10(생리학적 폐회로 제어기)	☐	☐	
	EN 60601-1-11(홈헬스케어 환경)	☐	☐	
	EN 60601-1-12(응급의료서비스 환경)	☐	☐	
전자파 안전	EN 60601-1-2	☐	☐	
소프트웨어	EN 62304	☐	☐	
사용적합성	EN 60601-1-6	☐	☐	
	EN 62366(62366-1, -2)	☐	☐	
위험관리	EN ISO 14971	☐	☐	
라벨링	Directive 93/42/EEC(Directive 2007/47/EC)	☐	☐	
	EN 1041	☐	☐	
	EN ISO 15223-1	☐	☐	
	EN 60601-1	☐	☐	
	IEC 60417	☐	☐	
	개별규격(Harmonised Standards)	☐	☐	
유해물질 및 재활용 규제	RoHS Directive 2011/65/EU	☐	☐	
	WEEE Directive 2012/19/EU	☐	☐	
	Phthalate(DEHP, DBP, BBP)	☐	☐	
멸균	EN ISO 11135-1(EO 멸균)	☐	☐	
	EN ISO 11138-2(B.I 시험)	☐	☐	
	EN ISO 11137-1(Radiation 멸균)	☐	☐	

항 목	법규 및 규격	적용	비적용	비 고
멸균	EN ISO 11137-2(Radiation 멸균)	☐	☐	
	EN ISO 17665-1(Heat 멸균)	☐	☐	
	EN ISO 11138-3((B.I 시험)	☐	☐	
	EN ISO 11140-1(C.I 시험)	☐	☐	
	EN ISO 11140-3(C.I 시험)	☐	☐	
클린룸	ISO 14644-2	☐	☐	
세척	ASTM E2314-03	☐	☐	
	ASTM F2847-10	☐	☐	
포장, 유효수명	EN ISO 11607-1	☐	☐	
	EN ISO 11607-2	☐	☐	
	EN ISO 11737-1	☐	☐	
	EN ISO 11737-2	☐	☐	
생체학적 안전	EN ISO 10993-1(일반 요구사항)	☐	☐	
	EN ISO 10993-3(유전독성 Genotoxcity)	☐	☐	
	EN ISO 10993-4(혈액적합성 Haemocompatibility)	☐	☐	
	EN ISO 10993-5(세포독성 Cytotoxicity)	☐	☐	
	EN ISO 10993-6(이식 Implantation)	☐	☐	
	EN ISO 10993-10(감작성 Sensitization) (자극성 Irritation or Intracutaneous reactivity)	☐	☐	
	EN ISO 10993-11 (급성전신독성 Systemic toxicity) (아급성독성 Subchronic toxicity)	☐	☐	
임상시험	EN ISO 14155	☐	☐	
	NB-MED/2.12/Rec.1(PMS)	☐	☐	
임상평가	MEDDEV 2.7.1	☐	☐	
	MEDDEV 2.12/2(PMCF)	☐	☐	
	NB-MED/2.12/Rec.1(PMS)	☐	☐	
GMP	EN ISO 13485	☐	☐	

표 11-8 유럽 적용 규제 및 표준 체크리스트_이식용 능동 의료기기

항 목	법규 및 규격	적용	비적용	비 고
기본 법규	Directive 90/385/EEC	☐	☐	
성능	개별규격(Harmonised Standards)	☐	☐	

항 목	법규 및 규격	적용	비적용	비 고
전기 안전	EN 60601-1(기본안전)	☐	☐	
	EN 60601-1-6(사용적합성)	☐	☐	
	EN 60601-1-9(환경 고려설계)	☐	☐	
	EN 60601-1-10(생리학적 폐회로 제어기)	☐	☐	
소프트웨어	EN 62304	☐	☐	
사용적합성	EN 60601-1-6	☐	☐	
	EN 62366	☐	☐	
위험관리	EN ISO 14971	☐	☐	
라벨링	Directive 90/385/EEC	☐	☐	
	EN 1041	☐	☐	
	EN ISO 15223-1	☐	☐	
	EN 60601-1	☐	☐	
	IEC 60417	☐	☐	
	개별규격(Harmonised Standards)	☐	☐	
유해물질 및 재활용 규제	RoHS Directive 2011/65/EU	☐	☐	
	WEEE Directive 2012/19/EU	☐	☐	
	Phthalate(DEHP, DBP, BBP)	☐	☐	
멸균	EN ISO 11135-1(EO 멸균)	☐	☐	
	EN ISO 11138-2(B.I 시험)	☐	☐	
	EN ISO 11137-1(Radiation 멸균)	☐	☐	
	EN ISO 11137-2(Radiation 멸균)	☐	☐	
	EN ISO 17665-1(Heat 멸균)	☐	☐	
	EN ISO 11138-3((B.I 시험)	☐	☐	
	EN ISO 11140-1(C.I 시험)	☐	☐	
	EN ISO 11140-3(C.I 시험)	☐	☐	
클린룸	ISO 14644-2	☐	☐	
세척	ASTM E2314-03	☐	☐	
	ASTM F2847-10	☐	☐	
포장, 유효수명	EN ISO 11607-1	☐	☐	
	EN ISO 11607-2	☐	☐	
	EN ISO 11737-1	☐	☐	
	EN ISO 11737-2	☐	☐	

항 목	법규 및 규격	적용	비적용	비 고
생체학적 안전	EN ISO 10993-1(일반 요구사항)	☐	☐	
	EN ISO 10993-3(유전독성 Genotoxcity)	☐	☐	
	EN ISO 10993-4(혈액적합성 Haemocompatibility)	☐	☐	
	EN ISO 10993-5(세포독성 Cytotoxicity)	☐	☐	
	EN ISO 10993-6(이식 Implantation)	☐	☐	
	EN ISO 10993-10(감작성 Sensitization) (자극성 Irritation or Intracutaneous reactivity)	☐	☐	
	EN ISO 10993-11 (급성전신독성 Systemic toxicity) (아급성독성 Subchronic toxicity)	☐	☐	
임상시험	EN ISO 14155	☐	☐	
	NB-MED/2.12/Rec.1(PMS)	☐	☐	
GMP	EN ISO 13485	☐	☐	

표 11-9 유럽 적용 규제 및 표준 체크리스트_비 능동 의료기기

항 목	법규 및 규격	적용	비적용	비 고
기본 법규	Directive 93/42/EEC(Directive 2007/47/EC)	☐	☐	
성능	개별규격(Harmonised Standards)	☐	☐	
사용적합성	EN 60601-1-6	☐	☐	
	EN 62366	☐	☐	
위험관리	EN ISO 14971	☐	☐	
라벨링	EN 1041	☐	☐	
	EN ISO 15223-1	☐	☐	
	개별규격(Harmonised Standards)	☐	☐	
유해물질 규제	Non-Phthalate(DEHP, DBP, BBP)	☐	☐	
멸균	EN ISO 11135-1(EO 멸균)	☐	☐	
	EN ISO 11138-2(B.I 시험)	☐	☐	
	EN ISO 11137-1(Radiation 멸균)	☐	☐	
	EN ISO 11137-2(Radiation 멸균)	☐	☐	
	EN ISO 17665-1(Heat 멸균)	☐	☐	
	EN ISO 11138-3((B.I 시험)	☐	☐	
	EN ISO 11140-1(C.I 시험)	☐	☐	
	EN ISO 11140-3(C.I 시험)	☐	☐	
클린룸	ISO 14644-2	☐	☐	

항 목	법규 및 규격	적용	비적용	비 고
세척	ASTM E2314-03	☐	☐	
	ASTM F2847-10	☐	☐	
포장, 유효수명	EN ISO 11607-1	☐	☐	
	EN ISO 11607-2	☐	☐	
	EN ISO 11737-1	☐	☐	
	EN ISO 11737-2	☐	☐	
생체학적 안전	EN ISO 10993-1(일반 요구사항)	☐	☐	
	EN ISO 10993-3(유전독성 Genotoxcity)	☐	☐	
	EN ISO 10993-4(혈액적합성 Haemocompatibility)	☐	☐	
	EN ISO 10993-5(세포독성 Cytotoxicity)	☐	☐	
	EN ISO 10993-6(이식 Implantation)	☐	☐	
	EN ISO 10993-10(감작성 Sensitization) (자극성 Irritation or Intracutaneous reactivity)	☐	☐	
	EN ISO 10993-11 (급성전신독성 Systemic toxicity) (아급성독성 Subchronic toxicity)	☐	☐	
임상시험	EN ISO 14155	☐	☐	
	NB-MED/2.12/Rec.1(PMS)	☐	☐	
임상평가	MEDDEV 2.7.1	☐	☐	
	MEDDEV 2.12/2(PMCF)	☐	☐	
	NB-MED/2.12/Rec.1(PMS)	☐	☐	
GMP	EN ISO 13485	☐	☐	

표 11-10 유럽 적용 규제 및 표준 체크리스트 - 체외진단용 의료기기

항 목	법규 및 규격	적용	비적용	비 고
기본 법규	Council Directive 98/79/EC	☐	☐	
성능	개별규격(Harmonised Standards)	☐	☐	
Stability Test	EN 23640	☐	☐	
전기 안전	EN 61010-1	☐	☐	
	EN 61010-2-101	☐	☐	
	IEC 61010-2-81	☐	☐	
전자파 안전	EN 61326-1	☐	☐	
	EN 61326-2-6	☐	☐	

항 목	법규 및 규격	적용	비적용	비 고
소프트웨어	EN 62304	☐	☐	
사용적합성	EN 60601-1-6	☐	☐	
	EN 62366(62366-1, -2)	☐	☐	
위험관리	EN ISO 14971	☐	☐	
라벨링	Council Directive 98/79/EC	☐	☐	
	EN ISO 15223-1	☐	☐	
	EN 18113-1(일반 요구사항)	☐	☐	
	EN 18113-2(전문가용)	☐	☐	
	EN 18113-3(전문가용)	☐	☐	
	EN 18113-4(self-testing용)	☐	☐	
	EN 18113-5(self-testing용)	☐	☐	
	개별규격(Harmonised Standards)	☐	☐	
유해물질 및 재활용 규제	RoHS Directive 2011/65/EU	☐	☐	
	WEEE Directive 2012/19/EU	☐	☐	
클린룸	ISO 14644-2	☐	☐	
임상시험	EN ISO 14155	☐	☐	
	NB-MED/2.12/Rec.1(PMS)	☐	☐	
GMP	EN ISO 13485	☐	☐	

RA부서에서는 임상시험 또는 임상평가(동등성 평가)를 위해 필요한 관련 임상논문을 조사하며, 개발부서에서는 설계 및 개발 계획서를 작성하여야 한다. 설계 및 개발 계획서는 설계 및 개발이 진행됨에 따라 변경사항이 발생될 경우 개정관리가 되어야 한다.

설계 및 개발 계획서에는 다음의 내용이 포함되어야 한다.

① 설계 및 개발 단계

이 항목은 설계 및 개발 계획서 내의 개발 일정표상에 세부 개발일정을 포함하도록 요구하고 있다. 설계 및 개발 단계는 11.4 1) 표11-20, 표11-21, 표11-22를 참조한다.

② 각 설계 및 개발 단계에 필요한 검토

이 항목은 개발 프로세스의 각각의 단계에서 설계검토를 수행하도록 요구하는 것이며, 세부적인 검토의 예는 11.4 1) 표11-20, 표11-21, 표11-22를 참조한다.

③ 각 설계 및 개발 단계에 적절한 검증 및 유효성 확인 및 설계 이관 활동

이 항목은 세부 개발 일정표상에 각 단계 별 검토와 설계 입력 요구사항과 설계 출력물과의 비교 확인을 통해 설계 출력물이 설계 입력 요구사항을 충족시켰는지 확인을 위한 검증단계 및 의료기기의 의도된 사용 목적을 달성하기 위해 수행되어야 할 설계 유효성 확인 단계가 포함되어야 한다. 또한 설계 및 개발이 완료된 이후 수행되는 설계이관 활동도 포함되어야 한다.

④ 설계 및 개발에 대한 책임 및 권한

설계 및 개발 계획서 내에 개발 조직 및 조직에 포함된 인원이 수행 할 업무에 대한 책임과 권한을 설계 및 개발 계획서에 포함시켜야 한다. 이러한 개발 조직에는 직접 참여하는 개발 조직뿐만 아니라 조직의 사내 연계 조직 및 사외 연계 조직도 포함되어야 한다.

개발에 직접 참여하는 조직은 해당 시 기구, H/W, F/W, 디자인 등 인원이 포함된다. 그리고 사내 연계 조직으로는 품질, 생산, 영업, CS 등 인원이 포함될 수 있으며, 사외 연계 조직으로는 제품 개발의 단계 중 일부가 외주 업체를 통해 수행될 경우 해당된다.

⑤ 설계 및 개발 입력에 대한 설계 및 개발 출력의 추적성을 보장하기 위한 방법

이 항목은 설계 및 개발 입력과 출력이 연계성을 갖도록 요구하는 것으로 개발일정표상에 설계 출력물을 반영하여야 한다. 세부적인 입력과 출력물의 연계성의 예는 11.4 1) 표11-20, 표11-21, 표11-22를 참조한다.

⑥ 필요한 인원의 적격성을 포함한 필요한 자원

이 항목은 각 기능별 개발, 설계 검증인원의 적격성을 확보하도록 요구하고 있다. 적격성의 기준, 평가 및 관리 기준은 Chapter 09를 참조한다.

개발컨셉계획(CP), 프로젝트계획(PP) 단계별 필요한 정보가 파악되고 계획되었는지 설계검토를 수행하여야 한다.

11.2.4 설계 및 개발 입력, 출력, 검증

1) 설계 및 개발 입력, 출력, 검증 프로세스

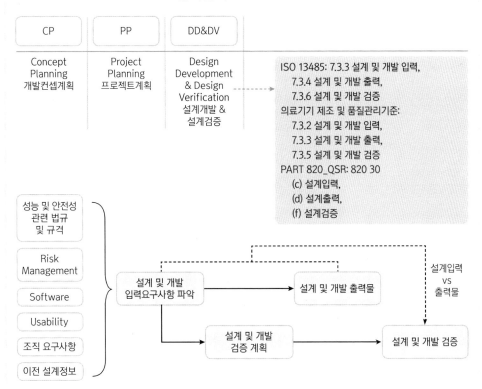

그림 11-4 설계 및 개발 입력, 출력, 검증 프로세스

11.2.4.1 설계 및 개발 입력

1) GMP 요구사항

표 11-11 설계관리_설계 및 개발 입력 요구사항
　　　　(ISO 13485의 요구사항 중 개정된 내용을 색상을 달리하여 식별함

GMP	요구사항(Requirements)
ISO 13485	7.3.3 설계 및 개발 입력(Design and development inputs) 제품 요구사항과 관련된 입력이 결정되어야 하고, 기록은 유지되어야 한다(4.2.5 참조). 이 입력에는 다음사항이 포함되어야 한다.

GMP	요구사항(Requirements)
ISO 13485	① 사용 용도에 따라 기능, 성능, 사용적합성 및 안전성 요구사항 ② 적용되는 규제 요구사항 및 표준 ③ 적용되는 위험관리에 대한 출력 ④ 해당되는 경우, 이전의 유사 설계에서 얻은 정보 ⑤ 제품 및 프로세스의 설계 및 개발에 필수적인 기타 요구사항 　이러한 입력의 적절성이 검토되고 승인되어야 한다. 　요구사항은 완전해야 하고, 모호하지 않아야 하며, 검증되거나 유효성이 확인될 수 있어야 하며, 서로 상충되지 않아야 한다. 　NOTE 추가 정보는 IEC 62366-1에서 참고할 수 있다. **출처: ISO 13485, Third edition 2016-03-01, Medical devices - Quality management systems - Requirements for regulatory purposes**
의료기기 제조 및 품질관리기준	7.3.2 설계 및 개발 입력 　가. 다음 사항을 포함하여 제품 요구사항에 관련된 입력을 결정하고 기록을 유지하여야 한다. 　　1) 의도된 사용에 필요한 기능, 성능 및 안전 요구사항 　　2) 적용되는 법적 요구사항 　　3) 적용 가능한 경우, 이전의 유사한 설계로부터 도출된 정보 　　4) 설계 및 개발에 필수적인 기타 요구사항 　　5) 위험관리 출력물 　나. 이러한 입력의 적정성을 검토하고 승인하여야 한다. 요구사항은 완전해야 하고 불명확하거나 다른 요구사항과 상충되지 않아야 한다. 요구사항들은 승인한 인원의 서명과 날짜를 포함한 승인서는 문서화 되어야 한다. **출처: 의료기기 제조 및 품질관리기준, 식품의약품안전처 고시 제2015- 71호(2015. 9.25, 개정)**
PART 820-QUALITY SYSTEM REGULATION	820.30 설계관리(Design controls) (c) 설계입력. 각 제조자는 제품과 관련한 설계요구사항이 적절하며 사용자와 환자의 요구를 포함한 기기의 의도된 사용에 맞음을 보장하기 위하여 절차를 수립하고 유지하여야 한다. 이 절차서는 불완전하고, 모호하고, 상충되는 요구사항을 해결하는 절차를 포함하여야 한다. 설계입력 요구사항들은 문서화되어야 하고 지정된 인원에 의하여 검토되고 승인되어야 한다. 요구사항들은 승인한 인원의 서명과 날짜를 포함한 승인서는 문서화 되어야 한다. **출처: PART 820-QUALITY SYSTEM REGULATION, April 1, 2016, Subpart B-Quality System Requirements**

2) 설계 및 개발 입력 요구사항 해설

이 단계에 해당되는 요구사항은 ISO 13485 7.3.3, 의료기기 제조 및 품질관리기준 7.3.2 및 PART 820.30 (c)에서 설계입력을 요구하고 있다.

제품요구사항에 관련된 설계 및 개발 입력 요구사항을 아래와 같이 결정하도록 요구하고 있다.

① 의도된 사용에 따라 기능, 성능 및 안전성 요구사항

의료기기의 의도된 사용목적에 적합하도록 기능, 성능 및 안전성에 대한 요구사항이 파악되어야 한다는 의미이다. 이러한 요구사항은 고객요구사항 및 조직의 개발 사양이 해당된다.

② 적용되는 규제 요구사항 및 표준

의료기기의 관련 규제와 표준 파악은 성능과 안전성 측면에서 파악할 수 있으며 그림 11-5을 참조한다.

적용되는 규제 및 표준은 개발제품의 인허가 대상 국가/지역과 제품의 특성에 따라 달리 구분하여 파악할 수 있다. Chapter 01의 표1-1 의료기기 적용 항목별 관련 법규 및 규격을 참조한다.

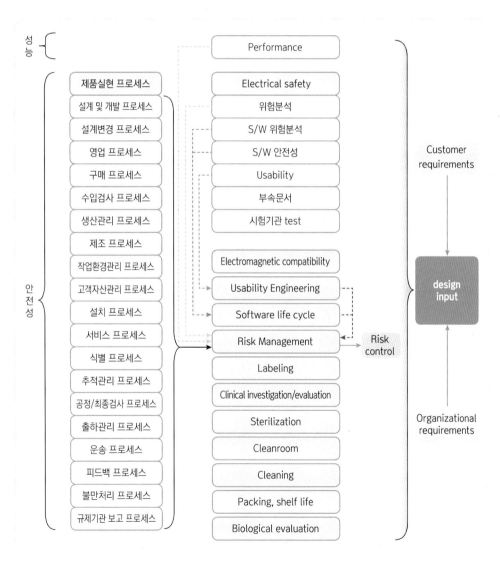

그림 11-5 위험관리 구성항목과 설계입력 요구사항 구성도

3) 적용되는 위험관리에 대한 출력

위험관리 출력물에 대한 요구사항을 설계 및 개발 입력 요구사항에서 파악해야 하며 이 요구사항은 위험관리 출력물이 설계 입력 단계에서 설계 유효성 단계에 걸쳐 위험분석이 실시되어야 한다는 의미이다. 위험관리(Risk Management)에 포함시켜야 할 항목은 그림 11-5와 같으며, 인허가 단계에서 작성된 위험관리는 제품 출하 후 시장정보를 수집하여 지속적으로 위험분석을 재 실시하여야 한다. 제품 출하 후 시장정보에는 다음과 같은 정보를 사용하여야 한다.

① 조직의 규제기관 보고 자료: 유해사례 보고, 의료사고 보고, 리콜 보고

② 동등제품에 대한 타사 규제기관 보고 자료: 유해사례 보고, 의료사고 보고, 리콜 보고

③ 조직의 고객불만 접수 자료

④ 조직의 설계변경 자료

⑤ 조직의 공정변경 자료

⑥ 조직의 제품에 적용되는 관련 규제 및 표준 변경 자료

⑦ 조직의 제품실현 프로세스의 변경 자료

지속적인 위험관리의 개념은 그림 11-6, 그림 11-7, 그림 11-8을 참조한다.

위험관리 출력물은 설계단계 별 관리하여야 하는데 세부적인 위험관리파일은 세부적인 검토의 예는11.4 1) 표11-21를 참조한다. 또한, 요구사항에서 언급되지는 않았지만 사용적합성(Usability) 및 Software도 설계 입력단계에서 설계 유효성 단계에 걸쳐 분석되고 적용되어야 한다.

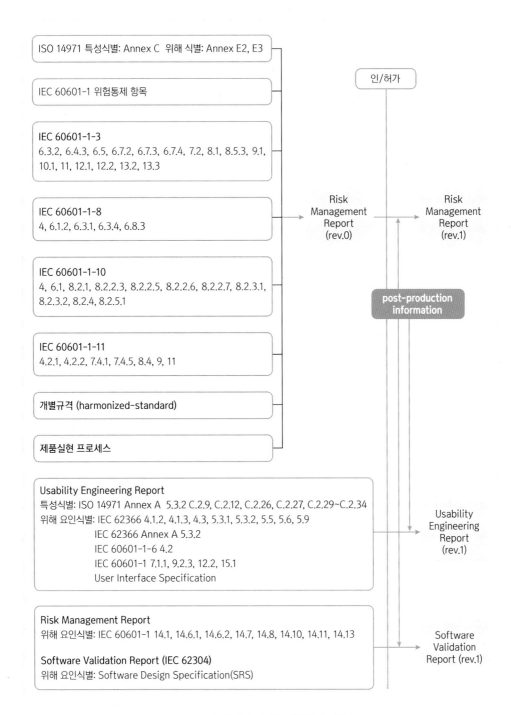

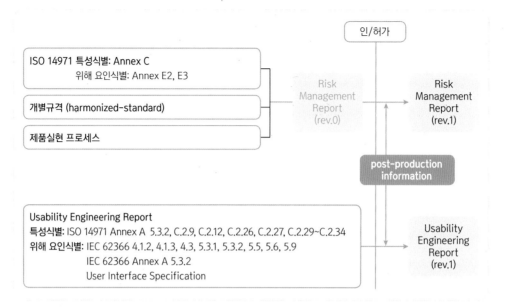

그림 11-7 비 능동 의료기기의 위험관리 개념도

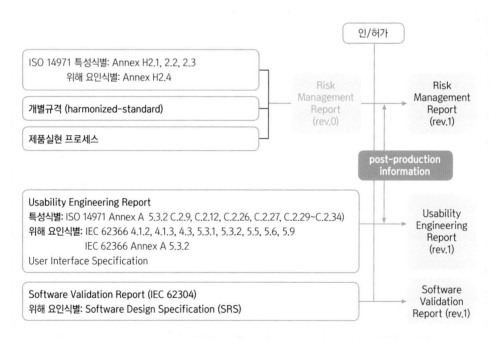

그림 11-8 체외진단용 의료기기(IVD)의 위험관리 개념도

4) 해당되는 경우, 이전의 유사 설계에서 얻은 정보

설계 및 개발 제품이 개발 조직에서 유사한 제품이 있을 경우 기 개발된 제품의 정보 (설계 및 개발 단계의 주요 이슈(issue))를 설계 및 개발 입력 요구사항에 반영하도록 요

구하고 있다.

5) 제품 및 프로세스의 설계 및 개발에 필수적인 기타 요구사항

기타 필요한 요구사항은 의료기기의 기능, 성능 및 안전성 요구사항과 관련 규제 및 표준 요구사항을 제외하고 개발조직에서 추가로 정한 요구사항을 말한다.

이러한 설계 및 개발 입력 요구사항은 적절성이 검토되고 승인되도록 요구하고 있다.

설계 및 개발 입력은 이후 요구되는 설계검증 및 유효성과 연계되어야 하므로 예를 들어 Mapping 서식을 제안하면 서식 11−1과 같다.

서식 11-1 설계입력, 출력, 검증, 유효성 Mapping

규제 및 표준 요구사항 항 번호	제목	개발기능	설계입력 요구사항 (설계스펙)	출력물	검증계획	검증문서	검증결과	유효성문서	유효성결과
		☐기구 ☐H/W ☐F/W ☐디자인 ☐임상담당							
		☐기구 ☐H/W ☐F/W ☐디자인 ☐임상담당							
		☐기구 ☐H/W ☐F/W ☐디자인 ☐임상담당							
		☐기구 ☐H/W ☐F/W ☐디자인 ☐임상담당							

11.2.4.2 설계 및 개발 출력

1) GMP 요구사항

표 11-12 설계관리_설계 및 개발 출력 요구사항

GMP	요구사항(Requirements)
ISO 13485	7.3.4 설계 및 개발 출력(Design and development outputs) 설계 및 개발 출력은 다음과 같아야 한다. ① 설계 및 개발에 대한 입력 요구사항을 충족시켜야 한다. ② 구매 및 생산, 그리고 서비스 제공에 대한 적절한 정보를 제공해야 한다. ③ 제품 합격기준을 포함하거나 인용해야 한다. ④ 안전하고 적절한 사용에 필요한 제품의 특성을 명시해야 한다. 설계 및 개발에 대한 출력은 설계 및 개발 입력을 기준으로 한 검증에 적절한 형태이어야 하고, 출하 전에 승인되어야 한다. 설계 및 개발 출력에 대한 기록은 유지되어야 한다(4.2.5 참조). **출처: ISO 13485, Third edition 2016-03-01, Medical devices - Quality management systems - Requirements for regulatory purposes**
의료기기 제조 및 품질관리기준	7.3.3 설계 및 개발 출력 가. 설계 및 개발 프로세스의 출력은 문서화하여야 하고 설계 및 개발 입력사항과 비교하여 검증이 가능한 형태로 제공되어야 하며 배포 전에 승인되어야 한다. 나. 설계 및 개발 출력은 다음과 같아야 한다. 1) 설계 및 개발 입력 요구사항을 충족시킬 것 2) 구매, 생산 및 서비스 제공을 위한 적절한 정보를 제공할 것 3) 제품 적합판정 기준을 포함하거나 인용할 것 4) 안전하고 올바른 사용에 필수적인 제품의 특성을 규정할 것 다. 설계 및 개발 출력의 기록을 유지하여야 한다. **출처: 의료기기 제조 및 품질관리기준, 식품의약품안전처 고시 제2015- 71호(2015. 9.25, 개정)**
PART 820-QUALITY SYSTEM REGULATION	820.30 설계관리(Design controls) (d) 설계출력. 각 제조자는 설계입력 요구사항에 대하여 부합성을 적절히 평가하도록 설계출력을 규정하고 문서화하는 절차를 수립하고 유지하여야 한다. 설계출력절차는 합부판정 기준을 포함하거나 인용하여야 하며, 이러한 설계출력이 기기의 성능에 필수적인 지를 파악하여야 한다. 설계출력물은 배포 전에 문서화되고 검토되며 승인되어야 한다. 설계출력물은 승인한 자의 서명과 일자가 기록되어야 한다. **출처: PART 820-QUALITY SYSTEM REGULATION, April 1, 2016, Subpart B-Quality System Requirements**

2) 설계 및 개발 출력 요구사항 해설

이 단계에 해당되는 요구사항은 ISO 13485 7.3.4, 의료기기 제조 및 품질관리기준 7.3.3 및 PART 820.30 (d)에서 설계출력을 요구하고 있다.

설계 및 개발 제품에 따라 개발 프로세스는 다양하게 진행될 수 있다. 이러한 개발 프로세스에 따라 설계 및 개발이 수행될 때 설계 출력물(Design outputs)은 다음과 같은 출력물이 산출되며, 세부적인 설계 출력물의 단계별 예는 11.4 1) 표11-20, 표11-21, 표11-22의 설계 출력물을 참조한다.

1) 설계 및 개발 입력요구사항을 충족

설계 및 개발이 진행됨에 따라 설계 및 개발 입력요구사항에 따른 설계출력물이 산출되어야 한다.

2) 구매, 생산 및 서비스 공급을 위한 적절한 정보

구매를 위한 적절한 정보는 구매 담당이 원부자재 구매를 위한 스펙이 해당되며 이에 대한 예로는 부품 승인원, 구매 시방서, BOM, P/L등이 해당 될 수 있다.

3) 제품수락 기준

제품수락 기준은 수입검사, 공정검사, 최종검사, 설치 검사에 대한 기준이 설계 출력물로 산출되어야 한다.

4) 안전 및 올바른 사용에 필수적인 제품의 특성

안전 및 올바른 사용에 필수적인 제품 특성으로는 사용설명서, 설치매뉴얼, 서비스매뉴얼, 퀵가이드, Surgical 매뉴얼, 카다로그 등이 해당된다.

이러한 설계 출력물은 설계 검증이 가능한 형태로 산출되고 검토 및 승인이 되어야 하며, 개발이 완료된 시점에서 사내 해당 조직에게 설계 이관되어야 한다.

11.2.4.3 설계 및 개발 검증

1) GMP 요구사항

표 11-13 설계관리_설계 및 개발 검증 요구사항
(ISO 13485의 요구사항 중 개정된 내용을 색상을 달리하여 식별함)

GMP	요구사항(Requirements)
ISO 13485	7.3.6 설계 및 개발 검증(Design and development verification) 설계 및 개발 검증은 설계 및 개발 출력이 설계 및 개발 입력 요구사항을 충족한다는 것을 보장하기 위하여 계획하고 문서화된 방식에 따라 수행되어야 한다. 조직은 방법, 합격기준 및 해당되는 경우 샘플 크기에 대한 근거와 함께 통계기법을 포함한 검증 계획서를 문서화해야 한다. 사용 용도에서 의료기기를 다른 의료기기와 연결하도록 또는 접속(interface)하도록 요구하면, 검증에는 그렇게 연결하거나 접속할 때 설계 출력이 설계 입력을 충족한다는 확인이 포함되어야 한다. 검증의 결과 및 결론과 필요한 조치들에 대한 기록은 유지되어야 한다(4.2.4 와 4.2.5 참조) **출처: ISO 13485, Third edition 2016-03-01, Medical devices - Quality management systems - Requirements for regulatory purposes**
의료기기 제조 및 품질관리기준	7.3.5 설계 및 개발 검증(verification) 설계 및 개발 출력이 입력 요구사항을 충족하도록 보장하기 위하여 계획된 방법에 따라 검증이 수행되어야 한다. 검증 및 결과의 기록은 유지되어야 한다. **출처: 의료기기 제조 및** **품질관리기준, 식품의약품안전처 고시 제2015-71호(2015. 9.25, 개정)**
PART 820-QUALITY SYSTEM REGULATION	820.30 설계관리(Design controls) (f) 설계검증. 각 제조자는 제품설계를 검증할 절차를 수립하고 유지하여야 한다. 설계검증은 설계출력물이 설계입력 요구사항들을 충족시키는지 확인하여야 한다. 설계검증의 출력물은 설계식별, 방법, 일자, 검증 자를 포함하여 설계이력파일(DHF)에 기록되어야 한다. **출처: PART 820-QUALITY SYSTEM REGULATION, April 1, 2016, Subpart B-Quality System Requirements**

2) 설계 및 개발 검증 요구사항 해설

이 단계에 해당되는 요구사항은 ISO 13485 7.3.6, 의료기기 제조 및 품질관리기준 7.3.5 및 PART 820.30 (f)에서 설계검증을 요구하고 있다.

설계 검증은 설계 및 개발 입력요구사항과 출력물을 비교함으로써 수행된다. 설계 검증을 위해 검증계획이 수립되어야 하며, 검증을 위한 샘플의 크기, 방법 등이 필요할 경우 통계적 기법을 사용하여야 한다.

그리고 해당 의료기기가 단독으로 사용되지 않고 다른 의료기기와 조합(연결/접속)되어 사용될 경우 의도된 용도에 따라 연결/접속하여 검증이 수행되어야 한다.

세부적인 설계검증의 단계별 예는 11.4 1) 표11-20, 표11-21의 설계 검증을 참조한다.

11.2.5 설계 및 개발 검토

1) 설계 및 개발 검토 프로세스

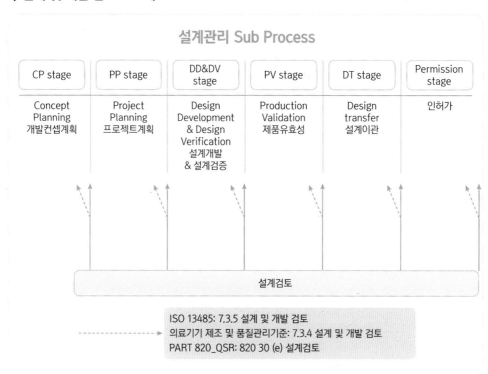

그림 11-9 **설계검토 프로세스**

2) GMP 요구사항

표 11-14 설계관리_설계 및 개발 검토 요구사항
(ISO 13485의 요구사항 중 개정된 내용을 색상을 달리하여 식별함)

GMP	요구사항(Requirements)
ISO 13485	7.3.5 설계 및 개발 검토(Design and development review) 　적절한 단계에서, 계획되고 문서화된 방식에 따라, 설계 및 개발에 대한 체계적인 검토가 다음과 같은 목적을 위해 수행되어야 한다. 　① 요구사항을 충족시키기 위한 설계 및 개발의 결과에 대한 능력 평가

GMP	요구사항(Requirements)
	b) 필요한 조치의 확인 및 제안 이러한 검토에 참여하는 인원에는 검토 중인 설계 및 개발 단계와 관련된 기능을 대표하는 인원뿐만 아니라 다른 전문가들이 포함되어야 한다. 검토결과와 필요한 조치에 대한 기록은 유지되어야 하고, 검토 중인 설계에 대한 식별, 참가한 인원 그리고 검토 일자를 포함한다(4.2.5 참조). **출처: ISO 13485, Third edition 2016-03-01, Medical devices - Quality management systems - Requirements for regulatory purposes**
의료기기 제조 및 품질관리기준	7.3.4 설계 및 개발 검토(review) 가. 다음 목적을 위하여 적절한 단계에서 설계 및 개발에 대한 체계적인 검토가 계획된 방법에 따라 수행되어야 한다. 　1) 요구사항을 충족시키기 위한 설계 및 개발 결과의 능력에 대한 평가 　2) 문제점 파악 및 필요한 조치의 제시 나. 이러한 검토에는 설계 및 개발 단계에 관련되는 책임자뿐만 아니라 기타 전문가가 포함되어야 한다. 다. 검토 및 필요한 조치에 대한 기록은 유지되어야 한다. **출처: 의료기기 제조 및** **품질관리기준, 식품의약품안전처 고시 제2015- 71호(2015. 9.25, 개정)**
PART 820-QUALITY SYSTEM REGULATION	820.30 설계관리(Design controls) (e) 설계검토. 각 제조자는 설계출력물이 제품의 설계 및 개발의 적절한 단계에서 출력물에 대한 공식적 문서화된 검토가 계획되고 수행되는 지에 대한 절차를 수립하고 유지하여야 한다. 이 절차서는 각 설계검토에서의 참여자들은 각 단계별 설계와 관련된 모든 기능의 대표들을 포함하여야 하며, 검토되는 설계에 직접적 책임이 없는 자(들)로 구성되어야 하고 필요한 전문가들도 포함되어야 한다. 설계검토의 결과는 설계의 식별, 일자, 검토자 등이 설계이력파일(DHF)에 기록되어야 한다. **출처: PART 820-QUALITY SYSTEM REGULATION, April 1, 2016, Subpart B-Quality System Requirements**

3) 설계 및 개발 검토 요구사항 해설

이 단계에 해당되는 요구사항은 ISO 13485 7.3.5, 의료기기 제조 및 품질관리기준 7.3.4 및 PART 820.30 (e)에서 설계검토를 요구하고 있다.

설계 및 개발 단계에서 적절한 단계마다 설계 입력요구사항을 충족시키는 개발 능력 평가와 단계별 문제점을 파악하고 조치를 제안하는 것을 설계 검토라고 하며 설계 및 개발 계획서상의 설계 일정표상에 검토 계획이 반영되어 있어야 한다. 그림 11-9 설계검토 프로세스를 참조한다.

세부적인 설계 검토의 단계별 예는 11.4 1) 표11-20, 표11-21, 표11-22의 설계 검토를 참조한다.

검토에 참여하는 조직은 설계 및 개발에 직접적인 책임이 없는 조직으로 해당검토 항목에 대한 관련된 조직 책임자와 필요 시 사외 전문가가 참여하여야 한다.

11.2.6 설계 및 개발 유효성 확인, 설계이관, 변경관리

1) 설계 유효성 확인 및 설계이관 프로세스

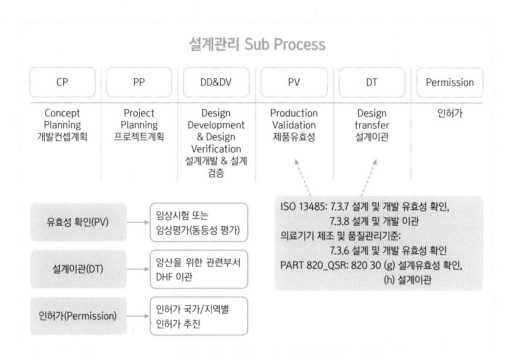

그림 11-10 유효성 및 설계이관 프로세스

11.2.6.1 설계 및 개발 유효성 확인

1) GMP 요구사항

표 11-15 설계관리_설계 및 개발 유효성 확인 요구사항
  (ISO 13485의 요구사항 중 개정된 내용을 색상을 달리하여 식별함)

GMP	요구사항(Requirements)
ISO 13485	7.3.7 설계 및 개발 유효성 확인(Design and development validation) 　　설계 및 개발 유효성 확인은 결과로 산출된 제품이 규정된 적용 또는 사용 용도에 대한 요구사항을 충족시킬 수 있음을 보장하기 위해 계획되고 문서화된 방식에 따라 수행되어야 한다. 　　조직은 방법, 합격기준, 그리고 해당되는 경우, 샘플 크기에 대한 근거와 함께 합격기준을 포함하는 유효성 확인 계획서를 문서화해야 한다. 　　설계 유효성 확인은 대표 제품에 대해 수행되어야 한다. 대표 제품은 초기 생산 단위, 배치 또는 그와 동등한 제품을 포함한다. 유효성 확인을 위해 사용된 제품의 선택 근거가 기록되어야 한다(4.2.5 참조).

GMP	요구사항(Requirements)
ISO 13485	설계 및 개발 유효성 확인의 일부로, 조직은 적용되는 규제 요구사항에 따라 의료기기의 임상평가나 성능평가를 수행하여야 한다. 임상평가나 성능평가를 위해 사용된 의료기기는 사용을 위해 고객에게 출하된 것으로 간주되지 않는다. 사용 용도에서 의료기기를 다른 의료기기와 연결하도록 또는 접속하도록 요구하면, 유효성 확인에는 그렇게 연결하거나 접속할 때 규정된 적용이나 사용 용도에 대한 요구사항이 충족되었다는 확인이 포함되어야 한다. 유효성 확인은 제품의 사용을 위해 고객에게 출하되기 전에 완료해야 한다. 유효성 확인의 결과 및 결론과 필요한 조치들에 대한 기록은 유지되어야 한다(4.2.4와 4.2.5 참조). **출처: ISO 13485, Third edition 2016-03-01, Medical devices - Quality management systems - Requirements for regulatory purposes**
의료기기 제조 및 품질관리기준	7.3.6 설계 및 개발 유효성 확인(validation) 　가. 결과물인 제품이 요구사항에 적합함을 보장하기 위하여 계획된 방법에 따라 설계 및 개발의 유효성 확인이 수행되어야 한다. 유효성 확인은 제품의 인도 또는 실행 전에 완료되어야 한다. 　나. 유효성 확인결과 및 필요한 조치의 결과에 대한 기록은 유지되어야 한다. 　다. 제조업자는 설계 및 개발 유효성 확인을 위하여 법령에서 요구하는 경우 임상시험 및 성능평가를 수행하여야 한다. **출처: 의료기기 제조 및 품질관리기준, 식품의약품안전처 고시 제2015-71호(2015.9.25, 개정)**
PART 820-QUALITY SYSTEM REGULATION	820.30 설계관리(Design controls) (g) 설계유효성확인. 각 제조자는 제품설계를 유효성 확인할 절차를 수립하고 유지하여야 한다. 설계유효성확인은 초도 생산 유니트, 로트, 배치 또는 이와 동등한 것에 대하여 규정된 작동 조건에서 수행되어야 한다. 설계유효성확인은 제품이 규정된 사용자 요구와 의도된 사용에 부합함을 보장하여야 하며 실제 또는 유사한 사용자 조건에서 생산품의 테스트를 포함하여야 한다. 설계유효성확인은 적절한 경우 소프트웨어 유효성확인과 위험성분석을 포함하여야 한다. 설계유효성확인의 결과는 식별, 방법, 일자, 수행자를 포함하여 설계이력파일(DHF)에 기록되어야 한다. **출처: PART 820-QUALITY SYSTEM REGULATION, April 1, 2016, Subpart B-Quality System Requirements**

2) 설계 및 개발 유효성 확인 요구사항 해설

이 단계에 해당되는 요구사항은 ISO 13485 7.3.7, 의료기기 제조 및 품질관리기준 7.3.6 및 PART 820.30 (g)에서 설계유효성확인을 요구하고 있다.

설계 및 개발 유효성확인은 의료기기의 의도된 목적이 달성되는지를 사용조건에서 확인하는 임상시험 또는 임상평가(동등성 평가)를 의미하는 것이다. 개념은 그림 11-10 유효성 및 설계이관 프로세스를 참조한다.

그리고 해당 의료기기가 단독으로 사용되지 않고 다른 의료기기와 조합(연결/접속)되어 사용될 경우 의도된 용도에 따라 연결/접속하여 임상시험 또는 임상평가가 수행되어야 한다.

세부적인 설계유효성확인의 예는 11.4 1) 표11-22의 설계 유효성 확인을 참조한다.

11.2.6.2 설계이관

1) 설계이관 GMP 요구사항

표 11-16 설계관리_설계 및 개발 이관 요구사항
      (ISO 13485의 요구사항 중 개정된 내용을 색상을 달리하여 식별함)

GMP	요구사항(Requirements)
ISO 13485	7.3.8 설계 및 개발 이관(Design and development transfer) 조직은 설계 및 개발 출력을 제조로 이관하는 절차를 문서화해야 한다. 이러한 절차는 설계 및 개발 출력이 최종 생산 규격으로 삼기 전에 제조에 적합한 것으로 검증되었고, 생산 능력이 제품 요구사항을 충족할 수 있음을 보장해야 한다. 이관 결과와 결론이 기록되어야 한다(4.2.5 참조) **출처: ISO 13485, Third edition 2016-03-01, Medical devices - Quality management systems - Requirements for regulatory purposes**
의료기기 제조 및 품질관리기준	N/A
PART 820-QUALITY SYSTEM REGULATION	820.30 설계관리(Design controls) (h) 설계이관. 각 제조자는 제품설계가 생산 시방에 정확하게 전달되었는지 보장하는 절차를 수립하고 유지하여야 한다. **출처: PART 820-QUALITY SYSTEM REGULATION, April 1, 2016, Subpart B-Quality System Requirements**

2) 설계이관 요구사항 해설

이 단계에 해당되는 요구사항은 ISO 13485 7.3.8 및 PART 820.30 (h)에서 설계이관을 요구하고 있다.

설계 및 개발이 완료되면 완료보고를 통해 최고 경영자에게 보고한다. 그리고 설계 및 개발 출력물을 설계이관 활동을 통해 해당 조직에게 배포한다. 해당 조직 별 설계이관 문서의 예는 품질기능 조직(제품 표준서, 수입검사 기준서, 공정검사 기준서, 완제품 검사 기준서, 제조/QC 공정도 등), 구매 조직(부품 승인원, 구매 시방서, BOM, P/L 등), 생산 조직(제품 표준서, 작업표준서, 도면, 제조/QC 공정도, 공정밸리데이션 보고서 등), 영업 조직(제품 표준서, 사용설명서, 라벨 및 포장 스펙, 설치매뉴얼, 서비스매뉴얼, 퀵가이드, Surgical 매뉴얼, 카다로그), CS 조직(제품 표준서, 설치매뉴얼, 서비스매뉴얼, 퀵가이드, Surgical 매뉴얼, 카다로그 등)등이 해당 될 수 있다. 개념은 그림 11-10 유효성 및 설계이관 프로세스를 참조한다.

설계이관시 해당조직이 제품 양산을 위해 충분한 자료를 이관 받았음을 확인하는 기록을 유지해야 한다.

11.2.6.3 설계 및 개발 변경관리

1) GMP 요구사항

표 11-17 설계관리_설계 및 개발 변경관리 요구사항
  (ISO 13485의 요구사항 중 개정된 내용을 색상을 달리하여 식별함)

GMP	요구사항(Requirements)
ISO 13485	7.3.9 설계 및 개발 변경의 관리(Control of design and development changes) 조직은 설계 및 개발 변경을 관리하는 절차를 문서화해야 한다. 조직은 기능, 성능, 유효성, 안전성 및 의료기기와 그 사용용도에 적용되는 규제 요구사항의 변경의 중요성을 파악해야 한다. 설계 및 개발 변경은 확인되어야 한다. 실행되기 전에 변경에 대해서는 다음과 같이 수행해야 한다. ① 검토 ② 검증 ③ 해당되는 경우, 유효성 확인 ④ 승인 　설계 및 개발 변경의 검토는 구성부품 및 가공 중 제품 또는 이미 인도된 제품, 위험경영의 입력 또는 출력 및 제품 실현 프로세스에 대한 변경의 영향 평가를 포함해야 한다. 　변경과 그 검토 그리고 필요한 모든 조치에 대한 기록은 유지되어야 한다(4.2.5 참조). **출처: ISO 13485, Third edition 2016-03-01, Medical devices - Quality management systems - Requirements for regulatory purposes**
의료기기 제조 및 품질관리기준	7.3.7 설계 및 개발 변경의 관리 가. 설계 및 개발의 변경을 파악하고 기록을 유지하여야 한다. 변경 사항에 대하여 검토, 검증 및 유효성 확인을 하여야 하며 해당되는 경우 실행 전에 승인하여야 한다. 설계 및 개발 변경의 검토는 구성부품 및 이미 인도된 제품에 대한 영향의 평가를 포함하여야 한다. 나. 변경검토 및 필요한 조치의 결과에 대한 기록은 유지되어야 한다. **출처: 의료기기 제조 및 품질관리기준, 식품의약품안전처 고시 제2015- 71호(2015. 9.25, 개정)**
PART 820-QUALITY SYSTEM REGULATION	820.30 설계관리(Design controls) (i) 설계변경. 각 제조자는 실행 전에 설계변경의 식별, 문서화, 유효성확인, 해당될 경우 검증, 검토 및 승인에 대한 절차를 수립하고 유지하여야 한다. **출처: PART 820-QUALITY SYSTEM REGULATION, April 1, 2016, Subpart B-Quality System Requirements**

2) 설계 및 개발 변경관리 요구사항 해설

이 단계에 해당되는 요구사항은 ISO 13485 7.3.9, 의료기기 제조 및 품질관리기준 7.3.7 및 PART 820.30 (i)에서 설계변경을 요구하고 있다.

개발이 완료된 후 변경사항이 발생될 경우 설계변경 문서를 작성하고 해당되는 검토, 검증, 유효성 확인을 수행하여야 한다. 또한 설계변경 사항이 기 출고되어 고객에게 인도된 제품, 생산중인 제품과 위험관리 보고서의 위험분석을 통해 영향 평가를 함께 수행하여야 한다.

설계변경이 발생할 경우 인허가 기관에 설계변경 신고를 하여 승인 받은 제품에 한하여 출하 해야 한다.

대한민국의 경우는 기술문서 변경신고는 의료기기 허가·신고·심사 등에 관한 규정의 변경 프로세스에 따라 식품의약품안전처에 기술문서 변경신고를 수행하여야 한다.

[별표 3]

경미한 변경사항(제19조 관련)

번호	변경사항
분류 1. 의료기기 자체는 변경되지 않는 경우	
1	행정구역 변경에 따른 제조자 소재지 변경
2	행정구역 변경에 따른 제조의뢰자 소재지 변경
3	수입의료기기의 수출국 제조자 소재지 변경
4	수입의료기기의 수출국 제조의뢰자 소재지 변경
5	제조공정 전부를 위탁한 경우 제조자 소재지 변경
6	한벌구성 의료기기 중 낮은 위해도 등급의 제품을 한벌구성에서 제외하는 경우
7	「의료기기 부작용 등 안전성 정보 관리에 관한 규정」에 따라 권고한 안전성 정보에 따른 사용 시 주의사항 추가
8	의료기기의 변경이 없는 경우 시험규격으로 설정한 기준의 개정에 따른 시험방법의 구체화
9	제조의뢰자 와 복수의 제조자가 있는 경우 더 이상 제조하지 않는 제조자 삭제
10	상호변경에 따른 제조의뢰자(위탁자) 명칭 변경
11	상호변경에 따른 제조자(수탁자) 명칭 변경
12	포장단위의 변경
13	상호변경에 따른 제품 명칭 변경
14	사용방법 중 「의료기기 표시·기재 등에 관한 규정」에 따른 알기 쉬운 용어로 변경
15	사용 시 주의사항 중 「의료기기 표시·기재 등에 관한 규정」에 따른 알기 쉬운 용어로 변경
16	멸균의료기기의 제조방법의 경우 멸균방법을 최신 규정[별표 2]에 따라 수정기재(이미 허가·인증 받은 멸균방법과 동일한 경우에 한함)

번호	변경사항
17	체외진단용 의료기기(시약)와 함께 사용하도록 허가·인증된 여러 분석기 중 일부 분석기의 삭제

분류 2. 의료기기의 품목명, 모델명 및 제품명 변경이 있는 경우

번호	변경사항
18	생산 중단에 따른 일부 모델명 삭제
19	수입 중단에 따른 일부 모델명 삭제
20	생산 또는 수입 중단에 따른 일부 모델명 삭제 시 허가증·인증서의 모양 및 구조, 성능, 사용방법, 저장방법 및 사용기간 등에서 해당 모델명 삭제
21	전기를 사용하는 의료기기의 외관 색상 변경에 따른 모델명의 추가
22	포장단위 변경에 따른 모델명 추가(단, 멸균 의료기기의 경우 멸균 포장에 영향을 미치지 않는 경우에 한함)
23	수입의료기기의 모델명 변경(동일제품에 대해 각 나라별로 모델명만이 달리 구분되는 경우에 한함(예: 제조원이 초기 제품 출시 시 모델명이 ultra인 것을 동일 제품에 대해 나라별로 ultra-kr(한국), ultra-us(미국) 등으로 구분하는 경우))
24	수출용 의료기기의 모델명 추가
25	수출용 의료기기의 모델명 삭제
26	수출용 의료기기의 모델명 변경
27	제품명 변경
28	제품명 추가
29	손잡이, 버튼의 형태 또는 위치가 다른 모델명의 추가(단, 전기·기계적 안전에 영향을 미치지 않는 경우와 행정처분 미 계류에 한함)
30	제품명과 결합된 모델명으로 제품명 변경에 따라 모델명 변경이 필요한 경우 (예: (제품명) mfds, (모델명) mfds-001))

분류 3. 의료기기의 원재료 변경이 있는 경우

번호	변경사항
31	동일 원재료의 명칭 변경
32	원재료가 동일한 경우 원재료의 규격으로 설정한 기준 개정에 따른 규격 명칭 또는 규격번호 변경(예: ASTM 등)
33	원재료가 동일한 경우 원재료의 공급처 변경
34	전기를 사용하는 의료기기의 부분품 관리명칭 또는 관리번호 변경
35	체외진단용 의료기기의 각 구성 시약의 총량 및 수량 변경
36	모바일 의료용 앱의 결함(버그) 제거에 따른 버전 변경
37	의료기기 소프트웨어의 기능 추가 없이 기 허가·인증사항에서 단순히 결함(버그) 제거에 따른 버전 변경(의료기기 성능 및 안전성에 영향을 주지 않는 경우에 한함)
38	의료기기 소프트웨어의 사용자화면(GUI) 색상 및 메뉴(menu) 위치 변경에 따른 소프트웨어 버전 변경(의료기기 성능 및 안전성에 영향을 주지 않는 경우에 한함)
39	의료기기내에 장착된 모듈 중 의료기기의 내부 회로 변경이 없는 통신모듈(예: USB형태의 블루투스 모듈, 컴퓨터의 LAN 카드 등)만의 변경. 다만, 유헬스케어의료기기, 의료영상저장전송장치, 치과용영상저장전송장치, 의료영상분석장치, 의료영상획득장치, 치과영상획득장치, 의료영상진단보조장치 품목은 제외

분류 4. 의료기기의 구성품 변경이 있는 경우

번호	변경사항
40	단독 사용으로는 의료기기에 해당하지 않는 구성품의 삭제(의료기기 성능 및 안전성에 영향을 미치지 않는 경우에 한함)

번호	변경사항
41	단독 사용으로는 의료기기에 해당하지 않는 구성품의 색상변경(의료기기 성능 및 안전성에 영향을 미치지 않는 경우에 한함)
42	단독 사용으로는 의료기기에 해당하지 않는 보관가방, 외장메모리 등의 삭제, 변경, 추가(의료기기 성능 및 안전성에 영향을 미치지 않는 경우에 한함)
43	동일 구성품 색상의 변경·추가
44	전기를 사용하는 의료기기의 구성품 중 키보드, 마우스, 스위치, 원격조정기(remote control)의 모양, 색상 또는 원재료 변경
45	전기를 사용하는 의료기기의 구성품 중 모니터 또는 디스플레이 장치의 사용자 환경(User Interface)의 색상 변경
46	전자의료기기(초음파영상진단장치 등)의 의료용프로브 홀더, 케이블 정리대 추가
47	유헬스케어 게이트웨이에 스마트폰, 태블릿 PC 등의 단말기 추가(소프트웨어의 변경이 없는 경우에 한함)
48	의료용 소프트웨어가 운영되는 스마트폰, 컴퓨터(태블릿 PC 포함) 등의 변경(소프트웨어의 변경이 없는 경우에 한함)
49	체외진단용 의료기기(시약)의 검체용기 등 구성품 변경(대조시약, 보정시약, 완충시약 등 의료기기의 성능 및 안전성에 영향을 미치는 구성품의 변경은 제외)

분류 5. 의료기기의 외관 변경이 있는 경우

번호	변경사항
50	외관의 색상변경(다만, 인체에 접촉·삽입되거나 인체에 주입하는 혈액·체액 또는 약물 등에 접촉하거나, 의약품이 첨가되는 의료기기의 경우에는 제외)
51	전기·기계적 안전에 영향을 미치지 않는 손잡이, 버튼의 형태 또는 위치 변경
52	의료용소프트웨어 사용자화면(GUI) 색상 및 메뉴(menu) 위치 변경
53	전기를 사용하는 의료기기의 단순 치수 또는 중량의 ±10% 이내의 변경(의료기기의 성능 및 안전성에 영향을 미치지 않는 경우에 한함)
54	제품 외관의 제품명, 상표를 변경하는 경우

분류 6. 의료기기의 포장, 용기 변경이 있는 경우

번호	변경사항
55	포장의 디자인, 회사상표 변경 등(다만, 멸균포장의 디자인 변경은 제외)
56	의료기기와 직접적으로 접촉하지 않는 용기의 변경
57	의료기기의 사용 시 제거되는 마개, 덮개의 모양 변경
58	체외진단용 의료기기 및 구성품의 용기 색상 변경·추가
59	동일한 재질의 멸균포장 색상 및 라벨링 위치 변경
60	체외진단용 의료기기(시약)의 용기 디자인 변경(의료기기의 성능 및 유효성에 영향을 미치지 않는 경우에 한함)
61	멸균 포장이 아닌 외부 포장에 부착된 운송, 보관 중 제품의 손상 여부를 확인하기 위한 표시의 변경(예: 온도감지표시, Indicator 등)

분류 7. 수출용의료기기의 변경이 있는 경우

번호	변경사항
62	모델명 추가 또는 변경
63	모양, 구조 또는 치수 변경
64	원재료 변경
65	제조방법 또는 사용방법 변경

번호	변경사항
66	사용 시 주의사항의 변경
67	성능의 변경
68	저장방법 또는 사용기간 변경
69	시험규격 변경
분류 8. 전기를 사용하는 제품 관련 변경이 있는 경우 (※시행규칙 제27조제1항제7호 및 제33조제1항제5호에 따라 식품의 약품안전처 공통기준규격에 따른 안전성을 확인한 후 판매한다.)	
70	이동형기기의 운반 시 사용되는 바퀴의 크기 변경
71	전자의료기기의 케이스 디자인 변경(인체에 접촉하지 않는 부분)
72	전자의료기기의 케이스 도장, 도금 또는 재료의 변경(인체에 접촉하지 않는 부분)
73	전자의료기기의 고무받침, 치수의 변경(인체에 접촉하지 않는 부분)
74	발판을 사용하는 전자의료기기의 발판스위치의 크기 변경
75	주행식 장치의 레일 이동거리 변경
76	저주파자극기 출력 지시등으로 사용되는 LED의 위치 변경
77	전자혈압계 측정 종료 시 발생하는 종료음의 변경
78	전자의료기기의 알람음(펄스 특성 등) 변경
79	전자의료기기(초음파영상진단장치 등)의 표시장치가 싱글모니터에서 듀얼모니터로 변경
80	전자의료기기(초음파영상진단장치 등)의 모니터 사이즈 또는 사양 변경
81	전자의료기기(심전계 등)에 내장되어 있는 프린터에 대한 동일 성능의 프린터 변경
82	직류전원장치(아답터)를 사용하는 의료기기에서 동일성능의 직류전원장치의 변경
83	의료용영상전송장치에 사용되는 데이터베이스 제품 변경
84	적외선체온계의 표시장치를 7-Segment에서 LCD로 변경
85	의료용광원장치의 출력조절기를 노부방식에서 스위치방식으로 변경
86	의료용내시경의 핸들, 그립 디자인 변경
87	초음파영상진단장치에 사용되는 프로브의 길이 변경
88	전자의료기기(의료용내시경, 안저카메라 등)에 사용되는 카메라센서를 CCD에서 C-MOS로 변경
89	적용 부위가 동일한 초음파프로브의 손잡이 기구 변경
90	근전도계의 컨트롤 패널 또는 PCB 레이아웃 변경
91	엑스선을 사용하는 장치의 실링(ceiling) 등 엑스선관 지지장치 변경
92	혈액·약품냉장고 내부선반구조 변경
93	치과용진료장치 및 의장에서 타구대 등 변경
94	진단용 엑스선 장치, 비전리 진단장치, 방사선 진료 장치 콘솔에서 모니터 사양 등 변경
95	임피던스체지방측정기의 스위치를 딥타입(Dip Type)에서 토글타입(Toggle Type)으로 변경
96	소형 설치 기구(설치 훅 또는 나사)의 추가, 위치 또는 방향 변경

번호	변경사항
97	환자감시장치의 내장모듈의 위치 변경
98	전자의료기기(홀더심전계 등)에서 사용되는 메모리 용량 변경
99	환자감시장치의 경보설정(메뉴얼 방식에 한함) 범위 변경
100	청각유발반응자극장치 및 청력검사기의 동일사양 헤드셋(Headset)과 헤드폰 변경
101	설계 변경을 수반하지 않는 외부 접속의 변압기, 컨버터등 전기부품 변경
102	전기수술기의 전극 핸들 디자인 변경(의료기기 성능 및 안전성에 영향을 미치지 않는 경우에 한함)
103	의료기기 소프트웨어의 사용자 언어 추가(한글, 영어 이외 외국어)에 따른 버전 변경(주요 성능 변경이 없는 경우에 한함)
104	배터리를 사용하는 의료기기에서 동일한 성능·규격을 만족하는 배터리로 변경(해당 배터리가 관련 IEC 또는 ISO 규격의 안전성 요구사항에 적합함을 입증하는 경우에 한함)
105	전자의료기기에 사용되는 프로브 연결선의 길이 변경(기 허가·인증된 치수 범위 내에서 한함)

분류 9. 의료용품에 대한 변경이 있는 경우(※ 시행규칙 제27조제1항제8호 및 제33조제1항제6호에 따라 제조원 품질관리절차에 따라 안전성을 확인한 후 판매한다)	
106	원재료, 사용목적, 사용방법, 작용원리가 동일한 겔 형태의 창상피복재(비멸균제품에 한함), 치과용접착제, 치과접착용시멘트, 근관치료재, 의치재료, 의치상재료, 직접수복재료, 치과용인상재료,심미치관재료의 용량 변경 또는 용량 변경에 따른 모델명 추가
107	치과용합금에서 중량의 변화가 없는 외형변경
108	절삭가공용 치과도재에서 원재료 변경없는 치수변경에 따른 모델명 추가
109	콘택트렌즈 중 기 허가·인증된 제품과 동일하나 광학부를 제외한 주변부 색상 및 디자인의 변경(주변부 색상의 경우 안전성이 확보된 색소를 사용하는 경우에 한함)
110	아래 제품 중 구조, 사용방법, 사용목적, 원재료의 변경 없는 치수 변경 또는 치수 변경에 따른 모델명추가(다만, 정형용·치과용 임플란트 및 영구이식제품은 제외한다) ·주사침, 투관침, 침, 천자침, 튜브·카테터, 캐뉼러 등의 길이 변경 ·창상피복재, 외과용드레이프, 합성폴리머재료, 실리콘재료, 국소지혈용드레싱의 평면적인 치수 변경 ·의약품주입용기구, 혈관접속용기구, 수액세트, 수혈세트 등의 연결관 길이 변경 ·봉합사, 결찰사의 길이 변경 ·티타늄, PTFE으로 구성된 치주조직재생유도재의 치수 변경
111	주사기, 카테터안내선 등 의료기기 외부의 마커 위치, 마커 수량 변경
112	기 허가·인증된 치수 범위를 넘지 않는 카테터 샤프트 외경 치수 변경(기 허가·인증된 모양 및 구조와 동일한 경우에 한함)
113	카테터, 캐뉼러의 허브 디자인 변경
114	의약품 주입기, 주사침, 봉합침 류의 침 끝 각도 변경, 약물흡수유도피부자극기의 침의 개수 변경
115	정맥주사용기, 혈액저장용기, 저압지속흡인기의 용량 추가(예: 100ml, 200ml) (다만, 구조 변경에 따른 용량추가는 제외)
116	혈액투석기, 혈액여과기 등의 외측 용기 뚜껑의 모양 변경
117	악안면성형용재료(판, 나사, 줄), 치과교정재료(교정용밴드, 교정용브라켓, 치과교정용선재, 치과 교정용고정장치)에 대한 기 허가·인증된 치수 범위 내에서 모델명 추가
118	동일한 원재료, 사용목적, 구조, 사용방법을 가지는 주사침, 카테터 등 의료기기의 치수 구분을 위해 색소를 달리하여 변경하는 경우
119	하드콘택트렌즈의 유효기간 변경(다만, 보존액에 담긴 상태로 유통되는 경우 제외한다)

번호	변경사항
120	내시경피하삽입용기구의 팁 모양 변경 및 허가·인증 범위를 초과하지 않는 외경 변경
121	기 허가·인증된 치수 범위 내에서 모델명 추가되는 치과용임플란트상부구조물(다만, 결합 구조 및 결합부위의 치수 변경의 경우에는 제외한다)
122	복수의 멸균방법을 사용하는 제품 중 더 이상 사용하지 않는 멸균방법 삭제
123	봉합침이 포함된 봉합사 중 봉합침을 제외하거나 봉합침 제외에 따른 봉합사 모델명 추가
124	일회용 요실금용클램프 치수 변경(기 허가·인증된 모양 및 구조와 동일한 경우에 한함)
125	튜브(위내배설용, 흉부배액용, 고막천공용) 길이 변경(튜브의 직경이 동일한 경우에 한함)
126	기 허가·인증된 범위 내에서 진공채혈관 치수 변경
127	기 허가·인증된 범위 내에서 채혈병, 진공표본 튜브 치수 변경
분류 10. 기타	
128	별표 4에 따라 경미한 변경으로 판단되는 경우

[별표 4]

변경대상 판단 흐름도(제19조 관련)

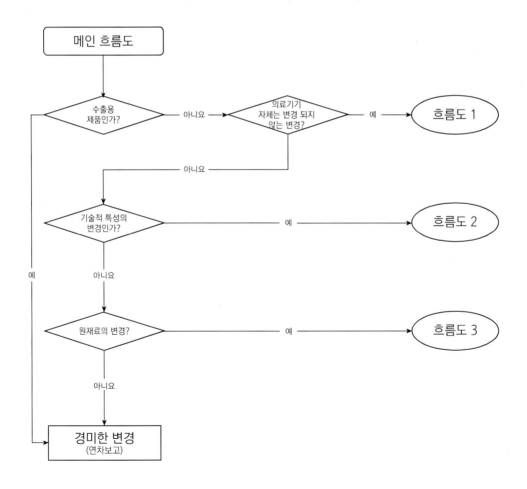

흐름도 1 – 의료기기의 자체에 영향을 미치지 않는 변경

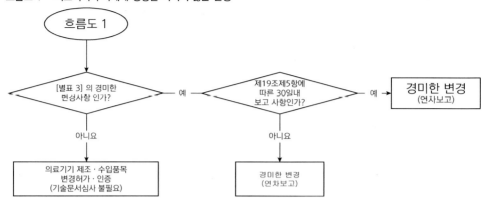

흐름도 2 – 기술적 특성의 변경

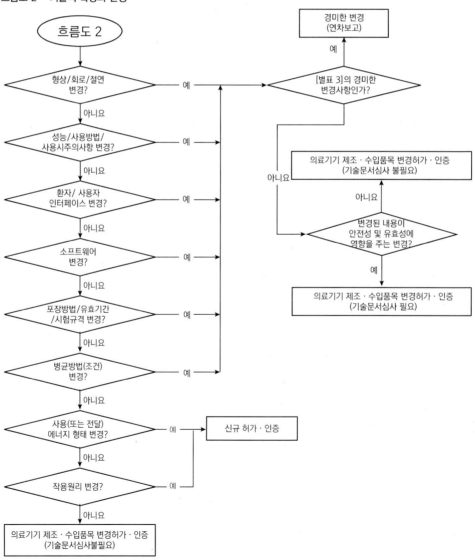

흐름도 3 – 원재료의 변경

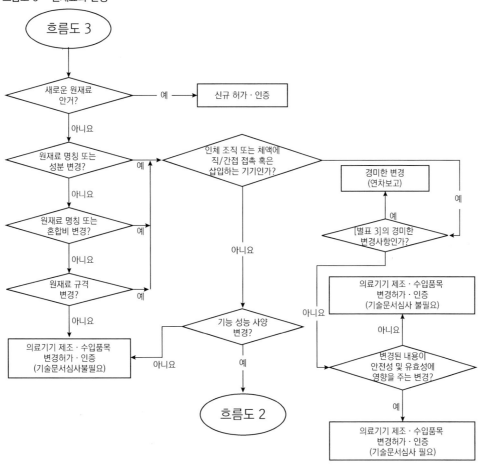

출처: 의료기기 허가·신고·심사 등에 관한 규정, 식품의약품안전처 고시 제2016-105호(2016. 9. 30, 개정)

유럽은 CE마킹 인증기관(NB)에 변경신고를 한다. 경미한 변경사항에 대해서도 모두 해당 인증기관에 검토를 받고 변경프로세스를 수행하여야 한다.

참고로 미국의 경우는 변경사항을 검토하여 FDA에 변경신고 또는 설계변경 문서 작성하고 변경신고를 하지 않을 수 있다. 변경 프로세스에 따라 FDA에 변경신고를 아래 기준에 따라 수행하여야 한다.

MAIN FLOWCHART
WHEN TO FILE A 510(k) AFTER CHANGE TO A LEGALLY MARKETED DEVICE

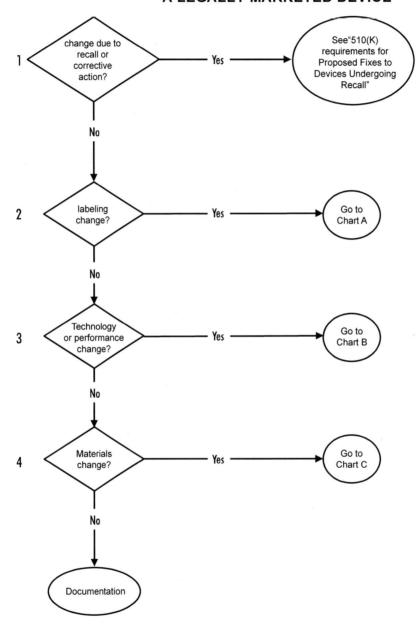

FLOWCHART A - IS IT A LABELING CHANGE?

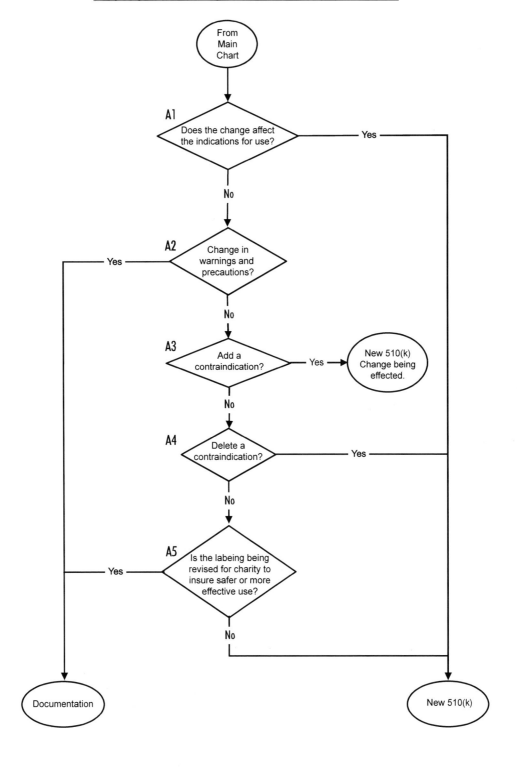

FLOWCHART B - IS IT A TECHNOLOGY OR PERFORMANCE CHANGE?

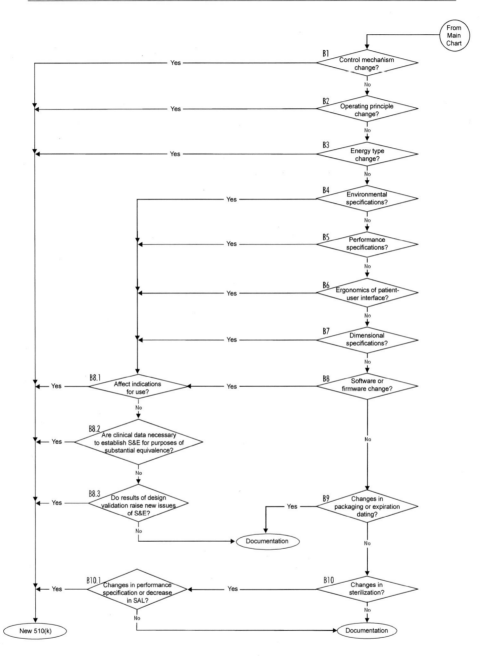

FLOWCHART C - IS IT A MATERIALS CHANGE?

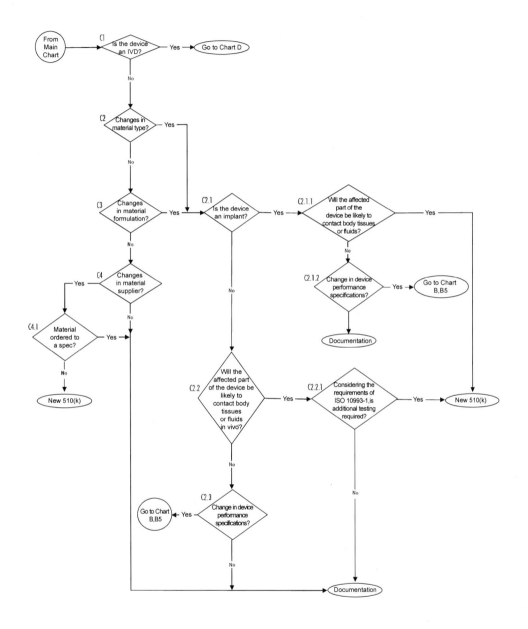

FLOWCHART D - MATERIALS CHANGE FOR AN IVD

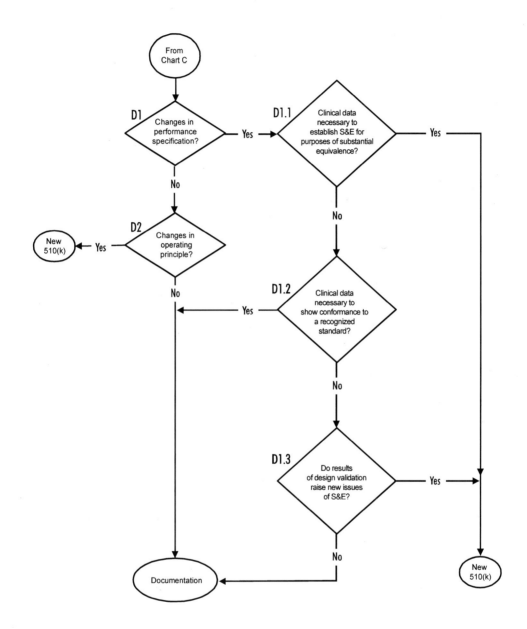

출처: Deciding When to Submit a 510(k) for a Change to an Existing Device, U.S. DEPARTMENT OF HEALTH AND HUMAN SERVICES Public Health Service Food and Drug Administration Center for Devices and Radiological Health, Office of Device Evaluation Document Issued On: January 10, 1997, pp28~32

11.2.7 인허가

개발된 의료기기의 목표 판매시장을 대상으로 인허가를 진행한다. 인허가는 각 국가/지역에 따라 프로세스가 다르므로 세부 프로세스 설명은 생략한다.

11.2.8 설계이력파일(DHF)

1) 설계이력파일 GMP 요구사항

표 11-18 설계관리_설계 및 개발 파일 요구사항
(ISO 13485의 요구사항 중 개정된 내용을 색상을 달리하여 식별함)

GMP	요구사항(Requirements)
ISO 13485	7.3.10 설계 및 개발 파일(Design and development files) 조직은 각 의료기기 유형 또는 의료기기 제품군에 대한 설계 및 개발 파일을 유지해야 한다. 이 파일은 설계 및 개발에 대한 요구사항에 대해 적합성을 입증하기 위해 생성된 기록과 설계 및 개발 변경에 대한 기록을 포함하거나 참조해야 한다. **출처: ISO 13485, Third edition 2016-03-01, Medical devices - Quality management systems - Requirements for regulatory purposes**
의료기기 제조 및 품질관리기준	N/A
PART 820-QUALITY SYSTEM REGULATION	820.30 설계관리(Design controls) (j) 설계이력파일(DHF). 각 제조자는 제품의 각 타입 별로 설계이력파일(DHF)를 수립하고 유지하여야 한다. 설계이력파일(DHF)은 설계가 승인된 계획과 본 장의 요구사항에 따라 개발되었다는 것을 증명하는데 필요한 기록을 포함하거나 인용하여야 한다. **출처: PART 820-QUALITY SYSTEM REGULATION, April 1, 2016, Subpart B-Quality System Requirements**

2) 설계이력파일 요구사항 해설

이 단계에 해당되는 요구사항은 ISO 13485 7.3.10 및 PART 820.30 (j)에서 설계이력파일(DHF)을 요구하고 있다.

개발된 의료기기의 각 모델 별로 설계이력파일(DHF)를 유지하도록 요구하고 있다. 설계이력파일은 본 장의 각 항에서 언급한 설계이력파일을 모두 포함시켜 관리하여야 한다. 설계이력파일의 세부적인 예는 11.4 1) 표11-19~21을 참조한다.

11.3 설계관리와 관련된 문서/문서화된 절차

1) 설계관리 절차서(설계변경관리 포함)

본장의 요구사항을 모두 반영하여 절차를 수립하여야 한다.

2) S/W 개발관리 절차서

설계관리 절차에 S/W 개발 절차가 포함되지 않았으므로 IEC 62304 규격을 참조하여 절차를 수립하여야 한다.

3) 위험관리 절차서

조직의 제품 특성에 따라 해당되는 규격을 반영하여 위험관리 절차를 수립하여야 한다. 공통적인 위험관리 프로세스는 ISO 14971 규격을 참조한다.

4) 사용적합성 엔지니어링 절차서

IEC 62366(IEC 62366-1, 62366-2) 규격을 반영하여 Usability Engineering 절차를 수립한다.

5) 임상시험/임상평가 절차서

임상시험을 수행하는 조직에서는 임상시험 절차를 수립하며, 임상평가를 수행하는 조직에서는 임상평가 절차를 수립하여야 한다.

6) PMCF/PMS 절차서

임상시험을 수행한 조직에서는 PMS 절차를 수립하고 임상평가를 수행한 조직에서는 PMCF 및 PMS 절차를 수립하여야 한다.

11.4 설계관리와 관련된 품질기록

1) 설계이력파일(DHF)

설계이력파일의 예는 다음과 같다.

표 11-19 DHF_CP, PP 단계

구분		개발컨셉설계 단계 (CP)	프로젝트계획 단계 (PP)
개발요청부서		개발요청서	
		동종제품 시장조사	
RA 부서		관련법규 및 규격파악, Essential Requirements	
		인허가 국가별 의료기기 여부 및 등급 파악	인허가 프로세스 파악
임상 담당		관련 임상논문 조사	
기구 설계			기구 개발 계획서
H/W 설계			H/W 개발 계획서
F/W 설계			F/W 개발 계획서
검토 회의		CP 검토 회의록	PP 검토 회의록

표 11-20 DHF_DD & DV 단계

구분	설계입력요구사항 파악 단계	사양결정 단계	설계 및 개발 단계 (목업,금형,시생산)	설계출력 단계	설계검토 단계	설계검증 단계
				DD&DV		
기구 설계	기구 설계입력 및 검증계획서				설계입력 검토 보고서	기구 설계 검증보고서
						Safety test report
		기구 사양서				Performance test report
			기구개발	기구도면		기구도면 검증보고서
			목업작업	목업		기구 목업 검증보고서
				품평회	기구 품평회회의록	
			금형작업	샘플제품		
				기구조립도		기구 금형 검증보고서
			시생산	시제품	설계검토 회의록	
				LHR(Lot History Record)		
				작업표준서		
				공정검사기준서		
				제품검사기준서		
				제조/QC 공정도		
				제품표준서		
				설치매뉴얼		
				서비스매뉴얼		

DD&DV

구분	설계입력요구사항 파악 단계	사양결정 단계	설계 및 개발 단계 (목업,금형,시생산)	설계출력 단계	설계검토 단계	설계검증 단계
기구 설계				퇴가이드		
				Surgical 매뉴얼		
				카다로그		
		멸균밸리데이션 계획서	공정밸리데이션			멸균밸리데이션 보고서
						무균시험 성적서
		클린룸밸리데이션 계획서	공정밸리데이션			클린룸밸리데이션 보고서
		세척밸리데이션 계획서	공정밸리데이션			세척밸리데이션 보고서
		포장밸리데이션 계획서	공정밸리데이션			포장밸리데이션 보고서
		유효수명 밸리데이션 계획서	공정밸리데이션			유효수명 밸리데이션 보고서
		검사용 S/W 밸리데이션 계획서	공정밸리데이션			검사용 S/W 밸리데이션 보고서
		특별공정 밸리데이션 계획서	공정밸리데이션			특별공정 밸리데이션 보고서
H/W 설계	H/W 설계입력 및 검증계획서				설계입력 검토 보고서	H/W 설계 검증보고서
						Safety test report
						Performance test report
		H/W 사양서	H/W개발			EMC test report
						PCB 검증보고서
						고장율 분석(MTBF: Mean Time Between Failure) 보고서

구분	설계입력요구사항 파악 단계	사양결정 단계	설계 및 개발 단계 (목업,금형,시생산)	설계출력 단계	설계검토 단계	설계검증 단계
H/W 설계				Block 도면		
				회로도면	회로도면 검토 보고서	
				PCB 도면	PCB도면 검토 보고서	
					H/W 품평회회의록	
F/W 설계 (S/W File)	F/W 설계입력 및 검증계획서	F/W 사양서	기능구현			F/W 설계 검증 보고서
	S/W 개발계획서					
	S/W Role					
	S/W Verification, Validation & Test Plan					
		SRS				
		Performance requirements				
		Architecture Design Chart				
		SDS				
				Block Diagram		
				S/W operation environment		
				Firmware operation environment		
				Gerber File		

DD&DV

구분	설계입력요구사항 파악 단계	사양결정 단계	설계 및 개발 단계 (목업,금형,시생산)	설계출력 단계	설계검토 단계	설계검증 단계
F/W 설계 (S/W File)			Risk Analysis	Trouble sheet		Unit Test
						Integration Test
						System Test
						Hazard Analysis
						Traceability Analysis
						S/W Validation Report
라벨링 설계	라벨링 설계입력 및 검증계획서	라벨사양서	라벨링 스펙 작업	라벨도면		라벨링 설계검증 보고서
				사용설명서		
				라벨작업표준서		
				라벨검사 기준서		
포장 설계	포장 설계입력 및 검증계획서	포장사양서	포장 스펙 작업	포장도면		포장 설계검증 보고서
				라벨작업표준서		포장시험 성적서
				라벨검사 기준서		
운송/보관/작동 설계	운송/보관/작동 설계입력 및 검증계획서	운송/보관/작동 사양서	운송/보관/작동 스펙 작업	운송/보관/작동 스펙		운송/보관/작동 설계검증 보고서
						운송시험 성적서

DD&DV

구분	설계입력요구사항 파악 단계	사양결정 단계	설계 및 개발 단계 (목업,금형,시생산)	설계출력 단계	설계검토 단계	설계검증 단계
운송/보관/ 작동 설계						보관시험 성적서
						작동시험 성적서
원재료 선정	원재료 설계입력 및 검증계획서	주요부품사양서			규제물질 검토보고서	원자료 설계검증 보고서
				BOM		
				P/L		
				부품승인원		
				임가공업체 리스트		
RM File	위험관리 조직 및 책임과 권한					
	위험관리 계획서					
	특성식별					
	위해요인 식별					
	위험산정					
	위험평가					
			위험통제			
						잔여위험평가
						위험/이득분석
						위험 완결성 확인

DD&DV

구분	설계입력(요구사항) 파악 단계	사양결정 단계	설계 및 개발 단계 (목업,금형,시생산)	설계출력 단계	설계검토 단계	설계검증 단계
RM File	의도된 사용자 파일					전반적 잔여위험 허용가능성 평가
	특성식별					위험관리보고서
	사용사양서					
	위해요인 식별					
	위험산정 및 평가					
			위험통제			
Usability File				사용시나리오		중간평가계획서
				사용자 인터페이스 사양서		중간평가결과 보고서
						종결평가계획서
						종결평가결과보고서
						위험이득분석
						잔여위험평가
						위험관리보고서
						유저빌리티엔지니어링 보고서

표 11-21 DHF_PV, DT, Permission 단계

구분	PV 유효성 확인 단계	DT 설계이관 단계	Permission 인허가 단계
임상 담당	임상시험 계획서 또는		
	임상평가 계획서		
	임상시험 보고서 또는		
	임상평가 보고서 (동등성 평가 보고서)		
기구 설계		기구 출력물 관련부서 이관	
H/W 설계		H/W 출력물 관련부서 이관	
F/W 설계		F/W 출력물 관련부서 이관	
디자인(라벨링, 포장)		디자인 출력물 관련부서 이관	
검토 회의	PV 검토 회의록	DT 검토 회의록	
RA 부서			기술문서(TCF)
			제품 인허가
			공장 적합성 인증

11.5 설계관리와 관련된 심사(Audit) 지적 사항 사례

1) 의료기기 제조 및 품질관리 기준, ISO 13485 심사 지적 사항 사례

① 위험관리가 이루어지고 있다는 증거가 없음.

② 설계개발계획서에 설계검토, 설계검증 및 설계유효성확인을 위한 단계가 설정되어 있지 않음.

③ 설계입력에 적용규격의 파악이 이루어지고 있지 않음.

④ 설계입력에 위험성분석의 결과가 포함되어 있지 않음.

⑤ S/W의 Spec.이 파악되지 않음.

⑥ 설계출력물에 Gerber File이 표시되어 있지 않음.

⑦ 설계출력물이 구매, 생산 및 서비스의 정보를 명확하게 제공하고 있지 않음.

⑧ 도면의 관리가 명확히 이루어지지 않음.

⑨ 설계출력물의 Rev.이 명확하지 않고, 승인이 없는 경우가 발견됨.

⑩ 설계단계별로 설계검토가 이루어졌다는 증거가 없음.

⑪ 설계검토시에 문제된 부분에 대한 조치의 근거가 없음.

⑫ 설계검증계획과 검증을 수행한 근거가 없음.

⑬ 설계검증에서 설계입력사항을 벗어나는 항목에 대한 조치의 근거가 없음.

⑭ 설계유효성확인이 이루어 졌다는 근거가 없음.

⑮ 설계변경으로 인한 영향의 평가가 이루어지지 않음.

2) FDA 483 Inspection Observations

① 설계변경관리 절차가 적절히 수립되지 않았음.

② 설계개발 계획서상에 개발조직 및 참여하는 조직에 대한 책임과 권한이 없음.

③ 소프트웨어 밸리데이션 결과가 문서화 되지 않았음.

④ 합부판정기준이 설정되지 않았음.

⑤ 위험분석(Risk analysis)이 불완전하고 불충분하게 수행되었음.

⑥ 설계이력파일(DHF)이 개발계획에 따라 개발되었다는 것을 증명하지 못하고 있으며, 21 CFR 820에 따라 개발되었다는 것을 증명하지 못하고 있음.

⑦ 설계 유효성 확인이 사용자의 요구와 사용목적에 따라 수행되지 않았음.

⑧ 설계출력물이 설계입력요구사항을 만족하도록 설계검증이 수행되지 않았음.

⑨ 설계입력 요구사항이 적절히 문서화 되어 있지 않음.

⑩ 설계이관을 위한 절차가 적절히 수립되지 않았음.

⑪ 기기의 소프트웨어 유효성확인이 불충분하고 불완전하게 수행되었음.

⑫ 설계이력파일(DHF)에 설계검토 결과가 없음.

⑬ 설계가 정상 작동조건에서 유효성이 확인되지 않았다.

⑭ 설계이력파일(DHF)에 설계검증 결과가 없음.(검증자, 검증일자, 검증방법, 검증결과 등)

⑮ 설계이력파일(DHF)에 설계유효성 확인 결과가 없음.(일자, 유효성 확인방법, 유효성 확인 결과, 유효성 확인 인원 등)

출처: 483 report Inspection Observations
http://www.fda.gov/ICECI/Inspections/ucm481432.htm#Devices

요 약

1. 설계입력, 설계출력, 설계검토, 설계검증, 설계 유효성 확인, 설계 이관, 설계변경에 대한 절차를 설계관리 절차에 포함시켜야 한다.

2. 설계입력 요구사항에 따라 설계출력물이 산출되어야 하며, 설계입력과 출력을 비교하여 설계검증이 수행되어야 한다.

3. 설계 및 개발 단계별 설계검토가 수행되어야 하며, 필요 시 외부 전문가가 포함되어야 한다.

4. 설계 유효성확인은 임상시험 또는 임상평가를 통해 확인되어야 한다.

5. 개발에 대한 설계이력파일을 관리하여야 하며, 해당 조직의 부서에 필요한 설계 출력물을 이관하여야 한다.

토론문제

1. 설계입력 요구사항을 어떻게 파악해야 할지 생각해 보자.

2. 설계검토의 방법에 대해 생각해 보자.

3. 설계변경시 어떠한 검토, 검증, 유효성 확인을 수행해야 할지 생각해 보자.

4. 설계변경시 영향평가를 왜 수행해야 하는지 생각해 보자.

공정 밸리데이션
(Process validation)

12.1 공정 밸리데이션 프로세스

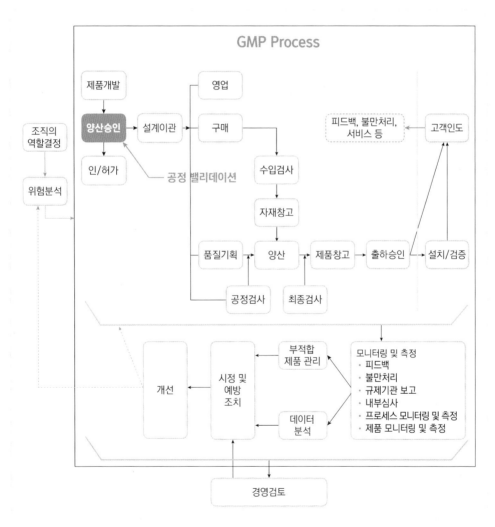

그림 12-1 GMP Process_공정밸리데이션

12.2 공정 밸리데이션 GMP 요구사항

표 12-1 공정밸리데이션 요구사항
(ISO 13485의 요구사항 중 개정된 내용을 색상을 달리하여 식별함)

GMP	요구사항(Requirements)
ISO 13485	7.5.6 생산 및 서비스 제공을 위한 프로세스의 유효성확인(Validation of processes for production and service provision) 조직은 결과로 얻는 출력이 이후의 모니터링이나 측정에 의해 검증될 수 없는 경우 그리고 결과적으로 제품 사용 또는 서비스가 전달된 후에 결함이 명확해지는 경우, 모든 생산 및 서비스 제공 프로세스에 대하여 유효성을 확인해야 한다. 유효성 확인은 계획된 결과를 일관성 있게 달성하기 위한 이런 프로세스의 능력을 입증해야 한다. 조직은 다음을 포함하는 프로세스에 대한 유효성 확인 절차를 문서화해야 한다. ① 프로세스의 검토 및 승인에 대해 규정된 기준 ② 장비 적격성 및 인원의 적격성 ③ 특정 방법, 절차 및 합격기준의 사용 ④ 해당되는 경우, 샘플 크기에 대한 근거와 함께 통계기법 ⑤ 기록에 대한 요구사항(4.2.5 참조) ⑥ 유효성 재확인 기준을 포함한 유효성 재확인 ⑦ 프로세스에 대한 변경 승인 조직은 생산 및 서비스 제공에 사용되는 컴퓨터 소프트웨어의 어플리케이션에 대한 유효성 확인 절차를 문서화해야 한다. 그런 소프트웨어 어플리케이션은 최초 사용 전에, 그리고 해당되는 경우, 그러한 소프트웨어나 그 어플리케이션에 대한 변경 후에 유효성이 확인되어야 한다. 소프트웨어 유효성 확인 및 유효성 재확인과 관련된 특정의 접근방법과 활동들은 규격과 일치하는 제품의 능력에 미치는 영향을 포함하여 소프트웨어의 사용과 관련된 위험에 비례해야 한다. 유효성 확인에 대한 결과 및 결론 그리고 유효성 확인으로 인해 필요한 조치에 대한 기록은 유지되어야 한다(4.2.4 및 4.2.5 참조) 7.5.7 멸균 및 멸균 포장 시스템에 대한 프로세스 유효성 확인에 대한 특별 요구사항(Particular requirements for validation of processes for sterilization and sterile barrier systems) 조직은 멸균 및 멸균 포장 시스템에 대한 프로세스 유효성 확인에 대한 절차(4.2.4 참조)를 문서화해야 한다. 멸균 및 멸균 포장 시스템에 대한 프로세스의 실행 전에 그리고 해당되는 경우 다음 제품이나 프로세스 변경 전에 유효성이 확인되어야 한다. 유효성 확인에 대한 결과와 결론, 그리고 유효성 확인으로 인해 필요한 조치에 대한 기록은 유지되어야 한다(4.2.4 및 4.2.5 참조). NOTE 추가 정보는 ISO 11607-1과 ISO 11607-2에서 참고할 수 있다. **출처: ISO 13485, Third edition 2016-03-01, Medical devices - Quality management systems - Requirements for regulatory purposes**
	7.5.2 생산 및 서비스 제공 프로세스의 유효성 확인(Validation) 7.5.2.1 일반 요구사항 가. 제조업자는 결과로 나타난 출력이 후속되는 모니터링 또는 측정에 의하여 검증될 수 없는 모든 생산 및 서비스 제공 프로세스에 대하여 유효성을 확인하여야 한다. 유효성 확인에는 제품의 사용 또는 서비스 인도 후에만 불일치가 나타나는 모든 프로세스를 포함한다. 나. 유효성 확인을 통하여 계획된 결과를 달성하기 위한 프로세스의 능력을 입증하여야 한다.

GMP	요구사항(Requirements)
의료기기 제조 및 품질관리기준	다. 제조업자는 해당되는 경우 다음을 포함하는 프로세스에 대한 절차를 수립하여야 한다. 　1) 프로세스의 검토 및 승인에 있어 규정된 기준 　2) 장비의 승인 및 인원의 자격인정 　3) 특정한 방법 및 절차의 사용 　4) 기록에 대한 요구사항 　5) 유효성 재확인(revalidation) 라. 제조업자는 규정된 요구사항을 충족하기 위하여 제품의 성능에 영향을 미치는 컴퓨터 소프트웨어 적용(소프트웨어 및/또는 적용의 변경을 포함)의 유효성 확인을 위한 문서 화된 절차를 수립하여야 한다. 이러한 소프트웨어 적용에 있어 최초 사용 전에 유효성 을 확인하여야 한다. 마. 유효성 확인 결과 기록은 유지되어야 한다. 7.5.2.2 멸균 의료기기에 대한 특별 요구사항 가. 제조업자는 멸균공정의 유효성 확인을 위한 문서화된 절차를 수립하여야 한다. 나. 멸균공정은 최초 사용 전에 유효성을 확인하여야 한다. 다. 각 멸균공정의 유효성 확인 결과 기록은 유지되어야 한다. **출처: 의료기기 제조 및** **품질관리기준, 식품의약품안전처 고시 제2015-71호(2015. 9.25, 개정)**
PART 820-QUALITY SYSTEM REGULATION	820.70 생산 및 공정관리(Production and process controls) (i) 자동화 공정. 컴퓨터 또는 자동화된 데이터공정시스템이 품질시스템이나 생산의 부분으로써 사용될 때, 제조자는 수립된 프로토콜에 따라 의도된 사용에 대한 컴퓨터소프트웨어를 유효 성확인 하여야 한다. 모든 소프트웨어의 변경은 승인하고 배포하기 전에 유효성 확인되어야 한다. 이러한 유효성확인 활동과 결과는 기록되어야 한다. 820.75 공정 유효성확인(Process validation) (a) 공정결과가 후속되는 검사나 시험에 의하여 완전히 검증되지 않는 경우, 그 공정은 높은 수준 의 보증으로 유효성이 확인되어야 하고 수립된 절차에 따라 승인되어야 한다. 유효성확인을 승인한 자의 서명과 일자를 포함하여 그리고 적절한 경우 유효성 확인된 주요 장비를 포함한 유효성확인의 활동과 결과는 기록되어야 한다. (b) 각 제조자는 규정된 요구사항들이 지속적으로 충족되는지 보장하기 위하여 유효성 확인된 공정변수들의 관리와 모니터링에 대한 절차를 수립하고 유지하여야 한다. (1) 각 제조자는 유효성 확인된 공정이 자격이 부여된 자에 의하여 수행됨을 보장하여야 한다. (2) 유효성 확인된 공정, 모니터링 및 관리 방법과 데이터, 수행일자 및 해당될 경우 공정 수행자 또는 사용된 주요 장비는 기록되어야 한다. (c) 변화나 공정이탈이 발생할 경우, 제조자는 공정을 검토하고 평가하여야 하며 적절한 경우 재 유효성확인 하여야 한다. 이러한 활동들은 기록되어야 한다. **출처: PART 820-QUALITY SYSTEM REGULATION, April 1, 2016, Subpart B-Quality System** **Requirements**

유효성 확인 또는
밸리데이션(Validation)

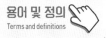

용어 및 정의
Terms and definitions

어떤 조작, 공정, 기계설비, 원재료, 동작 또는 시스템이 실제로 기대되는 결과를 얻는다는 것을 검증하고 문서
화 하는 행위를 말한다.

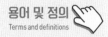
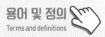
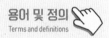
12.3 공정 밸리데이션과 관련된 요구사항 해설

ISO 13485 7.5.6, 7.5.7, 의료기기 제조 및 품질관리 기준 7.5.2 및 PART 820.70 (i), 820.75에서 공정 밸리데이션을 요구하고 있다.

조직의 공정 작업 후 시험 및 검사를 통해 검증을 할 수 없는 공정에 대해서 공정 밸리데이션을 수행해야 한다. 그림 12-2를 참조한다.

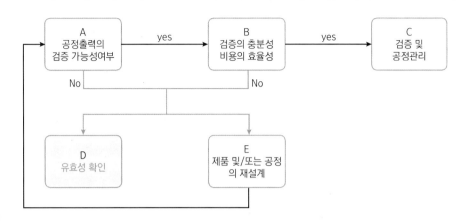

그림 12-2 공정 유효성 확인 결정 흐름도

공정 밸리데이션은 설계 및 개발단계의 설계 검증단계에서 수행하며 밸리데이션을 수행하는 목적은 불안전한 공정(Unstable process)를 안정적인 공정(Stable process)으로 생산하기 위한 작업조건을 찾기 위한 것이다.

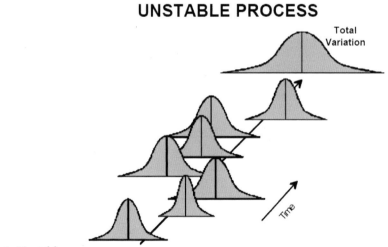

Figure 4: Unstable process

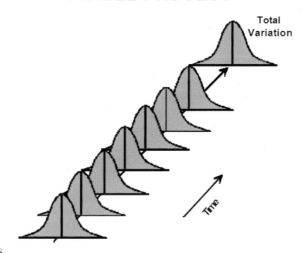

Figure 5: Stable process

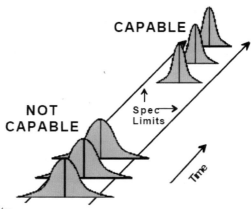

Figure 6: Process capability

그림 12-3 불안전한 공정(Unstable process) 및 안정적인 공정(Stable process)

출처: GHTF SG3, Quality Management Systems - Process Validation Guidance, Edition2 - January 2004, Figure 4: Unstable process, Figure 5: Stable process, Figure 6: Process capability

조직은 다음의 포함하는 공정 밸리데이션 절차를 수립하여야 한다.

1) 프로세스의 검토 및 승인에 대해 규정된 기준

이 요구사항은 조직의 공정 밸리데이션 항목을 결정하도록 요구하고 있다.

국제조화위원회(GHTF)에서는 필수적인 공정 밸리데이션 항목으로 다음과 같은 공정을 규정하고 있다.

① 멸균(Sterilization)

② 클린룸(Clean Room Ambient Conditions)

③ 무균충진(Aseptic filling processes)

④ 멸균포장 시스템(Sterile barrier systems)

⑤ 동결건조(Lyophilization process)

⑥ 열처리(Heat treating processes)

⑦ 판금(Plating processes)

⑧ 사출(Plastic Injection molding)

공정 밸리데이션이 필요치 않은 검증 가능한 공정으로 다음과 같은 공정을 규정하고 있다.

① 손으로 절단 공정(Manual cutting process)

② 색상, 탁도, pH 측정(Testing for color, turbidity, total pH for solution)

③ PCB육안검사(Visual inspection of PCBs)

④ 하니스 작업(Manufacturing and testing of wiring harnesses)

이를 근거로 의료기기 제조 조직에서 공정밸리데이션을 수행해야 하는 공정을 정리하면 다음과 같다.

① 멸균시스템 공정(멸균 포장 및 멸균작업)

② 사용자멸균

③ 클린룸

④ 세척 공정

⑤ 사출, 압출, 성형, 코팅, 도금, 접착(본드, 초음파 융착), 용접, 납땜, 열처리, 건조 공정

⑥ 공정작업 이후 검증이 수행되지 않는 공정

⑦ 소프트웨어구동 공정(자동화 공정 S/W, 검사용 S/W, 외)

⑧ 품질시스템에서 사용되는 컴퓨터 소프트웨어 어플리케이션

2) 장비 적격성

장비 적격성(IQ, OQ, PQ)은 Chapter 10 표10-2, 표10-3, 표10-3를 참조한다.

3) 특정 방법, 절차 및 합격기준의 사용

이 요구사항은 밸리데이션 수행시 무엇을 검증/측정할 것인지, 어떻게 측정할 것인지, 몇 개를 언제 측정할것인지, 합부판정기준으로 어떤 기준을 사용할 것인지를 규정하도록 요구하고 있다.

4) 해당되는 경우, 샘플 크기에 대한 근거와 함께 통계기법

공정 밸리데이션 수행시 생산 로트에서 전체 수량을 대상으로 시험이 수행되지 않고 샘플링을 통해 시험 수량을 결정할 경우 ISO 2859-1에 따라 샘플 수량을 결정한다. 그리고 시험 데이터 분석시 적절한 통계적 기법을 활용하여야 한다.

5) 기록에 대한 요구사항

유효성 확인 기록은 공정 밸리데이션 프로토콜과 보고서를 작성하여 관리하여야 한다.

① 공정 밸리데이션 프로토콜

프로토콜은 수행할 절차(테스트)와 수집할 데이터 규정하고 수집되는 데이터의 목적, 데이터는 사실(fact)을 반영, 데이터는 신중하고 정확하게 수집되어야 한다. 그리고 공정수행횟수(run)는 재현성을 증명하도록 충분하여야 하고 Worst Case로 구성된 공정 상한 및 하한 한계와 범위를 포함하여야 한다. 재료의 적절성과 장비 및 시스템의 성능과 신뢰성을 증명하는 문서를 포함하여야 한다.

프로토콜에 포함되어야 할 내용은 다음과 같다.

공정의 파악, 제품의 파악, 성공적 밸리데이션의 목적 및 측정가능한 기준, 밸리데이션 기간, 오퍼레이터, 장비, 장비에 사용되는 유틸리티, 오퍼레이터 자격부여 사항, 공정의 상세설명, 제품, 부품, 원자재의 관련 스펙, 밸리데이션 중의 특별 관

리 또는 조건, 모니터링할 공정변수, 관리 및 모니터링할 방법, 모니터링할 제품특성 및 모니터링 방법, 제품평가에 사용되는 주관적 기준, 측정가능하거나 주관적인 기준에 부적합한 사항의 정의, 데이터 수집과 분석을 위한 통계적 방법, 장비 유지보수와 수리에 대한 고려사항, 리밸리데이션의 기준

② 공정 밸리데이션 보고서

　　프로토콜에 따라 시험결과를 근거로 작성한다.

6) 유효성 재확인 기준을 포함한 유효성 재확인

① 유효성 재확인(Re-Validation)은 다음과 같은 공정변화가 발생될 경우 즉시 수행하여야 한다.

　a) 품질이나 밸리데이션 상태에 영향을 미칠 수 있는 공정의 변화

　b) 품질지표 의 부정적 추세(Trend)

　c) 공정에 영향을 미치는 제품설계의 변화

　d) 공정장소의 이동

　e) 공정적용의 변화

② 공정 변화가 발생되지 않을 경우에도 주기적으로 공정 유효성을 확인하여야 하는데 이러한 Re-validation 주기는 다음과 같다.

　a) 관련 규격에서 정한 기준 준수

구 분		주 기	관련 규격
멸균	EO 가스	1년	식약처 가이드라인 (현 국내 GMP 적용) · ISO 11135-1: 2007
		2년	ISO 11135: 2014
	스팀	1년	ISO/TS 17665-2: 2009
	감마	3개월~1년	ISO 11137-1: 2006 (Dose audit 의 개념)
클린룸	밸리데이션	1년	ISO 14644-2: 2015
	모니터링	아래 표 참조	식약처 청정도 관리 가이드라인_2012년 · ISO 14644-2 : 2015 개정 후 삭제됨.(아래 표는 개정 이전)
세척		3년	가이드라인은 없으나 내부 절차서에 따라 재적격성평가 실시함.
포장		3년	가이드라인은 없으나 내부 절차서에 따라 재적격성평가 실시함.

표 12-7 청정시설 모니터링 시험 항목 및 주기

시험항목	모니터링 주기
청정실과 청정 공기 기기의 공기 청정도 분류와 시험 측정을 위한 공기 부유 입자의 계수	12개월* (ISO 5 이상일 경우에는 6개월)
기류 시험(공기 흐름방향 측정)	12개월*
구간 간 압력차 시험(Pressure differencial)	12개월*
설치 필터 시스템의 누설 시험(Filter leakage test)	24개월*
기류 방향 시험 및 가시화(Smoke pattern test)	24개월*
온도 시험	매일 1회
습도 시험	매일 1회
정전기 및 이온 발생기 시험	제조사 결정
입자 침착 시험	제조사 결정
공기 청정도 회복 시험	제조사 결정
오염물의 실내 유입 시험	24개월*
목적: ISO 14644-3의 본문 참조 절차: ISO 14644-3의 부속서 B참조 장비: ISO 14644-3의 부속서 C참조 모니터링 주기: *표시는 ISO 규격에서 권장하는 주기이다.	

　　b) 관련 규격에서 기준이 없거나 관련규격이 없을 경우: 통상 2~3년 주기로 수행

7) 프로세스에 대한 변경 승인

공정변화 및 유효성 재확인을 통해 유효성 재확인(Re-Validation)을 수행한 경우 공정작업의 기준에 변경될 수 있다. 이럴 경우 해당되는 작업표준을 개정하여 적용하여야 한다.

12.4 공정 밸리데이션과 관련된 문서/문서화된 절차

1) 공정 밸리데이션 절차서

조직의 해당되는 공정 밸리데이션 항목에 따라 절차를 작성한다.

2) 공정 밸리데이션 프로토콜(Process Validation Protocol)

조직의 해당되는 공정 밸리데이션 항목별 프로토콜을 작성하여야 한다

3) 공정 밸리데이션 보고서(Process Validation Report)

조직의 해당되는 공정 밸리데이션 항목별 보고서를 작성하여야 한다.

12.5 공정 밸리데이션과 관련된 심사(Audit) 지적 사항 사례

1) 의료기기 제조 및 품질관리 기준, ISO 13485 심사 지적 사항 사례

① 공정 밸리데이션 절차에 Re-Validation주기가 규정되어 있지 않음.

② Re-Validation이 실시되지 않았음.

③ 사출공정에 대한 공정 밸리데이션이 수행되지 않았음.

④ 자동화 공정에 대한 공정밸리데이션이 수행되지 않았음.

⑤ 검사에 사용되는 S/W가 밸리데이션이 수행되지 않았음.

2) FDA 483 Inspection Observations

① 검사 및 시험에 의해 검증될 수 없는 공정에 대한 공정밸리데이션 절차가 수립되지 않았음.

② 공정밸리데이션이 수행되지 않았음.

③ 제조 및 품질시스템에서 소프트웨어가 사용되는 부분에 대한 소프트웨어 밸리데이션이 수행되지 않았음.

④ 공정변경이나 공정 편차 발생시 재 유효성확인(Re-Validation)이 수행되지 않았음.

⑤ 모니터링 및 유효성 확인 프로세스에 대한 공정 변수의 제어를 위한 절차가 수립되지 않았음.

⑥ 소프트웨어 유효성 확인 활동 및 자동화된 데이터 처리 시스템에 대한 밸리데이션이 문서화 되지 않았음.

⑦ 밸리데이션 결과가 문서화 되어 있지 않음(모니터링 및 제어 방법과 데이터, 수행일

자, 사용된 주요 장비 등).

출처: 483 report Inspection Observations
http://www.fda.gov/ICECI/Inspections/ucm481432.htm#Devices

요 약

1. 공정 작업후 결과를 검증할 수 없는 공정에 대해서 공정 밸리데이션을 수행한다.

2. 멸균공정은 멸균 포장 및 멸균공정을 포함한 멸균시스템으로 공정 밸리데이션을 수행한다.

3. 정해진 주기에 따라 재 유효성확인(Re-Validation)을 수행한다.

4. 공정 변화가 발생될 경우 즉시 재 유효성확인(Re-Validation)을 수행한다.

토론문제

1. 조직의 공정 밸리데이션 항목에 대해 생각해 보자.

2. 공정 밸리데이션 수행시 시험 데이터 분석에 어떤 통계적 기법을 사용해야 할지 생각해 보자.

제품실현 기획
(Planning of product realization)

13.1 제품실현 기획 프로세스

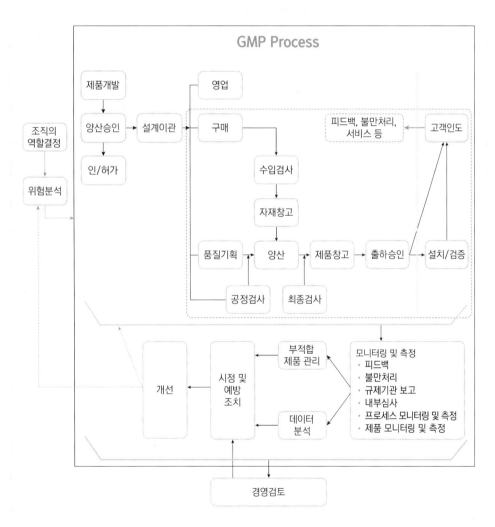

그림 13-1 GMP Process_제품실현 기획

13.2 제품실현 기획 GMP 요구사항

표 13-1 제품실현기획 요구사항
(ISO 13485의 요구사항 중 개정된 내용을 색상을 달리하여 식별함)

GMP	요구사항(Requirements)
ISO 13485	7.1 제품 실현의 기획(Planning of product realization) 조직은 제품 실현에 필요한 프로세스를 계획하고 개발하여야 한다. 제품 실현의 기획은 품질경영시스템의 다른 프로세스들에 대한 요구사항과 일관성이 있어야 한다. 조직은 제품 실현에서 위험관리에 대한 하나 이상의 프로세스를 문서화해야 한다. 위험관리 활동에 대한 기록은 유지되어야 한다(4.2.5 참조). 제품 실현을 기획할 때, 조직은 해당되는 경우 다음 사항을 결정해야 한다. ① 제품에 대한 품질목표 및 요구사항 ② 프로세스 수립 및 문서화(4.2.4 참조), 그리고 기반시설과 작업환경을 포함한 제품에만 해당되는 자원 공급의 필요성 ③ 제품 합격기준과 함께 제품에만 요구되는 검증, 유효성 확인, 모니터링, 측정 검사 및 시험, 취급, 보관, 유통 및 추적성 활동 ④ 실현 프로세스와 그 결과로 산출된 제품이 요구사항을 충족한다는 증거를 제시하는데 필요한 기록(4.2.5 참조) 이러한 기획의 출력은 조직의 운영방법에 적절한 형태로 문서화해야 한다. NOTE 추가 정보는 ISO 14971에서 참조할 수 있다. **출처: ISO 13485, Third edition 2016-03-01, Medical devices - Quality management systems - Requirements for regulatory purposes**
의료기기 제조 및 품질관리기준	7.1 제품실현의 기획 가. 제조업자는 제품실현에 필요한 프로세스를 계획하고 개발하여야 한다. 제품실현의 기획은 품질경영시스템의 다른 프로세스 요구사항과 일관성이 있어야 한다. 나. 제조업자는 제품실현의 기획에 있어 해당되는 경우 다음 사항을 결정하여야 한다. 　1) 품질목표 및 제품에 대한 요구사항 　2) 제품에 대하여 요구되는 프로세스의 수립, 문서화 및 특정한 자원 확보의 필요성 　3) 제품에 요구되는 특별한 검증, 유효성 확인, 모니터링, 시험검사 활동 및 적합 판정 기준 　4) 제품실현 프로세스 및 그 결과의 산출물이 요구사항에 충족함을 입증하는데 필요한 기록 다. 이러한 기획의 출력은 조직의 운영방식에 적절한 형태여야 한다. 라. 제조업자는 제품실현 전반에 있어 위험관리에 필요한 요구사항을 문서화 하여야 한다. 위험관리로 작성된 기록은 유지하여야 한다. **출처: 의료기기 제조 및 품질관리기준, 식품의약품안전처 고시 제2015- 71호(2015. 9.25, 개정)**
PART 820-QUALITY SYSTEM REGULATION	820.20 경영자 책임(Management responsibility) (d) 품질기획. 각 제조자는 설계 및 제조되는 의료기기의 적절한 품질 기준, 자원 및 활동을 규정한 품질계획서를 수립하여야 한다. 제조자는 품질에 대한 요구사항이 어떻게 충족되는지 수립하여야 한다. **출처: PART 820-QUALITY SYSTEM REGULATION, April 1, 2016, Subpart B-Quality System Requirements**

13.3 제품실현 기획과 관련된 요구사항 해설

ISO 13485 7.1, 의료기기 제조 및 품질관리 기준 7.1 및 PART 820.20에서 제품실현 기획을 요구하고 있다.

1) ISO 13485 및 의료기기 제조 및 품질관리기준 해설

제품실현 기획의 형태는 조직의 운영방법에 따라 적합한 형태로 보장하도록 요구하고 있다.

제품실현 기획은 ISO 14971 의료기기 위험관리 절차에 따라 제품실현단계의 위험분석을 위험관리 보고서에 포함시키도록 요구하고 있다(Chapter 03 참조).

제품실현을 기획할 때 다음과 같은 사항을 결정하도록 요구하고 있다.

① 제품에 대한 품질목표 및 요구사항

해당 제품의 품질목표와 요구사항을 문서화 하도록 요구하고 있다. 품질목표는 조직에서 설정하며 예를 들어 제품 불량률 등이 해당될 수 있다. 그리고 제품의 요구사항은 성능 및 안전성과 관련된 법규 및 규격의 요구사항을 문서화 해야 한다는 것이다.

② 프로세스 수립 및 문서화(4.2.4 참조), 그리고 기반시설과 작업환경을 포함한 제품에만 해당되는 자원 공급의 필요성

이 요구사항은 제조공정의 프로세스를 수립하고 문서화 하도록 요구하며, 공정프로세스에 필요한 자원(제조소, 생산설비, 검사장비 등)을 문서화 해야 한다는 것이다.

③ 제품 합격기준과 함께 제품에만 요구되는 검증, 유효성 확인, 모니터링, 측정 검사 및 시험, 취급, 보관, 유통 및 추적성 활동

이 요구사항은 제조공정 프로세스에서 검사 및 시험, 공정밸리데이션, 원부자재/반제품 취급 및 보관, 제품출하 단계의 운송 및 추적관리 등을 문서화 해야 한다는 것이다.

④ 실현 프로세스와 그 결과로 산출된 제품이 요구사항을 충족한다는 증거를 제시하는데 필요한 기록(4.2.5 참조)

이 요구사항은 제품이력기록(DHR)을 의미한다. 따라서 해당 제품 실현단계에서 어떤 제품이력기록이 발생되는지 문서화 해야 한다는 것이다.

이상과 같은 요구사항을 포함해서 조직은 제품실현 기획을 문서화 해야 하는데 형태는 조직의 운영방법에 따라 문서화 하도록 요구한다.

대부분의 조직에서는 제조공정도/QC공정도 등의 형태 문서를 작성하여 이 요구사항을 대응하고 있으나 위에서 언급된 일부 항목은 누락되어 있다.

그러므로 문서의 형태는 관계없지만 구성항목이 제품실현 기획 요구사항을 만족하도록 누락된 항목을 추가하여 문서화 해야 한다.

2) PART 820-QSR 요구사항 해설

820.20 (d) 품질기획에서는 품질계획서(Quality Plan)을 작성하도록 요구하고 있다.

품질계획서는 해당 제품의 품질기준, 자원, 활동등을 규정하여 제품 품질 요구사항을 어떻게 충족시키는지 문서화 하도록 요구한다.

결론적으로 ISO 13485, 의료기기 제조 및 품질관리 기준에서는 품질계획서 작성이 필수사항은 아니므로 제조/QC공정도를 보완하여 문서화 해야 하며, PART 820-QSR에서는 제조/QC공정도를 대신하여 품질계획서를 작성하여 관리하여야 한다.

13.4 제품실현 기획과 관련된 문서/문서화된 절차

1) 제조공정도/QC공정도

기존 조직에서 사용하는 제조공정도/QC공정도를 사용하면 된다. 그러나 제품실현의 요구사항 일부가 누락되어 있으므로 추가하여 작성이 필요하다.

2) 품질계획서(Quality Plan)

품질계획서 목차의 예는 다음과 같다.

① 목적(Purpose)

품질계획서의 목적을 기술한다.

② 적용규격(Reference internal)

해당되는 성능 및 안전성 관련 법규 및 규격을 기술한다.

③ 책임과 권한(Responsibilities)

제조, 검사 및 시험, 출하등과 관련된 책임과 권한을 기술한다.

④ 제품 설명(Product Description)

해당 제품의 설명한다.

⑤ 원부자재(Raw material)

해당 제품 제조에 사용되는 원자재, 구성품 스펙을 기술한다.

⑤ 스펙(Specification)

해당 제품의 성능 스펙을 기술한다.

⑥ 품질관리 프로차트(Quality Control Flow Chart)

　a) Main Process:

　　제조공정 전체를 flow chart로 작성하며, 클린룸이 있을 경우 전체 공정중 클린

　　룸 작업 범위를 식별한다.

　b) Sub Process:

　　Main Process의 세부 공정별 작업조건, 품질조건, 설비 및 장비, 검사기준 및 공

　　정밸리데이션(해당 시) 등

⑦ 생산설비 및 시험장비(Production facilities and test equipment.)

해당 제품 제조에 사용되는 생산설비, 시험장비 목록(스펙포함).

⑧ 제조소 Lay-out(Manufacture Lay-out)

⑨ 시험계획(Test Protocol)

⑩ 제품이력기록(Device History Record)

13.5 제품실현 기획과 관련된 품질기록

제품실현 전반에 대한 기획 요구사항이므로 별도의 품질기록은 요구되지 않는다.

13.6 제품실현 기획과 관련된 심사(Audit) 지적 사항 사례

1) 의료기기 제조 및 품질관리 기준, ISO 13485 심사 지적 사항 사례

① 제조공정도가 작성되지 않았음.

② 제조공정도에 일부 제조공정이 누락되어 있음.

2) FDA 483 Inspection Observations

① 품질계획서(Quality Plan)가 적절히 수립되지 않았음.

출처: 483 report Inspection Observations
http://www.fda.gov/ICECI/Inspections/ucm481432.htm#Devices

요 약

1. 제품별 품질기획(품질계획서/제조공정도)을 수립 한다.
2. 품질기획은 다음의 요구사항이 포함되도록 한다.
   ① 제품에 대한 품질목표 및 요구사항
   ② 제조공정의 프로세스, 공정프로세스에 필요한 자원(제조소, 생산설비, 검사장비 등)
   ③ 제조공정 프로세스에서 검사 및 시험, 공정밸리데이션, 원부자재/반제품 취급 및 보관, 제품출하 단계의 운송 및 추적관리 등
   ④ 제품이력기록

토론문제

1. 품질기획을 어떠한 형태로 구성해야 할지 생각해 보자.
2. 제품이력기록에는 어떤 기록이 포함되어야 할지 생각해 보자.

고객관련 프로세스
(Customer-related processes)

14.1 고객관련 프로세스

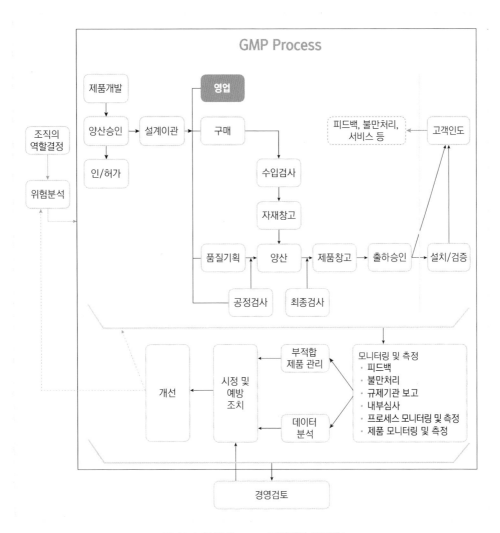

그림 14-1 GMP Process_고객관련 프로세스

14.2 고객관련 프로세스 GMP 요구사항

표 14-1 고객관련프로세스 요구사항
　　　(ISO 13485의 요구사항 중 개정된 내용을 색상을 달리하여 식별함)

GMP	요구사항(Requirements)
ISO 13485	**7.2 고객 관련 프로세스(Customer-related processes)** **7.2.1 제품에 관련된 요구사항의 결정(Determination of requirements related to the product)** 조직은 다음을 결정해야 한다. ① 인도 및 인도 후 활동에 대한 요구사항을 포함하여 고객이 명시한 요구사항 ② 고객이 언급하지는 않았지만, 알려진 경우 규정된 또는 사용 용도에 필요한 요구사항, ③ 제품에 관련된 적용되는 규제 요구사항 ④ 의료기기에 대해 명시된 성능과 안전한 사용을 보장하는데 필요한 사용자 훈련 ④ 조직에 의해 결정한 모든 추가 요구사항 **7.2.2 제품에 관련된 요구사항의 검토(Review of requirements related to the product)** 조직은 제품과 관련된 요구사항을 검토해야 한다. 이 검토는 고객에게 제품을 공급하겠다고 조직이 약속하기(예: 입찰서 제출, 계약서나 주문서 접수, 계약서나 주문서에 대한 변경사항 접수) 전에 수행되어야 하고, 다음 사항을 보장하여야 한다. ① 제품 요구사항이 규정되고 문서화됨 ② 이전에 제시한 것과 차이가 나는 계약 또는 주문 요구사항이 해결됨 ③ 적용되는 규제 요구사항이 충족됨 ④ 7.2.1에 따라 확인된 사용자 훈련을 이용할 수 있거나 이용할 수 있도록 계획됨 ⑤ 조직이 규정된 요구사항을 충족시킬 능력을 가져야 함 검토결과와 검토에 따른 조치에 대한 기록은 유지되어야 한다(4.2.5 참조). 고객이 요구사항에 대해 문서화하여 제공하지 않는 경우, 고객 요구사항은 조직에 의해 수락 전에 확인되어야 한다. 제품 요구사항이 변경되는 경우, 조직은 관련 문서가 수정되고 관련 직운이 변경된 요구사항을 인식하고 있음을 보장하여야 한다. **7.2.3 의사소통(Communication)** 조직은 다음 사항과 관련하여, 고객과의 의사소통을 위한 방식을 계획하고 실행하여야 한다. ① 제품 정보 ② 수정사항을 포함한 문의, 계약 또는 주문처리 ③ 불만을 포함한 고객 피드백 ④ 권고문 조직은 적용되는 규제 요구사항에 따라 규제당국과 소통해야 한다. **출처: ISO 13485, Third edition 2016-03-01, Medical devices - Quality management systems - Requirements for regulatory purposes**
	7.2 고객 관련 프로세스 **7.2.1 제품과 관련된 요구사항의 결정** 제조업자는 다음 사항을 결정하여야 한다. 1) 인도 및 인도 후 활동에 대한 요구사항을 포함한 고객이 규정한 요구사항 2) 고객이 언급하지는 않았으나 알았을 경우 명시한 사용 또는 의도한 사용을 위하여 필요한 요구사항 3) 제품과 관련된 법적 요구사항 4) 그 밖에 제조업자가 결정한 추가 요구사항

GMP	요구사항(Requirements)
의료기기 제조 및 품질관리기준	7.2.2 제품과 관련된 요구사항의 검토 가. 제조업자는 제품과 관련된 요구사항을 검토하여야 한다. 이러한 검토는 제조업자가 고객에게 제품을 공급하기로 결정 또는 약속하기 전에 수행되어야 하며 다음 사항을 보장하여야 한다. 1) 제품에 대한 요구사항을 정하고 문서화할 것 2) 이전에 제시한 것과 상이한 계약 또는 주문 요구사항이 해결될 것 3) 제조업자가 정해진 요구사항을 충족시킬 능력을 가지고 있을 것 나. 검토 및 수반되는 조치에 대한 결과의 기록은 유지되어야 한다. 다. 고객이 요구사항을 문서화하여 제시하지 않는 경우 제조업자는 수락 전에 고객 요구사항을 확인하여야 한다. 라. 제품 요구사항이 변경되는 경우 제조업자는 관련 문서를 수정하고 관련된 인원이 변경된 요구사항을 인식하도록 하여야 한다. 7.2.3 고객과의 의사소통 제조업자는 다음 사항과 관련하여 고객과의 의사소통을 위한 효과적인 방법을 결정하고 실행하여야 한다. 1) 제품정보 2) 변경을 포함하여 문의, 계약 또는 주문의 취급 3) 고객 불만을 포함한 고객 피드백 4) 권고문 출처: 의료기기 제조 및 품질관리기준, 식품의약품안전처 고시 제2015-71호(2015. 9.25, 개정)
PART 820-QUALITY SYSTEM REGULATION	N/A

권고문
(advisory notice)

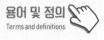
용어 및 정의
Terms and definitions

제조업자가 의료기기의 판매후 제품의 사용, 변경, 반품 또는 폐기와 관련하여 추가정보 또는 조치를 권고하기 위하여 발행한 서한을 말한다.

출처: 의료기기 제조 및 품질관리 기준, 식품의약품안전처 고시 제2015-71호(2015. 9.25, 개정) 별표1 용어의 정의

권고문
(advisory notice)

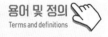
용어 및 정의
Terms and definitions

의료기기의 인도 후에 보충 정보를 제공하거나 다음에 대해 취해야 하는 조치를 권고해주기 위해 조직이 발행하는 통지서
· 의료기기의 사용
· 의료기기의 변형
· 의료기기를 공급한 조직에게 의료기기의 반송
· 의료기기의 폐기

출처: ISO 13485, Third edition 2016-03-01, Medical devices - Quality management systems - Requirements for regulatory purposes, 3.1 advisory notice

14.3 고객관련 프로세스와 관련된 요구사항 해설

ISO 13485 7.2.1~3 및 의료기기 제조 및 품질관리 기준 7.2.1~3에서 고객관련 프로세스를 요구하고 있다.

이 요구사항은 조직이 영업단계에서 고객의 요구사항을 파악 및 검토하고 고객과의 의사소통에 대한 요구사항이며 PART 820-QSR에서는 이와 관련된 요구사항은 없다.

이러한 요구사항을 단계별로 살펴보면 다음과 같다.

1) 제품에 관련된 요구사항의 결정: 고객과 제품공급계약을 체결하기 전에 수행

영업부서에서는 고객의 요구사항을 결정해야 하는데 다음의 4가지 측면에서 결정하도록 요구하고 있다.

① 인도 및 인도 후 활동에 대한 요구사항을 포함하여 고객이 명시한 요구사항

이 요구사항은 고객이 명시한 요구사항을 파악하라는 것인데 제품을 고객에게 인도하는 단계 및 인도 후 요구사항을 파악하도록 요구하고 있다.

이 단계의 예는 인도 제품의 판매단가, 인도수량, 납기, 포장 스펙, 액세서리, 보증기간, 제품 인도 시 보증문서(제품 품질 보증서, Inspection Certificate, 인허가 Certificate 등), 선적조건, 대금 결재조건 등이 해당될 수 있다.

② 고객이 언급하지는 않았지만, 알려진 경우 명시된 사용 또는 의도된 사용에 필요한 요구사항

이 요구사항은 고객이 명시하지는 않았지만 제품을 의도된 목적으로 사용에 필요한 사항을 파악하도록 요구하고 있다.

이 단계의 예는 제품의 의도된 목적(질병의 진단, 치료, 완화, 보정 등)에 적합한 성능,안전성 요구사항 등이 해당될 수 있다.

③ 제품에 연관된 법규 및 규정 요구사항

이 요구사항은 제품이 의료기기 이므로 인/허가와 관련된 법규/규격 적용 여부와 해당 국가/지역의 인허가여부를 파악하도록 요구하고 있다.

이 단계의 예는 대상 제품의 인/허가(국내 품목허가, CE마킹, FDA 등록 등), 해당 국가/지역의 대리인 선정, RoHS(6대 규제품질_Pb(납), Hg(수은), Cd(카드뮴), Cr6+(6가크롬), PPB, PBDE(브롬계난연제)에 관한 규제), WEEE(의무재활용에 관한 규제), Non-phthalate(프탈레이트 규제물질에 관한 규제) 등이 해당될 수 있다.

④ 의료기기에 대해 명시된 성능과 안전한 사용을 보장하는데 필요한 사용자 훈련

　　이 요구사항은 고객이 제품을 사용시 조직에 의해 교육 및 훈련이 필요한지를 파악하도록 요구하고 있다. 조직이 수행한 사용적합성 엔지니어링 보고서(Usability Engineering Report)에 따라 파악하여야 한다.

⑤ 조직에 의해 결정된 모든 추가 요구사항

　　이 요구사항은 위 ①~④ 요구사항 이외 조직이 추가로 결정한 요구사항을 파악하도록 요구하고 있다.

2) 제품에 관련된 요구사항의 검토: 고객과 제품공급계약을 체결하기 전에 수행

　1)에서 파악된 요구사항을 고객과의 계약 전 단계에서 검토를 통해 다음과 같은 사항이 보장되도록 요구하고 있다.

① 제품 요구사항이 규정되고 문서화됨

　　파악된 요구사항을 검토를 통해 문서화 하여야 한다.

② 이전에 제시한 것과 차이가 나는 계약 또는 주문 요구사항이 해결됨

　　고객과의 변경된 요구사항, 변경 계약사항 등이 검토 및 해결되고 조직 내 관련 부서에 전달되어야 한다.

③ 적용되는 규제 요구사항이 충족됨

　　고객이 요구한 규제 및 법규 요구사항과 고객이 소속된 국가/지역에 의료기기 판매를 위한 인허가및 규제를 충족시켰는지 검토가 수행되어야 한다.

④ 사용자 훈련을 이용할 수 있거나 이용할 수 있도록 계획됨

　　사용적합성 엔지니어링 보고서(Usability Engineering Report)에 따라 사용자 교육이 필요할 경우 이에 대한 계획을 수립하여야 한다.

⑤ 조직이 규정된 요구사항을 충족시킬 능력을 가져야 함

　　고객의 요구사항과 조직에 의해 결정된 사항을 충족시킬 수 있는지를 검토가 수행되어야 한다.

　　이러한 검토 결과는 품질기록으로 유지하여야 하며 검토기록에는 파악된 고객 및 조직의 요구사항이 문서화 되고 조직은 요구사항을 충족시킬 능력이 있음을 검토한 결과가 기록으로 유지되어야 한다. 또한, 고객 요구사항이 변경될 수 있으므로 변경

된 요구사항은 파악되고 검토 되며 조직 내부의 해당 기능 부서에 전달되어 인식할 수 있어야 한다.

3) 고객과의 의사소통

고객과의 인도 및 인도 후 의사소통에 대한 방법을 아래 4가지 측면에서 결정하고 실행하도록 요구하고 있다.

① 제품 정보

이 요구사항의 의사소통은 제품 정보를 고객에게 어떻게 전달할 것인지에 대한 방법을 결정하도록 요구하고 있다. 이러한 제품 정보 전달은 영업관리 절차/계약검토 절차에 영업단계에서 고객에게 제품정보 제공 방법을 제시하여야 한다. 일반적인 제품 정보 전달 방법의 예는 의료기기 전시회, 직접 고객방문, e-mail, FAX, 조직 홈페이지 등을 활용할 수 있다.

② 변경을 포함하여, 문의, 계약 또는 주문 처리

이 요구사항의 의사소통은 고객의 문의, 견적, 계약, 변경, 인도에 대한 방법을 결정하도록 요구하고 있다. 이러한 방법은 영업관리 절차/계약검토 절차에 세부적인 방법을 제시하여야 한다.

요구사항에 구체적으로 언급되지는 않았지만, 해외 바이어와의 계약 체결 시 계약 내용에 다음과 같은 내용을 포함시켜 해당 사항이 발생시 의무를 다할 수 있도록 규정하여야 한다.

바이어와의 계약서에 포함시켜야 할 내용(예문)

a. 고객불만 통보의무
- 판매자(을)는 출고된 제품의 고객불만사항을 월별 정리하여 제조사(갑)에게 e-mail을 통해 통지한다. 다만, 의료사고 및 의료사고 의심이 되는 사항에 대해서는 즉시 제조사(갑)에게 관련 정보를 통보하여야 한다.
- 제조사(갑)은 판매자(을)이 제공한 고객불만 정보를 검토하여 제품의 성능, 기능, 안전성에 대한 시정조치를 취한다.

b. 판매기록 유지

· 판매자(을)는 의료기기의 계획된 기대 수명기간/유효기간 이상(기대수명/유효수명에 1년 더한 기간) 판매기록(예: 판매 후 10년)을 유지하여야 하며, 판매기록은 제조사(갑), 관계당국의 요청 시 제공할 수 있도록 검색이 가능한 방법으로 유지한다.

c. 리콜 발생시 업무협조사항

· 판매자(을)은 관계당국으로부터 리콜 명령을 접수 시 즉시 제조회사(갑)로 통보하여 조치를 받아야 한다.

· 제조회사(갑)는 리콜을 실시할 경우 권고통지문(Advisory Notice)을 작성하여 판매자(을)에게 통보 및 리콜을 의뢰하며, 판매자(을)는 리콜 의뢰를 받은 경우 즉시, 권고통지문을 출고된 제품을 사용 고객에게 전달하고 제품의 사용중지 또는 리콜을 실시한 후 제조사(갑)에게 결과를 통보한다.

d. 유해사례/의료사고 발생시 업무협조사항

· 제조사(갑)은 고객불만 정보가 의료사고 및 의료사고 의심사항에 대해서는 관련 법규(부작용정보보고/Vigilance system/ Medical Device Reporting)에 따라 조치를 취하고 관련정보를 판매자(을)에게 제공한다.

③ 고객 불만을 포함한 고객 피드백

　이 요구사항의 의사소통은 제품을 고객에게 인도 후 단계에서 고객불만의 접수 및 처리와 고객의 요구사항이 충족되었는지 고객으로부터 피드백을 받도록 요구하는 것이다.

　이러한 의사소통 방법은 고객불만처리 절차, 피드백 절차 등에서 세부적인 방법을 제시하면 된다.

④ 권고문

　이 요구사항의 의사소통은 제품을 고객에게 인도 후 단계에서 제품의 사용중지, 제품회수 등의 정보를 고객에게 제공할 때 권고문을 사용하여 고객과 의사소통을 하도록 요구하는 것이다. 이러한 의사소통 방법은 Recall 절차(Chapter 29 참조)에서 세부적인 방법을 제시하면 된다.

⑤ 규제 요구사항에 따라 규제당국과 소통

　조직은 해당국가/지역의 규제기관과의 의사소통 하여야 하는데 세부사항은 Chapter 29에 따라 수행한다.

14.4 고객관련 프로세스와 관련된 문서/문서화된 절차

1) 영업관리 절차서/계약검토 절차서

영업관리 절차 프로세스의 예를 살펴보면 다음과 같다.

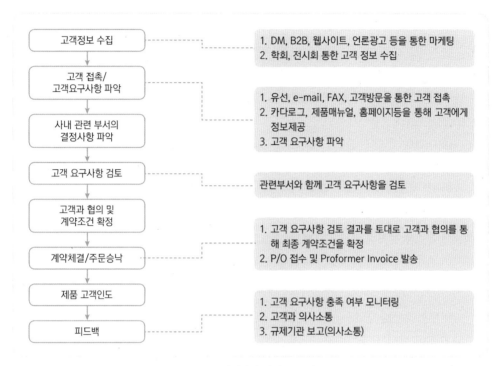

그림 14-2 영업관리 절차 프로세스

14.5 고객관련 프로세스와 관련된 품질기록

고객 요구사항 파악 및 검토 기록은 정해진 서식 이외 조직이 사용하는 해당 문서/기록으로 유지도 가능하다.

1) 고객 요구사항 파악 및 검토

계약검토보고서의 예는 다음과 같다.

계 약 검 토 보 고 서

고객명		작성부서		작성자		(인)
모델명		납품수량		납기		

검토결과	☐ 계약진행 ☐ 계약변경 필요 ☐ 계약불가

구분	고객정보/요구사항	검토 내용	검토부서	검토결과
고객 정보	1. 고객 소속 국가는?			
	2. 신규 고객/기존 고객?			
	3. 고객 형태?	☐ 개인 ☐ 국내바이어 ☐ 국내 대리점 ☐ 국내 병원 ☐ 해외 바이어 ☐ 해외 병원		
	4. 거래 화폐는?			
	5. 사용 언어는?			
	6. 사용자 교육 필요성?			
고객 요구 사항	1. 인도 조건?			
	2. 포장 방법?			
	3. 무상 보증기간은?			
	4. 인/허가?(별도 인허가필요는?)			
	5. 라벨링 언어는?			
	6. A/S 처리 조건은?			
	7. 대금 결재 조건은?			
고객 요구 사항 충족 능력 평가	**평가결과:** 영업부서장: (인)			

검토부서	검토자		검토부서	검토자	
영업부		(인)	구매부		(인)
생산부		(인)	품질보증부		(인)

2) 견적서

조직에서 사용하는 견적서를 사용하면 된다.

3) 고객 상담일지

조직에서 사용하는 일지 또는 기타 관리형식을 따르면 된다.

4) 계약서

조직에서 사용하는 계약서를 사용하면 되며, 아래 항목의 내용을 추가하면 된다.

(고객불만처리, 사고보고, 기록관리, 리콜 등의 관리 및 보고 기준이 계약서에 포함되어야 함)

5) 생산의뢰서

생산의뢰서의 예는 다음과 같다.

서식14-2 생산의뢰서

생산의뢰서

아래와 같이 생산을 의뢰하오니 업무 협조 바랍니다.

20 년 월 일

생산의뢰부서: 영업부   (인)

Purchase Order No.:
병원/고객명/국가명 :
포장형태:
납기일자 :
예상출하일자 :
운송형태 :

No	모델명	단위	수량	비고
1				

기타 요구사항:

6) INVOICE

조직에서 사용하는 INVOICE를 사용하면 된다.

7) Packing List

조직에서 사용하는 Packing List를 사용하면 된다.

8) 제품출고 대장

제품출고 대장의 예는 다음과 같다.

서식14-3 제품출고대장

제 품 출 고 대 장								
제품명					모델명			
고객명	PO# & Date	출고일자	Shipping Date	출고수량	SN or Lot No	생산일자	제품유효기간	

14.6 고객관련 프로세스와 관련된 심사(Audit) 지적 사항 사례

1) 의료기기 제조 및 품질관리 기준, ISO 13485 심사 지적 사항 사례

① 고객요구사항이 문서화 되어 있지 않음.

② 계약검토한 근거가 없음.

③ 계약변경의 검토 근거가 없음.

④ 계약변경 내용을 해당부서에 통부한 근거가 없음.

1. 고객의 요구사항과 조직 내 결정사항을 검토하고 고객과 의사 소통하여야 한다.

2. 고객 요구사항 파악에는 인도 및 인도 후 활동에 대한 요구사항을 포함하여 고객이 명시한 요구사항, 고객이 언급하지는 않았지만, 알려진 경우 규정된 또는 사용 용도에 필요한 요구사항, 제품에 관련된 적용되는 규제 요구사항, 의료기기에 대해 명시된 성능과 안전한 사용을 보장하는데 필요한 사용자 훈련, 조직에 의해 결정한 모든 추가 요구사항 등을 포함한다.

3. 고객 요구사항 검토는 제품 요구사항이 규정되고 문서화, 이전에 제시한 것과 차이가 나는 계약 또는 주문 요구사항이 해결, 적용되는 규제 요구사항이 충족, 사용자 훈련을 이용할 수 있거나 이용할 수 있도록 계획, 조직이 규정된 요구사항을 충족시킬 능력 등이 보장되도록 검토한다.

4. 의사소통은 제품의 인도 전 및 인도 후 고객과의 의사소통 방법을 결정하며, 규제기관과의 의사소통도 방법을 결정하여 소통한다.

1. 국내 고객과의 의사소통 방법에 대해서 생각해 보자.

2. 해외 고객(바이어) 와의 의사소통 방법에 대해서 생각해 보자.

3. 적절하고 효율적인 고객요구사항 검토 방법에 대해서 생각해 보자.

구매관리
(Purchasing controls)

15.1 구매관리 프로세스

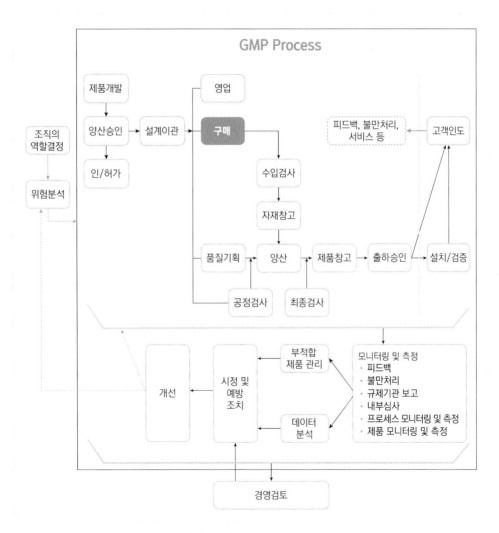

그림 15-1 GMP Process_구매관리

15.2 구매관리 GMP 요구사항

표 15-1 구매관리 요구사항
　　　　(ISO 13485의 요구사항 중 개정된 내용을 색상을 달리하여 식별함)

GMP	요구사항(Requirements)
ISO 13485	**7.4 구매(Purchasing)** **7.4.1 구매 프로세스(Purchasing process)** 조직은 구매제품이 명시된 구매 정보와 일치한다는 것을 보장하기 위해 절차를 문서화해야 한다. 조직은 공급자 평가 및 선정 기준을 수립해야 한다. 이 기준은 다음과 같아야 한다. ① 조직의 요구사항을 충족시키는 제품을 제공하는 공급자의 능력에 기초 ② 공급자의 성과에 기초 ③ 의료기기 품질에 미치는 구매 제품의 영향에 기초 ④ 의료기기와 관련된 위험과 비례 조직은 공급자에 대한 모니터링 및 재평가 계획을 세워야 한다. 구매 제품에 대한 요구사항을 충족시키는 공급자 성과가 모니터 되어야 한다. 이 모니터링의 결과는 공급자 재평가 프로세스에 입력을 제공해야 한다. 구매 요구사항을 충족시키지 못한 것은 구매제품과 관련된 위험과 적용되는 규제 요구사항에 대한 준수에 비례하여 다뤄져야 한다. 공급자 능력 또는 성과에 대한 평가, 선택, 모니터링 및 재평가, 그리고 이러한 활동들로 인해 필요한 모든 조치에 대한 기록은 유지되어야 한다(4.2.5 참조) **7.4.2 구매 정보(Purchasing information)** 구매 정보는 구매될 제품을 기술하거나 언급해야 하며, 해당되는 경우 다음을 포함하여야 한다. ① 제품 규격 ② 제품 합격, 절차, 프로세스 및 설비에 대한 요구사항 ③ 공급자 인원의 적격성에 대한 요구사항 ④ 품질경영시스템 요구사항 조직은 공급자와의 의사소통 이전에 규정된 구매 요구사항의 적절성을 보장해야 한다. 구매 정보는, 해당되는 경우, 규정된 구매 요구사항을 충족시키는 구매 제품의 능력에 영향을 미치는 모든 변경에 대해 공급가 조직에게 통지한다는 서면 합의서를 포함해야 한다. 조직은 7.5.9에 언급된 추적성에 대해 요구되는 범위까지, 조직은 문서4.3.4 참조)와 기록(4.2.5 참조)의 형태로 관련 구매정보를 유지해야 한다. **출처: ISO 13485, Third edition 2016-03-01, Medical devices - Quality management systems - Requirements for regulatory purposes**
의료기기 제조 및 품질관리기준	**7.4. 구매** **7.4.1 구매 프로세스** 가. 제조업자는 구매한 제품이 규정된 요구사항에 적합함을 보장하는 문서화된 절차를 수립하여야 한다. 나. 공급자 및 구매 품에 적용되는 관리의 방식과 정도는 제품실현 및 최종 제품에 대한 영향에 따라 달라져야 한다. 다. 제조업자는 요구사항에 일치하는 제품을 공급할 수 있는 능력을 근거로 하여 공급자를 평가하고 선정하여야 한다. 선정, 평가 및 재평가에 대한 기준을 정하여야 한다. 라. 평가 및 필요한 조치의 결과에 대한 기록은 유지되어야 한다.

GMP	요구사항(Requirements)
의료기기 제조 및 품질관리기준	7.4.2 구매정보 가. 구매정보에는 해당되는 경우 다음 사항을 포함하여 구매할 제품에 대하여 기술하여야 한다. 　1) 제품, 절차, 프로세스, 시설 및 장비의 승인에 대한 요구사항 　2) 인원의 자격인정에 대한 요구사항 　3) 품질경영시스템 요구사항 나. 제조업자는 공급자와 의사소통하기 전에 규정된 구매 요구사항의 적정성을 보장하여야 한다. 다. 제조업자는 추적성이 요구되는 범위까지 문서 및 기록 등 관련 구매정보를 유지하여야 한다. **출처: 의료기기 제조 및 품질관리기준, 식품의약품안전처 고시 제2015-71호(2015. 9.25, 개정)**
PART 820-QUALITY SYSTEM REGULATION	820.50 구매관리(Purchasing controls) 각 제조자는 모든 구매된 또는 수입된 물품과 서비스가 규정된 요구사항에 부합함을 보장하여야 한다. (a) 공급자, 계약자, 컨설턴트에 대한 평가. 각 제조자는 공급자, 계약자, 컨설턴트에 대한 품질요구사항을 포함한 요구사항을 수립하고 유지하여야 한다. 　(1) 품질 요구사항을 포함하여 규정된 요구사항을 충족시킬 능력을 근거로 예비 공급자, 계약자 및 컨설턴트를 평가하고 선발하여야 한다. 평가는 기록되어야 한다. 　(2) 평가결과에 근거하여 제품, 서비스, 공급자, 계약자 및 컨설턴트에 대한 관리의 형식과 정도를 규정하여야 한다. 　(3) 수락 가능한 공급자, 계약자, 컨설턴트에 대한 기록을 수립하고 유지하여야 한다. (b) 구매자료. 각 제조자는 구매하거나 수입되는 제품 및 서비스에 대한 품질요구사항을 포함하는 규정된 요구사항을 명확히 기술하거나 인용하는 자료를 수립하고 유지하여야 한다. 구매문서는 공급자, 계약자 및 컨설턴트가 제품이나 서비스의 변경을 통지하여 변경이 완제품의 품질에 영향을 미치는지 판단할 수 있도록 하는 계약서를 가능하면 포함하여야 한다. 구매자료는 820.40에 따라 승인되어야 한다. **출처: PART 820-QUALITY SYSTEM REGULATION, April 1, 2016, Subpart B-Quality System Requirements**

15.3 구매관리와 관련된 요구사항 해설

ISO 13485 7.4.1~2, 의료기기 제조 및 품질관리 기준 7.4.1~2 및 PART 820.50에서 구매관리를 요구하고 있다.

이 요구사항은 의료기기 제조에 필요한 원부자재 외주 납품업체, 반제품 납품업체, 포장 외주업체, 운송 외주업체 등 관리와 구매정보 관리 업무에 대해 적용한다. 이를 세부적으로 살펴보면 다음과 같다.

1) 구매 프로세스(Purchasing process)

조직은 인허가단계에서 작성된 기술문서의 원부자재 및 구성품 스펙에 적합한 자재 구매를 위한 문서를 작성하도록 요구하고 있다. 이러한 문서에는 구매관리 절차서, 자재 승인원, 구매시방서, BOM(Bill of Materials), P/L(Part List), 해당 도면 등이 해당될 수 있다.

외주업체는 개발단계에서의 외주업체(S/W 개발, Design 개발 등), 원부자재 납품 외주 업체(외주제작 업체, 표준품 납품 업체), 장비/교정 외주업체, 포장 외주업체, 운송 외주업 체(포워딩(Forwarding)) 등이 해당 될 수 있으며, 해당되는 외주업체의 제품품질 영향정도 (위험분석을 통해 영향정도 파악)에 따라 관리범위를 정하도록 요구하고 있다.

원부자재는 BOM 또는 P/L의 구성품을 대상으로 하며 외부에서 구매하는 표준품, 제 조사의 요구에 따라 제작되는 외주 제작품으로 나누어 볼 수 있다.

이러한 원부자재에는 라벨링(라벨, 사용설명서 등)과 포장에 사용되는 원부자재도 포 함되어야 한다. 또한, 미국 GMP(PART 820-QSR)에서는 포장 외주업체 및 출하 제품 의 포워딩(Forwarding) 외주업체도 반드시 관리하도록 요구하고 있다.

외주업체 선정을 위한 선정평가를 통해 능력이 검증된 업체를 등록하고, 이후 거래단 계에서 지속적 관리를 위해 주기적으로 재평가를 하도록 요구하고 있다.

선정평가 및 재평가의 방법은 표준품을 납품하는 업체와 외주 제작품을 납품하는 업체 를 달리 관리할 수 있는데 표준품을 납품하는 업체인 경우 납품업체의 현장평가가 반드 시 필요하지 않지만 외주 제작품을 납품하는 업체는 반드시 납품업체 현장평가를 수행하 여야 한다. 이를 간단히 정리하면 다음과 같다.

표 15-2 구매관리 요구사항

구 분(외주업체 형태)	제조사 內 평가 (관련문서를 근거로 평가)	외주업체 현장평가 (공장 평가)	외주계약서 작성 필요여부
표준품 납품업체	●	-	-
외주 제작품 납품업체	●	●	●
외주 멸균업체	●	●	●
외주 포장업체	●	●	●
운송업체	●	●	●

외주업체 성과 모니터링(예: 불량율, 납기율 등)을 통해 획득한 데이터를 근거로 재평 가를 수행하도록 요구하고 있다. 따라서 외주업체 재평가 항목별 평가 근거를 유지하여 야 한다.

외주 업체 평가기록은 통계적 방법을 적용하여 데이터 분석(제34장 참조)을 수행하여야 한다. 분석결과는 경영검토에 반영하여야 한다.

2) 구매 정보(Purchasing information)

선정평가를 통해 능력이 검증된 외주업체에서 구매할 때 일반적으로 발주서를 사용하는데 발주서에 포함되어야 할 다음과 같은 사항을 요구하고 있다. 그러나 이러한 정보는 외주업체 계약서를 작성할 때 포함시켜야 하며, 발주서에는 이외의 특이사항을 포함시키면 된다.

① 제품, 절차, 프로세스 및 장비의 승인에 대한 요구사항,
② 인원의 자격 인정에 대한 요구사항
③ 품질경영시스템 요구사항

15.4 구매관리와 관련된 문서/문서화된 절차

1) 구매관리 절차서

구매관리 절차 프로세스의 예를 살펴보면 다음과 같다.

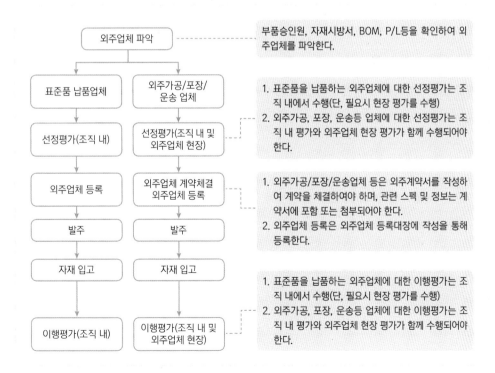

그림 15-2 구매관리 절차 프로세스

2) 부품 승인원

부품 승인원은 조직의 특성에 따라 달리 사용하므로 조직의 형식에 따라 작성하면 된다.

3) 구매시방서

구매시방서는 조직의 특성에 따라 달리 사용하므로 조직의 형식에 따라 작성하면 된다.

3) BOM(Bill of Materials)

BOM은 조직의 특성에 따라 달리 사용하므로 조직의 형식에 따라 작성하면 된다.

4) P/L(Part List)

P/L은 조직의 특성에 따라 달리 사용하므로 조직의 형식에 따라 작성하면 된다.

5) 해당 도면

부품 스펙 도면은 조직의 특성에 따라 달리 사용하므로 조직의 형식에 따라 작성하면 된다.

6) 외주 계약서

조직에서 사용하는 표준계약서에 다음과 같은 내용이 추가로 포함되어야 한다.
① 적용 제품/모델명
② 외주품명/서비스 명
③ 외주품 스펙
④ 외주품 입고시 첨부 문서_시험성적서 등
⑤ 불량품에 대한 조치 및 책임
⑥ 변경정보 제공방법(설계 변경에 따른 스펙 변경 내용)

15.5 구매관리와 관련된 품질기록

1) 외주업체 선정평가표

외주업체 선정평가표의 예는 다음과 같다.

(표준품 납품업체를 구매업체로 외주 제작품업체를 외주업체로 분류함)

서식 15-1 외주업체 선정평가표

구매/외주업체 선정평가표(☐ 구매업체 ☐ 외주업체)						
업체명			품 목		평가일자	
항목	NO.	평가항목	평가			평점
			A(5점)	B(3점)	C(1점)	
구매업체평가항목	1	납품공장위치	1hr미만	1~2hr미만	2hr이상	
	2	납품,운반상태	규격 BOX ,파렛트활용	규격 BOX 활용	해당 없음	
	3	구매조건및원가	양호	보통	미흡	
	4	조직과 거래희망	적극적	보통	소극적	
환산점수(100점 기준)=평점 합 x 5						
외주업체평가항목	1	공장소유관계	자가	시설자가,공장, 임대	임대	
	2	공장위치	1hr미만	1~2hr미만	2hr이상	
	3	현업종경력	5년이상	3~5년	3년미만	
	4	납품,운반상태	규격 BOX ,파렛트활용	규격 BOX 활용	해당 없음	
	5	제작설비현황	보유	부족	미흡	
	6	교정검사 여부	교정완료	일부 교정	수행 안됨	
	7	인증보유현황	CE,UL	ISO,KS	해당 없음	
	8	시험성적결과	적합	조건부 合	否	
	9	구매조건및원가	양호	보통	미흡	
	10	조직과 거래희망	적극적	보통	소극적	
환산점수(100점 기준)=평점 합 x 2						
기타의견						

선 정 기 준				총 점 ( )	승인자	
등급	평점	평가내용	조치사항		직 위 : 성 명 : (인)	
A	70점 이상	선정	등록		평가자	
B	60~69점	예비	조건부 선정	등 급 ( )	직 위 : 성 명 : (인)	
C	60점 미만	부적격 업체	제외			

포장 외주업체, 멸균 외주업체, 운송업체 등은 외주업체 특성에 따라 평가 항목 재 구성이 필요함.

2) 외주업체 등록대장

외주업체 등록대장의 예는 다음과 같다.

서식 15-2 구매/외주업체 등록대장

<table>
<tr><th colspan="10">구매/외주업체 등록대장</th></tr>
<tr><td rowspan="2">No</td><td rowspan="2">구분</td><td rowspan="2">품목명</td><td rowspan="2">업체명</td><td rowspan="2">등록 일자</td><td colspan="3">이행평가 일자(점수)</td></tr>
<tr><td>20 (점)</td><td>20 (점)</td><td>20 (점)</td></tr>
<tr><td></td><td rowspan="3">□구매
□외주</td><td></td><td></td><td></td><td></td><td></td><td></td></tr>
<tr><td></td><td>담당자</td><td></td><td></td><td></td><td></td></tr>
<tr><td>연락처:</td><td></td><td></td><td></td><td></td><td></td></tr>
<tr><td></td><td rowspan="3">□구매
□외주</td><td></td><td></td><td></td><td></td><td></td><td></td></tr>
<tr><td></td><td>담당자</td><td></td><td></td><td></td><td></td></tr>
<tr><td>연락처:</td><td></td><td></td><td></td><td></td><td></td></tr>
<tr><td></td><td rowspan="3">□구매
□외주</td><td></td><td></td><td></td><td></td><td></td><td></td></tr>
<tr><td></td><td>담당자</td><td></td><td></td><td></td><td></td></tr>
<tr><td>연락처:</td><td></td><td></td><td></td><td></td><td></td></tr>
<tr><td></td><td rowspan="3">□구매
□외주</td><td></td><td></td><td></td><td></td><td></td><td></td></tr>
<tr><td></td><td>담당자</td><td></td><td></td><td></td><td></td></tr>
<tr><td>연락처:</td><td></td><td></td><td></td><td></td><td></td></tr>
<tr><td></td><td rowspan="3">□구매
□외주</td><td></td><td></td><td></td><td></td><td></td><td></td></tr>
<tr><td></td><td>담당자</td><td></td><td></td><td></td><td></td></tr>
<tr><td>연락처:</td><td></td><td></td><td></td><td></td><td></td></tr>
<tr><td></td><td rowspan="3">□구매
□외주</td><td></td><td></td><td></td><td></td><td></td><td></td></tr>
<tr><td></td><td>담당자</td><td></td><td></td><td></td><td></td></tr>
<tr><td>연락처:</td><td></td><td></td><td></td><td></td><td></td></tr>
<tr><td></td><td rowspan="3">□구매
□외주</td><td></td><td></td><td></td><td></td><td></td><td></td></tr>
<tr><td></td><td>담당자</td><td></td><td></td><td></td><td></td></tr>
<tr><td>연락처:</td><td></td><td></td><td></td><td></td><td></td></tr>
<tr><td></td><td rowspan="3">□구매
□외주</td><td></td><td></td><td></td><td></td><td></td><td></td></tr>
<tr><td></td><td>담당자</td><td></td><td></td><td></td><td></td></tr>
<tr><td>연락처:</td><td></td><td></td><td></td><td></td><td></td></tr>
</table>

3) 외주업체 재 평가표

외주업체 재 평가표의 예는 다음과 같다.

서식15-3 외주업체 재 평가표

<table>
<tr><td colspan="7" align="center">구매/외주업체 이행평가표(☐ 구매업체 ☐ 외주업체)</td></tr>
<tr><td colspan="2" align="center">업체명</td><td></td><td align="center">품목</td><td></td><td align="center">평가일자</td><td></td></tr>
<tr><td align="center">항목</td><td align="center">NO.</td><td align="center">평가항목</td><td align="center">배점</td><td colspan="2" align="center">평가기준</td><td align="center">평점</td></tr>
<tr><td rowspan="4" align="center">공통
평가
항목</td><td align="center">1</td><td align="center">품질</td><td align="center">40</td><td colspan="2" align="center">NCR 발생률</td><td></td></tr>
<tr><td align="center">2</td><td align="center">납기</td><td align="center">30</td><td colspan="2" align="center">납기준수율</td><td></td></tr>
<tr><td align="center">3</td><td align="center">가격</td><td align="center">20</td><td colspan="2" align="center">당사요구가격기준</td><td></td></tr>
<tr><td align="center">4</td><td align="center">협력도</td><td align="center">10</td><td colspan="2" align="center">당사업무협력기준</td><td></td></tr>
<tr><td colspan="7" align="center">평가점수 소계(구매업체 이행평가 점수)</td></tr>
<tr><td rowspan="2" align="center">항목</td><td rowspan="2" align="center">NO.</td><td rowspan="2" align="center">평가항목</td><td colspan="3" align="center">평가</td><td rowspan="2" align="center">평점</td></tr>
<tr><td align="center">A(20점)</td><td align="center">B(15점)</td><td align="center">C(10점)</td></tr>
<tr><td rowspan="5" align="center">외주
업체
현장
평가
항목</td><td align="center">5</td><td align="center">검사장비 교정검사 상태</td><td align="center">교정검사 완료</td><td align="center">일부 교정</td><td align="center">수행 안됨</td><td></td></tr>
<tr><td align="center">6</td><td align="center">검사 성적서 발행여부</td><td align="center">100% 발행</td><td align="center">90~99% 발행</td><td align="center">90%미만 발행</td><td></td></tr>
<tr><td align="center">7</td><td align="center">제작설비 점검상태</td><td align="center">100% 점검</td><td align="center">90~99% 점검</td><td align="center">90%미만 점검</td><td></td></tr>
<tr><td align="center">8</td><td align="center">작업/검사표준 운영상태</td><td align="center">표준보유/운영</td><td align="center">일부 미작성/운영</td><td align="center">운영치 않음</td><td></td></tr>
<tr><td align="center">9</td><td align="center">작업환경 관리상태</td><td align="center">양호</td><td align="center">미흡</td><td align="center">부족</td><td></td></tr>
<tr><td colspan="6" align="center">외주업체 이행평가 환산점수(100점 기준)=[공통 평가점수 합(1~4항) + 현장 평가점수 합(5~9항)] ÷ 2</td><td></td></tr>
<tr><td colspan="2" align="center">기타
의견</td><td colspan="5"></td></tr>
<tr><td colspan="4" align="center">선 정 기 준</td><td colspan="2" align="center">총 점
( )</td><td align="center">승인자</td></tr>
<tr><td align="center">등급</td><td align="center">평점</td><td align="center">평가내용</td><td align="center">조치사항</td><td></td><td></td><td rowspan="2" align="center">직 위 :
성 명 :   (인)</td></tr>
<tr><td align="center">A</td><td align="center">70점 이상</td><td align="center">양호</td><td align="center">계속거래</td><td></td><td></td></tr>
<tr><td align="center">B</td><td align="center">60~69점</td><td align="center">미흡</td><td align="center">시정 후 재평가</td><td rowspan="2" align="center">등 급
( )</td><td rowspan="2"></td><td rowspan="2" align="center">직 위 :
성 명 :   (인)</td></tr>
<tr><td align="center">C</td><td align="center">60점 미만</td><td align="center">부적격 업체</td><td align="center">거래취소</td></tr>
</table>

포장 외주업체, 멸균 외주업체, 운송업체 등은 외주업체 특성에 따라 평가 항목 재 구성이 필요함.

4) 발주서

발주서는 조직의 특성에 따라 다르게 사용하므로 조직에서 사용되는 발주서를 사용하면 된다.

15.6 구매관리와 관련된 심사(Audit) 지적 사항 사례

1) 의료기기 제조 및 품질관리 기준, ISO 13485 심사 지적 사항 사례

① 협력업체 평가가 이루어지고 있지 않음(특히 PCB임가공 업체).

② 협력업체가 주기적으로 평가 및 관리되고 있지 않음.

③ 주요공정이 외주로 작업하고 있으나, 외주관리의 근거가 없음(특히 멸균공정).

2) FDA 483 Inspection Observations

① 모든 구매제품과 서비스가 구매 스팩 요구사항을 만족시키기 위한 절차가 수립되지 않았음.

② 잠재적 공급자, 계약자, 컨설턴트 평가가 문서화되지 않았음.

③ 공급업체, 계약자, 컨설턴트와 제품 또는 서비스 변경 통지가 동의가 되지 않았음.

④ 구매관리의 방식과 정도에 적용될 제품, 서비스, 공급자, 계약자, 컨설턴트가 명확히 정의되지 않았음.

⑤ 요구사항을 충족시킬 능력을 기반으로 잠재적 공급업체, 계약자, 컨설턴트가 평가되지 않았음.

⑥ 구매데이터가 구매할 제품 또는 서비스를 명확히 설명하거나 스팩 요구사항을 참조하도록 작성되지 않았음.

출처: 483 report Inspection Observations
http://www.fda.gov/ICECI/Inspections/ucm481432.htm#Devices

요 약

1. 외주업체에 대한 구분을 명확히 하여 평가 범위를 결정한다.

2. 외주제작, 멸균, 포장, 운송 외주업체인 경우에는 현장평가가 포함되어야 하며, 외주계약서를

체결한다.

3. 외주업체에 구매정보 제공 방법을 명확히 한다.

4. 외주업체 등록 이후 재 평가시에도 최초 선정평가시 적용한 평가 범위에 따라 평가를 수행한다.

토론문제

1. 서비스 외주업체에는 어떤 형태가 있는지 생각해 보자.

2. 외주제작 업체에 대한 현장평가는 어떤 항목을 평가해야 할지 생각해 보자.

16.1 구매품의 검증(수입검사) 프로세스

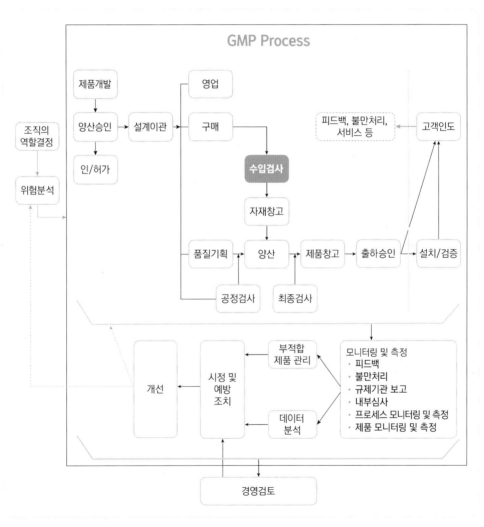

그림 16-1 GMP Process_구매품의 검증

16.2 구매품의 검증(수입검사) GMP 요구사항

표 16-1 구매품의 검증 요구사항
(ISO 13485의 요구사항 중 개정된 내용을 색상을 달리하여 식별함)

GMP	요구사항(Requirements)
ISO 13485	7.4.3 구매한 제품의 검증(Verification of purchased product) 조직은 구매제품이 규정된 구매 요구사항을 충족시킨다는 것을 보장하는 데 필요한 검사나 다른 활동을 수립하고 실행하여야 한다. 검증 활동의 범위는 공급자에 대한 평가 결과에 기초하고 구매 제품과 관련된 위험에 비례해야 한다. 조직이 구매 제품에 대한 어떤 변경을 알게 될 때, 조직은 이 변경이 제품실현 프로세스나 의료기기에 영향을 미치는지를 파악해야 한다. 조직이나 그 고객이 공급자의 현장에서 검증을 수행하고자 하는 경우, 조직은 구매 정보에 계획된 검증 활동과 제품 출하 방법을 명시하여야 한다. 검증에 대한 기록은 유지되어야 한다(4.2.5 참조) 출처: ISO 13485, Third edition 2016-03-01, Medical devices - Quality management systems - Requirements for regulatory purposes
의료기기 제조 및 품질관리기준	7.4. 구매 　7.4.3 구매품의 검증 　　가. 제조업자는 구매한 제품이 규정된 요구사항에 적합함을 보장하는데 필요한 시험검사 또는 그 밖의 활동을 수립하고 실행하여야 한다. 　　나. 제조업자 또는 고객이 공급자 현장에서 검증하고자 하는 경우 제조업자는 검증 계획 및 제품의 출하 방법을 구매정보에 명시하여야 한다. 　　다. 검증기록은 유지하여야 한다. 출처: 의료기기 제조 및 품질관리기준, 식품의약품안전처 고시 제2015-71호(2015. 9.25, 개정)
PART 820-QUALITY SYSTEM REGULATION	820.80 수입, 공정 및 완제품 승인(Receiving, in-process, and finished device acceptance) (a) 일반사항. 　각 제조자는 승인활동들에 대한 절차를 수립하고 유지하여야 한다. 승인활동은 검사, 시험 및 다른 검증활동 들을 포함한다. (b) 수입 승인활동. 　각 제조자는 수입물품의 승인에 대한 절차를 수립하고 유지하여야 한다. 수입물품은 규정된 요구사항에 부합하는지 검사, 시험 및 다른 방법으로 검증되어야 한다. 승인 또는 불합격은 기록되어야 한다. 출처: PART 820-QUALITY SYSTEM REGULATION, April 1, 2016, Subpart B-Quality System Requirements

수입검사
(Incoming Inspection)

용어 및 정의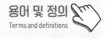
Terms and definitions

협력 회사로부터 납입되는 원료 및 자재가 규정 요구 사항을 만족하는지 여부를 판정하는 것을 말한다.

출처: 의료기기 제조 및 품질관리 기준, 식품의약품안전처 고시 제2015-71호(2015. 9.25, 개정) 별표1 용어의 정의

16.3 구매품의 검증(수입검사)과 관련된 요구사항 해설

ISO 13485 7.4.3, 의료기기 제조 및 품질관리 기준 7.4.3 및 PART 820.80 (a), (b) 에서 수입검사를 요구하고 있다.

조직은 구매한 원부자재 및 반제품이 인허가 기준에 적합하다는 것을 검증하기 위해 수입검사 기준을 문서화 하여야 한다.

수입검사 범위와 검사항목의 정도는 위험분석 결과에 따라 기준을 수립하여야 하며, 부품 승인원을 근거로 검사항목을 결정한다.

조직은 구매한 원부자재 및 반제품의 변경 시 제품에 미치는 영향을 검토하여야 하며 인허가 변경신고 여부도 함께 검토 하여야 하는데 인허가 변경신고 여부는 Chapter 11 을 참조한다.

수입검사는 해당 제품의 BOM, P/L을 기준으로 그림 12-2와 같이 기술문서의 원자재 리스트/Specs of raw materials의 원재료를 검토하여 제품표준서의 수입검사기준이 작 성되며 이에 따라 수입검사기준서가 작성되고 기준에 따라 검사를 수행한 결과기록은 수 입검사성적서에 기록한다.

수입검사결과 부적합품이 발견될 경우 Chapter 33 부적합 제품관리 프로세스에 따라 처리한다.

검사 및 시험에 사용된 측정장비는 Chapter 25에 따라 관리되어야 하며, 검사성적서 에 해당 시험 및 검사를 수행한 측정장비의 관리번호를 기입하여 유효성이 확인된 측정 장비가 사용되었음을 증명하여야 한다.

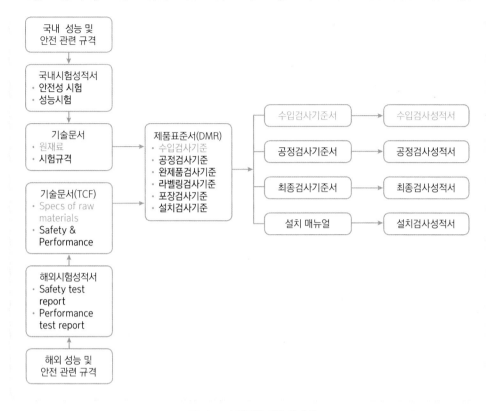

그림 16-2 수입검사기준 연계성

수입검사는 전수검사, 샘플링 검사 또는 무검사를 실시하는데 샘플링 검사는 KS Q ISO 2859-1 계수형 샘플링검사 절차를 사용한다. 또한 무검사를 기준으로 사용할 경우 이에 대한 객관적 근거를 기준으로 무검사를 하여야 한다.

KS Q ISO 2859-1 샘플링 검사방법을 설명하면 아래와 같다.

1) 샘플링 검사를 위한 사전 기준 설정

① 검사수준

검사수준은 통상검사와 특별검사로 구분되며, 통상적인 검사는 G-I, II, III, 작은 시료의 검사는 특별검사 S-I, II, III, IV를 사용한다.

a) 통상적인 검사수준 : G-I, G-II, G-III

검사 비용(검사비용 - a, 불합격 시 조치비용 - b)을 기준으로 수준을 설정하면 다음과 같다.

a 〉b →G-I, a = b →G-II, a 〈 b →G-III

b) 특별검사 수준(파괴, 고가시험수준) :

S-I, II는 품질변동이 적은 경우 적용

S-III, IV는 품질변동이 다소 있는 경우 적용

위 기준에 따라 정한 검사기준에 따라 다음의 샘플문자를 찾는다.

표 16-2 샘플링문자

로트크기	특별 검사수준				보통 검사수준		
	S-1	S-2	S-3	S-4	I	II	III
2~ 8	A	A	A	A	A	A	B
9~ 15	A	A	A	A	A	B	C
16~ 25	A	A	B	B	B	C	D
26~ 50	A	B	B	C	C	D	E
51~ 90	B	B	C	C	C	E	F
91~ 150	B	B	C	D	D	F	G
151~ 280	B	C	D	E	E	G	H
281~ 500	B	C	D	E	F	H	J
501~ 1 200	C	C	E	F	G	J	K
1 201~ 3 200	C	D	E	G	H	K	L
3 201~ 10 000	C	D	F	G	J	L	M
10 001~ 35 000	C	D	F	H	K	M	N
35 001~150 000	D	E	G	J	L	N	P
150 001~500 000	D	E	G	J	M	P	Q
500 001 이상	D	E	H	K	N	Q	R

출처: KS Q ISO 2859-1:2014, 산업통상자원부 국가기술표준원, 계수형 샘플링검사 절차-제1부: 로트별 합격품질한계(AQL) 지표형 샘플링검사 방식, 부표1-샘플문자

② 검사의 엄격도

검사의 엄격도 다음의 기준에 따라 수월한 검사/보통 검사/까다로운 검사 기준을 설정한다.

a) 최초의 검사 : 최초의 검사는 원칙적으로 보통검사 적용

b) 보통검사에서 까다로운 검사로 변경 : 연속된 5로트 중에 1로트가 불합격 되었을 때 채취한 시료 중의 불량품의 총 수가 까다로운 검사를 위한 한계개수 이상이 되었을 때

c) 까다로운 검사에서 보통검사로 변경 : 연속 5로트가 합격되었을 때

d) 보통검사에서 수월한 검사로 변경

- 연속 10로트가 합격
- 연속 10로트에서 채취한 시료중의 불량품의 총 수가 수월한 검사를 위한 한계 개수 이하로 되었을 때
- 생산이 안정됨
- 수월한 검사로 변경하여도 좋다고 구입자가 인정함

e) 수월한 검사에서 보통검사로 변경 : 하나라도 나타나면 보통검사로

- 1개의 로트라도 불합격 또는 조건부 합격 되었을 때
- 생산이 불규칙하거나 정체 되었을 때
- 보통검사로 변경하여야 할 필요가 있다고 수입자가 인정하였을 때

f) 검사의 중지 : 까다로운 검사 후 불합격 로트가 5로트에 달하였을 때

이상과 같이 보통검사에서 수월한 검사, 까다로운 검사 전환을 실시하는데 이에 대한 그림은 아래 전환규칙을 참조한다.

표16-3 전환규칙

시작

보통
검사

수월한
검사

• 전환 점수의 현재 값이
30 이상일 때 및
• 생산의 안정 및
• 소관 권한자의 승인

• 1 로트가 불합격 또는
• 생산이 불규칙 또는
• 기타 조건에서 전환이 필요

연속 5 로트 이내에서
2 로트가 불합격

연속 5 로트가 합격

까다로운
검사

까다로운 검사에서
불합격 로트의
누계가 5

공급자 품질을 개선

검사
중지

출처: KS Q ISO 2859-1:2014, 산업통상자원부 국가기술표준원, 계수형 샘플링검사 절차-제1부: 로트별 합격품질한계(AQL) 지표형 샘플링검사 방식, 그림 1 전환 규칙의 개요

③ 합격품질수준(AQL)

　AQL의 지정 : 불량율(%)에 따른 검사 － 0.010부터 10까지 16단계로, 100단위

당 결점수로 검사 － 0.010부터 1000까지 26단계 중 선택

a) 요구품질에 맞추어 정한다.

b) 결점 또는 불량품의 계급에 따라 정한다.

　통상적으로 기업에서는 치명－0.4, 중－1.0/1.5, 경－1.5/2.5를 적용

c) 공정평균에 근거하여 정한다.

d) 공급자와 협의하여 정한다.

　수월한 검사, 보통검사, 까다로운 검사에 따른 AQL 샘플링 표는 다음과 같다.

표 16-4 보통검사시의 1회 샘플링검사 방식

부표 2-A – 보통 검사시의 1회 샘플링검사 방식(주 샘플링표)

합격품질한계 AQL, 부적합품률 및 100 아이템당 부적합수(보통 검사)

각 칸은 Ac Re 순서이며, ↓ = ⇩(화살표 아래), ↑ = ⇧(화살표 위)를 나타낸다.

샘플 문자	샘플 크기	0.010	0.015	0.025	0.040	0.065	0.10	0.15	0.25	0.40	0.65	1.0	1.5	2.5	4.0	6.5	10	15	25	40	65	100	150	250	400	650	1000
A	2	↓	↓	↓	↓	↓	↓	↓	↓	↓	↓	↓	↓	↓	↓	↓	0 1	1 2	2 3	3 4	5 6	7 8	10 11	14 15	21 22	30 31	44 45
B	3	↓	↓	↓	↓	↓	↓	↓	↓	↓	↓	↓	↓	↓	↓	0 1	1 2	2 3	3 4	5 6	7 8	10 11	14 15	21 22	30 31	44 45	↑
C	5	↓	↓	↓	↓	↓	↓	↓	↓	↓	↓	↓	↓	↓	0 1	1 2	2 3	3 4	5 6	7 8	10 11	14 15	21 22	30 31	44 45	↑	↑
D	8	↓	↓	↓	↓	↓	↓	↓	↓	↓	↓	↓	↓	0 1	1 2	2 3	3 4	5 6	7 8	10 11	14 15	21 22	30 31	44 45	↑	↑	↑
E	13	↓	↓	↓	↓	↓	↓	↓	↓	↓	↓	↓	0 1	1 2	2 3	3 4	5 6	7 8	10 11	14 15	21 22	30 31	44 45	↑	↑	↑	↑
F	20	↓	↓	↓	↓	↓	↓	↓	↓	↓	↓	0 1	1 2	2 3	3 4	5 6	7 8	10 11	14 15	21 22	30 31	44 45	↑	↑	↑	↑	↑
G	32	↓	↓	↓	↓	↓	↓	↓	↓	↓	0 1	1 2	2 3	3 4	5 6	7 8	10 11	14 15	21 22	30 31	44 45	↑	↑	↑	↑	↑	↑
H	50	↓	↓	↓	↓	↓	↓	↓	↓	0 1	1 2	2 3	3 4	5 6	7 8	10 11	14 15	21 22	30 31	44 45	↑	↑	↑	↑	↑	↑	↑
J	80	↓	↓	↓	↓	↓	↓	↓	0 1	1 2	2 3	3 4	5 6	7 8	10 11	14 15	21 22	30 31	44 45	↑	↑	↑	↑	↑	↑	↑	↑
K	125	↓	↓	↓	↓	↓	↓	0 1	1 2	2 3	3 4	5 6	7 8	10 11	14 15	21 22	30 31	44 45	↑	↑	↑	↑	↑	↑	↑	↑	↑
L	200	↓	↓	↓	↓	↓	0 1	1 2	2 3	3 4	5 6	7 8	10 11	14 15	21 22	30 31	44 45	↑	↑	↑	↑	↑	↑	↑	↑	↑	↑
M	315	↓	↓	↓	↓	0 1	1 2	2 3	3 4	5 6	7 8	10 11	14 15	21 22	30 31	44 45	↑	↑	↑	↑	↑	↑	↑	↑	↑	↑	↑
N	500	↓	↓	↓	0 1	1 2	2 3	3 4	5 6	7 8	10 11	14 15	21 22	30 31	44 45	↑	↑	↑	↑	↑	↑	↑	↑	↑	↑	↑	↑
P	800	↓	↓	0 1	1 2	2 3	3 4	5 6	7 8	10 11	14 15	21 22	30 31	44 45	↑	↑	↑	↑	↑	↑	↑	↑	↑	↑	↑	↑	↑
Q	1250	↓	0 1	1 2	2 3	3 4	5 6	7 8	10 11	14 15	21 22	30 31	44 45	↑	↑	↑	↑	↑	↑	↑	↑	↑	↑	↑	↑	↑	↑
R	2000	0 1	1 2	2 3	3 4	5 6	7 8	10 11	14 15	21 22	30 31	44 45	↑	↑	↑	↑	↑	↑	↑	↑	↑	↑	↑	↑	↑	↑	↑

비고
⇩ 화살표 아래의 최초의 샘플링검사 방식을 사용한다. 만약 샘플 크기가 로트크기 이상이면 전수검사한다.
⇧ 화살표 위의 최초의 샘플링검사 방식을 사용한다.
Ac 합격판정개수
Re 불합격판정개수

출처: KS Q ISO 2859-1:2014, 산업통상자원부 국가기술표준원, 계수형 샘플링검사 절차-제1부: 로트별 합격품질한계(AQL) 지표형 샘플링검사 방식, 부표 2-A-보통검사시의 1회 샘플링검사 방식

표 16-5 까다로운 검사의 1회 샘플링검사 방식

부표 2-B — 까다로운 검사의 1회 샘플링검사 방식(주 샘플링표)

합격품질한계 AQL, 부적합품률 및 100 아이템당 부적합수(까다로운 검사)

각 칸의 값은 "Ac Re" 쌍을 나타낸다. ↓ = 화살표 아래의 최초의 샘플링검사 방식, ↑ = 화살표 위의 최초의 샘플링검사 방식.

샘플 문자	샘플 크기	0.010	0.015	0.025	0.040	0.065	0.10	0.15	0.25	0.40	0.65	1.0	1.5	2.5	4.0	6.5	10	15	25	40	65	100	150	250	400	650	1000
A	2	↓	↓	↓	↓	↓	↓	↓	↓	↓	↓	↓	↓	↓	↓	↓	↓	0 1	1 2	↑	↑	↑	↑	↑	↑	↑	↑
B	3	↓	↓	↓	↓	↓	↓	↓	↓	↓	↓	↓	↓	↓	↓	↓	0 1	1 2	2 3	↑	↑	↑	↑	↑	↑	↑	↑
C	5	↓	↓	↓	↓	↓	↓	↓	↓	↓	↓	↓	↓	↓	↓	0 1	1 2	2 3	3 4	↑	↑	↑	↑	↑	↑	↑	↑
D	8	↓	↓	↓	↓	↓	↓	↓	↓	↓	↓	↓	↓	↓	0 1	1 2	2 3	3 4	5 6	↑	↑	↑	↑	↑	↑	↑	↑
E	13	↓	↓	↓	↓	↓	↓	↓	↓	↓	↓	↓	↓	0 1	1 2	2 3	3 4	5 6	8 9	↑	↑	↑	↑	↑	↑	↑	↑
F	20	↓	↓	↓	↓	↓	↓	↓	↓	↓	↓	↓	0 1	1 2	2 3	3 4	5 6	8 9	12 13	↑	↑	↑	↑	↑	↑	↑	↑
G	32	↓	↓	↓	↓	↓	↓	↓	↓	↓	↓	0 1	1 2	2 3	3 4	5 6	8 9	12 13	18 19	↑	↑	↑	↑	↑	↑	↑	↑
H	50	↓	↓	↓	↓	↓	↓	↓	↓	↓	0 1	1 2	2 3	3 4	5 6	8 9	12 13	18 19	27 28	↑	↑	↑	↑	↑	↑	↑	↑
J	80	↓	↓	↓	↓	↓	↓	↓	↓	0 1	1 2	2 3	3 4	5 6	8 9	12 13	18 19	27 28	41 42	↑	↑	↑	↑	↑	↑	↑	↑
K	125	↓	↓	↓	↓	↓	↓	↓	0 1	1 2	2 3	3 4	5 6	8 9	12 13	18 19	27 28	41 42	↑	↑	↑	↑	↑	↑	↑	↑	↑
L	200	↓	↓	↓	↓	↓	↓	0 1	1 2	2 3	3 4	5 6	8 9	12 13	18 19	27 28	41 42	↑	↑	↑	↑	↑	↑	↑	↑	↑	↑
M	315	↓	↓	↓	↓	↓	0 1	1 2	2 3	3 4	5 6	8 9	12 13	18 19	27 28	41 42	↑	↑	↑	↑	↑	↑	↑	↑	↑	↑	↑
N	500	↓	↓	↓	↓	0 1	1 2	2 3	3 4	5 6	8 9	12 13	18 19	27 28	41 42	↑	↑	↑	↑	↑	↑	↑	↑	↑	↑	↑	↑
P	800	↓	↓	↓	0 1	1 2	2 3	3 4	5 6	8 9	12 13	18 19	27 28	41 42	↑	↑	↑	↑	↑	↑	↑	↑	↑	↑	↑	↑	↑
Q	1250	↓	↓	0 1	1 2	2 3	3 4	5 6	8 9	12 13	18 19	27 28	41 42	↑	↑	↑	↑	↑	↑	↑	↑	↑	↑	↑	↑	↑	↑
R	2000	↓	0 1	1 2	2 3	3 4	5 6	8 9	12 13	18 19	27 28	41 42	↑	↑	↑	↑	↑	↑	↑	↑	↑	↑	↑	↑	↑	↑	↑
S	3150	0 1	1 2	2 3	3 4	5 6	8 9	12 13	18 19	27 28	41 42	↑	↑	↑	↑	↑	↑	↑	↑	↑	↑	↑	↑	↑	↑	↑	↑

비고:

↓ 화살표 아래의 최초의 샘플링검사 방식을 사용한다. 만약 샘플크기가 로트크기 이상이면 전수검사한다.

↑ 화살표 위의 최초의 샘플링검사 방식을 사용한다.

Ac 합격판정개수

Re 불합격판정개수

출처: KS Q ISO 2859-1:2014, 산업통상자원부 국가기술표준원, 계수형 샘플링검사 절차-제1부: 로트별 합격품질한계(AQL) 지표형 샘플링검사 방식, 부표 2-B-까다로운 검사의 1회 샘플링검사 방식

표 16-6 수월한 검사의 1회 샘플링검사 방식

부표 2-C — 수월한 검사의 1회 샘플링검사 방식(주 샘플링표)

합격품질한계 AQL, 부적합품률 및 100 아이템당 부적합수(수월한 검사)

샘플문자	샘플크기	0.010		0.015		0.025		0.040		0.065		0.10		0.15		0.25		0.40		0.65		1.0		1.5		2.5		4.0		6.5		10		15		25		40		65		100		150		250		400		650		1000	
		Ac	Re	Ac	Re	Ac	Re	Ac	Re	Ac	Re	Ac	Re	Ac	Re	Ac	Re	Ac	Re	Ac	Re	Ac	Re	Ac	Re	Ac	Re	Ac	Re	Ac	Re	Ac	Re	Ac	Re	Ac	Re	Ac	Re	Ac	Re	Ac	Re	Ac	Re	Ac	Re	Ac	Re	Ac	Re
A	2																																	⇩					0	1			1	2	2	3	3	4	5	6	7	8	10	11	14	15	21	22	30	31
B	2																														⇩				0	1			⇧		1	2	2	3	3	4	5	6	7	8	10	11	14	15	21	22	30	31
C	2																									⇩				0	1			⇧		1	2	2	3	3	4	5	6	7	8	10	11	14	15	21	22				
D	3																					⇩				0	1			⇧		1	2	2	3	3	4	5	6	7	8	10	11	14	15	21	22								
E	5																			⇩				0	1			⇧		1	2	2	3	3	4	5	6	7	8	10	11														
F	8															⇩				0	1			⇧		1	2	2	3	3	4	5	6	7	8	9	10	11																
G	13													⇩				0	1			⇧		1	2	2	3	3	4	5	6	6	7	8	9	10	11																	
H	20											⇩				0	1			⇧		1	2	2	3	3	4	5	6	6	7	8	9	10	11																		
J	32									⇩				0	1			⇧		1	2	2	3	3	4	5	6	6	7	8	9	10	11																			
K	50							⇩				0	1			⇧		1	2	2	3	3	4	5	6	6	7	8	9	10	11																				
L	80					⇩				0	1			⇧		1	2	2	3	3	4	5	6	6	7	8	9	10	11																					
M	125			⇩				0	1			⇧		1	2	2	3	3	4	5	6	6	7	8	9	10	11																							
N	200	⇩				0	1			⇧		1	2	2	3	3	4	5	6	6	7	8	9	10	11																								
P	315			0	1			⇧		1	2	2	3	3	4	5	6	6	7	8	9	10	11																									
Q	500	0	1			⇧		1	2	2	3	3	4	5	6	6	7	8	9	10	11																											
R	800	⇧		1	2	2	3	3	4	5	6	6	7	8	9	10	11																															

비고

⇩ 화살표 아래의 최초의 샘플링검사 방식을 사용한다. 만약 샘플크기가 로트크기 이상이면 전수검사한다.

⇧ 화살표 위의 최초의 샘플링검사 방식을 사용한다.

Ac 합격판정개수

Re 불합격판정개수

출처: KS Q ISO 2859-1:2014, 산업통상자원부 국가기술표준원, 계수형 샘플링검사 절차-제1부: 로트별 합격품질한계(AQL) 지표형 샘플링검사 방식, 부표2-C-수월한 검사의 1회 샘플링검사 방식

2) 샘플링 검사의 예

A부품 500ea (N=500) 입고 시 샘플링 검사 적용

① 통상검사수준 G-II, 보통검사, AQL 1.0 기준

샘플문자: H 이며 샘플크기 n(샘플 크기)=50ea, AQL 1.0으로 보통검사의 1회 샘플링검사 방식 표를 찾으면 Ac=1, Re=2으로 50ea 샘플링 검사 중 불량이 1ea까지는 Lot를 합격처리하며, 불량이 2ea부터는 Lot 전체가 부적합이 된다.

② 특별검사수준 S-I, 까다로운 검사, AQL 1.0 기준

샘플문자: B 이며 샘플크기 n(샘플 크기)=3ea, AQL 1.0으로 까다로운 검사의 1회 샘플링검사 방식 표를 찾으면 화살표가 아래로 되어있으므로 따라가면 샘플문자: F, n(샘플 크기)=20ea Ac=0, Re=1로 바뀌므로 20ea 샘플링 검사 중 불량이 1ea만 나와도 Lot 전체가 부적합이 된다.

16.4 구매품의 검증(수입검사)과 문서/문서화된 절차

1) 검사 및 시험 절차서

Chapter 32를 참조한다.

2) 수입검사기준서

제품표준서(DMR)에 따라 수입검사 기준서를 작성한다.

16.5 구매품의 검증(수입검사)과 관련된 품질기록

1) 수입검사성적서

해당 사용 양식의 예는 다음과 같다.

수 입 검 사 성 적 서											검사자	품질부서장
업 체 명							입고일자					
품 목 명							규 격					
로트 크기	N=						시료크기		n=			
샘플링검사방식		검사수준(예:G-II), 검사 엄격도(예: 보통검사), 합격품질수준(예:AQL 1.0)											

검사항목	검사기준	측정결과										판정
		n=1	n=2	n=3	n=4	n=5	n=6	n=7	n=8	n=9	n=10	
1												□ P, □ F
2												□ P, □ F
3												□ P, □ F
4												□ P, □ F
5												□ P, □ F

사용 계측기	장비명/관리번호: / , 장비명/관리번호: /

*부적합품 처리: NCR-	종합판정(로트처리)
	□적합 □부적합

16.6 구매관리와 관련된 심사(Audit) 지적 사항 사례

1) 의료기기 제조 및 품질관리 기준, ISO 13485 심사 지적 사항 사례

① 제품표준서의 수입검사항목과 수입검사 기준서의 검사항목이 일치하지 않음.

② BOM의 원자재 항목 일부가 수입검사를 실시한 근거가 없음.

③ 샘플링 검사수량(n)별 검사기록이 유지되지 않고 있음.

2) FDA 483 Inspection Observations

① 입고되는 원부자재에 대한 수입검사 절차가 수립되지 않았음.

② 입고되는 원부자재에 대한 합부판정된 문서가 없음.

③ 수입검사 검사항목에 대한 측정장비 관리번호가 식별되지 않았음.

출처: 483 report Inspection Observations
http://www.fda.gov/ICECI/Inspections/ucm481432.htm#Devices

요 약

1. 위험분석을 통해 원부자재 및 부품이 제품 품질에 영향을 미치는 정도를 결정하고 이를 수입 검사 기준에 반영한다.

2. BOM, P/L 항목을 대상으로 전수검사/샘플링검사/무검사 항목을 결정한다.

3. 무검사를 검사방법으로 결정시 무검사를 결정한 객관적 근거를 기준으로 결정하여야 한다.

4. 수입검사에 사용된 측정장비는 수입검사 성적서에 해당 관리번호를 식별한다.

토론문제

1. 보통검사, 수월한 검사, 까다로운 검사 전환에 대해 조사해 보자.

2. 무검사시 어떤 객관적 근거가 해당될 수 있는지 생각해 보자.

고객자산 관리
(Customer property controls)

17.1 고객자산 관리 프로세스

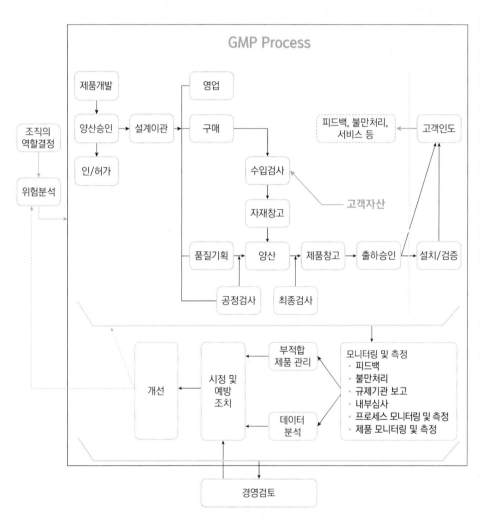

그림 17-1 GMP Process_고객자산 관리

17.2 고객자산 관리 GMP 요구사항

표 17-1 고객자산 관리 요구사항

GMP	요구사항(Requirements)
ISO 13485	7.5.10 고객자산(Customer property) 고객의 자산이 조직의 관리 하에 있거나 조직에 의해 사용되고 있는 동안, 제품으로 사용되거나 제품에 통합하도록 제공되는 고객 자산을 식별, 검증, 보호 및 안전하게 유지해야 한다. 고객 자산이 손실, 손상, 또는 사용하기에 부적절한 것으로 판명된 경우, 조직은 이것을 고객에게 보고하고 기록을 유지해야 한다(4.2.5 참조). 출처: ISO 13485, Third edition 2016-03-01, Medical devices - Quality management systems - Requirements for regulatory purposes
의료기기 제조 및 품질관리기준	7.5.4 고객자산 제조업자는 관리 하에 있거나 사용 중에 있는 고객자산에 대하여 주의를 기울여야 한다. 제조업자는 제품으로 사용하거나 제품화하기 위하여 제공된 고객자산을 식별, 검증, 보호 및 안전하게 유지하여야 한다. 고객자산이 분실, 손상 또는 사용하기에 부적절한 것으로 판명된 경우 이를 고객에게 보고하고 기록을 유지하여야 한다. 출처: 의료기기 제조 및 품질관리기준, 식품의약품안전처 고시 제2015- 71호(2015. 9.25, 개정)
PART 820-QUALITY SYSTEM REGULATION	N/A

고객자산
(Customer property)

용어 및 정의
Terms and definitions

고객이 소유한 재산 가치로 자산은 다음 각 목을 말한다.
가. 제품에 포함시키기 위하여 제공되는 원자재나 부품(포장재 포함)
나. 수리, 유지 또는 업그레이드를 위하여 공급되는 제품
다. 추가프로세스(고객이 제공한 자재로 포장, 멸균, 시험)을 위하여 공급된 제품
라. 고객을 대신하여 공급된 서비스(고객 자산을 제3자에게로 운송 등)
마. 고객의 지적 자산(규격, 도면과 자산정보)

출처: 의료기기 제조 및 품질관리 기준, 식품의약품안전처 고시 제2015- 71호(2015. 9.25, 개정) 별표1 용어의 정의

17.3 고객자산 관리와 관련된 요구사항 해설

ISO 13485 7.5.10 및 의료기기 제조 및 품질관리 기준 7.5.4에서 고객자산 관리를 요구하고 있다.

고객이 제공한 자산에 대한 관리는 입고 시 수입검사, 합격여부 식별, 창고 보관관리,

사용이력 관리 및 부적합 발생시 부적합품 보고서를 발행하여 고객에게 전달 등 제조사의 원부자재 관리와 같은 방법으로 관리되어야 한다.

고객자산의 예를 살펴보면 다음과 같다.

- 제품 제조를 위한 고객 정보(건강정보 등등): 고객의 개인정보는 개인정보 보호법에 따라 관리되어야 한다.
- 고객이 제공한 설비, 원/부자재, 소프트웨어, 라벨(라벨 도안 포함), 포장재, A/S품 등등이 해당된다.

17.4 고객자산 관리 프로세스와 관련된 문서/문서화된 절차

1) 고객자산 관리 절차서

고객자산 관리 절차 프로세스의 예를 살펴보면 다음과 같다.

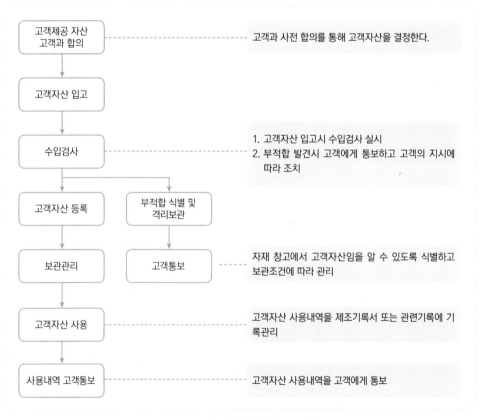

그림17-2 고객자산 관리 절차 프로세스

17.5 고객자산 관리와 관련된 품질기록

1) 수입검사성적서

(고객자산 입고 시 조직의 원부자재 수입검사와 동일한 방법으로 수행)

해당 조직의 서식 사용

2) 고객자산 관리대장

일반적으로 사용하는 고객자산 관리대장 양식의 예는 다음과 같다.

서식 17-1 고객자산 관리대장

접수일자	고객명	SN/Lot No.	고객자산명	입고 수량	사용 수량	재고	사용처

A/S 목적으로 반입된 고객제품에 대한 고객자산 관리대장 양식의 예는 다음과 같다.

서식 17-2 A/S 고객제품 관리대장

접수 일자	고객명	SN/ Lot No	불만사항	고객불만처리 보고서 No.	수리 일자	수리내역	검사 일자	검사내역	고객 발송일자	고객인수 확인

17.6 고객자산 관리와 관련된 심사(Audit) 지적 사항 사례

1) 의료기기 제조 및 품질관리 기준, ISO 13485 심사 지적 사항 사례

① 고객자산관리 절차가 수립되지 않았음.

② 고객자산 현황이 관리되지 않고 있음.

요 약

1. 고객으로부터 인도받은 유형, 무형의 자산을 관리하는 절차를 수립 한다.

2. 고객자산 입고시 조직의 수입검사 절차에 따라 검사를 수행하고 보존 관리되도록 한다.

3. 부적합 고객자산이 발견될 경우 고객에게 통보하고 고객의 지시에 따라 조치 한다.

토론문제

1. 고객자산에 어떤 것들이 해당되는지 생각해 보자.

제품의 보존
(Preservation of product)

18.1 제품의 보존 프로세스

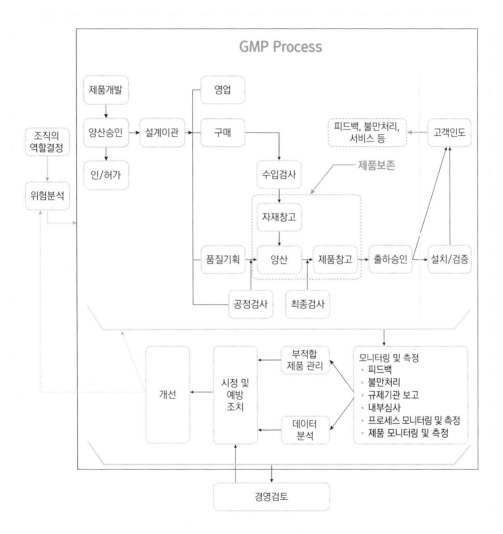

GMP Process

제품개발 · 영업 · 피드백, 불만처리, 서비스 등 · 고객인도

조직의 역할결정

양산승인 · 설계이관 · 구매

인/허가

위험분석

수입검사 · 제품보존

자재창고

품질기획 · 양산 · 제품창고 · 출하승인 · 설치/검증

공정검사 · 최종검사

부적합 제품 관리 · 모니터링 및 측정
  · 피드백
  · 불만처리
  · 규제기관 보고
  · 내부심사
  · 프로세스 모니터링 및 측정
  · 제품 모니터링 및 측정

개선 · 시정 및 예방 조치

데이터 분석

경영검토

그림 18-1 GMP Process_제품보존

18.2 제품의 보존 GMP 요구사항

표 18-1 제품보존 요구사항
  (ISO 13485의 요구사항 중 개정된 내용을 색상을 달리하여 식별함)

GMP	요구사항(Requirements)
ISO 13485	**7.5.11 제품의 보존(Preservation of product)** 조직은 가공, 보관, 취급 및 유통 동안 요구사항에 대한 제품의 적합성을 유지하기 위한 절차를 문서화해야 한다. 보존은 의료기기를 구성하는 부품에도 적용해야 한다. 조직은 가공, 보관, 취급 및 유통 과정에서 예상되는 조건과 위해요인들에 노출될 때, 다음과 같은 방법으로써 제품이 변조, 오염 또는 손상되지 않도록 보호해야 한다. ① 적절한 포장과 운반 용기를 설계하고 구성 ② 포장만으로 보존이 불가능한 경우 특별 조건에 필요한 요구사항을 문서화 특별한 조건이 필요하다면, 그 조건은 관리되고 기록되어야 한다(4.2.5 참조) **출처: ISO 13485, Third edition 2016-03-01, Medical devices - Quality management systems - Requirements for regulatory purposes**
의료기기 제조 및 품질관리기준	**7.5.5 제품의 보존** 가. 제조업자는 내부 프로세스 및 의도한 목적지로 제품을 인도하는 동안 제품의 적합성 유지를 위한 문서화된 절차 또는 작업지침을 수립하여야 한다. 나. 이러한 보존은 식별, 취급, 포장, 보관 및 보호를 포함하여야 하며 제품을 구성하는 부품에도 적용하여야 한다. 다. 제조업자는 제한된 사용기한이나 특수한 보관조건이 요구되는 제품에 대하여 문서화된 절차 또는 작업지침을 수립하여야 한다. 이러한 특수 보관조건은 관리되고 기록되어야 한다. **출처: 의료기기 제조 및 품질관리기준, 식품의약품안전처 고시 제2015-71호(2015. 9.25, 개정)**
PART 820-QUALITY SYSTEM REGULATION	**820.70 생산 및 공정관리(Production and process controls)** (h) 자재. 자재가 제품품질에 악영향을 미치는 경우, 제조자는 제품 품질에 악영향을 미치지 않도록 제거하거나 사용량을 제한함을 보장하기 위한 자재의 사용과 제거에 대한 절차를 수립하고 유지하여야 한다. 이러한 자재의 제거와 감소는 문서화되어야 한다. **820.140 취급(Handling)** 각 제조자는 혼재, 손상, 열화, 오염 및 다른 부작용이 취급 시 제품에 발생되지 않도록 보장하기 위한 절차를 수립하고 유지하여야 한다. **820.150 보관(Storage)** (a) 각 제조자는 제품의 혼재, 손상, 열화, 오염 및 다른 부작용이 없도록 그리고 못쓰거나, 반품되거나, 열화 된 제품이 사용 또는 배포되지 않도록 보관구역과 저장실을 관리하기 위한 절차를 수립하고 유지하여야 한다. 시간이 경과됨에 따라 제품품질이 저하되는 경우, 적절한 재고 순환이 용이하도록 하는 방법으로 저장하여야 하며 그 상태는 적절하게 검사되어야 한다. (b) 각 제조자는 보관구역이나 저장실의 반입 및 반출을 허용하는 방법을 기술하는 절차를 수립하고 유지하여야 한다. **출처: PART 820-QUALITY SYSTEM REGULATION, April 1, 2016, Subpart B-Quality System Requirements**

18.3 제품의 보존과 관련된 요구사항 해설

ISO 13485 7.5.11, 의료기기 제조 및 품질관리 기준 7.5.5 및 PART 820.70 (h), 820.140, 820.150에서 제품의 보존을 요구하고 있다.

조직은 가공, 보관, 취급 및 유통 과정에서 예상되는 조건과 위해 요인들에 노출될 때, 다음과 같은 방법으로써 제품이 변조, 오염 또는 손상되지 않도록 보호해야 한다.

① 적절한 포장과 운반 용기를 설계하고 구성

② 포장만 보존에 소용될 수 없다면 필요한 특별한 조건에 대한 요구사항을 문서화

특별한 조건이 필요하다면, 그 조건은 관리되고 기록되어야 한다(4.2.5 참조)

이 요구사항은 원부자재, 반제품 및 제품의 취급, 보관관리에 대해 적용한다.

GMP 요구사항에서는 원부자재, 반제품 및 제품의 보존관리를 위한 업무절차 또는 지침을 작성하도록 요구하고 있다. 이러한 업무절차 또는 지침에는 원부자재, 반제품 및 제품의 식별, 취급, 포장, 보관 및 보호에 대한 세부 관리기준과 포장 및 운반 용기가 포함되어야 하며, 유효수명을 가진 원부자재, 반제품 및 제품에 대해서는 수명관리 기준을 설정하여 관리하도록 요구하고 있다.

이러한 요구사항 적용을 위한 세부 관리기준을 살펴보면 다음과 같다.

1) 이격거리 관리

보관되는 원부자재, 반제품 및 제품은 습도로부터 보호되어야 하는데 이러한 습도는 벽과 바닥에 직접 접촉이 될 경우 보호받지 못한다. 그러므로 벽과 바닥으로부터 일정 거리를 띄어서 보관하도록 요구하고 있다. 이러한 이격거리에 대한 기준은 별도로 없으나 일반적으로 10cm이상을 띄어 관리한다. 이동이 어려운 제품인 경우는 바닥에 보호 매트를 깔고 위에 보관할 수 있다.

2) 온도, 습도관리

원부자재, 반제품 및 제품은 온도 및 습도에 영향을 받는 정도가 각각 다를 수 있으므로 온도 및 습도 관리기준을 파악하여 적합하도록 관리하여야 한다. 창고 내에서도 별도 보관관리가 필요한 경우 별도의 보관시설을 갖춰 관리되어야 한다. 예를 들어 냉장보관이 필요할 경우 냉장장비에서 관리하며 적합한 온도가 유지되는지 온도계를 냉장장비에

설치하여 점검관리하여야 한다.

원부자재, 반제품 및 제품 보관조건을 파악하기 위해 다음과 같은 조사표를 작성하여 활용할 수 있다.

표 18-2 보존관리 조사표

원자재명	온도기준	습도기준	적재기준	유효수명 기준	위험물 관리필요여부	취급 주의사항 기준

3) 방충, 방서관리

원부자재, 반제품 및 제품은 직사광선으로부터 보호를 통해 열화를 방지하지 위해 커튼/코팅/브라인더 등을 통해 직사광선을 차단하여야 하며, 외부로 통하는 창문, 환풍구 등으로부터 유입되는 해충을 방지하기 위해 방충시설을 갖추어야 한다. 또한 외부와 직접 연결된 창고 출입문에 대해서는 이중 문 또는 적절한 보호시설을 갖춰 해충 및 먼지 유입을 차단해야 한다.

4) 적재관리

잘못된 적재방법으로 인해 원부자재, 반제품 및 제품의 손상을 차단하기 위해 각각의 적재기준을 조사하여 기준에 적합한 보관관리가 되어야 한다. 적재기준이 설정되지 않은 경우는 하중을 검토하여 기준을 설정하여 관리한다.

5) 유효수명관리

유효수명이 정해진 원부자재, 반제품 및 제품에 대해서는 불출기준을 설정하여 관리하여야 한다. 일반적으로 사용하는 유효수명 불출기준은 1/2 또는 1/3 기준을 적용한다.

예를 들면 제조/멸균일자 2016년1월10일, 유효수명이 3년인 경우 1/2 기준을 적용하면 2017년7월9일까지는 불출할 수 있으며, 1/3 기준을 적용하면 2017년1월9일까지 불출이 가능하다. 이 기간이 경과될 경우 조직 내부적으로 사용에 대한 유효성을 평가하여 적용할 수 있다.

유효수명이 정해져 있지는 않으나 관리가 필요한 라벨(label), 밧데리(battery)등의 관리는 라벨인 경우 제조일로부터 2년이 초과되면 접착력 감소와 변색이 발생되므로 일반적으로 유효수명을 제조일로부터 2년을 기준으로 적용하며, 밧데리의 경우에도 제조일로부터 2년이 경과되면 수명이 급속히 저하되므로 유효수명을 제조일로부터 2년을 적용한다.

6) 포장 및 운반용기

원부자재, 반제품 및 제품의 보관, 이동을 위해 필요한 기준을 설정하여 관리하여야 한다. 예를 들어 PCB 기판은 입고 시 진공 포장되어 입고되고 자재창고에서 보관 관리한다. 이중 일부를 제조공정에 투입하고 남은 잔량을 보관할 경우 조직은 포장기를 통해 진공포장 후 창고에 보관하여야 한다.

7) 위험물 관리

위험물은 별도의 보관장소를 지정하여 보관하여야 하며, 위험물 보관장소 근처에 위험물 취급, 긴급조치 사항 등 주의사항을 비치하거나 물질안전보건자료(MSDS)를 비치하여 관리하여야 한다.

8) 품목별/규격별 관리

원부자재 및 반제품의 보관은 품목별/규격별 보관이 되어야 하며, 제품인 경우는 출하국가 별/고객 별 제품을 구분하여 보관하여야 한다.

9) 선입선출법에 따른 반출/출하 관리

원부자재 창고 및 제품창고에 보관중인 자재 및 제품은 먼저 창고에 반입된 자재/제품이 먼저 반출/출하될 수 있도록 관리하여야 한다.

10) 창고 배치도 비치

자재 및 제품창고 입구에 배치도(Lay-out)를 비치하여 신속한 보관위치 검색이 가능하도록 관리하여야 한다. 작업 공정의 반제품 보관은 보관장소를 지정하여 관리하여야 한다.

18.4 원부자재, 반제품 및 제품의 보존과 관련된 문서/문서화된 절차

1) 취급, 보관관리 절차서

조직의 자재, 반제품 및 제품 특성에 따라 자재 창고 관리기준, 공정상의 반제품 관리기준 및 제품 창고의 관리기준을 절차화 한다.

18.5 원부자재, 반제품 및 제품의 보존과 관련된 품질기록

1) 취급, 보관 점검표

해당 사용 양식의 예는 다음과 같다.

서식 18-1 취급, 보관 점검표

<table>
<tr><th colspan="8">(   )월 취급, 보관 점검표</th></tr>
<tr><th>No</th><th>점 검 항 목</th><th>1주</th><th>2주</th><th>3주</th><th>4주</th><th>5주</th><th>비 고</th></tr>
<tr><td>1</td><td>이격거리는 관리되고 있는가?</td><td></td><td></td><td></td><td></td><td></td><td></td></tr>
<tr><td>2</td><td>방충시설은 적절히 관리되고 있는가?</td><td></td><td></td><td></td><td></td><td></td><td></td></tr>
<tr><td>3</td><td>창고로 직사광선은 차단되어 있는가?</td><td></td><td></td><td></td><td></td><td></td><td></td></tr>
<tr><td>4</td><td>적재기준에 따라 적재관리가 되고 있는가?</td><td></td><td></td><td></td><td></td><td></td><td></td></tr>
<tr><td>5</td><td>위험물은 정해진 장소에 보관되며, MSDS가 비치되어 있는가?</td><td></td><td></td><td></td><td></td><td></td><td></td></tr>
<tr><td>6</td><td>보관은 품목별/규격별로 관리되고 있는가?</td><td></td><td></td><td></td><td></td><td></td><td></td></tr>
<tr><td>7</td><td>유효수명이 경과된 자재/제품은 없는가?</td><td></td><td></td><td></td><td></td><td></td><td></td></tr>
<tr><td>8</td><td>출고 시 선입선출이 지켜지고 있는가?</td><td></td><td></td><td></td><td></td><td></td><td></td></tr>
<tr><td>9</td><td>손상/열화 등 부적합품은 별도 지정된 보관장소에서 식별 관리되고 있는가?</td><td></td><td></td><td></td><td></td><td></td><td></td></tr>
</table>

2) 온/습도 점검표

해당 사용 양식의 예는 다음과 같다.

서식 18-2 온/습도 점검표

( ) 월 온/습도 점검표							
자재창고 온/습도 관리 조건: 00~00℃ / 00~00% 제조공정 온/습도 관리 조건: 00~00℃ / 00~00% 제품창고 온/습도 관리 조건: 00~00℃ / 00~00%							
날짜	시간	자재창고		제조공정		제품창고	
		온도	습도	온도	습도	온도	습도

18.6 제품의 보존과 관련된 심사(Audit) 지적 사항 사례

1) 의료기기 제조 및 품질관리 기준, ISO 13485 심사 지적 사항 사례

① 자재 창고의 원자재 적재기준이 없음.

② 창고의 원부자재가 혼용되어 보관되어 있음.

③ 창고의 온/습도 관리를 위한 시설이 없음(냉 난방기, 제습기 등).

④ 냉장 보관 부품이 상온에서 보관되고 있음.

⑤ 창고관리 점검기록이 유지되지 않고 있음.

2) FDA 483 Inspection Observations

① 보관구역 및 저장실 관리에 대한 절차가 수립되지 않았음.

② 제품취급에 대한 절차가 수립되지 않았음.

③ 보관구역과 저장실에서 제품의 보관관리를 위한 절차가 수립되지 않았음(제품의 혼재, 손상, 열화, 오염 및 다른 부작용이 없도록).

④ 사용 및 제조 물질의 제거를 위한 절차가 수립되지 않았음.

출처: 483 report Inspection Observations
http://www.fda.gov/ICECI/Inspections/ucm481432.htm#Devices

> ### 요 약
>
> 1. 원자재, 반제품 및 제품의 보존관리를 위해 적용되는 관리기준을 파악하고 결정하여 문서화한다.
> 2. 유효수명 관리가 필요한 원자재, 반제품 및 제품에 대해서는 조직에서 불출기준(1/2 또는 1/3)을 결정하여 관리한다.
> 3. 자재창고, 공정중 반제품 보관장소 및 제품창고 관리기준을 수립하고 주기적인 점검을 통해 관리하여야 한다.

> ### 토론문제
>
> 1. 원자재 및 제품의 보관에 사용되는 취급주의 심볼을 조사해 보고 어떤 의미인지 확인해 보자.
> 2. 자재 창고에서 보존관리를 위해 필요한 점검사항이 어떤 항목이 있는지 생각해 보자.
> 3. 공정중 반제품 관리를 위해 필요한 점검사항이 어떤 항목이 있는지 생각해 보자.
> 4. 제품 창고에서 보존관리를 위해 필요한 점검사항이 어떤 항목이 있는지 생각해 보자.

19.1 작업환경관리 프로세스

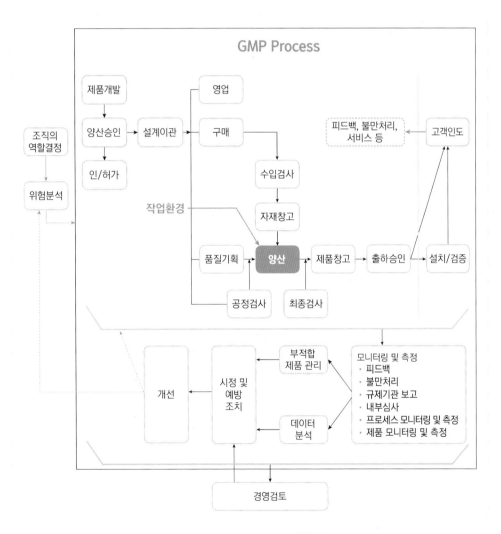

그림 19-1 GMP Process_작업환경

19.2 작업환경관리 GMP 요구사항

표 19-1 작업환경관리 요구사항
  (ISO 13485의 요구사항 중 개정된 내용을 색상을 달리하여 식별함)

GMP	요구사항(Requirements)
ISO 13485	**6.4 작업환경 및 오염관리(Work environment and contamination control)** **6.4.1 작업환경(Work environment)** 조직은 제품 요구사항에 대한 적합성을 달성하는데 필요한 작업환경에 대한 요구사항을 문서화해야 한다. 작업환경에 대한 조건이 제품 품질에 부정적 영향을 미칠 수 있으면, 조직은 작업환경에 대한 요구사항과 작업환경을 모니터하고 관리하기 위한 절차를 문서화해야 한다. 조직은 다음과 같이 실행해야 한다. ① 인원이 제품이나 작업환경과 접촉함으로 의료기기 안전성이나 성능에 영향을 미칠 수 있으면, 인원의 건강, 청결 그리고 복장에 대한 요구사항을 문서화해야 한다. ② 작업환경 내의 특별한 환경 조건에서 일시적으로 작업을 수행해야 하는 모든 인원이 적격하거나 적격한 자에 의한 감독을 받는다는 것을 보장해야 한다. NOTE 추가 정보는 ISO 14644와 ISO 14698에서 참고할 수 있다. **6.4.2 오염관리(Contamination control)** 해당되는 경우, 조직은 작업환경, 인원 또는 제품의 오염을 방지하기 위해 오염되었거나 오염될 가능성이 있는 제품의 관리를 위한 처리방식을 문서화해야 한다. 멸균 의료기기에 대해서 조직은 미생물이나 미립자로 인한 오염관리에 대한 요구사항을 문서화하고, 조립이나 포장 공정 동안에 필요한 청결을 유지해야 한다. **7.5.2 제품 청결(Cleanliness of product)** 다음에 해당되는 경우, 조직은 제품 청결 또는 제품의 오염 관리에 대한 요구사항을 문서화해야 한다. ① 멸균 또는 그 사용 이전에 조직에 의해 세척되는 제품 ② 멸균 또는 그 사용 이전에 세척 공정을 필요로 하는 비 멸균 상태로 공급되는 제품 ③ 제품이 멸균 또는 그 사용 전에 세척될 수 없고, 그 청결이 사용상 중요한 제품 ④ 제품이 비 멸균 상태로 사용되도록 공급되며, 그 청결이 사용상 중요한 제품 ⑤ 공정에 사용되는 물질이 제조과정 동안 제품으로부터 제거되어야 하는 경우 제품이 위의 ①과 ②에 따라 세척되면, 6.4.1에 포함된 요구사항은 세척 공정 전에 적용하지 않는다. 출처: ISO 13485, Third edition 2016-03-01, Medical devices - Quality management systems - Requirements for regulatory purposes
	6.4 작업환경 제조업자는 제품 요구사항에 대한 적합성을 확보함에 있어 필요한 작업환경을 결정하고 관리하여야 한다. 특히, 다음의 요구사항을 적용하여야 한다. 1) 제조업자는 작업원이 제품 또는 작업환경과 접촉하여 제품 품질에 유해한 영향을 미칠 우려가 있는 경우 작업원의 건강, 청결 및 복장에 대한 요구사항을 수립, 문서화하고 유지하여야 한다. 2) 제조업자는 환경조건이 제품품질에 유해한 영향을 미칠 우려가 있는 경우 작업환경 조건에 대한 문서화된 요구사항을 수립하고 이러한 환경조건을 모니터링하고 관리하기 위한 문서화된 절차 또는 작업지침서를 수립하여야 한다. 3) 제조업자는 특별한 환경조건에서 임시적으로 작업하는 모든 인원이 적절하게 교육훈련을 받도록 하거나 훈련된 인원이 감독하도록 보장하여야 한다.

GMP	요구사항(Requirements)
의료기기 제조 및 품질관리기준	4) 해당되는 경우 다른 제품, 작업환경 또는 작업원에 대한 오염을 방지하기 위하여 오염되었거나 오염 가능성이 있는 제품의 관리를 위한 특별한 조치계획을 수립하고 문서화하여야 한다. 7.5.1.2 생산 및 서비스 제공 관리에 대한 특별 요구사항 　7.5.1.2.1 제품 청결 및 오염관리 　　제조업자는 다음에 해당하는 경우 제품의 청결에 대한 요구사항을 수립, 문서화하고 유지하여야 한다. 다만, 제품이 1) 또는 2)에 적합하게 세척되는 경우 6.4의 1) 및 2)의 요구사항은 세척공정 이전에 적용하지 아니한다. 　　1) 멸균 및/또는 그 사용 이전에 제조업자에 의하여 세척(clean)되는 제품 　　2) 멸균 및/또는 그 사용 이전에 세척 공정(cleaning process)을 필요로 하는 비 멸균 상태로 공급되는 제품 　　3) 비 멸균 상태로 공급되며, 그 청결이 사용상 중요한 제품 　　4) 공정에서의 사용물질(process agents)이 제조과정에서 제품으로부터 제거되는 것 **출처: 의료기기 제조 및 품질관리기준, 식품의약품안전처 고시 제2015- 71호(2015. 9.25, 개정)**
PART 820-QUALITY SYSTEM REGULATION	820.70 생산 및 공정관리(Production and process controls) (c) 환경관리. 환경이 제품품질에 악영향을 미칠 수 있는 경우, 제조자는 환경관리를 적절하게 관리할 수 있는 절차를 수립하고 유지하여야 한다. 환경관리 시스템은 필요한 장비를 포함하여 시스템이 적합하며 적절하게 기능이 수행되고 있는 지 검증하기 위하여 정기적으로 검사되어야 한다. 이러한 활동은 기록되고 검토되어야 한다. (d) 인원. 각 제조자는 만일 인원과 제품 또는 환경과의 접촉이 제품품질에 악영향을 미칠 수 있는 경우, 인원의 건강, 청결도, 작업방법, 의복에 대한 요구사항을 수립하고 유지하여야 한다. 제조자는 유지보수와 특별환경조건에서 임시적으로 작업하는 다른 인원도 훈련되거나 훈련된 자에 의하여 감독 된다는 것을 보장하여야 한다. (e) 오염관리. 각 제조자는 제품품질에 악영향을 미칠 수 있는 물질에 의한 장비나 제품의 오염을 방지하기 위한 절차를 수립하고 유지하여야 한다. **출처: PART 820-QUALITY SYSTEM REGULATION, April 1, 2016, Subpart B-Quality System Requirements**

멸균의료기기
(Sterilized Device)

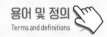

제조공정에서 멸균공정을 거치는 의료기기로서 제품의 용기 또는 포장에 "멸균" 또는 "STERILE"의 문자, 멸균방법, 유효기한 등 멸균품임을 표시하는 제품을 말한다.

청정실
(Clean Room)

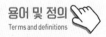

부유입자나 미생물 등에 의한 오염이 없도록 설계된 작업 공간을 말한다.

세척
(Cleaning)

표면으로부터 오염원이나 미생물을 제거하는 데 사용하는 화학적 또는 물리적인 방법을 말한다.

출처: 의료기기 제조 및 품질관리 기준, 식품의약품안전처 고시 제2015- 71호(2015. 9.25, 개정) 별표1 용어의 정의

19.3 작업환경관리와 관련된 요구사항 해설

ISO 13485 6.4, 7.5.2, 의료기기 제조 및 품질관리 기준 6.4, 7.5.1.2.1 및 PART 820.70 (c), (d), (e)에서 작업환경관리를 요구하고 있다.

19.3.1 작업환경의 결정 및 관리

제품품질에 유해한 영향을 미칠 우려가 있는 작업환경을 4가지 차원에서 결정하고 관리하도록 요구하고 있다.

1) 작업자 관리

작업자가 작업환경 및 제품과 접촉 시 유해한 영향을 미칠 우려가 있을 경우 작업자 관리에 대한 문서화를 요구하므로 제조위생 점검기준을 수립하여 점검활동을 수행하여야 한다.

　① 작업자 건강

작업자 건강의 문제가 제품오염으로 인한 제품품질에 영향을 미칠 수 있으므로 작업자의 건강을 관리하도록 요구하고 있다. 일반 제품을 생산하는 현장의 작업자는 전염되는 질환체크 및 조직에서 주기적으로 수행하는 건강검진을 활용할 수 있지만, 클린룸 작업자는 전염되는 질환체크 및 조직에서 주기적으로 수행하는 건강검진 이외 건강상태를 관리하여야 한다. 예를 들어 클린룸 작업자의 손 무좀, 피부질환 등

　② 작업자 청결

작업자의 청결 문제로 제품오염으로 인한 제품품질에 영향을 미칠 수 있으므로 작업자의 청결상태를 관리하도록 요구하고 있다. 일반 제품을 생산하는 현장의 작업자는 기본적인 청결상태를 체크하면 되나 클린룸 작업자는 클린룸 출입전 손세척, 클린복 세척, 클린룸 출입시 악세서리, 휴대폰 및 시계 착용금지와 화장금지 등을 추가로 관리하여야 한다.

　③ 작업자 의복

작업자의 의복 문제로 제품오염으로 인한 제품품질에 영향을 미칠 수 있으므로 작업자의 의복을 관리하도록 요구하고 있다. 일반 제품을 생산하는 현장의 작업자 의

복 관리는 작업복(제진복, 제전 앞치마), 작업화(방진화 또는 제전 스릴퍼), 제전 장갑, 방진모, 전정기 방지용 손목 띠(Wrist Strap) 등이 해당될 수 있으며, 클린룸 작업자는 방진복, 방진모, 방진마스크, 방진화 등을 관리하여야 한다.

2) 작업환경조건

작업환경조건이 제품에 유해한 영향을 미칠 우려가 있을 경우 작업환경조건을 문서화하고 관리하도록 요구하고 있으므로 점검기준을 수립하여 점검활동을 수행하여야 한다.

정전기 방지를 위한 제전 테이블 매트(Antistatic Mat), Sticky Mat, 그라운드 코드(Ground Cords), 정전기제거 AC펄스 이온바 등과 작업장 온도, 습도, 차압, 조도, 청결도, 정리정돈 등이 해당될 수 있다.

차폐시설이 필요한 경우 원자력안전법 시행규칙 제21조, 제133조에 따라 절차를 수립하고 차폐시설을 신고하여야 한다. 방사선 안전 관리자와 방사선작업 종사자는 자격을 취득한 자에 한해 관리와 출입을 하여야 한다.

3) 특수한 환경조건에서 임시적으로 작업하는 모든 인원

제조공정에 승인되지 않은 인원을 투입할 경우 적절한 사전 교육을 실시하거나 또는 감독자로부터 감독하에서 작업이 수행되도록 요구하고 있다.

임시로 투입된 작업자에 의해 생산이 이루어질 경우 조직은 생산기록(제조 기록서 등)에 기록으로 유지하여야 한다.

4) 오염 및 잠재적 오염된 제품 조치에 대한 문서화

상기 1)~3)에서 제품의 유해한 영향을 미칠 우려가 있는 작업환경을 관리함에도 발생할 수 있는 제품오염 및 잠재적 제품오염관리 절차를 수립하여 관리하여야 한다. 그러므로 제조공정에서 제품오염에 대한 조치방안을 수립하여 제조환경관리 절차에 반영하여야 한다. 제품오염 발생시 양품과 격리 및 식별하고 부적합 보고서를 작성하여 조치를 요구하고 있다.

멸균 의료기기를 생산하는 조직에서는 미생물이나 미립자로 인한 오염 기준과 조립 및 포장 공정의 청결도 유지에 대한 기준을 수립하여 절차에 반영하여야 한다.

19.3.2 제품 청결(Cleanliness of product)

클린룸(Cleanroom)시설이 필요한 제품에 대한 특별 요구사항이며 클린룸은 세척공정 이후부터 멸균포장작업 이전까지 공정이 클린룸에서 수행되도록 클린룸 관리절차를 수립하여 관리하도록 요구하고 있다. 즉, 제품 세척까지의 공정과 멸균포장, 멸균공정은 클린룸 외 시설에서 수행하여야 한다.

1) 클린룸이 필요한 제품을 5가지 유형의 제품으로 요구하고 있다.

① 멸균 또는 그 사용 이전에 조직에 의해 세척되는 제품

이 요구사항은 제조자 멸균제품에 대해 클린룸 시설을 갖추고 제품의 청정도 관리를 요구하고 있다.

② 멸균 또는 그 사용 이전에 세척 공정을 필요로 하는 비 멸균 상태로 공급되는 제품

이 요구사항은 사용자가 사용 전 세척과 멸균작업을 수행하여 사용하는 제품에 대해 클린룸 시설을 갖추고 제품의 청정도 관리를 요구하고 있다.

③ 제품이 멸균 또는 그 사용 전에 세척될 수 없고, 그 청결이 사용상 중요한 제품

이 요구사항은 비 멸균제품 및 세척공정이 없는 제품이며 제품 사용에 있어 청결한 사용이 필요할 경우 클린룸 시설을 갖추고 제품의 청정도 관리를 요구하고 있다.

④ 제품이 비 멸균 상태로 사용되도록 공급되며, 그 청결이 사용상 중요한 제품

이 요구사항은 비 멸균 제품으로 사용자가 제품사용 후 세척을 해서 재 사용하는 제품에 대해 클린룸 시설을 갖추고 제품의 청정도 관리를 요구하고 있다.

⑤ 공정에 사용되는 물질이 제조과정 동안 제품으로부터 제거되어야 하는 경우

이 요구사항은 제조 공정에 세척공정이 있는 제품에 대해 클린룸 시설을 갖추고 제품의 청정도 관리를 요구하고 있다.

클린룸 설계의 원칙과 클린룸 Class기준은 아래 2), 3)과 같으며, 인허가 전에 클린룸 시설 및 유효성을 확인하여 클린룸에서 제품을 생산하여야 하며, 1년주기로 유효성을 재확인하여야 한다.

2) 클린룸은 설계의 기본5대 원칙

① 발생된 미립자를 제거(Purging)

② 미립자의 발생을 방지(Prohibiting)

③ 미립자의 침입을 방지(Preventing)

④ 미립자의 누적을 방지(Protecting)

⑤ 필요한 온도, 습도 및 실내압을 유지(Providing)

3) 클린룸의 등급분류

표 19-2 클린룸 Class 기준(EU 기준)

Class Number (N)		Maximum concentration limits for particles equal to and larger than the considered sizes shown below.					
		$\geq 0.1\mu m$	$\geq 0.2\mu m$	$\geq 0.3\mu m$	$\geq 0.5\mu m$	$\geq 1\mu m$	$\geq 5\mu m$
particles /m3 (ISO 14644-1)	1	10					
	2	100	24	10			
	3	1 000	237	102	35		
	4	10 000	2 370	1 020	352	83	
	5	100 000	23 700	10 200	3 520	832	
	6	1 000 000	237 000	102 000	35 200	8 320	293
	7				352 000	83 200	2 930
	8				3 520 000	832 000	29 300
	9				35 200 000	8 320 000	293 000

표 19-3 클린룸 Class 기준(미국 NASA 기준)

US FED STD 209E Cleanroom Standards (Maximum particles/ft3)

Class	μm						ISO
	≥ 0.1	≥ 0.2	≥ 0.3	≥ 0.5	≥ 1	≥ 5	
1	35	7	3	1			ISO 3
10	350	75	30	10	1		ISO 4
100		750	300	100	10		ISO 5
1,000				1,000	100	7	ISO 6
10,000				10,000	1,000	70	ISO 7
100,000				100,000	10,000	700	ISO 8

Action level & Alert level

③ 청정도 등급(출처 : 새 KGMP해설서, 의료기기 청정도가이드라인)

청정도 등급	해당작업실	Class	구비조건	환기횟수	실양압	부유균 기준	낙하균기준	관리기준(방법)
A Aseptic core	• 무균조작을 요하는 제제의 원료칭량, 조제, 충전, 밀봉작업대 • 무균제제의 충전, 밀봉작업대	100	• 단일방향류 • clean booth/bench (1B 구역 내 설치) • HEPA Filter • 온/습도 조절	수직형 0.3m/sec 수평형 0.45m/sec 600회/hr 이상	• 인접 class 간 관리기준	1개/m³ 미만	1개/⊘9cm /hr 미만	• 종류에 의한 발생 오염물질 제거 (Air sweeping) • 매 작업 전후 청소 및 소독 실시 • 매 작업 시 환경평가 • Gowning: 무균복
B Aseptic processing area	• 무균작업소 • 앰플충전실 • 분말충전실 • 동결건조제실 • 2차 갱의실 (무균복) • 무균 원료 칭량실 • 무균시험실	10,000	• 비단일방향류 • pre+med+HEPA filter 양방향 • 온/습도조절	20회/hr 이상	• 1.0 mmH2O 이상 동일 class 간관리기준 • 0.5mmAqu.	20개/m³ 이하	5개/⊘9cm /hr 이하	• 작업자 위생관리 (작업자 수세 및 소독) • 원료 반입 시 표면 소독 실시 • 조제도구 및 자재 멸균 후 반입 • 주기적인 환경평가 • (미생물하적 및 물리하적 평가) • Gowning: 무균복
2 Controlled processing area	• 내용고형제실 • 내용액제실 • 1차 갱의실 • (상하일체형무진복) • 무균제의 용기 세척실 • 정제, 캡슐 소분실 • 원료칭량실 • 반제품보관실	100,000	• 비단일방향류 • pre+med+(HEPA)filter • 온/습도 관리	10회/hr 이상	• 인접 class 간 관리기준 • 1.0 mmH2O 이상 동일 class 간 관리기준 • 0.5mmAqu.	200개/m³ 이하	20개/⊘9cm hr 이하	• 양압관리 • 분진발생지역:국소집진설비 • 주변양압 • 분진미발생지역 양압관리 • 작업자 위생관리 • 주기적인 환경평가 • (미생물하적 및 물리하적 평가) • Gowning: 무진복
3 Controlled Support area	• 청정도1,2외의 • 작업소 • 일반포장실 • 보관소	-	• Pre-filter • 온도관리	환기	필요 시	필요 시	필요 시	• 양압관리 • (일반포장실, 원료 보관소) • 방충 및 방서, 청결 유지 관리 • Gowning: 위생복, 일반작업복

19.4 작업환경관리와 관련된 문서/문서화된 절차

1) 제조환경관리 절차서

본장의 해당되는 요구사항을 적용하여 절차를 수립한다.

2) 클린룸관리 절차서

클린룸 관리에 대한 절차를 수립한다.

3) 방사선 안전관리 절차서(차폐룸 시설을 있을 경우)

원자력안전법 시행규칙 제21조, 제133조에 따라 절차를 수립한다.

19.5 작업환경관리와 관련된 품질기록

1) 제조위생 점검표

해당 사용 양식의 예는 다음과 같다.

서식 19-1 제조 위생관리 점검표

(월) 제조 위생관리 점검표									
점검위치	주기	점검내용	1	2	3	~	30	31
제조소	D	작업 전/후 먼지제거를 위해 AIR 분무기를 통해 먼지를 제거						
	D	제조소 출입문 클린매트는 청결한가						
	D	출입시 외부사용과 내부사용 신발의 구분						
	D	적절한 온도관리(10~30℃)						
	D	적절한 습도관리(10~60%)						
	D	작업중 원부자재 및 반제품 정리정돈						
	D	해당 작업 시 정전기방지 팔지 착용						
	D	정전기 방지 매트는 설치되어 있는가						
	D	원자재/반제품 바닥에 접촉금지						
	D	제품의 흠이 발생되지 않도록 보호						

	W	바닥 및 시험대 청결상태						
시험실	W	시험장비 정리정돈 상태						
	D	해당 작업 시 정전기방지 팔지 착용						
	Y	종합건강진단(년1회)						
작업원	D	작업복(앞치마) 착용						
	D	작업전 손 청결						
	D	작업장내 불필요한 장식 금지						

기호 설명 양호(○), 조치필요(×) 일일점검(D) 주간점검(W) 월간점검(M) 년간점검(Y)	점검자 성명	
	점검결과 조치사항:	

2) 클린룸 입실관리 점검표

해당 사용 양식의 예는 다음과 같다.

서식 19-2 클린룸 입실관리 점검

(월) 클린룸 입실관리 점검표							
점검내용	주기	1	2	3	~	30	31
탈의실 입실 전에 발판에서 신발을 충분히 턴다	D						
탈의실에 입실하여 평상복과 신발을 벗고 무진복, 무진화, 마스크, 모자, 장갑순으로 착용한다.	D						
감기나 기침이 있는 경우 반드시 마스크를 착용한다.	D						
시계, 반지, 핸드폰, 소지품 등은 휴대 또는 착용하지 않는다.	D						
무진복 전용복장을 입은 채로 밖에 나가지 않는다.	D						
거울앞에서 복장상태를 확인힌다. 머리카락을 나오지 않도록 한다.	D						
손세척기준에 따라 손을 세척한다.	D						
작업시작 전 관리자의 점검을 받는다. 이 때 질병이 있으면 알린다.	D						
에어샤워 후 알콜로 손을 닦는다.	D						
D:일일점검	점검자 성명						
	점검결과 조치사항:						

3) 클린룸 작업원위생관리 점검표

해당 사용 양식의 예는 다음과 같다.

(월) 클린룸 작업원 위생관리 점검표							
점검내용	주기	1	2	3	~	30	31
수염은 매일 깎는다.	D						
루즈,립스틱,아이새도우,마스카라,속눈썹, 진한화장이나 파우더는 바르지 않는다.	D						
내의는 면 종류를 피하고 가급적 적게 입는다.	D						
피부가 건성일때는 스킨로션을 바른다.	D						
머리를 긁거나 코를 풀지않는다.	D						
신체의 노출된 부분을 만지거나, 긁거나 문지르지 않는다.	D						
불필요한곳을 만지지 않는다.	D						
2시간마다 손을 알콜로 닦는다.	D						
D:일일점검	점검자 성명						
	점검결과 조치사항:						

4) 클린룸 위생관리 점검표

해당 사용 양식의 예는 다음과 같다.

(월) 클린룸 위생관리 점검표										
장소	대상	방법	청소도구	주기	1	2	3	~	30	31
룸	바닥	닦기	걸레/소독제	D						
설비기구	벽/창	닦기	걸레/소독제	D						
크린복	A/S, P/B	닦기	걸레/소독제	D						
청소도구	포장기	닦기	OIL후 마른걸레	D						
룸	작업대	닦기	걸레/소독제	D						
설비기구	기구	닦기	걸레/소독제	D						
크린복	복장	세탁	세탁기, 락스	D						
청소도구	신발, 모자	세탁	세탁기, 락스	D						
룸	걸레	교체		D						
D:일일점검	점검자 성명									
	점검결과 조치사항:									

5) 방사선기기 구매요구서(차폐룸 시설이 해당될 경우)

해당 사용 양식의 예는 다음과 같다.

서식 19-5 방사선기기 구매요청서

<table>
<tr><td colspan="5" align="center">방사선기기 구매요구서</td></tr>
<tr><td rowspan="2">구매자</td><td>성 명</td><td></td><td>전 화 번 호</td><td></td></tr>
<tr><td>근 무 부 서</td><td></td><td>직 위</td><td></td></tr>
<tr><td rowspan="5">구매내역</td><td>방사선기기
(관전압)</td><td colspan="3"></td></tr>
<tr><td>방사선기기
(관전류)</td><td colspan="3"></td></tr>
<tr><td>제 조 회 사</td><td colspan="3"></td></tr>
<tr><td>판 매 회 사</td><td colspan="3"></td></tr>
<tr><td>구입 예정일</td><td colspan="3"></td></tr>
<tr><td rowspan="4">사용예정</td><td>사 용 목 적</td><td colspan="3"></td></tr>
<tr><td>사 용 장 소</td><td colspan="3"></td></tr>
<tr><td>사 용 기 간</td><td colspan="3" align="center">년   월   일 ~   년   월   일</td></tr>
<tr><td>RG 취 급 자</td><td colspan="3"></td></tr>
<tr><td colspan="5">본 부서에서는 상기 RG 를 구입하여 사용하고자 하오니 승인하여 주시기 바랍니다.
 년   월   일
 구 매 자 :   (서명) </td></tr>
<tr><td colspan="5">방사선안전관리책임자로서 상기 RG의 구입을 승인합니다.
 년   월   일
 방사선안전관리자 :   (서명) </td></tr>
<tr><td colspan="4" rowspan="2"></td><td>선원구입일</td></tr>
<tr><td></td></tr>
</table>

6) RG 사용 기록부(차폐룸 시설이 해당될 경우)

해당 사용 양식의 예는 다음과 같다.

서식 19-6 RG 사용 기록

RG 사용 기록부

일 자	장 소	사 용 목 적	사 용 횟 수 (방출 횟수)	방사선기기 모델명	작 업 자 (서명)	방사선안전관리자 (서명)

7) 방사선관리구영 선량율 측정기록부(차폐룸 시설이 해당될 경우)

해당 사용 양식의 예는 다음과 같다.

서식 19-7 방사선관리구역 선량율 측정기록부

방사선관리구역 선량율 측정기록부

	측정일자		2014 년 월 일	2014 년 월 일
	측 정 자		(서명)	(서명)
측정 장비		기 기 명		
		측 정 범 위		
		제 작 회 사		
		모 델		
		일 련 번 호		
		교정인자		
측정 결과		측 정 지 점	선 량 율	
		A 지점	μSv/hr	μSv/hr
		B 지점	μSv/hr	μSv/hr
		C 지점	μSv/hr	μSv/hr
		D 지점	μSv/hr	μSv/hr
	Background		μSv/hr	μSv/hr

측정 지점				
방사선안전관리자 서명				

8) 방사선관계종사자 개인피폭선량 기록확인 신청서(차폐룸 시설이 해당될 경우)

해당 사용 양식의 예는 다음과 같다.

서식 19-8 방사선관계종사자 개인피폭선량 기록확인 신청서

방사선관계종사자 개인피폭선량 기록확인 신청서

※접수일자와 접수번호는 신청인이 기재하지 않습니다.

※접수일자			※접수번호		
신청인	성 명		주민등록번호	[별지 제10호] 개인정보수집동의서로 대체	
	주 소	우(-)		전화번호	
				팩스번호	
	의료기관명				
사용목적					
확인 내용		개인피폭선량 기록			
기록확인기간		기 간		의 료 기 관 명	
		년 월 ~ 년 월			
		년 월 ~ 년 월			
		년 월 ~ 년 월			
		년 월 ~ 년 월			

진단용방사선안전관리규정 제22조의 규정에 의하여 방사선관계종사자 개인피폭선량 기록확인을 위와 같이 신청합니다.

년   월   일

신 청 인 (서명 또는 인)

질병관리본부장 귀하

19.6 작업환경관리와 관련된 심사(Audit) 지적 사항 사례

1) 의료기기 제조 및 품질관리 기준, ISO 13485 심사 지적 사항 사례

① 작업환경관리 절차가 수립되지 않았음.

② 방사선 안전관리 절차가 수립되지 않았음.

③ 클린룸 관리 절차가 수립되지 않았음.

④ 환경관리 기준에 따른 점검이 실시되지 않고 있음(차압, 온습도 등).

⑤ 제품오염관리 절차가 수립되지 않았음.

⑥ 클린룸 Re-Validation이 수행되지 않았음.

2) FDA 483 Inspection Observations

① 환경조건을 관리하는 절차가 수립되지 않았음.

② 제품품질에 악영향을 미칠 수 있는 제품 오염을 방지하는 절차가 수립되지 않았음.

③ 환경제어 시스템 검사가 검토와 문서화가 수행되지 않았음.

④ 종업원의 건강, 청결, 의복, 개인관리 등의 요구사항이 수립되지 않았음.

출처: 483 report Inspection Observations
http://www.fda.gov/ICECI/Inspections/ucm481432.htm#Devices

요 약

1. 작업장 환경에 영향을 미치는 작업자 관리, 작업환경조건, 특수한 환경조건에서 임시적으로 작업하는 모든 인원, 오염 및 잠재적 오염된 제품 조치에 대한 기준을 절차화 한다.

2. 클린룸이 시설이 필요할 경우 클린룸 관리 절차를 수립한다.

3. 방사선을 취급하는 조직에서 차폐실이 있을 경우 원자력안전법 시행규칙 제21조, 제133조에 신고하고 절차를 수립하여 관리한다.

토론문제

1. 제품에 영향을 미치는 작업장 환경변수에 대해서 생각해 보자.

2. 어떤 의료기기가 클린룸 시설이 필요한지 생각해 보자.

3. 오염방지 및 오염제품 조치 방법에 대해서 생각해 보자.

20.1 생산관리 프로세스

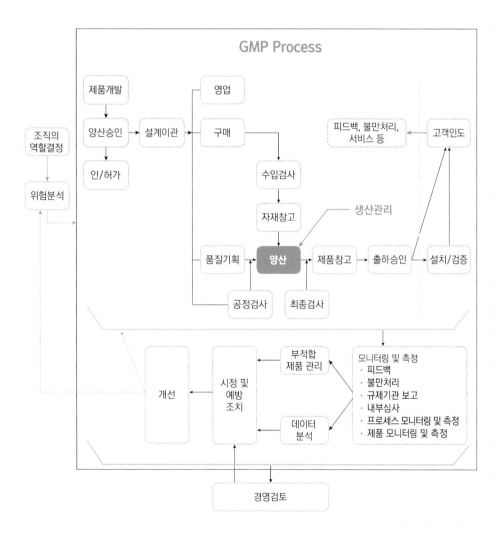

그림 20-1 GMP Process_생산관리

20.2 생산관리 GMP 요구사항

표 20-1 생산관리 요구사항
(ISO 13485의 요구사항 중 개정된 내용을 색상을 달리하여 식별함)

GMP	요구사항(Requirements)
ISO 13485	7.5 생산 및 서비스 제공(Production and service provision) 7.5.1 생산 및 서비스 제공의 관리(Control of production and service provision) 생산 및 서비스 제공이 계획, 수행, 모니터 및 관리되어 제품이 규격과 일치함을 보장해야 한다. 해당되는 경우, 생산 관리는 다음 사항들을 포함하되, 이것들로 한정되는 것은 아니다. ① 생산관리 절차 및 방법에 대한 문서(4.2.4 참조) ② 기반시설의 자격조건 ③ 프로세스 변수와 제품 특성에 대한 모니터링 및 측정의 실행 ④ 모니터링 및 측정장비의 이용 가능성 및 사용 ⑤ 라벨링과 포장에 대해 규정된 작업의 실행 ⑥ 제품출하, 인도 및 인도 후 활동의 실행 조직은 7.5.9에 규정된 정도까지 추적성을 제공하고, 제조 수량과 출하 승인 수량을 확인하는 각 의료기기 또는 의료기기의 배치에 대한 기록(4.2.5 참조)을 수립하여 유지해야 한다. 기록은 검증되고 승인되어야 한다. 7.5.5 멸균의료기기에 대한 특별 요구사항(Particular requirement for sterile medical devices) 조직은 각 멸균배치에 사용된 멸균프로세스 변수에 대한 기록을 유지하여야 한다(4.2.5 참조). 멸균 기록은 의료기기의 각 생산 배치를 추적할 수 있어야 한다. **출처: ISO 13485, Third edition 2016-03-01, Medical devices - Quality management systems - Requirements for regulatory purposes**
의료기기 제조 및 품질관리기준	7.5.1 생산 및 서비스 제공 관리 7.5.1.1 일반 요구사항 가. 제조업자는 관리된 조건하에서 생산 및 서비스 제공을 계획하고 수행하여야 한다. 관리된 조건은 해당되는 경우 다음 사항을 포함하여야 한다. 1) 제품의 특성을 규정한 정보의 이용 가능성 2) 문서화된 절차 및 요구사항, 작업지시서, 필요한 경우 참고문헌(reference materials) 및 측정절차의 이용 가능성 3) 적절한 장비의 사용 4) 모니터링 및 측정 장비의 사용 가능성과 사용 5) 모니터링 및 측정의 실행 6) 출고, 인도 및 인도 후 활동의 실행 7) 표시 및 포장 작업을 위하여 정해진 활동의 실행 나. 조직은 7.5.3에 규정된 범위까지 추적성을 제공하고, 생산 및 판매 승인된 수량을 식별할 수 있도록 의료기기의 각 로트/배치(lot / batch)별 기록을 수립·유지하여야 한다. 그 기록은 검증되고 승인되어야 한다. 7.5.1.3 멸균 의료기기에 대한 특별 요구사항 제조업자는 각 멸균 로트/배치(lot / batch)에 사용된 멸균공정의 매개변수(parameter)에 대한 기록을 유지하여야 한다. 멸균기록은 의료기기의 각 제조 로트/배치를 추적할 수 있어야 한다. **출처: 의료기기 제조 및 품질관리기준, 식품의약품안전처 고시 제2015-71호(2015. 9.25, 개정)**

GMP	요구사항(Requirements)
PART 820-QUALITY SYSTEM REGULATION	**820.70 생산 및 공정관리(Production and process controls)** (a) 일반사항. 각 제조자는 제품이 그 시방에 부합된다는 것을 보장하기 위하여 생산공정을 개발, 수행, 관리 및 모니터링 하여야 한다. 제조공정에 따라 제품시방에 대한 변경이 발생할 수 있는 경우, 제조자는 시방에 부합함을 보증하는데 필요한 공정관리를 기술하는 공정관리 절차를 수립하고 유지하여야 한다. 공정관리가 필요할 경우 다음을 포함하여야 한다. (1) 문서화된 지침, 표준운영절차(SOP), 생산의 방법을 규정하고 관리하는 방법들 (2) 생산시 공정변수, 부품, 제품특성의 모니터링과 관리 (3) 관련 규격이나 법규에 부합 (4) 공정 및 생산장비의 승인 (5) 파악되고 승인된 한도견본에 의하거나 문서화된 기준에 의하여 표현된 작업기준 (b) 생산 및 공정변경. 각 제조자는 시방, 방법, 공정 또는 절차에 대한 변경을 위한 절차를 수립하고 유지하여야 한다. 이러한 변경은 실행 전에 검증되어야 하며 적절한 경우 820.75에 의하여 유효성 확인되어야 하고 이러한 활동은 기록되어야 한다. 변경은 820.40에 따라 승인되어야 한다. **820.120 라벨링(Device labeling)** 각 제조자는 라벨링 활동을 관리하기 위한 절차를 수립하고 유지하여야 한다. (a) 라벨상태. 라벨은 공정, 보관, 취급, 배포 및 적절한 사용 시에 판독될 수 있고 부착이 되도록 인쇄 및 고안되어야 한다. (b) 라벨링 검사. 라벨링은 지정된 자가 라벨의 정확성 - 해당시 정확한 UPC 또는 UDI, 유효기간, 관리번호, 보관지침, 취급지침 및 추가 공정 지침포함을 검사할 때까지 사용이나 보관을 위하여 출하되어서는 안된다. 이러한 검사를 수행한 자의 서명과 일자를 포함한 기록은 제품이력기록(DHR)에 기록되어야 한다. (c) 라벨링 보관. 각 제조자는 혼재를 예방하도록 고안되고 적절한 식별을 제공하는 방법으로 라벨링을 보관하여야 한다. (d) 라벨링 작업. 각 제조자는 라벨링 혼재를 예방하기 위한 라벨링 및 포장작업을 관리하여야 한다. 각 생산 품, 로트 또는 배치에 사용되는 라벨 및 라벨링은 제품이력기록(DHR)에 기록되어야 한다. (e) 관리번호. 관리번호가 820.65에서 요구되는 경우, 관리번호는 배포 시 의료기기에 동봉되거나 부착되어야 한다. **820.130 제품 포장(Device packaging)** 각 제조자는 제품 포장 및 용기가 가공, 보관, 취급 및 배포 시에 손상 및 열화를 방지하도록 설계 및 제작되도록 보장하여야 한다. **출처:** PART 820-QUALITY SYSTEM REGULATION, April 1, 2016, Subpart B-Quality System Requirements

라벨링
(Labeling)

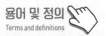

용어 및 정의
Terms and definitions

라벨, 사용 지침 그리고 의료기기의 식별, 기술 설명, 용도 및 적절한 사용과 관련이 있는 모든 다른 정보를 의미하되, 선적 문서는 제외한다.

출처: ISO 13485, Third edition 2016-03-01, Medical devices - Quality management systems - Requirements for regulatory purposes, 3.8 labeling

20.3 생산관리와 관련된 요구사항 해설

ISO 13485 7.5.1, 7.5.5, 의료기기 제조 및 품질관리 기준 7.5.1.1, 7.5.1.3 및 PART 820.70 (a), (b), 820.120, 820.130에서 생산관리를 요구하고 있다.

20.3.1 생산관리 일반요구사항 해설

생산 및 서비스 제품이 인허가 기준에 적합하도록 계획하고 수행, 모니터링 및 관리되도록 요구하고 있다. 이러한 생산관리에 포함시켜야 할 항목을 다음과 같이 규정하고 있으며, 제품에 따라 다를 수 있으므로 조직의 제품에 따라 추가하여 관리하여야 한다.

생산을 위해 필요한 요소는 작업자, 생산설비, 원부자재, 및 작업방법이 준비되어야 제품을 생산할 수 있을 것이다. 그러므로 생산관리를 4M(Man, Machine, Materials, Method) 시각으로 살펴본다.

1) 생산관리 절차 및 방법에 대한 문서

이 요구사항은 생산관리의 4M중 Method에 해당되며, 생산 및 서비스 제공을 위한 작업표준서를 문서화 하여 사용하도록 요구하고 있다. 이러한 작업표준서는 공정작업과 설치에 대해서 문서화하고 사용하여야 한다.

2) 기반시설의 자격조건

이 요구사항은 생산관리의 4M중 Machine에 해당되며, 생산 및 서비스 제공을 위해 필요한 기반시설을 결정하고 작업조건을 설정하도록 요구하고 있다. 이러한 기반시설은 Chapter 10의 물적 자원(기반시설)에 따라 기반시설관리 절차를 문서화하여 적용하여야 한다.

3) 프로세스 변수와 제품 특성에 대한 모니터링 및 측정의 실행

이 요구사항은 생산관리의 4M중 Method에 해당되며, 생산 및 서비스 공정의 변수관리와 제품 특성을 모니터링 하도록 요구하고 있는데 생산공정의 변수관리로는 작업표준서의 작업조건 모니터링과 공정능력 모니터링이 해당될 수 있다. 제품특성의 모니터링은 공정검사와 최종검사를 통해 측정할 수 있다.

작업조건 모니터링은 기준으로 설정된 작업조건 및 생산설비작동 조건에 따라 작업이 수행되는지 여부를 기록으로 유지하여야 하며, 공정능력은 PART 820.250 통계적 (a)에서 공정능력을 관리하고 검증하는데 유효한 통계적 기법을 적용하도록 요구하고 있다(Chapter 34 데이터 분석 참조). 공정능력을 관리할 수 있는 통계적 기법으로는 공정능력지수(Cp는 Cpk)가 일반적으로 사용되는데 이를 살펴보면 다름과 같다.

① 공정능력(CP: Capability of Process)이란

"품질은 공정에서 만들어 진다"라는 생각에서 품질변동 요소인 4M의 상태에 따라 공정에서 만들어지는 품질의 상태가 결정되는데 이 상태를 공정능력이라고 한다. 따라서

공정능력이란 "관리상태에 있는 안정된 공정이 만들어낼 수 있는 품질 능력"을 말한다.

② 공정능력 지수(Cp)란

공정능력지수는 공정능력의 정도를 평가하기 위해 산출하는데, 주어진 작업조건 하에서 나타나는 품질산포크기(기본 6σ)를 규격의 크기와 비교하는 것이다.

양쪽 규격이 있고(규격 상한(USL : Upper Specification Limit), 규격 하한 (LSL : Lower Specification Limit)단지 산포의 크기와 규격의 크기를 비교하고자 할 때 사용하는 지수이며 공정능력지수는 Cp로 나타낸다.

산포의 크기와 규격의 크기만 비교함으로써 공정의 상태가 중심에 있는지 없는지는 알 수 없다. 그러므로 공정의 상태가 중심으로 어느 쪽에 치우쳐 있는지를 알 수 있는 것은 Cpk값으로 산출하며 K는 치우침의 정도를 나타낸다.

③ 공정능력 지수 수식

a) $Cpk = \dfrac{USL - \mu}{3\sigma}$

b) $Cpk = \dfrac{\mu - LSL}{3\sigma}$

c) $Cpk = (1 - k) \times Cp$

d) $k = \dfrac{\dfrac{(USL - LSL)}{2} - \mu}{\dfrac{(USL - LSL)}{2}} = \dfrac{규격중심과평균과의\ 차이}{규격폭의\ 절반크기}$

- 평균치(Mean=Average)

  - 모집단 : $\mu = \dfrac{\Sigma x_i}{N}$

  - 표본 : $\overline{X} = \dfrac{\Sigma x_i}{N}$

- 분산(Variance)

  - 모집단 : $\delta^2 = \dfrac{\Sigma(x_i-\mu)^2}{N}$

  - 표본 : $S^2 = \dfrac{\Sigma(x_i-\mu)^2}{n}$

- 표준편차(Standard Deviation)

  - 모집단 : $\delta^2 = \sqrt{\dfrac{\Sigma(x_i-\mu)^2}{N}}$

  - 표본 : $s = \sqrt{\dfrac{\Sigma(x_i-\mu)^2}{n-1}}_n$

  - $\sigma = \sqrt{V} - = \sqrt{\dfrac{1}{n-1}\overset{i=1}{\sum}(X1 \cdot \overline{X})^2}$

④ Cpk값에 따른 예상 불량율

표 20-2 Cpk값에 따른 예상 불량율

Cpk	% Yield (양품율)	±에서 level과관련된 표준편차(σ)	Defect Rate (불량율)	
			%	PPM
0.50	86.64	1.5	13.36	133600
0.60	92.81	1.8	7.19	71900
0.70	96.43	2.1	3.57	35700
0.80	98.36	2.4	1.64	16400
0.90	99.31	2.7	0.693	6930
1.00	99.73	3.0	0.27	2700
1.10	99.90	3.3	0.967	967
1.20	99.968	3.6	0.0318	318
1.30	99.990	3.9	0.0096	96
1.33	99.9937	4.0	0.0063	63

Cpk	% Yield (양품율)	±에서 level과관련된 표준 편차(σ)	Defect Rate (불량율)	
			%	PPM
1.40	99.9973	4.2	0.0027	27
1.50	99.9993	4.5	0.00068	6.8
1.60	99.9998	4.8	0.000159	1.59
1.67	99.999943	5.0	0.000057	0.57
1.70	99.999966	5.1	0.000034	0.34
1.80	99.999993	5.4	0.0000068	0.0668
1.90	99.9999988	5.7	0.00000120	0.0120
2.00	99.9999998	6.0	0.0000002	0.002

⑤ 공정능력 지수로 평가하는 방법

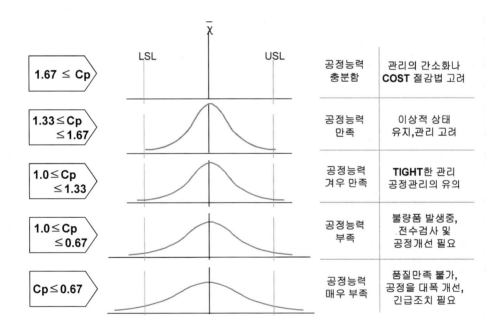

그림 20-2 공정능력 지수 평가 기준

　Cp값이 1.0 이상일 경우 공정능력은 최소한으로 만족된다고 볼 수 있다. 그러므로 Cp 값이 1.0 이하일 경우 조직은 시정조치(CA)를 통해 공정을 개선하여야 한다.

　단, 고객에 따라 Cp값을 1.0이상으로 요구하기도 한다(예: GE(General Electric)사의 경우 의료기기 협력사에 전 공정에 대해 공정능력 Cp값을 1.33이상을 요구한다).

　Cp와 Cpk를 함께 적용하여 공정능력을 산출한 히스토그램 예를 살펴보면 다음과 같다.

첫번째 예제: Cp값이 1.0 이상으로 만족스러우나 Cpk값이 0.27로 히스토그램 그래프를 보면 중앙으로부터 산포가 좌측으로 치우쳐 있음을 알 수 있다. 그러므로 중앙으로부터 좌측으로 치우쳐 있는 산포를 중앙으로 이동시키기 위한 공정 개선이 필요함을 알 수 있다.

표 20-3 Cpk, Cp값 산출표

Cpk (공정능력지수)	0.27
Cpu	1.85
Cpl	0.27
Cp (공정능력)	1.06
최대값(Xmax)	147.000
최소값(Xmin)	135.000
평균(Average)	138.875
표준편차(σ)	4.7037
Xbar관리상한(UCL)	51.266
Xbar관리하한(LCL)	22.801
R관리상한(UCL)	52.145

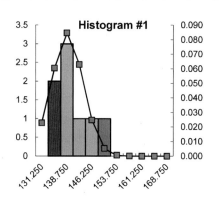

두번째 예제: Cp값이 0.44로 공정능력이 부족하며 Cpk값이 0.39로 히스토그램 그래프를 보면 중앙으로부터 산포가 넓게 분포되어 있음을 알 수 있다. 그러므로 공정의 산포를 조정하기 위한 개선이 필요함을 알 수 있다.

표 20-4 Cpk, Cp값 산출표

Cpk (공정능력지수)	0.39
Cpu	0.39
Cpl	0.49
Cp (공정능력)	0.44
최대값(Xmax)	131.000
최소값(Xmin)	108.000
평균(Average)	121.375
표준편차(σ)	9.0069
Xbar관리상한(UCL)	47.080
Xbar관리하한(LCL)	17.653
R관리상한(UCL)	53.907

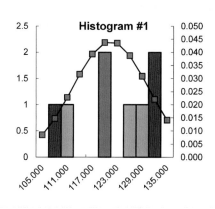

세번째 예제: Cp값이 4.12이로 매우 만족스러우며 Cpk값이 3.17로 히스토그램 그래프를

보면 중앙으로 분포되어 있음을 알 수 있다. 따라서 공정이 충분히 만족스러움을 알 수 있다.

표 20-5 Cpk, Cp값 산출표

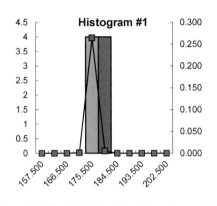

Cpk (공정능력지수)	3.17
Cpu	5.06
Cpl	3.17
Cp (공정능력)	4.12
최대값(Xmax)	178.000
최소값(Xmin)	174.000
평균(Average)	175.875
표준편차(σ)	1.4577
Xbar관리상한(UCL)	64.210
Xbar관리하한(LCL)	29.590
R관리상한(UCL)	63.420

4) 모니터링 및 측정장비의 이용 가능성 및 사용

이 요구사항은 생산관리의 4M중 Machine에 해당되며, 생산 및 서비스 제공을 위해 시험 및 검사에 사용되는 측정장비를 결정하고 사용할 수 있어야 한다는 것이다.

5) 라벨링과 포장에 대해 규정된 작업의 실행

이 요구사항은 생산관리의 4M중 Method에 해당되며, 포장 및 라벨링을 위한 작업표준서를 문서화 하여 사용하도록 요구하고 있다. 이러한 작업표준서는 제품포장, 라벨링에 대해서 모두 문서화되어 사용하여야 한다.

6) 제품출하, 인도 및 인도 후 활동의 실행

이 요구사항은 생산관리의 4M중 Method에 해당되며, 제품출하 후 발생되는 고객불만, 서비스 수행을 위한 업무 절차를 문서화 하고 실행하도록 요구한다.

이러한 생산관리를 위해 필요한 요소(4M) 별로 다시 정리하여 살펴 보면 다음과 같다.

1) 작업자(Man)

생산 및 서비스 제공 관리에 요구사항에 명기는 되어 있지 않지만 ISO 13485 6.2, 7.5.2.1 a), 의료기기 제조 및 품질관리 기준 6.21, 6.2.2, 7.5.2.1 2) PART 820.25에서 생산에 필요한 작업자를 확보하고 해당 작업자에 대한 적격성 기준 및 평가를 요구하고 있다. 즉, 해당 공정 작업자(특별공정 작업자 포함)에 대한 적격성 확인, 교육훈련을 실시를 통해 필요한 인원을 결정 및 확보하고 작업에 배치하도록 요구하고 있다. 이와 관련된 세부내용은 Chapter 09를 참조한다.

2) 생산설비/장비(Machine)

GMP요구사항의 ISO 13485 7.5.1 b), d), 의료기기 제조 및 품질관리 기준 7.5.1.1 가 3), 4) 및 PART 820.70 (a) (2), (4)에서 생산설비/장비와 시험, 검사 장비의 사용 계획을 수립하도록 요구하고 있다.

이 요구사항은 생산공정 및 시험, 검사에 사용되어야 할 장비(생산에 사용되는 한도견본 포함)를 결정하고 확보하여 사용 가능해야 한다는 것을 의미하며 제조/QC공정도 또는 품질계획서상에서 파악되어야 한다.

3) 원부자재(Materials)

생산 및 서비스 제공관리에 포함되어야 할 사항 중 원부자재에 대한 내용은 포함되어 있지 않지만 Chapter 15에서 언급된 부품 승인원, 구매시방서, B.O.M, P/L등이 계획되어야 한다.

4) 작업방법(Method)

GMP요구사항의 ISO 13485 7.5.1 a), b), e), 의료기기 제조 및 품질관리 기준 7.5.1.1 가 1), 2), 7) 및 PART 820.70 (a) (1), (3)에서 작업방법에 사용될 기준수립 계획을 요구하고 있다.

이 요구사항은 생산 시 사용되는 기준으로 제품표준서, 작업기준서/작업지도서, 검사기준서, 도면 등이 해당 될 수 있다.

또한, ISO 13485 7.5.1.1 c), f), 의료기기 제조 및 품질관리 기준 7.5.1.1 가 5), 6) 및 PART 820-QSR 820.70 (a) (5), (6)에서 생산에 필요한 요소(4M)들의 계획에 따라 생산, 검사, 제품출하 등에 대한 계획을 수립하도록 요구하고 있다.

생산에 대한 계획은 생산관리/공정관리 절차에 반영하고 검사에 대한 계획은 Chapter 32의 검사 및 시험 절차에 그리고 제품출하에 대한 계획은 Chapter 14의 영업관리 절차서/계약검토 절차에 반영하여 계획될 수 있다.

생산기록 관리는 생산관리 GMP요구사항의 ISO 13485 7.5.1, 의료기기 제조 및 품질 관리 기준 7.5.1.1 나 에서 추적관리 범위까지 관리하도록 요구하고 있다.

20.3.2 멸균의료기기 특별요구사항 해설

상기 생산관리 GMP요구사항의 ISO 13485 7.5.5, 의료기기 제조 및 품질관리 기준 7.5.1.3에서 멸균공정에 대한 특별요구사항을 요구하고 있다.

이 요구사항은 멸균공정 변수 기록과 생산 Lot No, 멸균 Lot No, 제품 Lot No를 연계시켜 추적이 가능하도록 관리를 요구하고 있다. 이러한 추적성은 제조기록서의 생산 Lot No와 멸균 Lot No 및 제품 Lot No를 멸균일지에 기록하여 추적성을 확보한다.

20.3.3 생산 및 공정 변경관리 요구사항 해설

ISO 13485 및 의료기기 제조 및 품질관리 기준에서는 생산 및 공정 변경에 대한 요구 사항이 명문화 되어 있지 않지만 PART 820.70 (b)에서는 요구하고 있다. 생산 및 공정 변경에 대한 절차를 수립하도록 요구하며 변경 전에 820.75 공정 밸리데이션 또는 적절한 방법으로 검증을 요구하고 있다. 변경 절차 및 변경 전 검증 또는 공정 밸리데이션에 대한 절차는 생산관리/공정관리 절차에 반영하여 수립한다.

20.3.4 라벨링 및 포장 요구사항 해설

1) 라벨링 요구사항 해설

PART 820.120 및 820.130에서 라벨링 및 포장관리 절차를 수립하도록 요구하고 있다. 라벨링에 대한 세부 요구사항을 살펴보면 다음과 같다.

① 라벨링 상태에서 라벨디자인과 인쇄가 보관, 취급, 배포 및 사용시 판독될 수 있도록 요구를 하고 있다. 라벨디자인은 설계 및 개발단계에서 수행되므로 라벨 시방서/스펙 등으로 문서화 되며, 인쇄에 대한 기준은 작업표준서/작업지도서에 반영되어야 한다.

② 라벨링 검사에서는 라벨링에 대한 검사(UDI/UPC, 유효기간, SN/Lot No 등)를 수행하고 기록을 제품이력기록으로 유지하도록 요구하고 있다. 라벨링 검사 기록은

완제품검사 성적서/최종검사 성적서에 반영하여 검사를 수행하고 기록을 유지한다.

③ 라벨링 보관에서는 라벨링 보관 방법에 대한 기준을 설정하여 관리를 요구하고 있다. Chapter 18 제품의 보존에서 창고관리 기준에 라벨링 보관 기준을 반영하고 점검한다.

④ 라벨링 작업에서는 라벨링 작업기준을 수립하고 라벨링 작업 기록을 제품이력기록으로 유지하도록 요구하고 있다. 라벨링 작업기준은 작업표준서/작업지도서에 반영하고 기록은 제조기록서에 라벨링에 대한 Lot No등을 기입하여 기록을 유지한다.

⑤ 라벨 관리번호에서는 추적성이 요구되는 즉 이식용 의료기기에 대해서 의료기기 출고 시 의료기기에 부착하거나 동봉하도록 요구하고 있다. 의료기기는 해당되는 라벨을 의료기기에 부착하고 사용설명서와 같은 정보 문서는 동봉하여 출하하여야 한다.

2) 포장 요구사항 해설

의료기기 포장시 제품의 손상 및 열화를 방지하도록 포장기준이 수립되고 포장되도록 요구하고 있다. 포장기준은 설계 및 개발단계에서 포장시방서/스펙 등으로 문서화 되며, 포장에 대한 작업기준은 작업표준서/작업지도서에 수립되어 포장작업을 수행하여야 한다. 포장작업에 대한 기록은 제조기록서에 기입하여 유지한다.

20.4 생산관리와 관련된 문서/문서화된 절차

1) 생산관리/공정관리 절차서

생산관리 절차는 조직의 제품 특성에 따라 작성한다.

2) 멸균관리 절차서

멸균관리 절차는 조직의 멸균방법에 따라 작성한다.

3) 라벨링 및 포장관리 절차서

라벨링 및 포장관리 절차는 조직의 라벨링 및 포장방법에 따라 작성한다.

4) 작업표준서/작업지도서

작업표준서/작업지도서는 조직의 제품공정에 따라 세부 작업기준을 포함하여 작성한다.

20.5 생산관리와 관련된 품질기록

1) 생산의뢰서

해당 사용 양식의 예는 Chapter 14 참조

2) 생산 계획서

해당 사용 양식의 예는 다음과 같다.

서식 20-1 생산 계획표

<table>
<tr><td colspan="15" align="center">20   년 생 산 계 획 표</td></tr>
<tr><td colspan="15" align="center">작성일 : 20 년 월 일</td></tr>
<tr><td rowspan="2">NO</td><td rowspan="2">국가명</td><td rowspan="2">병원 / 고객명</td><td rowspan="2">모델명</td><td rowspan="2">구분</td><td rowspan="2">수량</td><td rowspan="2">출고
예정일</td><td colspan="6">( )월</td><td rowspan="2">합계</td></tr>
<tr><td>1</td><td>2</td><td>3</td><td>~</td><td>29</td><td>30</td><td>31</td></tr>
<tr><td></td><td></td><td></td><td></td><td>계획</td><td></td><td></td><td></td><td></td><td></td><td></td><td></td><td></td><td></td><td></td></tr>
<tr><td></td><td></td><td></td><td></td><td>실적</td><td></td><td></td><td></td><td></td><td></td><td></td><td></td><td></td><td></td><td></td></tr>
<tr><td></td><td></td><td></td><td></td><td>계획</td><td></td><td></td><td></td><td></td><td></td><td></td><td></td><td></td><td></td><td></td></tr>
<tr><td></td><td></td><td></td><td></td><td>실적</td><td></td><td></td><td></td><td></td><td></td><td></td><td></td><td></td><td></td><td></td></tr>
<tr><td></td><td></td><td></td><td></td><td>계획</td><td></td><td></td><td></td><td></td><td></td><td></td><td></td><td></td><td></td><td></td></tr>
<tr><td></td><td></td><td></td><td></td><td>실적</td><td></td><td></td><td></td><td></td><td></td><td></td><td></td><td></td><td></td><td></td></tr>
<tr><td></td><td></td><td></td><td></td><td>계획</td><td></td><td></td><td></td><td></td><td></td><td></td><td></td><td></td><td></td><td></td></tr>
<tr><td></td><td></td><td></td><td></td><td>실적</td><td></td><td></td><td></td><td></td><td></td><td></td><td></td><td></td><td></td><td></td></tr>
<tr><td colspan="6" align="center">합계</td><td></td><td></td><td></td><td></td><td>~</td><td></td><td></td><td></td><td></td></tr>
</table>

3) 제조 기록서

해당 사용 양식의 예는 다음과 같다.

서식 20-2 제조 기록서

제 조 기 록 서			
제 품 명		모 델 명	
제조지시번호		제조지시수량	
제조 일자		제조 단위	
제조지시자		제조지시일	
생산 Lot No.			

1. 원재료 불출 현황

연번	품번	품명	규격	SN/Lot No.	인수량	인수자	인수일자	비고
1								
2								
3								
4								
5								
※ 특이사항								

2. 제조기록서(공정)

공정명	작업내용	작업시간	작업자
작업준비			
( ) 작업			
공정 검사			
작업 결과	총 제조수량 : EA/SET ※ 불량 수량 : EA/SET 양품 수량 : EA/SET		
※ 특이사항			

4) 클린룸 생산일지(클린룸 시설에서 제조할 경우)

해당 사용 양식의 예는 다음과 같다.

서식 20-3 클린룸 생산일지

클린룸 생산일지

일 자	20 년 월 일			작성자:	(인)	승인자:	(인)

환 경	오전(작업전)		오후		기준(단위)	
	온도		온도		온도	˚C
	습도		습도		습도	RH%
	차압		차압		차압	Pascal

작업시간	

완제품 생산 수량

제품명	포장종류	Lot No.	Lot Q'ty	수량(Set) 누적	작업자 명

합계					

반제품 제공 현황

제품명	공정명 누적	Lot Q'ty	Lot No.	수량 누적	비고

자재 제공 현황

자재명	생산수량	출고수량	제공수량	비고

특기사항

5) 공정검사 성적서

해당 사용 양식의 예는 Chapter 32 참조

6) 멸균일지

EO가스 멸균일지 양식의 예는 다음과 같다.

서식 20-4 EO가스 멸균일지

<table>
<tr><td colspan="3" style="text-align:center">EO GAS 멸균일지</td><td colspan="2">승 인</td></tr>
<tr><td>멸균일자</td><td colspan="2"></td><td>작업자</td><td></td></tr>
<tr><td colspan="5">멸균 적재물</td></tr>
<tr><td>로딩패턴</td><td colspan="4">챔버사이즈 (   )m³</td></tr>
<tr><td>생산 Lot No./수량</td><td colspan="4">/   ,   /</td></tr>
<tr><td>멸균 Lot No.</td><td colspan="4"></td></tr>
<tr><td>제품 Lot No.</td><td colspan="2"></td><td>수량(Box)</td><td></td></tr>
<tr><td colspan="5" style="text-align:center">공정 절차 및 기록</td></tr>
<tr><td>No</td><td>공정단계</td><td>작업절차 및 기준</td><td colspan="2">기록</td></tr>
<tr><td>1</td><td>적 재
Room Loading</td><td>적재패턴에 따라 적재한다.</td><td colspan="2">기타 (   )Box</td></tr>
<tr><td>2</td><td rowspan="3">예열조건
Precondition</td><td>멸균 시 사용되는 BI/CI의 개수</td><td colspan="2">B.I (   )ea , 위치 (   )
C.I (   )ea , 위치 (   )</td></tr>
<tr><td>3</td><td>□ 예열실/ 예열시간 (15시간)</td><td colspan="2">□ 예열실 / 예열시간 (   )시간</td></tr>
<tr><td>4</td><td>온도 40±5℃, 습도 40±15%</td><td colspan="2">온도 (   )℃, Humidity (   )%</td></tr>
<tr><td>5</td><td>진공
Vacuuming</td><td>-608 mmHg ≥</td><td colspan="2">(   )mmHg</td></tr>
<tr><td>6</td><td>가습
Steam injection</td><td>RH 40±15%</td><td colspan="2">(   )%</td></tr>
<tr><td>7</td><td>가스투입
EO Injection</td><td>압력: 1.50±0.1 kgf/㎠
EO사용량: 30±1 kg
EO농도: 666±66㎎/ℓ</td><td colspan="2">압력: (   ) kgf/㎠
EO사용량(kg - kg = kg)
(_____ ×2/10/5000 =_____)㎎/ℓ
EO가스Lot No.:(   )</td></tr>
<tr><td>8</td><td>멸균노출
Exposure</td><td>온도: 40±5℃
노출시간: 4시간</td><td colspan="2">온도: (   )℃
노출시간: (   )시간</td></tr>
<tr><td>9</td><td>후처리
Flushing</td><td>압력: 1.50±0.1 kgf/㎠
플러싱 횟수: 6 회</td><td colspan="2">압력: (   )kgf/㎠
플러싱 횟수: (   ) 회</td></tr>
<tr><td>10</td><td>에어레이션
Aeration</td><td>온도 20±15℃, 습도 RH40±15%
48시간 이상</td><td colspan="2">온도(   )℃ , 습도 (   )%
시간 (: : ~ : :)</td></tr>
</table>

11	멸균확인 Indicator Test	CI 색상변화　노랑색 ▶ 황색 BI 색상변화 – 적색 ▶ 적색	CI 색상　（　　） BI 색상　（　　）

멸균차트

Work Date :　　　　　　　　　　　　　　　　　　　　　　Signature :

Biological Indicator

Work Date :　　　　　　　　　　　　　　　　　　　　　　Signature :

스팀멸균일지 양식의 예는 다음과 같다.

서식 20-5 스팀 멸균일지

<table>
<tr><td colspan="7" align="center">스 팀 멸 균 일 지</td></tr>
<tr><td>멸균일자</td><td colspan="2">년　월　일　멸균기 No.</td><td></td><td>승인자</td><td colspan="2" align="right">(인)</td></tr>
<tr><td>멸균 Lot No.</td><td colspan="3"></td><td>멸균작업자</td><td colspan="2" align="right">(인)</td></tr>
<tr><td>모델명</td><td colspan="2">제품적재량</td><td colspan="2">생산Lot No.</td><td colspan="2">제품 Lot No.</td></tr>
<tr><td></td><td colspan="2">（　　　）ea</td><td colspan="2"></td><td colspan="2"></td></tr>
<tr><td></td><td colspan="2">（　　　）ea</td><td colspan="2"></td><td colspan="2"></td></tr>
<tr><td></td><td colspan="2">（　　　）ea</td><td colspan="2"></td><td colspan="2"></td></tr>
<tr><td>멸균기 예열</td><td colspan="2">예열 기준시간</td><td colspan="2">（　　）분</td><td colspan="2">예열시간(시 분~ 시 분)</td></tr>
<tr><td rowspan="3">멸 균</td><td colspan="2">멸균시간 기준</td><td>（　　）분</td><td>멸균시간</td><td colspan="2">（ 시 분~ 시 분)</td></tr>
<tr><td colspan="2">멸균온도 기준</td><td>（　　）℃</td><td>멸균온도</td><td colspan="2">（　　）℃</td></tr>
<tr><td colspan="2">멸균압력 기준</td><td>（　　）bar</td><td>멸균압력</td><td colspan="2">（　　）bar</td></tr>
<tr><td rowspan="8">Biological
Indicator</td><td colspan="2" rowspan="2">B.I 보관함</td><td colspan="2">온도 : 15 ~ 30 ℃</td><td colspan="2">（　　）℃</td></tr>
<tr><td colspan="2">습도 : 35 ~ 60 %</td><td colspan="2">（　　）%</td></tr>
<tr><td colspan="3">B.I 설치 개수</td><td colspan="2">（　　）ea</td></tr>
<tr><td colspan="3">배양기 기준온도: 60±2℃</td><td colspan="2">배양기 온도(　　)℃</td></tr>
<tr><td colspan="2">BI 시험일자</td><td colspan="3">년 월 일 시 분 ~ 월 일 시 분</td></tr>
<tr><td colspan="2" rowspan="2">배양 확인</td><td colspan="2">음성(-)　Pass</td><td colspan="2" rowspan="2">□ Pass　□ Fail</td></tr>
<tr><td colspan="2">양성(+)　Fail</td></tr>
<tr><td colspan="2">배양전</td><td colspan="3">배양후</td></tr>
<tr><td colspan="2"></td><td colspan="3"></td></tr>
</table>

감마멸균일지 양식의 예는 다음과 같다.

서식 20-6 감마 멸균일지

<table>
<tr><td colspan="6" align="center">감마 멸균일지</td></tr>
<tr><td>모델명</td><td></td><td>수량</td><td colspan="3"></td></tr>
<tr><td>Lot No.</td><td></td><td>멸균일자</td><td colspan="3"></td></tr>
<tr><td>외관검사</td><td>□ pass □ fail</td><td>요구선량</td><td colspan="3">D(Max)　　　kGy
D(Min)　　　kGy</td></tr>
<tr><td>comment</td><td></td><td>검사자</td><td colspan="3">(인)</td></tr>
<tr><td>공정 파라메터 조정</td><td>M/T(　　　min　　　sec)
Set Cycle(　　　　　)</td><td>작업자</td><td colspan="3">(인)</td></tr>
<tr><td>적재일시</td><td>월　　일　　시　　분</td><td>적재토트번호
(Loading Tote Number)</td><td colspan="3">~　　(　　)</td></tr>
<tr><td>적재수량</td><td>Carton</td><td>Dosimeter 종류</td><td colspan="3"></td></tr>
<tr><td rowspan="3">선량계 부착위치
및 수</td><td colspan="2" align="center">Tote No.</td><td>A(　　)</td><td>B(　　)</td><td>C(　　)</td></tr>
<tr><td rowspan="2">Location</td><td>1</td><td></td><td></td><td></td></tr>
<tr><td>2</td><td></td><td></td><td></td></tr>
<tr><td>부분적재 Tote</td><td colspan="5">(Tote No.:　　　　　　　　　　　　　Carton/Tote)</td></tr>
</table>

Process Running

예상선량	시 간	확인	예상선량	시 간	확인
1(　　kGy)	일　시　분		2(　　kGy)	일　시　분	
3(　　kGy)	일　시　분		4(　　kGy)	일　시　분	
5(　　kGy)	일　시　분		6(　　kGy)	일　시　분	
7(　　kGy)	일　시　분		8(　　kGy)	일　시　분	
9(　　kGy)	일　시　분		10(　　kGy)	일　시　분	

<table>
<tr><td rowspan="2">공정정지
(Process interruption]</td><td>1</td><td>□ Yes □ No</td><td>월 일 시 분</td><td>제품위치</td><td>~</td></tr>
<tr><td>2</td><td>□ Yes □ No</td><td>월 일 시 분</td><td>제품위치</td><td>~</td></tr>
</table>

선량 증명(Certification of dose)

판정 일자	20 　 년 　 월 　 일	승 인	(인)

공정기록 확인	□ 적합 □ 부적합 (NCR No. :)							
도즈메터 위치	A-1	A-2	B-1	B-2	C-1	C-2	D-1	D-2
ABS								
Thickness	cm	cm	cm	cm	cm	cm	cm	cm
ABS/cm								
Delivered dose	kGy	kGy	kGy	kGy	kGy	kGy	kGy	kGy
최대/최소 선량비	D(Max) Ratio: D(Min) Ratio:			표준편차		Maximum(kGy) Minimum(kGy)		
참조최소 선량비				Calculation		Maximum(kGy) Minimum(kGy)		
참조최대 선량비								
판 정	Absorbed Dose Range(to kGy)				검사자			(인)
	□ 적합 □ 부적합 (NCR No. :)							
Shipment								
출하일자	20 년 월 일		출하수량		Carton	출하승인		(인)
Customer Information								

7) 완제품검사 성적서/최종검사 성적서

해당 사용 양식의 Chapter 32 참조

8) 생산 및 공정 변경 기안서

해당 조직의 서식 사용

20.6 생산관리와 관련된 심사(Audit) 지적 사항 사례

1) 의료기기 제조 및 품질관리 기준, ISO 13485 심사 지적 사항 사례

① 작업표준서와 QC공정도의 작업순서가 서로 상이함.

② 작업시 작업표준서에 따라 수행되지 않음.

③ Labeling 및 포장작업기준이 없음.

④ 제조 배치기록이 유지되지 않음.

⑤ 멸균유효성확인에 사용된 배치에 대한 기록의 유지가 안되어 있음.

⑥ AIMD - 부품, 재료, 작업환경조건까지 추적이 되어야 함에도 추적이 명확히 되지 않으며, 제품의 공급기록이 유지되지 안되며 배송기록(인수자, 주소)이 없음.

2) FDA 483 Inspection Observations

① 공정관리 절차가 수립되지 않았음.

② 공정변경(스펙, 방법, 공정, 절차) 절차가 수립되지 않았음.

③ 라벨링 활동을 관리하는 절차가 수립되지 않았음.

④ 생산공정이 개발되지 않았음(수행, 제어, 모니터링 등).

⑤ 제품이력기록(DHR)상에 최종제품에 사용되는 라벨 및 라벨링 사용이 문서화 되어 있지 않음.

⑥ 운송중 변형 또는 손상으로부터 보호 될 수 있는 취급, 저장 등에 대한 기기 포장 및 또는 운송 컨테이너가 설계되지 않았음.

⑦ 라벨링에 유효기간, 관리번호, 보관지침, 취급지침, 지시사항 및 특정 추가 처리 지침 등이 반영되지 않았음.

⑧ 제품이력기록(DHR)에 출하제품에 대한 라벨링 검사 및 시험일자 등이 포함되지 않았음.

⑨ 라벨링 및 포장 작업이 혼용을 방지하도록 통제되지 않았다.

⑩ 라벨이 보관, 취급, 출고 및 사용에 적합하도록 인쇄되지 않았음.

출처: 483 report Inspection Observations
http://www.fda.gov/ICECI/Inspections/ucm481432.htm#Devices

요 약

1. 제품이 인허가 기준에 적합하도록 생산 및 서비스 제공을 위한 계획, 수행, 모니터링 및 관리 가 되어야 한다.

2. 생산관리에는 생산관리 절차 및 방법을 문서화, 기반시설의 자격조건 문서화, 프로세스 변수 와 제품 특성에 대한 모니터링 및 측정 실행, 모니터링 및 측정장치의 이용 가능성 과 사용,

라벨링과 포장에 대해 규정된 작업 실행, 제품출하, 인도 및 인도 후 활동의 실행을 관리하도록 요구한다.

3. 공정변경시 해당 공정의 검증 또는 공정 밸리데이션의 재 수행을 통해 검증하여야 한다.

토론문제

1. 어떤 절차를 통해 공정 변경을 수행하여야 할지 생각해 보자.
2. 공정능력 관리방안에 대해 생각해 보자.

설치활동
(Installation activities)

21.1 설치활동관리 프로세스

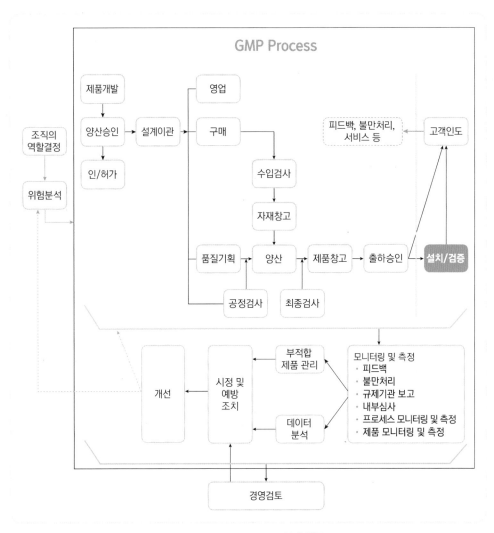

그림 21-1 GMP Process_설치 활동

21.2 설치활동관리 GMP 요구사항

표 21-1 설치 활동 요구사항

GMP	요구사항(Requirements)
ISO 13485	**7.5.3 설치 활동(Installation activities)** 해당하는 경우, 조직은 의료기기 설치 및 설치 검증에 대한 합격기준에 대한 요구사항을 문서화해야 한다. 합의된 고객 요구사항이 조직 또는 그 공급자 이외의 외부관계자에 의한 의료기기의 설치를 허용하는 경우, 조직은 의료기기 설치 및 설치 검증에 대한 요구사항을 문서화해야 한다. 조직 또는 그 공급자에 의해 수행된 의료기기 설치 및 설치 검증에 대한 기록은 유지되어야 한다(4.2.5 참조). **출처: ISO 13485, Third edition 2016-03-01, Medical devices - Quality management systems - Requirements for regulatory purposes**
의료기기 제조 및 품질관리기준	**7.5.1.2.2 설치 활동** 가. 해당되는 경우 제조업자는 의료기기의 설치 및 검증에 대한 허용기준(acceptance criteria)을 포함하는 문서된 요구사항을 수립하여야 한다. 나. 고객이 제조업자 또는 지정된 대리인(agent)외에 다른 자에 의한 설치를 허용한 경우 제조업자는 설치 및 검증에 대한 문서된 요구사항을 수립하여야 한다. 다. 제조업자 또는 지정된 대리인이 수행한 설치 및 검증 기록은 유지하여야 한다. **출처: 의료기기 제조 및 품질관리기준, 식품의약품안전처 고시 제2015- 71호(2015. 9.25, 개정)**
PART 820-QUALITY SYSTEM REGULATION	**820.170 설치(Installation)** (a) 설치가 요구되는 각 제조자는 적절한 설치 및 검사, 그리고 해당되는 경우 시험절차에 대한 지침서를 수립하고 유지하여야 한다. 지침과 절차에는 적절한 설치를 보장하는 절차를 포함하여 설치 후에도 제품이 정상적으로 작동되도록 하여야 한다. 제조자는 제품과 함께 지침과 절차를 배포하거나 설치하는 자가 이용하도록 하여야 한다. (b) 제품을 설치하는 자는 설치, 검사 및 다른 요구되는 시험이 제조자의 지침과 절차에 따라 수행됨을 보장하여야 하며, 설치 검사 및 시험결과를 기록하여야 한다. **출처: PART 820-QUALITY SYSTEM REGULATION, April 1, 2016, Subpart B-Quality System Requirements**

설치
(Installation)

용어 및 정의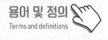
Terms and definitions

사용될 장소에 제품을 놓고 배관, 폐기물 처리 등 의도된 사용목적에 따라 동작될 수 있게 하는 활동을 말한다.

출처: 의료기기 제조 및 품질관리 기준, 식품의약품안전처 고시 제2015- 71호(2015. 9.25, 개정) 별표1 용어의 정의

21.3 설치활동관리와 관련된 요구사항 해설

ISO 13485 7.5.3, 의료기기 제조 및 품질관리 기준 7.5.1.2.2 및 PART 820.170에서 설치활동관리를 요구하고 있으며, 설치 제품이 아닌 경우 이 요구사항은 적용되지 않는다.

설치를 위한 설치 매뉴얼/설치 작업표준을 문서화 하도록 요구하고 있다.

설치 매뉴얼에는 설치 기준, 시운전 기준, 설치검사/검증 기준을 문서화 하며, 설치 검사 및 시험결과를 기록으로 유지하도록 요구하고 있다.

설치 확인서는 설치 국가에 따라서 제출을 요구할 경우 제출하여야 한다.

조직이 설치를 수행하지 않고 대리인이 설치를 하는 경우 조직은 설치 매뉴얼 교육과 설치 인원의 적격성을 확인하여야 한다. 그리고 설치 후 설치 체크리스트, 설치 확인서를 제출 받아 품질기록으로 유지하여야 한다.

21.4 설치활동관리와 관련된 문서/문서화된 절차

1) 설치관리 절차서

설치 활동 절차 프로세스의 예를 살펴보면 다음과 같다.

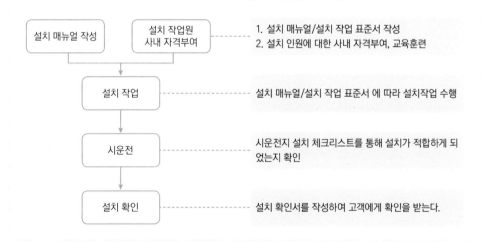

그림 21-2 설치 활동 절차

2) 설치 매뉴얼/설치 작업표준서

조직에 따라 다양한 형태로 작성될 수 있으므로 조직의 형식에 따라 작성하면 된다.

21.5 설치활동관리와 관련된 품질기록

1) 설치 체크리스트

설치 체크리스트의 예는 다음과 같다.

서식 21-1 설치 체크리스트

<table>
<tr><td colspan="6" align="center">설치 체크 리스트</td></tr>
<tr><td colspan="3">병원명 :</td><td colspan="3">설치일: 20 년 월 일</td></tr>
<tr><td colspan="3">S / N :</td><td colspan="3">설치자 :</td></tr>
<tr><td colspan="6">1. 장비 설치 전 준비 사항.</td></tr>
<tr><td align="center">구분</td><td align="center">NO</td><td colspan="2" align="center">품목</td><td align="center">점검 결과 / 모델</td><td align="center">비고</td></tr>
<tr><td rowspan="5" align="center">설치 품목 확인</td><td align="center">1</td><td colspan="2"></td><td></td><td></td></tr>
<tr><td align="center">2</td><td colspan="2"></td><td></td><td></td></tr>
<tr><td align="center">3</td><td colspan="2"></td><td></td><td></td></tr>
<tr><td align="center">4</td><td colspan="2"></td><td></td><td></td></tr>
<tr><td align="center">5</td><td colspan="2"></td><td></td><td></td></tr>
<tr><td rowspan="4" align="center">설치 필요 공구</td><td align="center">1</td><td colspan="2"></td><td></td><td></td></tr>
<tr><td align="center">2</td><td colspan="2"></td><td></td><td></td></tr>
<tr><td align="center">3</td><td colspan="2"></td><td></td><td></td></tr>
<tr><td align="center">4</td><td colspan="2"></td><td></td><td></td></tr>
<tr><td colspan="6">2. 장비 설치 환경 점검 사항.</td></tr>
<tr><td align="center">구분</td><td colspan="4" align="center">점검 사항</td><td align="center">비고</td></tr>
<tr><td align="center">Room size 확인</td><td colspan="4" align="center">cm X cm</td><td></td></tr>
<tr><td align="center">전원 사양 확인</td><td colspan="4" align="center">V</td><td></td></tr>
<tr><td align="center">접지 상태 확인</td><td colspan="4" align="center">Ω</td><td></td></tr>
<tr><td colspan="6">3. 장비 설치
· 설치 매뉴얼/설치 작업 표준서 에 의한 설치를 실행 한다.</td></tr>
<tr><td colspan="6">4. 설치 체크리스트</td></tr>
<tr><td align="center">구분</td><td align="center">NO</td><td colspan="2" align="center">점 검 내 용</td><td align="center">결과</td><td align="center">비고</td></tr>
</table>

특이 사항 :

설치 담당자 :   (서명)   설치 일자 :

아래 본인은 다음 사항에 대하여 교육 및 정상가동을 확인 합니다.
1. 장비의 사용 방법에 대하여 교육 및 정상 가동을 확인 합니다.
2. 장비의 설치 및 정상 가동 상태 확인.
               년   월   일   확인자 성명 :   서명

2) 설치 확인서

설치 확인서의 예는 다음과 같다.

서식 21-2 설치 확인서

설 치 확 인 서

모델명		S/N	
병원명		설치국가	
설치일자		설치위치	

설치 환경 점검

번호	구 분	점검 항목	점검 결과	기타 사항
1				
2				

1

2			

모델명		S/N	
병원명		설치국가	
설치일자		설치위치	

설치 환경 점검

번호	구 분	점검 항목	점검 결과	기타 사항
1				
2				

설치 점검 사항		

번호		확 인
1		
2		
3		
4		
5		

특이사항

설치담당자	(서명)	설치 일자	

아래 본인은 다음 사항에 대하여 교육 및 정상가동을 확인합니다.
장비의 사용방법 및 주의사항에 대한 교육
장비의 설치 및 정상 가동상태 확인

20   년   월   일   확인자 성명 :   서명

21.6 설치활동관리와 관련된 심사(Audit) 지적 사항 사례

1) 의료기기 제조 및 품질관리 기준, ISO 13485 심사 지적 사항 사례

① 설치기준 및 검증 기준이 문서화 되지 않았음.

② 설치기록이 유지되지 않고 있음.

2) FDA 483 Inspection Observations

① 설치지침, 검사지침, 시험절차 등이 확립되지 않았음.

② 설치 기록에 설치 검사 및 시험결과가 기록되지 않았음.

요 약

1. 설치활동이 해당될 경우 설치 기준, 설치 검증을 위한 기준이 문서화 되도록 한다.

2. 설치활동 결과 기록을 유지하도록 한다.

토론문제

1. 설치 활동에 해당되는 작업공정이 어떤 것들이 있는지 생각해 보자.

2. 설치 검증이 효율적으로 이루어지기 위한 방법에는 어떤 것들이 있는지 생각해 보자.

서비스 활동
(Servicing activities)

22.1 서비스 활동 프로세스

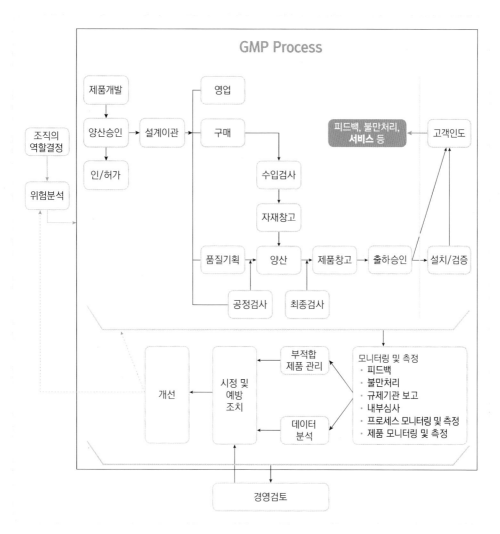

그림 22-1 GMP Process_서비스 활동

22.2 서비스 활동 GMP 요구사항

표 22-1 서비스 활동 요구사항
   (ISO 13485의 요구사항 중 개정된 내용을 색상을 달리하여 식별함)

GMP	요구사항(Requirements)
ISO 13485	7.5.4 서비스 활동(Servicing activities) 의료기기에 대한 서비스가 규정된 요구사항이면, 조직은 서비스 활동을 수행하고 제품 요구사항이 충족되는지를 검증하기 위해 서비스 절차, 참고자료 및 그리고 필요에 따라 참고 측정을 문서화해야 한다. 조직은 다음과 같은 목적을 위해 조직 또는 그 공급자에 의해 수행되는 서비스 활동에 대한 기록을 분석해야 한다. ① 정보가 불만으로 처리되는지를 결정하기 위해 ② 해당되는 경우, 개선 공정에 대한 입력을 위해 조직 또는 그 공급자에 의해 수행되는 서비스 활동에 대한 기록은 유지되어야 한다 (4.2.5 참조). **출처: ISO 13485, Third edition 2016-03-01, Medical devices - Quality management systems - Requirements for regulatory purposes**

의료기기 제조 및 품질관리기준	7.5.1.2.3 서비스 활동
	  가. 서비스가 규정된 요구사항인 경우 제조업자는 서비스 활동의 수행과 규정된 요구사항을 충족하는지 검증하는 문서화된 절차, 작업지침서, 참고문헌 및 측정 절차를 적절하게 유지하여야 한다.
	  나. 제조업자가 수행한 서비스 활동 기록은 유지되어야 한다.
	
	출처: 의료기기 제조 및 품질관리기준, 식품의약품안전처 고시 제2015- 71호(2015. 9.25, 개정)

PART 820-QUALITY SYSTEM REGULATION	820.200 서비스(Servicing)
	(a) 서비스가 규정된 요구사항인 경우, 각 제조자는 서비스가 규정된 요구사항을 충족시키는지 수행하고 검증하는 지침 및 절차를 수립하고 유지하여야 한다.
	(b) 각 제조자는 820.100에 적절한 통계적 방법으로 서비스보고서를 분석하여야 한다
	(c) 본 장803에 따라 FDA에 보고해야 할 사고에 대한 서비스보고서를 받은 각 제조자는 이 보고서를 자동적으로 고객불만으로 간주하고 820.198요구사항에 따라 처리 되어야 한다.
	(d) 서비스보고서는 기록되어야 하고 다음을 포함하여야 한다;
	  (1) 서비스된 기기의 이름
	  (2) 기기 식별 및 사용된 관리번호, universal product code (UPC) 또는 unique device identifier (UDI)
	  (3) 서비스 일자
	  (4) 서비스 수행자
	  (5) 수행한 서비스 내용
	  (6) 시험 및 검사자료
	
	출처: PART 820-QUALITY SYSTEM REGULATION, April 1, 2016, Subpart B-Quality System Requirements

22.3 서비스 활동과 관련된 요구사항 해설

ISO 13485 7.5.4, 의료기기 제조 및 품질관리 기준 7.5.1.2.3 및 PART 820.200에서 서비스 활동을 요구하고 있다.

서비스 활동이란 제품을 판매한 이후 조직과 고객간의 연계활동으로 발생된 활동 즉, 고객불만으로 접수되어 수리하는 활동을 의미한다.

또한, 제품을 정상상태로 유지시키기 위하여 필요한 소모품을 충전하는 일이 해당되는데 여기에는 의료기기 사용에 있어 일정한 주기/시간 경과에 따라 교체해야 하는 구성품이 해당된다.

이러한 서비스 활동이 해당될 경우 서비스 절차를 문서화 하도록 요구하고 있다.

이러한 두 가지 형태의 서비스 활동을 설명하면 다음과 같다.

1) 고객불만으로 접수되어 수리되는 의료기기

의료기기 판매 후 고객으로부터 제품 불량으로 수리를 요청 받아 조직 내에서 또는 고객에 방문하여 수행하는 활동이 해당된다. 즉, Chapter 28 불만처리에 따라 접수하여 수리하는 제품이 해당된다.

제품 수리에 대한 작업지시서/작업 지도서를 작성하여 수리 작업을 수행하여야 하며, 수리가 완료되면 시험 및 검사를 통해 검증을 수행하도록 요구하고 있다.

서비스 활동의 결과는 주기적(예: 년1회)으로 통계적 기법을 활용하여 분석하여야 하며, 결과는 경영검토 입력자료로 활용되어야 한다.

서비스 활동 결과로 작성된 기록은 품질기록으로 유지하도록 요구하고 있다.

2) 서비스 구성품이 포함된 의료기기

서비스 구성품(교체, 주기적 교정(calibration)/조정(adjustment) 등)이 포함된 의료기기가 해당될 경우 고객에게 제공되는 사용설명서에 아래와 같은 서비스 구성품에 대한 정보를 제공하여야 한다.

① 서비스 구성품

② 교체주기

③ 교체방법(제조사에 의뢰 또는 고객 직접 교체)

④ 교정(calibration)/조정(adjustment) 주기

고객이 직접 교체를 의도할 경우 구성품 스펙, 구입방법, 교체방법 등을 사용설명서에 상세히 기술하여야 한다.

제조사에 의뢰하여 교체/교정/조정을 수행할 경우 조직은 서비스 매뉴얼을 문서화(교체시 제조사에 의뢰) 하여야 하며, 서비스 매뉴얼에는 교체방법, 교체/교정/조정 후 검사 기준 및 방법이 상세히 기술되어야 한다.

서비스 접수시 고객불만에 해당되는지 여부를 평가하여야 하며, 평가결과 해당될 경우 서비스는 고객불만으로 전환하여 처리하여야 한다.

서비스 활동의 결과는 주기적(예: 년1회)으로 통계적 기법을 활용하여 분석하여야 하며, 결과는 경영검토 입력자료로 활용되어야 한다.

서비스 활동 결과로 작성된 기록은 품질기록으로 유지하도록 요구하고 있다.

조직의 의료기기가 서비스 구성품을 포함하지 않았거나 고객불만으로 접수된 제품 불량을 수리하는 활동이 없을 경우(예: 1회용 의료기기 등) 서비스 활동은 해당되지 않는다.

22.4 서비스 활동과 관련된 문서/문서화된 절차

1) 서비스 절차서

① 고객불만으로 접수되어 수리되는 의료기기 서비스 절차 프로세스의 예를 살펴보면 다음과 같다.

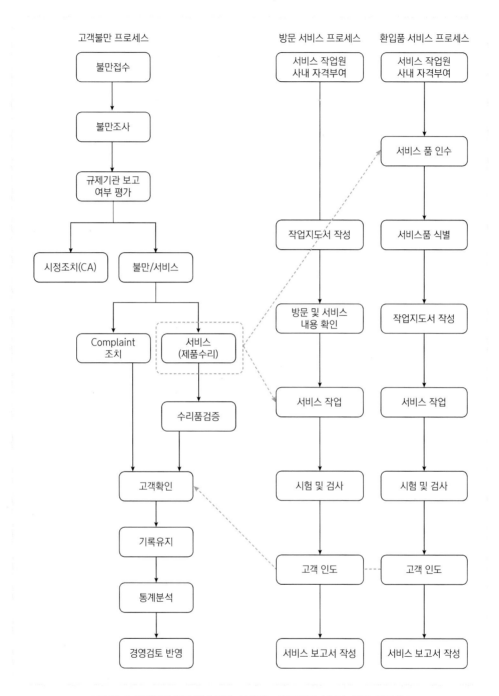

고객불만 프로세스

- 불만접수
- 불만조사
- 규제기관 보고 여부 평가
- 시정조치(CA)
- 불만/서비스
- Complaint 조치
- 서비스 (제품수리)
- 수리품검증
- 고객확인
- 기록유지
- 통계분석
- 경영검토 반영

방문 서비스 프로세스

- 서비스 작업원 사내 자격부여
- 작업지도서 작성
- 방문 및 서비스 내용 확인
- 서비스 작업
- 시험 및 검사
- 고객 인도
- 서비스 보고서 작성

환입품 서비스 프로세스

- 서비스 작업원 사내 자격부여
- 서비스 품 인수
- 서비스품 식별
- 작업지도서 작성
- 서비스 작업
- 시험 및 검사
- 고객 인도
- 서비스 보고서 작성

그림 22-2 고객불만으로 접수되어 수리되는 의료기기 서비스 절차 프로세스

② 서비스 구성품이 포함된 의료기기 서비스 절차 프로세스의 예를 살펴보면 다음과 같다.

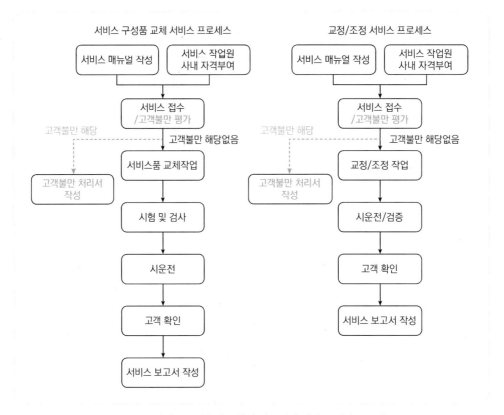

그림 22-3 서비스 구성품이 포함된 의료기기 서비스 절차 프로세스

2) 서비스 매뉴얼

조직에 따라 다양한 형태로 작성될 수 있으므로 조직의 형식에 따라 작성하면 된다.

3) 사용설명서(IFU) 내에 서비스 정보 포함

조직에 따라 다양한 형태로 작성될 수 있으므로 조직의 형식에 따라 작성하면 된다.

22.5 서비스 활동과 관련된 품질기록

1) 서비스 접수 및 처리대장

① 고객불만으로 접수되어 수리되는 의료기기 서비스 접수 및 처리대장의 예는 다음과

같다.

서식 22-1 서비스 접수 및 처리대장(고객불만으로 접수되어 수리되는 의료기기 서비스)

서비스 접수 및 처리대장

접수 번호	고객불만 접수No	고객명	연락처	모델명	SN/ Lot No.	처리일자	보고서 발행번호	처리내용				고객 확인
								교체	교정	조정	기타	
								교체	교정	조정	기타	
								교체	교정	조정	기타	
								교체	교정	조정	기타	
								교체	교정	조정	기타	

② 서비스 구성품이 포함된 의료기기 서비스 접수 및 처리대장의 예는 다음과 같다

서식 22-2 서비스 접수 및 처리대장(서비스 구성품이 포함된 의료기기 서비스)

서비스 접수 및 처리대장

접수 번호	접수 No	고객명	연락처	모델명	SN/ Lot No.	처리일자	보고서 발행번호	처리내용				고객 확인
								교체	교정	조정	기타	
								교체	교정	조정	기타	
								교체	교정	조정	기타	
								교체	교정	조정	기타	
								교체	교정	조정	기타	

2) 고객불만으로 접수되어 수리되는 의료기기 서비스 처리 보고서

① 고객불만/서비스 처리 보고서 및 규제기관 보고 평가서는 Chapter 28 불만처리의
양식을 함께 사용한다.

② 서비스 구성품이 포함된 의료기기 서비스 처리 보고서

서비스 처리 보고서			☐ 수리 ☐ 교체 ☐ 교정 ☐ 조정		
보고서 No.			접수일자		
접수 유형	☐ 우편 ☐ 유선 ☐ e-mail ☐ FAX ☐ 구두 ☐ 기타( )				
고객명			연락처		
서비스 내용	모델명				
	SN/Lot No.				
	UDI/UPC No.				
	서비스 세부사항				
원인(평가)					
고객불만 평가	☐ No, ☐ Yes(고객불만 처리 보고서 No:) *고객불만에 해당될 경우 프로세스는 이후 단계를 고객불만 처리 보고서에 따라 수행한다.				
처리 계획					
처리 결과	처리내용:				
	시험 및 검사결과			결과	검사자
				☐ PASS ☐ FAIL	
				☐ PASS ☐ FAIL	
	고객확인 결과:				
서비스 처리 관련문서/기록					
서비스 처리정보 내부 의사소통 결과					
최종완료 승인	승인일자:		승인자: (인)		

3) 서비스 분석 보고서(통계적 기법 사용)

조직에 따라 다양한 형태로 작성될 수 있으므로 조직의 형식에 따라 작성하면 된다.

22.6 서비스 활동과 관련된 심사(Audit) 지적 사항 사례

1) 의료기기 제조 및 품질관리 기준, ISO 13485 심사 지적 사항 사례

① 서비스 절차가 문서화 되지 않았음.

② 서비스 인원의 자격부여가 되지 않았음.

③ 서비스 매뉴얼이 문서화 되지 않았음.

④ 서비스 결과 검증 기록이 유지되지 않고 있음.

⑤ 서비스 분석이 수행되지 않았음.

2) FDA 483 Inspection Observations

① 서비스 활동과 서비스 기준 요구사항에 대한 절차와 지침이 없음.

② 필요한 정보를 포함하는 서비스 보고서가 문서화 되지 않았음.

③ 서비스 보고서가 통계적 방법에 따라 분석되지 않았음.

출처: 483 report Inspection Observations
http://www.fda.gov/ICECI/Inspections/ucm481432.htm#Devices

요 약

1. 서비스 절차를 문서화 한다.

2. 서비스 수행을 위한 서비스 매뉴얼/지침을 문서화 한다.

3. 서비스품이 제조사로 입고시 식별표를 부착하여 관리 한다.

4. 서비스 수행 후 시험 및 검사를 수행 한다.

5. 서비스 결과는 주기적으로 통계적 기법을 활용하여 분석하여 개선의 기회로 활용 한다.

토론문제

1. 어떤 활동이 조직의 서비스에 해당되는지 생각해 보자.

2. 서비스 수행 후 고객 확인 방법에 대해서 생각해 보자.

23.1 식별관리 프로세스

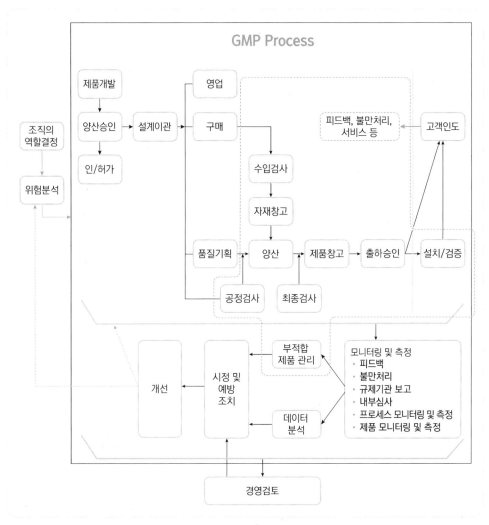

그림 23-1 GMP Process_식별

23.2 식별관리 GMP 요구사항

표 23-1 식별 요구사항(ISO 13485의 요구사항 중 개정된 내용을 색상을 달리하여 식별함)

GMP	요구사항(Requirements)
ISO 13485	**7.5.8 식별(Identification)** 조직은 제품식별 절차를 문서화하고 제품실현의 전 과정에서 적절한 수단으로 제품을 확인해야 한다. 조직은 제품실현의 전 과정에서 모니터링 및 측정과 관련하여 제품 상태를 확인해야 한다. 제품의 생산, 보관, 설치 및 서비스의 전 과정에서 요구되는 검사 및 시험을 통과한 또는 승인된 특채에 따라 출하한 제품만이 출고, 사용 또는 설치됨을 보장하도록 제품의 식별상태가 유지되어야 한다. 적용되는 규제 요구사항에 의해 요구되는 경우, 조직은 의료기기에 대해 고유 기기 식별표시(Unique Device Identification)를 부여하도록 시스템을 문서화 해야 한다. 조직은 조직에 반품된 의료기기가 식별되고 양품과 구별됨을 보장하기 위해 절차를 문서화해야 한다. 출처: ISO 13485, Third edition 2016-03-01, Medical devices - Quality management systems - Requirements for regulatory purposes
의료기기 제조 및 품질관리기준	**7.5.3.1 식별** 가. 제조업자는 제품실현의 모든 단계에 걸쳐 적절한 수단으로 제품을 식별하여야 하고 이러한 제품 식별을 위한 문서화된 절차를 수립하여야 한다. 나. 제조업자는 반품된 의료기기가 식별되고 적합한 제품과 구별됨을 보장하는 문서화된 절차를 수립하여야 한다. **7.5.3.3 제품상태의 식별** 가. 제조업자는 모니터링 및 측정 요구사항과 관련하여 제품의 상태를 식별하여야 한다. 나. 제품의 생산, 보관, 설치 및 서비스의 전 과정에서 요구되는 시험검사를 통과(또는 승인된 특채에 따라 출하)한 제품만이 출고(dispatch), 사용 또는 설치됨을 보장하도록 제품의 식별상태를 유지하여야 한다. 출처: 의료기기 제조 및 품질관리기준, 식품의약품안전처 고시 제2015- 71호(2015. 9.25, 개정)
PART 820-QUALITY SYSTEM REGULATION	**820.60 식별(Identification)** 각 제조자는 수입, 생산, 배포 및 설치의 각 단계에서 혼재를 방지하기 위한 제품의 식별에 대한 절차를 수립하고 유지하여야 한다. **820.86 합격상태(Acceptance status)** 각 제조자는 적절한 방법으로 제품의 합격상태를 파악하여야 하며 합격기준에 대하여 합격과 부적합을 나타내야 한다. 요구되는 승인활동을 통과한 제품만이 배포되고, 사용되며 설치된다는 것을 보장하기 위하여 합격상태의 식별은 제조, 포장, 라벨링, 설치 및 서비스 과정을 통하여 유지되어야 한다. 출처: PART 820-QUALITY SYSTEM REGULATION, April 1, 2016, Subpart B-Quality System Requirements

식별
(Identification)

용어 및 정의 👆
Terms and definitions

원료, 자재, 반제품 및 완제품 등 모든 단계에서 제품의 추적 및 다음 공정에 인도 또는 출하를 확실히 하기위한 활동을 말한다.

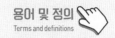
23.3 식별관리와 관련된 요구사항 해설

ISO 13485 7.5.8, 의료기기 제조 및 품질관리 기준 7.5.3.1, 7.5.3.3 및 PART 820.60, 820.86에서 식별 및 합격제품의 식별상태관리를 요구하고 있다.

제품실현의 모든 단계에서 식별방법을 결정하여 문서화하고 식별하도록 요구하고 있다.

식별방법은 제조사가 관리될 수 있는 합리적인 방법을 결정하여 식별 및 추적관리 절차에 문서화 하여야 한다.

이러한 식별 살펴보면 다음과 같다.

1) 수입검사 대기상태 식별

수입검사를 위해 원부자재가 반입된 경우 수입검사 대기장소를 식별하여 검사 전 상태를 식별하여야 한다.

2) 수입검사 결과에 대한 식별

수입검사 결과 합격품에 대하여 합격 식별표를 부착하여 자재창고로 반입시켜야 한다. 합격 식별표는 무검사품에 대해서도 식별하여야 하며, 자재창고에 보관중 유지 및 제조 제조공정에 불출 때 식별상태가 유지되어야 한다.

예: 수입검사 합격라벨

수 입 검 사 합 격	
품번:	
SN/Lot No.:	
유효기간:	
검사자:	(인)

유효기간이 설정된 원부자재에 대해서는 유효기간 식별이 되어 보관 및 불출이 되어야
한다.

3) 공정간의 식별

자재창고에서 제조현장으로 입고시 수입검사 합격상태가 유지되어야 하며, 공정별 작
업의 완료여부 및 공정검사 결과상태를 식별하여야 한다.

멸균제품에 대해서는 CI(Chemical Indicator)를 부착하여 멸균여부가 식별되어야 한다.

EO(Ethylene Oxide) Gas 멸균 CI 예

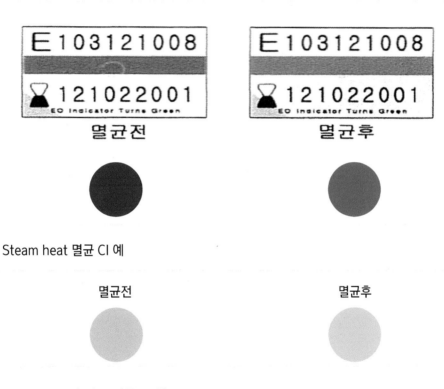

Steam heat 멸균 CI 예

Gamma Irradiation 멸균 CI 예

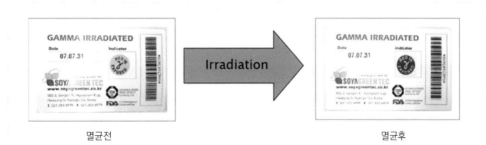

4) 최종검사 대기/검사완료 상태 식별

최종검사 대기장소가 식별되어 있어야 하며, 검사완료에 대한 합격상태 식별이 유지되어 제품창고에서 관리되어야 한다.

최종검사가 완료된 제품에 대해서는 고유 기기 식별표시(Unique Device Identification)를 통해 식별관리 한다.

장비의 경우 운송단계에서 제품의 충격상태를 식별할 수 있는 쇼크와치(Shock Watch)를 부착할 수 있는데 이에 대한 예는 다음과 같다.

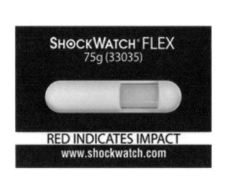 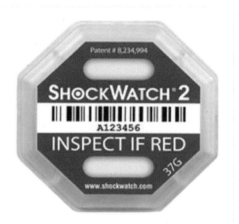

출처: http://shockwatch.com

쇼크와치를 반드시 부착하여야 하는 것은 아니며, 개발단계에서 운송시험에 대한 충분한 검증을 통해 운송단계의 위험이 없을 경우에는 부착하지 않아도 된다.

5) 출하승인 식별

출하승인은 국내 GMP에서는 품질책임자의 책임이며 해외의 경우에는 조직에서 지정한 자가 수행한다. 최종검사 후 출하승인 완료여부에 대한 식별상태가 관리되어야 하므로 출하 승인된 제품을 보관하는 장소를 별도로 식별하여 관리하여야 한다.

6) 회수제품(고객불만으로 반입된 제품) 식별

제품 출하 후 고객으로부터 반송되어 반입된 제품에 대해서는 제조중인 양품과 섞일 수 있으므로 별도의 공간에 보관하여야 하며, 반송품 식별표를 부착하여 관리하여야 한다.

7) 부적합품 식별

수입검사 시 발견된 부적합, 자재 보관중 발견된 부적합, 공정중 발견된 부적합, 공정 검사에서 발견된 부적합, 최종검사에서 발견된 부적합에 대해서는 부적합품 보관장소를 별도로 확보하여 보관하며 부적합 식별표를 부착하여 관리하여야 한다.

23.4 식별관리와 관련된 문서/문서화된 절차

1) 식별 및 추적관리 절차서

식별관리 절차 프로세스의 예를 살펴보면 다음과 같다.

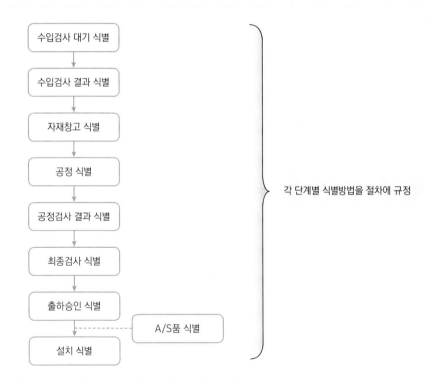

그림 23-2 식별관리 절차 프로세스

23.5 식별관리와 관련된 품질기록

식별에 대한 별도의 기록은 유지하지 않아도 되며, 각 단계별 식별관리는 수행되어야 한다.

23.6 식별관리와 관련된 심사(Audit) 지적 사항 사례

1) 의료기기 제조 및 품질관리 기준, ISO 13485 심사 지적 사항 사례

① 자재 창고에 합격상태 식별이 안된 자재가 보관되고 있음.

② 최종검사가 수행된 제품과 검사가 수행되지 않은 제품이 식별되지 않음.

③ 고객불만으로 입고된 제품에 대한 식별관리가 안되고 있음.

2) FDA 483 Inspection Observations

① 원재료입고, 생산, 불출 및 설치의 모든 단계에서 제품을 식별하기 위한 절차가 없음.

② 제품의 허용기준 여부 확인을 나타내는 합격상태가 없음.

③ 멸균성능 검증 생물학적 인디케이터(BI:Biological Indicator) 사용에 대한 절차 및 지침이 없음.

④ 멸균여부를 식별하는 화학적 인디케이터(CI: Chemical Indicator) 사용에 대한 절차 및 지침이 없음.

⑤ 포장에 제품 충격여부를 식별할 수 있는 쇼크와치(Shock Watch) 사용에 대한 절차 및 지침이 없음.

⑥ 출하승인 상태가 식별되지 안음.

출처: 483 report Inspection Observations
http://www.fda.gov/ICECI/Inspections/ucm481432.htm#Devices

1. 원부자재의 입고 단계에서부터 제품출하/설치 단계에 모든 단계에서 식별관리가 되도록 식별방법을 절차화 한다.
2. 멸균제품의 경우 멸균전과 멸균후의 식별이 되도록 한다.
3. 출하 승인권자의 승인된 제품만이 출하될 수 있도록 식별관리를 한다.

1. 공정작업 단계별 식별방법에 대해서 생각해 보자.
2. 멸균여부에 대한 화학적 인디케이터(CI: Chemical Indicator) 사용이 왜 필요한지 생각해 보자.
3. 제품포장시 쇼크와치(Shock Watch)가 왜 필요한지 생각해 보자.

24.1 추적관리 프로세스

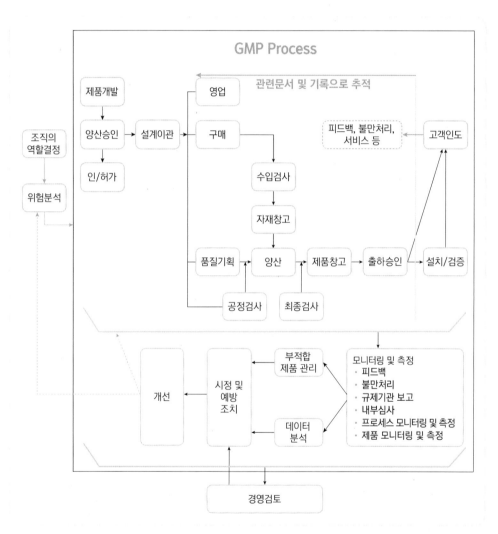

그림 24-1 GMP Process_추적관리 프로세스

24.2 추적관리 GMP 요구사항

표 24-1 추적관리프로세스 요구사항

GMP	요구사항(Requirements)
ISO 13485	**7.5.9 추적성(Traceability)** **7.5.9.1 일반사항(General)** 조직은 추적성에 대한 절차를 문서화해야 한다. 이러한 절차는 적용되는 규제 요구사항에 따라 추적성의 범위를 규정하고, 그 기록은 유지되어야 한다(4.2.5 참조). **7.5.9.2 이식용 의료기기에 대한 특별 요구사항(Particular requirements for implantable medical devices)** 추적성에 요구되는 기록은 의료기기가 규정된 안전성 및 성능 요구사항을 충족시키지 못하게 할 수 있는 부품, 재료 및 사용된 작업환경에 대한 기록을 포함해야 한다. 조직은 추적성을 허용하도록 유통 서비스의 공급자 또는 유통업자가 의료기기의 유통에 대한 기록을 유지하고, 이러한 기록을 검사에 이용할 수 있도록 요구해야 한다. 출하제품 인수자(shipping package consignee)의 성명과 주소에 대한 기록은 유지되어야 한다(4.2.5 참조). **출처: ISO 13485, Third edition 2016-03-01, Medical devices - Quality management systems - Requirements for regulatory purposes**
의료기기 제조 및 품질관리기준	**7.5.3.2 추적성** **7.5.3.2.1 일반 요구사항** 가. 제조업자는 추적성에 대한 문서화된 절차를 수립하여야 한다. 이러한 절차는 추적성의 범위 및 요구되는 기록에 관하여 규정하여야 한다. 나. 추적성이 요구사항인 경우 제조업자는 제품의 고유한 식별을 관리하고 기록하여야 한다. **7.5.3.2.2 추적관리대상 의료기기에 대한 특별 요구사항** 가. 추적성의 범위를 설정함에 있어, 제조업자는 규정된 요구사항에 적합하지 아니한 제품을 유발시킬 수 있는 부품, 원자재 및 작업환경 조건의 기록을 포함시켜야 한다. 나. 제조업자는 추적이 가능하도록 대리인 또는 판매업자가 판매 기록을 유지하고 이러한 기록이 조사 시 이용가능 하도록 요구하여야 한다. 다. 제조업자는 출고된 제품 인수자(package consignee)의 성명과 주소 기록을 유지하여야 한다. **출처: 의료기기 제조 및 품질관리기준, 식품의약품안전처 고시 제2015- 71호(2015. 9.25, 개정)**
PART 820-QUALITY SYSTEM REGULATION	**820.65 추적성(Traceability)** 외과적 시술로 체내에 식재하는 임플란트나 제공된 사용방법에 따라 적절하게 수행되었을 때 사용자에게 심각한 상해를 초래할 가능성이 있는 의료기기의 각 제조자는 완제품의 각 유니트, 로트, 배치 또는 적절할 경우 부품에 대한 관리번호를 파악하는 절차서를 수립하고 유지하여야 한다. 절차서는 시정조치를 용이하게 하여야 한다. 이러한 식별은 제품이력기록(DHR)에 기록되어야 한다. **출처: PART 820-QUALITY SYSTEM REGULATION, April 1, 2016, Subpart B-Quality System Requirements**

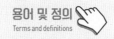

용어 및 정의
Terms and definitions

의료기기의 원자재 및 부분품의 출처, 품질관리 이력, 판매처 및 사용자(소재) 등에 대하여 파악하고 관리하는 것을 말한다.

출처: 의료기기 제조 및 품질관리 기준, 식품의약품안전처 고시 제2015-71호(2015. 9.25, 개정) 별표1 용어의 정의

24.3 추적관리와 관련된 요구사항 해설

ISO 13485 7.5.9, 의료기기 제조 및 품질관리 기준 7.5.3.2 및 PART 820.65에서 추적관리를 요구하고 있다.

1) 일반 의료기기의 추적관리

ISO 13485 7.5.9.1 및 의료기기 제조 및 품질관리 기준 7.5.3.2.1에서 추적관리에 대한 일반요구사항을 요구하고 있다.

추적관리의 범위를 규제 요구사항에 따라 규정한 절차를 수립하도록 요구하고 있다.

조직이 추적관리대상 의료기기를 제조하는 경우 아래 2)에 따라 범위와 기록관리를 규정한 절차를 수립하여야 하며, 추적관리대상 의료기기가 해당되지 않을 경우 조직 자체적으로 추적범위를 설정하여 절차를 수립하여야 한다.

추적관리는 제품실현 프로세스의 끝 단에 해당되는 고객불만, 피드백, 서비스 등의 단계부터 역으로 관련되는 문서 및 기록으로 추적이 가능하도록 규정해야 한다.

추적관리 기준을 예를 들면 다음과 같다.

표 24-2 추적문서 및 기록

제품실현 단계	추적문서 및 기록
고객불만 접수단계 서비스 접수단계	불만접수 및 처리대장, 고객불만처리서, 시정조치 요구서 서비스 접수 및 처리대장, 서비스 처리 보고서
설치 단계	설치 매뉴얼, 설치 체크리스트, 설치 확인서
운송/인도 단계	납품확인서, Proformer Invoice, BL
출하승인 단계	출하 승인서

제품실현 단계	추적문서 및 기록
최종검사 단계	최종검사 기준서, 최종검사 성적서
포장 및 라벨링 단계	포장 및 라벨링 표준서, 제조기록서, Packing list
공정검사 단계	공정검사 기준서, 공정검사 성적서
생산 단계	작업 표준서, 제조기록서, 클린룸 생산일지, 멸균일지
수입검사 단계	수입검사 기준서, 수입검사 성적서
원부자재 입고단계	거래명세서
원부자재 발주단계	발주서, 부품승인원, BOM, P/L
제품 주문접수 단계	Purchase Order

추적관리를 위해서는 제품의 SN/Lot No. 그리고 고유 기기 식별표시(Unique Device Identification)등을 통해 추적이 가능하여야 한다.

따라서 조직에서 사용하는 제품 SN/Lot No, UDI 부여기준과 원부자재 입고단계에서 부여해야 하는 SN/Lot No. 부여기준을 절차에 포함시켜야 한다. 제품 제조단계에서 생산 Lot 관리를 하는 경우 생산 Lot No 부여기준도 포함시켜야 한다.

2) 추적관리대상 의료기기의 추적관리

① 국내 의료기기법 시행규칙에 따른 추적관리

의료기기 제조 및 품질관리 기준 7.5.3.2.2에서 추적관리대상 의료기기의 추적관리를 요구하고 있다.

의료기기법 시행규칙 제49조에서는 추적관리대상 의료기기를 지정하고 있으며, 제50조에서는 기록관리에 대하여 규정되어 있다.

지정된 추적관리대상 의료기기는 다음과 같다.

a) 인체 안에 1년 이상 삽입되는 의료기기로서 다음 각 목의 의료기기

   ⅰ) 이식형 심장 박동기

   ⅱ) 이식형 심장 박동기 전극

   ⅲ) 혼합재질 인공심장 판막

   ⅳ) 생체재질 인공심장 판막

   ⅴ) 비생체재질 인공심장 판막

   ⅵ) 이식형 심장충격기

   ⅶ) 전동식 이식형 의약품주입펌프

아. 그 밖에 식품의약품안전처장이 소재파악의 필요성이 있다고 정하여 고시하는 의료기기

b) 생명유지용 의료기기 중 의료기관 외의 장소에서 사용이 가능한 의료기기로서 다음 각 목의 의료기기

  ⅰ) 개인용 인공호흡기(상시 착용하는 것으로 한정한다)

  ⅱ) 그 밖에 식품의약품안전처장이 소재파악의 필요성이 있다고 정하여 고시하는 의료기기

추적관리대상 의료기기의 기록관리는 다음과 같다.

a) 취급자의 기록 사항

  ⅰ) 제품명별(제품명이 없는 경우에는 품목명별)·모델명별·제조단위별 제조·수입수량 및 제조·수입일시(제조업자 및 수입업자만 해당한다)

  ⅱ) 제품명별(제품명이 없는 경우에는 품목명별)·모델명별·제조단위별 판매 또는 임대수량, 판매 또는 임대일시 및 판매업자·임대업자 또는 의료기관 개설자의 상호와 주소(수리업자는 제외한다)

  ⅲ) 제품명별(제품명이 없는 경우에는 품목명별)·모델명별·제조단위별 수리일시 및 의뢰인의 상호와 주소(수리업자만 해당한다)

  ⅳ) 그 밖에 보건위생상 위해 발생을 방지하기 위하여 필요한 사항

b) 사용자의 기록 사항

  ⅰ) 추적관리대상 의료기기를 사용하는 환자의 성명, 주소, 생년월일 및 성별

  ⅱ) 추적관리대상 의료기기의 명칭 및 제조번호 또는 이를 갈음한 것

  ⅲ) 추적관리대상 의료기기를 사용한 연월일

  ⅳ) 사용 의료기관의 명칭 및 소재지

  ⅴ) 그 밖에 보건위생상 위해 발생을 방지하기 위하여 필요한 사항

추적관리대상 의료기기의 취급자 또는 사용자는 기록과 자료를 식품의약품안전처장에게 제출하도록 요구하고 있다. 취급자(제조업자·수입업자·판매업자·임대업자 및 수리업자)는 매월 기록과 자료를 작성하여 그 다음달 말일까지 제출하여야 하며, 사용자는 요구 받는 경우 10일 이내에 제출하도록 요구하고 있다.

출처: 의료기기법 시행규칙, [시행 2016.7.29.] [총리령 제1307호, 2016.7.29., 일부개정], 제49조, 제50조

이상과 같이 추적관리대상 의료기기를 제조하는 조직은 절차에 1) 일반 의료기기의 추적관리 요구사항과 함께 ① 취급자의 기록 사항과 매월 보고의무 요구사항을 반영하여 관리기준을 수립하여야 한다.

② ISO 13485 및 PART 820-QSR에서 요구하는 이식용 의료기기의 추적관리

ISO 13485 7.5.9.2 및 PART 820.65에서 이식용 의료기기에 대하여 추적관리를 요구하고 있다.

이식용 의료기기를 제조하는 조직은 제품별 원부자재, 부품을 추적할 수 있어야 하며, 제품을 생산하는 작업환경 기록도 추적할 수 있도록 관리하여야 한다.

또한, 제품을 인수하는 최초 고객의 성명과 주소에 대한 기록도 유지하여야 한다.

이상과 같이 이식용 의료기기를 제조하는 조직은 절차에 1) 일반 의료기기의 추적관리 요구사항과 함께 제품에 사용된 원재료 및 부품, 작업환경, 최초 인수자 등이 추적될 수 있도록 관리기준을 수립하여야 한다.

24.4 추적관리와 관련된 문서/문서화된 절차

1) 식별 및 추적관리 절차서

24.3 추적관리와 관련된 요구사항 해설의 기준에 따라 적용되는 요구사항을 반영하여 절차를 수립한다.

24.5 추적관리와 관련된 품질기록

표24-2 추적문서 및 기록의 기록을 유지한다.

24.6 추적관리와 관련된 심사(Audit) 지적 사항 사례

1) 의료기기 제조 및 품질관리 기준, ISO 13485 심사 지적 사항 사례

① 추적관리 대상 범위가 절차화 되지 않았음.

② 제품실현 단계의 기록에서 추적성이 확인되지 않음.

③ 입고된 원부자재 수입검사 성적서에 SN/Lot No가 부여되지 않고 있음.

④ 이식용 의료기기에 대한 생산일보에 작업자가 식별되지 않았음.

⑤ 이식용 의료기기에 작업환경 추적관리가 수행되지 않고 있음.

2) FDA 483 Inspection Observations

① 제품에 대한 각 유닛(unit), 로트(lot), 뱃치(batch)별 추적할 수 있는 절차가 없음.

② 제품의 최초 인수자가 추적되지 않고 있음.

출처: 483 report Inspection Observations
http://www.fda.gov/ICECI/Inspections/ucm481432.htm#Devices

요 약

1. 일반 의료기기의 경우 조직에서 추적관리를 위한 범위와 방법을 규정하여 절차화 한다.

2. 추적대상 의료기기의 추가 요구사항을 반영하여 부품 입고 단계에서 제품 최초인수자 까지 추적관리가 되어야 한다.

3. 제품실현의 전 단계와 출하 단계에 걸쳐 SN/Lot No, UDI를 통해 추적이 가능하도록 관련 문서 및 기록을 관리한다.

토론문제

1. 추적관리 품질기록에는 어떤 것들이 해당되는지 생각해 보자.

2. 추적대상 의료기기의 경우 제조기록서/생산일보는 어떻게 작성해야 할지 생각해 보자.

3. 추적대상 의료기기의 경우 제조환경기록을 어떻게 유지해야 할지 생각해 보자.

모니터링 및 측정장치관리
(Control of monitoring and measuring devices)

25.1 모니터링 및 측정장치관리 프로세스

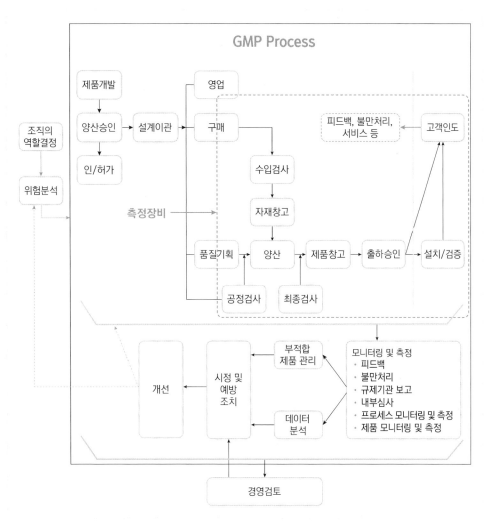

그림 25-1 GMP Process_모니터링 및 측정장치관리

25.2 모니터링 및 측정장치관리 GMP 요구사항

표 25-1 모니터링 및 측정장치관리 요구사항

GMP	요구사항(Requirements)
ISO 13485	**7.6 모니터링 및 측정 장비의 관리(Control of monitoring and measuring devices)** 조직은 수행되어야 할 모니터링과 측정, 그리고 요구사항을 결정하기 위해 제품 적합성의 증거를 제공하는데 필요한 모니터링 및 측정 장비를 결정해야 한다. 조직은 모니터링 및 측정 요구사항과 관련이 있는 방식으로 모니터링 및 측정이 수행될 수 있고, 수행됨을 보장하기 위해 절차를 문서화해야 한다. 유효한 결과를 보장하기 위해 필요한 경우, 측정 장비는 다음과 같아야 한다. ① 국제 및 국가 측정 표준에서 유래한 측정표준에 의하여, 정해진 주기로 또는 사용 전에 교정 또는 검증하거나, 이 두 가지를 모두 실시해야 한다. 그러한 표준이 없는 경우, 교정 또는 검증에 사용한 근거를 기록하여야 한다(4.2.5 참조). ② 필요한 경우, 조정이나 재조정해야 한다. 이러한 조정이나 재조정은 기록되어야 한다(4.2.5 참조) ③ 교정상태를 결정할 수 있도록 식별해야 한다. ④ 측정 결과를 무효화시킬 수 있는 조정으로부터 보호되어야 한다. ⑤ 취급, 유지보수 및 보관하는 동안 손상이나 열화로부터 보호되어야 한다. 조직은 문서화된 절차에 따라 교정 또는 검증을 수행해야 한다. 또한 조직은 장비가 요구사항에 적합하지 아니한 것으로 판명된 경우 이전의 측정 결과에 대하여 유효성을 평가하고 기록해야 한다. 조직은 장비와 영향을 받은 제품에 대하여 적절한 조치를 취해야 한다. 교정 및 검증 결과에 대한 기록은 유지되어야 한다(4.2.5 참조). 조직은 요구사항에 대한 모니터링 및 측정에 사용되는 경우 컴퓨터 소프트웨어의 어플리케이션의 유효성 확인에 대한 절차를 문서화해야 한다. 그러한 소프트웨어 어플리케이션은 최초 사용 전에 그리고 해당되는 경우 그러한 소프트웨어나 어플리케이션에 대한 변경 후에 확인되어야 한다. 소프트웨어 유효성 확인 및 유효성 재확인과 관련된 특정의 접근방법과 활동은 제품 규격을 준수하는 능력에 미치는 영향을 포함하여 소프트웨어의 사용과 관련이 있는 위험에 비례해야 한다. 유효성 확인 결과와 결론 그리고 유효성 확인으로 인해 필요한 조치에 대한 기록은 유지되어야 한다(4.2.4 및 4.2.5 참조). NOTE 추가 정보는 ISO 10012에서 참고할 수 있다. 출처: ISO 13485, Third edition 2016-03-01, Medical devices - Quality management systems - Requirements for regulatory purposes
의료기기 제조 및 품질관리기준	**7.6. 모니터링 및 측정 장비의 관리** 가. 제조업자는 제품이 규정된 요구사항에 적합함을 입증하기 위하여 수행되어야 할 모니터링 및 측정 활동과 필요한 장비를 결정하여야 한다. 나. 제조업자는 모니터링 및 측정과 관련한 요구사항에 일치하는 방법으로 모니터링 및 측정활동이 수행됨을 보장하는 문서화된 절차를 수립하여야 한다. 다. 유효한 결과를 보장하기 위하여 필요한 경우 측정 장비는 다음과 같아야 한다. 　1) 국제 기준 또는 국가 기준에서 인정하는 측정표준에 의하여 사용 전 및 일정 주기로 교정 또는 검증하여야 한다. 이러한 표준이 없는 경우 교정 또는 검증에 사용한 근거를 기록할 것 　2) 필요한 경우 조정이나 재조정 할 것 　3) 교정 상태를 결정할 수 있도록 식별할 것 　4) 측정 결과를 무효화시킬 수 있는 조정으로부터 보호 할 것 　5) 취급, 보전 및 보관하는 동안 손상이나 열화로부터 보호할 것

GMP	요구사항(Requirements)
의료기기 제조 및 품질관리기준	라. 제조업자는 장비가 요구사항에 적합하지 아니한 것으로 판명된 경우 이전의 측정 결과에 대하여 유효성을 평가하고 기록하여야 한다. 제조업자는 장비 및 영향을 받은 제품에 대하여 적절한 조치를 취하여야 한다. 교정 및 검증 결과에 대한 기록은 유지되어야 한다. 마. 컴퓨터 소프트웨어가 규정된 요구사항에 대한 모니터링 및 측정에 사용되는 경우 소프트웨어의 성능이 의도된 적용에 적합한지 확인하여야 한다. 이는 최초 사용 전에 확인되어야 하며 필요한 경우 재확인 되어야 한다. **출처: 의료기기 제조 및 품질관리기준, 식품의약품안전처 고시 제2015-71호(2015. 9.25, 개정)**
PART 820-QUALITY SYSTEM REGULATION	**820.70 생산 및 공정관리(Production and process controls)** (g) 장비. 각 제조자는 제조공정에 사용되는 모든 장비가 유지보수, 조정, 세척 및 사용이 용이하도록 적절히 설계되고, 구축되고, 배치되며, 설치되어야 한다. 　(1) 유지보수 일정. 각 제조자는 제조 시방이 충족되도록 함을 보장하기 위하여 장비의 유지, 조정, 세척에 대한 일정을 수립하고 유지하여야 한다. 　(2) 검사. 각 제조자는 적용 가능한 장비 유지보수 일정에 따라 관리됨을 보장하기 위한 절차에 따라 정기적 검사를 수행하여야 한다. 　(3) 조정. 각 제조자는 고유한 제한사항이나 허용치가 정기적 조정이 필요한 장비 위나 근처에 보이도록 게시하여야 하고 이 조정을 수행하는 자에게 이용가능 하도록 보장하여야 한다. **820.72 검사, 측정 및 시험장비(Inspection, measuring, and test equipment)** (a) 검사, 측정 및 시험장비의 관리. 각 제조자는 기계적, 자동화된 또는 전자 검사 및 시험장비를 포함한 모든 검사, 측정 및 시험장비는 유효한 결과를 가져올 수 있고 의도된 사용에 적합하도록 하여야 한다. 각 제조자는 장비가 지속적으로 교정, 검사, 점검 및 유지되는지를 보장하는 절차를 수립하고 유지하여야 한다. 절차에는 장비의 취급, 보존, 저장에 대한 규정을 포함하여야 하며, 사용에 정확성과 적합성이 유지되어야 한다. 이러한 활동은 기록되어야 한다. (b) 교정. 교정절차서 에는 정확도와 정밀도에 대한 특정 지침과 기준을 포함하여야 한다. 정확도와 정밀도 기준이 맞지 않을 때, 기준을 다시 설정하는 교정조치에 대한 규정이 있어야 하며 제품의 품질에 대한 악영향이 있는지를 평가하여야 한다. 이러한 활동들은 기록되어야 한다. 　(1) 교정 표준. 검사, 측정 및 시험장비에 사용되는 교정표준은 국가 또는 국제 표준에 소급되어야 한다. 만일 국가 또는 국제표준이 이용 가능하지 않을 경우 제조자는 별도의 재현 성이 가능한 표준을 사용하여야 한다. 만일 적용할 수 있는 표준이 존재하지 않을 경우 제조자는 사내 표준을 수립하고 유지하여야 한다. 　(2) 교정기록. 장비 식별, 교정일자, 교정수행자, 차기 교정일은 기록되어야 한다. 이러한 기록들은 각 장비에 또는 근처에 전시되어야 하거나 이러한 장비를 사용하는 자 그리고 장비를 교정할 책임이 있는 자에게 이용이 가능하여야 한다. **출처: PART 820-QUALITY SYSTEM REGULATION, April 1, 2016, Subpart B-Quality System Requirements**

측정장비
(Measuring Equipment)

용어 및 정의
Terms and definitions

측정프로세스를 실현하는데 필요한 측정기기, 소프트웨어, 측정표준, 표준물질 또는 보조기구 또는 그 집합을 말한다.

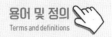
25.3 모니터링 및 측정장치관리와 관련된 요구사항 해설

ISO 13485 7.6 의료기기 제조 및 품질관리 기준 7.6 및 PART 820.70 (g), 820.72에서 모니터링 및 측정장치관리를 요구하고 있다.

조직은 제품적합성을 입증하는데 사용되는 모니터링 및 측정장비를 결정하고 관리방식을 절차화 하도록 요구하고 있다.

모니터링 및 측정장비의 범위는 조직에서 수행하는 검사에 사용되는 장비뿐만 아니라 제조공정 및 기타 모니터링에 사용되는 모든 측정장비가 해당되며 관리의 범위를 그림으로 나타내면 그림 25-2와 같다.

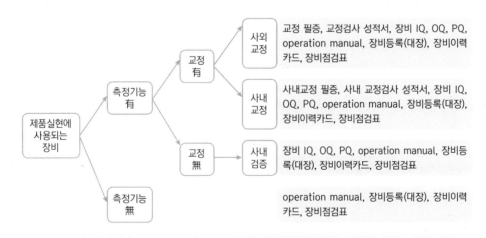

그림 25-2 **장비구분 및 관리항목**

조직에서 사용되는 장비의 관리방식에 따라 분류하는 기준 예를 살펴보면 아래와 같다.

표 25-3 장비 관리방식 결정 분류기준

장비 사용단계	장비명	IQ, OQ, PQ	일상점검	사외교정	사내교정	사내검증
수입검사						
공정검사						
완제품검사						
클린룸						
제조공정						
원자재 창고						
제품 창고						
차폐실						

서비스공정 (N/A)					
설치공정 (N/A)					

모니터링 및 측정장비가 다음과 같음을 보장하도록 요구하고 있다. 이러한 세부사항은 절차에 반영하여야 한다.

① 모니터링 및 측정장비의 교정주기 기준은 국가기술표준원 고시 제2015-499호 (2015. 10.30)에서 국가표준기본법 제14조 제1항, 제2항 및 국가교정기관지정제 도운영 요령 제40조(교정대상 및 주기) 규정에 의거 국가 측정표준과 국가사회의 모든 분야에서 사용하는 측정기의 교정대상 및 교정주기 설정에 적용하도록 발간된 "교정대상 및 주기설정을 위한 지침(KOLAS-G-013:2015)" 제4조 교정주기에 따르면 교정주기는 지침 별표2에서 인정분야 세부분류 및 교정주기(운영요령 제40조 관련)를 준용하도록 규정되어 있다. 다만, 이는 가장 보편적인 상황 하에서 측정기의 정확도가 유지될 수 있는 기간을 추정한 교정주기일 뿐이며 최적의 교정주기는 사용자가 요구되는 불확도, 측정기의 사용빈도, 사용방법, 장비의 안전도 등을 감안하여 조직이 설정하도록 규정되어 있다.

따라서, 교정대상 및 주기설정을 위한 지침 별표2기준을 참조하여 조직이 사용하는 장비의 사용빈도와 중요도에 따라 교정주기를 수립한다.

교정기관에서 교정검사가 수행되지 않는 장비에 대해서는 조직 자체적으로 검증기준을 수립하여야 한다. 또한, 조직의 필요에 따라 사내비교 교정검사를 수행하는 경우 사내교정검사 기준을 절차에 포함시키거나 별도의 사내교정 지침을 문서화 하여야 한다.

조직에서 결정한 교정 및 검증 주기 기준에 따라 년간 교정 및 검증 계획을 수립하여 수행하여야 한다.

② 모니터링 및 측정장비는 측정 구간에 따라 기준값에 대한 지시값이 차이가 날수 있으므로 외부 교정기관의 성적서(그림 25-3 참조)를 참조하여 구간 별 보정값을 장

비에 직접 또는 근처에 부착하여 측정값을 기록할 때 반영하여야 한다.

교정기관에서 교정검사를 수행하지 않는 측정장비에 대해서는 조직 자체적으로 조정값을 확인하여 장비 근처에 부착하여 적용하여야 한다.

교 정 결 과
CALIBRATION RESULTS

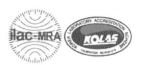

성적서번호 : 150910Y283
모   델 : 300 ㎜

교 정 일 자 : 2015. 09. 14
차기교정예정일자 : 2016. 09. 14

1. 길이 . Length (Outside)

범 위 Range	기 준 값 Reference value	지 시 값 Indication	보 정 값 Correction	측정불확도 Measurement Uncertainty
300 ㎜	0.000 ㎜	0.00 ㎜	0.00 ㎜	0.03 ㎜
	1.000 ㎜	1.00 ㎜	0.00 ㎜	0.03 ㎜
	2.000 ㎜	2.00 ㎜	0.00 ㎜	0.03 ㎜
	3.000 ㎜	3.00 ㎜	0.00 ㎜	0.03 ㎜
	4.000 ㎜	4.00 ㎜	0.00 ㎜	0.03 ㎜
	5.000 ㎜	5.00 ㎜	0.00 ㎜	0.03 ㎜
	10.000 ㎜	10.00 ㎜	0.00 ㎜	0.03 ㎜
	20.000 ㎜	20.00 ㎜	0.00 ㎜	0.03 ㎜
	50.000 ㎜	50.00 ㎜	0.00 ㎜	0.03 ㎜
	100.000 ㎜	100.00 ㎜	0.00 ㎜	0.03 ㎜
	150.000 ㎜	150.00 ㎜	0.00 ㎜	0.04 ㎜
	200.000 ㎜	200.01 ㎜	-0.01 ㎜	0.04 ㎜
	300.000 ㎜	300.01 ㎜	-0.01 ㎜	0.04 ㎜

2. 길이 . Length (Inside)

범 위 Range	기 준 값 Reference value	지 시 값 Indication	보 정 값 Correction	측정불확도 Measurement Uncertainty
300 ㎜	10.000 ㎜	9.98 ㎜	0.02 ㎜	0.04 ㎜
	20.000 ㎜	19.98 ㎜	0.02 ㎜	0.04 ㎜
	50.000 ㎜	49.98 ㎜	0.02 ㎜	0.04 ㎜
	100.000 ㎜	99.98 ㎜	0.02 ㎜	0.04 ㎜
	150.000 ㎜	149.98 ㎜	0.02 ㎜	0.04 ㎜
	200.000 ㎜	199.99 ㎜	0.01 ㎜	0.04 ㎜
	300.000 ㎜	299.99 ㎜	0.01 ㎜	0.04 ㎜

보정값(Correction) = 기준값(Reference value) - 지시값(Indication)

그림 25-3 보정값

③ 사외교정, 사내교정 및 사내검증 필증을 장비에 부착하여 유효한 장비임을 식별할 수 있도록 하여야 한다.

④ 모니터링 및 측정장비의 조정값이 측정 범위를 벗어날 경우 조직은 장비의 수리 또는 재 교정검사를 받아 유효성을 확인 후 사용하여야 한다.

⑤ 모니터링 및 측정장비의 적격성(IQ, OQ, PQ)은 Chapter 12 및 유지보수 관리는 Chapter 10에 따라 적격성 확인, 등록, 이력카드 및 점검을 수행하여야 한다.

⑥ 모니터링 및 측정장비가 부적합 장비로 판명된 경우 조직은 부적합 장비로 측정한 결과를 모두 소급하여 유효성을 확인하여야 한다. 측정장비에 제품이 영향을 받는 경우 조직은 생산, 보관중인 제품 및 출고된 제품 모두 재 측정을 통해 유효성을 확인하여야 한다.

⑦ 컴퓨터 소프트웨어 어플리케이션이 모니터링 및 측정에 사용되는 경우 chapter 12에 따라 사용전 S/W 밸리데이션이 수행되어야 한다.

25.4 모니터링 및 측정장치관리와 관련된 문서/문서화된 절차

1) 측정장비 관리 절차서

측정장비 관리 절차 프로세스의 예를 살펴보면 다음과 같다.

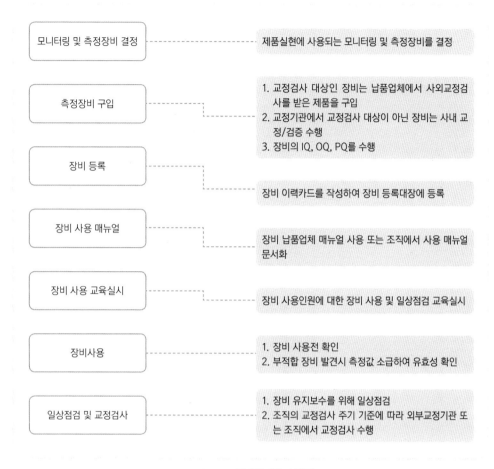

그림 25-4 측정장비관리 절차

25.5 모니터링 및 측정장치관리와 관련된 품질기록

1) IQ, OQ, PQ

장비 적격성은 Chapter 12 참조

2) 장비 이력카드

장비 이력카드는 Chapter 10 서식 10-5 참조

3) 장비 등록대장

장비 등록대장은 Chapter 10 서식 10-4 참조

4) 년간 교정 및 검증 계획서

년간 교정 및 검증 계획서의 예는 다음과 같다.

서식 25-1 년간 교정 및 검증 계획서

장비명	관리번호	( )년 교정/검증 계획		
		사외교정	사내교정	사내검증
		( )월		
		( )월		
		( )월		
		( )월		
		( )월		
		( )월		
		( )월		
		( )월		
			( )월	
			( )월	
			( )월	
			( )월	( )월
				( )월
				( )월
				( )월
				( )월

5) 사외 교정성적서

사외 교정성적서는 교정기관에서 발행한 성적서를 기록으로 관리한다.

6) 사내 교정성적서

사내 교정성적서의 예는 다음과 같다.

사내교정 성적서

성적서 번호			교정 환경	
교 정 일 자		온 도		
교 정 주 기		습 도		
교 정 장 소		차기교정일자		

1. 측 정 장 비

기기명	제작회사 및 형식	기기 번호	관리번호	장비 위치

2. 교정에 사용한 표준 장비(사외교정)

장비명	제작회사 및 형식	기기 번호	관리번호	성적서번호	교정유효일자

3. 교정 검사 결과

사외교정결과			사내검증 (사외교정장비)		사내비교대상장비	
기준값	지시값	보정값	지시값	실제값	지시값	보정값

- 기준값은 표준 시료의 기준값
- 검사장비 (사외교정) 항목은 사외교정 성적서의 결과값,
- 사내검증(사외교정장비)는 교정기관에서 교정한 장비를 사내에서 재 검증한 값
- 사내비교 대상 장비의 보정값 = 기준값 – 사내비교 대상 장비의 지시값

4. 확 인

성 명	시 험 자	승 인 자
	(인)	(인)

7) 사내 검증성적서

사내 검증성적서는 조직의 장비 특성에 따라 다를 수 있다.

25.6 모니터링 및 측정장치관리와 관련된 심사(Audit) 지적 사항 사례

1) 의료기기 제조 및 품질관리 기준, ISO 13485 심사 지적 사항 사례

① 계측기의 교정검사가 정기적으로 실시하지 않았음.

② 계측기의 교정검사 주기가 2 or 3년으로 정하였으나 정한 근거가 명확하지 않음.

③ 신규 구입한 계측기에 대한 교정검사 근거가 없음.

④ 사내교정이 실시되고 있으나, 사내교정 절차/지침이 없으며 합부판정기준이 명확하지 않음.

⑤ 사내교정을 실시한 요원의 자격부여가 이루어지지 않았음.

⑥ 계측기별 허용오차가 관리되고 있지 않았음.

⑦ 계측기가 주기적으로 점검한 근거가 없음.

⑧ 검사용으로 사용된 S/W가 유효성확인이 된 근거가 없고, 정기적으로 점검을 실시하지 않았음.

2) FDA 483 Inspection Observations

① 장비에 대한 교정, 검사, 체크, 유지관리에 대한 절차가 수립되지 않았음.

② 장비에 대한 교정, 검사, 체크, 유지관리가 문서화되지 않았음.

③ 조정, 청소, 유지관리 스케줄이 수립되지 않았음.

④ 교정절차에 규격 및 정확도와 정밀도에 대한 한계치 및 시정조치에 대한 규정이 포함되지 않았음.

⑤ 의도된 목적에 적합하도록 생산에 사용되는 장비의 검사, 측정, 테스트가 수행되지 않았음.

⑥ 특정 요구사항에 적합하도록 사용되는 장비의 적절한 설계, 배치 및 설치가 보장되지 않았음.

⑦ 생산공정에 사용되는 장비의 보수, 조정, 세정 및 사용에 적합하도록 설계, 구성, 배치 및 설치가 되지 않았음.

⑧ 품질에 악영향을 미칠 수 있는 교정장비의 테스트/측정 정확도와 정밀도 기준이 없음.

⑨ 장비 정기점검 스케줄 절차가 수립되지 않았음.

⑩ 장비 정기점검 스케줄에 따른 점검 문서가 없음.

⑪ 장비의 유지활동이 문서화 되지 않았음.

⑫ 장비의 교정일자, 점검, 측정, 테스트 및 차기 교정일자 등이 없음.

출처: 483 report Inspection Observations
http://www.fda.gov/ICECI/Inspections/ucm481432.htm#Devices

요 약

1. 제품실현에 사용되는 모니터링 및 측정장비를 결정하고 관리하는 절차를 수립하여야 한다.

2. 교정주기를 사용빈도 및 중요도에 따라 설정하고 교정검사가 실시된 유효한 장비를 사용하여야 한다.

3. 측정장비의 보정값, 조정값을 확인하여 장비 근처에 비치하고 적용하여야 한다.

4. 측정장비의 유지보수를 위해 일상 점검이 실시되어야 한다.

5. 신규장비 도입시 IQ, OQ, PQ를 실시하여야 한다.

6. 부적합 측정장비 발견시 이전에 수행된 측정값의 유효성을 재확인 하여야 한다.

토론문제

1. 측정장비의 보정값 관리에 대해서 생각해 보자.

2. 장비의 조정이 언제 필요한지 생각해 보자.

3. 사내 비교 교정검사 방법에 대해 생각해 보자

[별표 2] 인정분야 세부분류 및 교정주기(운영요령 제40조 관련)

1. 길이 및 관련 량(Length and related quantities)

101. 복사광의 주파수(Frequency of radiation)
(단위: 개월)

분류 번호	소 분 류 명	교정용 표준기	정밀 계기
10101	레이저 주파수(Laser frequency)	–	24

02. 선형치수(Linear dimension)

분류 번호	소 분 류 명	교정용 표준기	정밀 계기
10201	볼; 강구, 표준구 등 (Balls)	60	12
10202	변위계 교정기 (Extensometer calibrators)	24	12
10203	기계/전기식 콤퍼레이터 (Electrical/mechanical comparators)	24	12
10204	게이지 블록 비교기 (Gauge block comparators)	36	12
10205	링 게이지 비교기 (Ring gauge comparators)	36	12
10206	다이얼/실린더 게이지 시험기 (Dial/cylinder gauge testers)	24	12
10207	닥터 블레이드 (Doctor blades)	–	24
10208	거리측정기; 전기식/레이저/초음파 측정기 (Distance meters; electrooptic/laser/ultrasonic)	36	24
10209	엔드바, 마이크로미터 기준봉 (End bars)	24	12
10210	길이변위계, LVDT (Extensometers, linear displacement transducers)	12	12
10211	틈새 게이지 (Filler gauges)	–	12
10212	필름 어플리케이터 (Film applicators)	12	12
10213	갭 게이지 (Gap gauges)	24	12
10214	게이지 블록, 비교교정 (Gauge blocks, by comparison)	36	24
10215	게이지 블록, 절대교정 (Gauge blocks, by interferometry)	36	24
10216	높이 게이지/측정기 (Height gauges/measuring machines)	24	12
10217	레이저 측장기 (Laser interferometers)	24	24
10218	선 표준 (Line standards)	36	24
10219	리니어 스케일 (Linear scales)	24	24
10220	표준 측장기 (Standard measuring machines)	24	24
10221	마이크로 스케일/표준자 (Micro scales/standard scales)	36	24
10222	공기 마이크로미터; 유압식, 배압식 (Air micrometers)	24	24
10223	전기 마이크로미터 (Electronic micrometers)	12	12
10224	높이 마이크로미터, 받침 블록 (Height micrometers, riser blocks)	36	24
10225	레이저 스캔 마이크로미터 (Laser scan micrometers)	24	24

분류 번호	소 분 류 명	교정용 표준기	정밀 계기
10226	옵티컬 스케일 (Optical scales)	24	24
10227	표준 내/외경 줄자 (Standard tape rules, peripheral gauges)	24	24
10228	원통형 플러그/핀 게이지, 나사 측정용 와이어 게이지 (Cylindrical plug/pin gauges, thread measuring wire gauges)	36	12
10229	래디어스 게이지 (Radius gauges)	24	24
10230	원통형 링 게이지 (Cylindrical ring gauges)	36	24
10231	게이지 블록 단차시편 (Step blocks)	36	24
10232	스텝 게이지/캘리퍼 검사기 (Step gauges)	36	24
10233	테이퍼형 틈새 게이지 (Taper thickness gauges)	–	24
10234	초음파식 두께 측정기 (Ultrasonic thickness gauges)	24	12
10235	두께 측정용 기준 시편; 코팅형, 초음파 시편 (Ultrasonic/coating thickness specimens)	24	24
10236	피막 두께 측정기 (Coating thickness testers)	24	12
10237	토크 암 (Torque arms)	36	36
10238	폭 측정용 기준 시편 (Width measuring specimens)	24	12
10239	회전식 거리 측정기 (Wheel counters)	12	12
10240	레이저 프로브 마이크로미터 (Laser-probe micrometers)	12	12

103. 각도(Angle)

분류 번호	소 분 류 명	교정용 표준기	정밀 계기
10301	각도 비교 측정기 (Angle comparators)	24	12
10302	각도 게이지 블록 (Angle gauge blocks)	36	24
10303	시준기 (Autocollimators)	36	24
10304	각도 정규, 콤비네이션 셋 포함 (Bevel protractors)	–	12
10305	브레이크 테스터 (Brake testers)	–	12
10306	크리노미터; 레이저 포함 (Clinometers)	24	12
10307	콜리메이터 (Collimators)	36	24
10308	미소 각도 설정기, 레벨 콤퍼레이터 (Fine angle generators, level comparators)	24	12
10309	자이로스테이션 (Gyrostations)	12	12
10310	각도 눈금 원판 (Indexing tables)	36	24
10311	평형/각형/전기식 수준기 (Plate/square/electric levels)	24	12
10312	자동 레벨 (Auto levels)	24	24
10313	옵티컬 디바이딩 헤드 (Optical dividing heads)	24	12

분류 번호	소 분 류 명	교정용 표준기	정밀 계기
10314	펜타 프리즘 (Penta-prisms)	36	24
10315	다각형 각도 기준 (Polygons)	36	24
10316	회전 테이블 (Rotary tables)	36	24
10317	사인바, 플레이트, 테이블, 센터 (Sine bars, plates, tables, centers)	36	24
10318	직각도 시험기 (Squareness testers, right angle testers)	24	24
10319	원통 스퀘어 (Cylindrical squares)	60	36
10320	정밀 직각 기준, 직각자 (Precision squares)	24	24
10321	데오도라이트, 트랜지트 (Theodolites, transits)	24	24
10322	각도 변위계 (Angular dislpacement transducers)	12	12
10323	조정 망원경, 시준선 콜리메이터 (Alignment telescopes, line of sight collima-ters)	24	24
10324	측량기 교정장치 (Calibration system for survey instruments)	24	24
10325	지그 트랜지트 (Jig transits)	24	24
10326	레이저 레벨 (Laser levels)	12	12
10327	광학 쐐기 (Optical wedges)	12	12

104. 형상(Form)

분류 번호	소 분 류 명	교정용 표준기	정밀 계기
10401	형상 측정기 (Form testers)	24	24
10402	렌즈 곡률반경 표준물 (Lens/radius standards)	24	24
10403	옵티컬 플랫 측정기 (Optical flat testers)	24	24
10404	옵티컬 플랫 (Optical flats)	24	24
10405	옵티컬 패러렐 (Optical parallels)	24	24
10406	평행 블록 (Parallel blocks)	36	24
10407	정밀 정반 (Precision surface plates)	36	24
10408	윤곽 게이지 (Profile gauges)	36	12
10409	진원도 측정기 (Roundness measurement instruments)	24	12
10410	형상 표준시편 (Form standard specimens)	36	24
10411	진원도 표준/감도시편 (Roundness standard/roundness magnification standard specimens)	36	24
10412	스트레이트 엣지 (Straight edges)	24	12
10413	곧은자 (Straight rules)	-	24
10414	진직도 측정기 (Straightness measuring machines)	24	12

분류 번호	소 분 류 명	교정용 표준기	정밀 계기
10415	테스트 바 (Test bars)	24	12
10416	구면계 (Spherometers)	12	12

105. 복합형상(Complex geometry)

분류 번호	소 분 류 명	교정용 표준기	정밀 계기
10501	전구용 베이스 게이지 (Base gauges for electric bulb)	–	12
10502	벤치 센터 (Bench centers)	36	12
10503	접촉식 좌표 측정기 (Contact coordinate measuring machines)	24	24
10504	비접촉식 좌표 측정기 (Non-contact coordinate measuring machines)	24	12
10505	게이지 블록 부속품 (Gauge block accessories)	60	36
10506	기어 측정기 (Gear measuring instruments)	24	12
10507	기어 표준물 (Gear standards)	36	24
10508	경도시험기 측정자 (Hardness indenters)	24	12
10509	레이저 측량기 (Laser scan surveys)	24	12
10510	레이저 트랙커 (Laser trackers)	24	12
10511	측정현미경, 측정투영기 (Measuring microscopes, profile projectors)	24	24
10512	측미 현미경 (Micro measuring microscopes)	24	24
10513	오리피스 플레이트 (Orifice plates)	–	24
10514	테이퍼 플러그 게이지 (Taper plug gauges)	24	24
10515	테이퍼 링 게이지 (Taper ring gauges)	24	24
10516	비접촉식 표면 거칠기 측정기 (Non-contact optical roughness testers)	36	24
10517	촉침식 표면 거칠기 측정기 (Stylus type roughness testers)	24	24
10518	전구용 소켓 게이지 (Socket gauges for electric bulb)	–	12
10519	표면 거칠기 표준 및 비교시편 (Roughness standard/comparison specimens)	24	12
10520	스플라인 세레이션 게이지 (Spline and serration gauges)	–	12
10521	테이퍼 측정기 (Taper measurement instruments)	24	12
10522	캘리퍼 나사 게이지 (Thread caliper gauges)	12	12
10523	나사 측정기 (Thread measuring machines)	24	12
10524	나사 피치 측정기 (Thread pitch measuring machines)	24	12
10525	나사 플러그 게이지 (Thread plug gauges)	24	24
10526	테이퍼 나사 플러그 게이지 (Taper thread plug gauges)	24	24
10527	나사 링 게이지 (Thread ring gauges)	24	24

분류 번호	소 분 류 명	교정용 표준기	정밀 계기
10528	테이퍼 나사 링 게이지 (Taper thread ring gauges)	24	24
10529	브이 블록 및 박스 블록 (V-blocks, box blocks)	24	24
10530	위치게이지 (Position gauges)	12	12
10531	전자/원자간력 현미경 (SEM/TEM/SPM/AFM microscopes)	12	12

106. 기타 길이 관련량(Various dimensional)

분류 번호	소 분 류 명	교정용 표준기	정밀 계기
10601	내/외측/기어 이두께 캘리퍼, 캘리퍼 게이지 (Inside/outside/gear tooth calipers, caliper gauges)	12	12
10602	크립토미터 (Cryptometers)	12	12
10603	실린더/보어 게이지 (Cylinder/bore gauges)	12	12
10604	깊이게이지, 깊이마이크로미터; 다이얼형 포함 (Depth gauges, depth micrometers)	12	12
10605	다이얼/디지털 게이지 (Dial/digital gauges)	12	12
10606	기선장 (Geodesic baselines)	24	24
10607	GPS 측량기 (GPS surveys)	24	12
10608	그라인드 게이지 (Grind gauges)	-	12
10609	지침 측미기, 테스트 인디케이터 (Micro indicators, test indicators)	12	12
10610	마이크로미터 헤드 (Micrometer heads)	24	12
10611	3점 마이크로미터 (3-point micrometers)	-	12
10612	내측 마이크로미터 (Inside micrometers)	-	12
10613	외측 마이크로미터 (Outside micrometers)	-	12
10614	재귀반사체 옵셋 (Offset of retroreflectors)	24	12
10615	입자 계수기 (Particle counters)	12	12
10616	면적계 (Planimeters)	24	12
10617	표준 체 (Standard sieves)	-	12
10618	토탈 스테이션 (Total stations)	36	24
10619	수위계 (Water level meters)	12	12
10620	용접 게이지 (Welding gauges)	-	12
10621	광학식 마이크로미터 (Optical micrometers)	12	12

2. 질량 및 관련 량(Mass and related quantities)

201. 질량(Mass)

분류 번호	소 분 류 명	교정용 표준기	정밀 계기
20101	자동 콘베이어 저울 (Auto-conveyor scale balances)	-	12
20102	자동 호퍼 저울 (Auto-hopper scale balances)	-	12
20103	자동 계량 포장저울 (Auto-packer scale balances)	-	12
20104	축중기 (Axle weigher balances)	-	12
20105	부등비 접시 수동 저울 (Counter beam balances)	-	24
20106	판 지시 저울 (Dial platform scale balances)	-	24
20107	매달림 지시 저울 (Dial swing scale balances)	-	24
20108	반 지시 맞 저울 (Direct reading balances)	24	12
20109	전기식 지시 저울 (Electric balances)	24	12
20110	수동 맞 저울 (Equal arm balances)	24	12
20111	매달림 수동 저울 (Manual swing scale balances)	-	24
20112	판수동/플랫트 폼 저울 (Platform scale balances)	-	24
20113	접시 지시 저울, 스프링 지시 저울 (Spring scale balances)	-	24
20114	등비 접시 수동 저울 (Trip balances)	-	24
20115	질량 선별기 (Weight difference checkers)	-	24
20116	분동 및 추 (Weights)	24	24

202. 힘(Force)

분류 번호	소 분 류 명	교정용 표준기	정밀 계기
20201	힘 교정기 (Force calibration machines)	60	-
20202	힘 측정기 (Force measuring devices)	12	12
20203	인장 및 압축 시험기 (Tension/compression testing machines)	-	12
20204	푸쉬풀 게이지 (Push-pull gauges)	-	12

203. 토크(Torque)

분류 번호	소 분 류 명	교정용 표준기	정밀 계기
20301	토크 교정기 (Torque calibration machines)	60	-
20302	토크 측정기 (Torque measuring devices)	12	12
20303	토크 렌치 및 토크 드라이버 (Torque wrenches/drivers)	-	6

204. 압력(Pressure)

분류 번호	소 분 류 명	교정용 표준기	정밀 계기
20401	고도계 (Altimeters)	12	12
20402	액주형 압력계; 경사관, U자관, 단관식 등 (Manometers)	-	24
20403	공압 분동식 압력계 (Pneumatic pressure ballances)	60	24
20404	유압 분동식 압력계 (Hydraulic pressure ballances)	60	24
20405	동·정압(고도·속도계) 시험기 (Air data test systems)	12	12
20406	절대압계; 다이얼, 디지털, 기압계, 기록계 등 (Absolute pressure gauges)	12	12
20407	혈압계 (Blood pressure gauges)	24	12
20408	연성 압력계 (Compound pressure gauges)	-	12
20409	차압계; 디지털, 다이얼 포함 (Differential pressure gauges)	12	12
20410	동압용 압력계; 공압, 유압 (Dynamic pressure gauges)	12	12
20411	게이지압용 압력계; 다이얼, 디지털, 기록계 등 (Gauge pressure gauges)	12	12
20412	압력 변환기/전송기 (Pressure transducers/transmitters)	12	12
20413	다이얼형 진공계 (Dial type vacuum gauges)	-	12
20414	수심계(Water Depth meters)	12	12

205. 진공(Vacuum)

분류 번호	소 분 류 명	교정용 표준기	정밀 계기
20501	용량형 진공계 (Capacitance diaphragm gauges)	12	12
20502	점성 진공계 (Spinning rotor gauges)	12	12
20503	이온 진공계 (Ionization gauges)	12	12
20504	열전도형 진공계; 피라니, 열전대, 컨벡트론 등 (Thermal conductivity gauges; pirani, thermocouple, convectron, etc.)	12	12
20505	표준리크 및 헬륨리크 검출기 (Standard leaks, Helium leak detectors)	24	24

206. 부피(Volume)

분류 번호	소 분 류 명	교정용 표준기	정밀 계기
20601	유리제 부피계; 타 재질 포함 (Volumetric glasswares)	60	36
20602	비중병; 스테인리스 스틸 포함 (Pycnometers)	60	36
20603	우량계 (Rain gauges)	24	24
20604	표준부피용기 (Standard volume vessels)	60	36
20605	콘크리트 공기량 시험기 (Concrete air content meters)	-	12
20606	피스톤식 부피계 (Piston type volume meters)	12	12

207. 밀도(Density)

분류 번호	소 분 류 명	교정용 표준기	정밀 계기
20701	가스 밀도계 (Gas density meters)	18	12
20702	액체 밀도계 (Liquid density meters)	24	12
20703	고체 밀도계 (Solid density meters)	12	12
20704	염도계 (Salinity meters)	12	12
20705	당도계 (Sucrose meters)	12	12
20706	액체용 부액계; 밀도, 비중, 알코올도, API도, 보메도, 당도, 우유도, 토양도, 염도, LPG 등 (Hydrometers; density, specific gravity, alcohol, API, baume, sugar, milk, soil, salinity, LPG, etc.)	60	36
20707	염화물 측정기 (Chloride meters)	12	12

208. 점도(Viscosity)

분류 번호	소 분 류 명	교정용 표준기	정밀 계기
20801	동점도계; 모세관형 점도계 등 (Kinematic viscometers; capillary, etc.)	36	12
20802	회전형 동점도계 (Dynamic viscometers; rotaional, etc.)	12	12

209. 유체유동(Fluid flow)

분류 번호	소 분 류 명	교정용 표준기	정밀 계기
20901	열선형 유속계 (Anemometers; hot-wire)	12	12
20902	피토관 유속계 등 (Anemometers; pitot tube, etc.)	12	12
20903	기체용 중량식 유량계 교정장치 (Gas flowmeter calibrators; gravimetric)	24	12
20904	기체용 부피식 유량계 교정장치 (Gas flowmeter calibrators; volumetric)	24	12
20905	액체용 중량식 유량계 교정장치 (Liquid flowmeter calibrators; gravimetric)	24	12
20906	액체용 부피식 유량계 교정장치 (Liquid flowmeter calibrators; volumetric)	24	12
20907	액체용 유속계 (Current meters)	12	12
20908	기체용 차압 유량계 (Gas flowmeters; differential pressure)	12	12
20909	액체용 차압 유량계 (Liquid flowmeters; differential pressure)	12	12
20910	액체용 전자기 유량계 (Liquid flowmeters; electromagnetic)	18	12
20911	기체용 열식 질량 유량계 (Gas flowmeters; thermal mass, etc.)	18	12
20912	액체용 코리올리식 질량 유량계 (Liquid flowmeters; Coriolis, etc.)	18	12
20913	개수로 유량계 (Liquid flowmeters; open channel, etc.)	18	12
20914	기체용 용적 유량계 (Gas flowmeters; positive displacement)	18	12

분류 번호	소 분 류 명	교정용 표준기	정밀 계기
20915	액체용 용적 유량계 (Liquid flowmeters; positive displacement)	18	12
20916	기체용 터빈 유량계 (Gas flowmeters; turbine)	12	12
20917	액체용 터빈 유량계 (Liquid flowmeters; turbine)	12	12
20918	기체용 초음파 유량계 (Gas flowmeters; ultrasonic)	18	12
20919	액체용 초음파 유량계 (Liquid flowmeters; ultrasonic)	18	12
20920	기체용 면적 유량계 (Gas flowmeters; variable area)	18	12
20921	액체용 면적 유량계 (Liquid flowmeters; variable area)	18	12
20922	기체용 와 유량계 (Gas flowmeters; vortex)	18	12
20923	액체용 와 유량계 (Liquid flowmeters; vortex)	18	12
20924	레이저 도플러 유속계 (Anemometers; laser Doppler)	12	12
20925	회전형 유속계 (Anemometers; vane, etc.)	12	12

210. 경도(Hardness)

분류 번호	소 분 류 명	교정용 표준기	정밀 계기
21001	브리넬 경도시험기 (Brinell hardness testers)	12	12
21002	로크웰 경도시험기 (Rockwell hardness testers)	12	12
21003	쇼어 경도시험기 (Shore hardness testers)	12	12
21004	비커스 경도시험기 (Vickers hardness testers)	12	12
21005	듀로미터 경도시험기 (Durometer hardness testers)	12	12
21006	리브 경도시험기 (Leeb hardness testers)	12	12
21007	누르개 (Indenters)	24	24

211. 충격(Impact)

분류 번호	소 분 류 명	교정용 표준기	정밀 계기
21101	충격강도 시험기;최대충격지시계,충격기록계, 과부하 충격지시계 등 (Impact strength testers)	12	12
21102	샤르피 충격시험기 (Charpy impact testers)	12	12
21103	아이조드 충격시험기 (Izod impact testers)	12	12

3. 시간 및 주파수(Time & Frequency)

301. 시간/주파수(Time & Frequency)

분류 번호	소 분 류 명	교정용 표준기	정밀 계기
30101	시각차이/정밀시계 (Clock/chronometers)	12	12
30102	주파수 표준기 (Frequency standards)	12	12
30103	주파수 발생기 (General frequency sources)	12	12
30104	주파수 측정기/계수기 (Frequency meters/counters)	12	12
30105	시간간격 발생기 (Time interval sources)	12	12
30106	시간간격 측정기, 초시계 및 타이머 (Time interval meters/stop watches/timers)	12	24

302. 속도/회전수(Velocity & revolution)

분류 번호	소 분 류 명	교정용 표준기	정밀 계기
30201	표준 회전수 발생장치 (Standard RPM generators)	12	12
30202	접촉식 회전 속도계 (Contact type tachometers)	12	12
30203	광 회전 속도계 (Photo tachometers/stroboscopes)	12	12
30204	속도 측정기 (Speed meters)	12	12
30205	와우-후러터 발생장치 (Wow-flutter generators)	12	24
30206	와우-후러터 미터 (Wow-flutter meters)	12	12

4. 전기 · 자기/전자파(Electricity & magnetism)

401. 직류(DC voltage & current)

분류 번호	소 분 류 명	교정용 표준기	정밀 계기
40101	직류 전류계 (DC ammeters)	12	12
40102	직류 전압전류 변환기 (Transconductance amplifiers)	12	12
40103	직류 전압/전류 교정기 (DC voltage/current calibrators)	12	12
40104	전기식 온도 교정기 (센서 미포함) (Electrical temperature calibrators)	12	12
40105	직류용 분류기 (DC current shunts)	18	18
40106	검류계 (Galvanometers/null detectors)	12	12
40107	전위차계 (Potentiometers)	12	12
40108	직류 전원 공급기 (DC power supplies)	12	12
40109	표준 전지 (Standard cells)	18	18
40110	직류 전압 분할기 (DC voltage dividers)	18	18
40111	전자형 직류 기준전압 (DC voltage standards)	12	12

분류 번호	소 분 류 명	교정용 표준기	정밀 계기
40112	직류 전압계/차동 전압계 등 (DC voltmeters)	12	12
40113	정전기/이온 측정기 (Static/ionic voltmeters)	12	12

402. 지항, 용량 및 인덕턴스(Resistance, capacitance and inductance)

분류 번호	소 분 류 명	교정용 표준기	정밀 계기
40201	용량 브리지/지시기 (Capacitance bridges/indicators)	12	12
40202	계단식 용량기 (Decade capacitors)	12	12
40203	고압용 용량기 (High voltage capacitors)	12	12
40204	표준 용량기 (Standard capacitors)	12	12
40205	접지 저항 측정기 (Earth testers)	12	12
40206	인덕턴스 브리지/지시기 (Inductance bridges/indicators)	12	12
40207	유도성 전압분할기 (Inductive voltage dividers)	12	12
40208	유도기, 계단식 유도기 등 (Inductors)	12	12
40209	상호 인덕터 (Mutual inductors)	12	12
40210	절연시험기 (Insulation testers)	12	12
40211	Q-미터 (Q-meters)	12	12
40212	저 저항 비교측정장치 (Direct reading ratio sets)	12	12
40213	저항 브리지 및 유사장비 (Resistance bridges & similar instruments)	18	18
40214	저항 측정기, 고저항 측정기 등 (Resistance meters)	12	12
40215	저항기, 표준저항, 계단식 저항, 고저항 등 (Resistors)	18	12
40216	전기식 전도도 측정기 (Electrical conductivity meters)	12	12
40217	임피던스 브리지/LCR 미터 (Impedance bridges/LCR meters)	12	12

403. 교류 및 교류 전력(AC voltage, current & power)

분류 번호	소 분 류 명	교정용 표준기	정밀 계기
40301	교류 전류계 (AC ammeters)	12	12
40302	클램프형 전류계/전압계 (Clamp ammeters/voltmeters)	12	12
40303	교류 전압/전류 교정기 (AC voltage/current calibrators)	12	12
40304	전력계 교정기 (Wattmeter calibrators)	12	12
40305	교류 전류 분류기 (AC current shunts)	36	24
40306	위상각 발생기 (Phase angle generators, synchro resolve generators)	12	12
40307	전압 전류 위상계 (Voltage/current phase angle meters/synchro resolve meters)	24	12

분류 번호	소 분 류 명	교정용 표준기	정밀 계기
40308	전압 변성기 시험기 (Potential transformer test sets)	12	12
40309	전압 변성기 (Potential transformers)	36	24
40310	역률계, 무효율계 등 (Power factor meters)	12	12
40311	교류 전력계; 피상, 고조파 및 무효 전력계 등 (AC power meters)	12	12
40312	교류 전원 공급기 (AC power supplies)	12	12
40313	내전압/전기 안전 시험기 (Puncture/safety testers)	12	12
40314	전력 기록계 (Power recorders)	12	12
40315	전류 변성기 시험기 (Current transformer test sets)	12	12
40316	전류 변성기 (Current/turn current coil transformers)	36	24
40317	저주파용 열전압 변환기 (LF thermal voltage converters)	12	12
40318	교류 전압계; 전위차, 실효치 (AC voltmeters)	12	12
40319	적산 전력량계, 피상 및 무효 전력량계 등 (Watt hour meters)	12	12
40320	펄스형 고전압 대전류 측정기/용접전류 측정기 (Pulsed high voltage & current meters/welding current meters)	12	12
40321	비례 변성기 (Ratio transformers)	18	12
40322	전기장 측정기 (Electric field meters)	12	12

404. 기타 직류 및 저주파측정(Other DC & LF measurements)

분류 번호	소 분 류 명	교정용 표준기	정밀 계기
40401	저주파 증폭기, 챠지/전압 증폭기 등 (LF amplifiers)	12	12
40402	직류/저주파 감쇠기 (DC/LF attenuators)	24	12
40403	멀티미터 교정기; 하부속성 개별 인정 (Multimeter calibrators)	12	12
40404	파형 측정기 교정기 (Oscilloscope calibrators)	12	12
40405	CD/DVD 미터/분석기 (CD/DVD meters/analyzers)	12	12
40406	영상 신호 발생기 (Video signal generators)	12	12
40407	오디오 분석기/왜율 미터 (Audio distortion analyzers/meters)	12	12
40408	저주파용 여파기 (LF filters)	24	24
40409	저주파 신호 분석기, 가청주파수 분석기 등 (LF/audio signal analyzers)	12	12
40410	전원 주파수계 (Line frequency meters)	12	12
40411	다기능 파형 발생기, 구형파 발생기 등 (Function generators)	12	12
40412	제네스코프 (Genescopes)	12	12
40413	직·교류 고전압계 (AC/DC high voltage voltmeters)	12	12
40414	저주파 임펄스 발생기 (LF impulse generators)	12	12

분류 번호	소 분 류 명	교정용 표준기	정밀 계기
40415	지터 미터 (Jitter meters)	12	12
40416	누설전류 시험기 (Leakage current testers)	12	12
40417	직/교류 전자부하 (Electronic AC/DC loads)	12	12
40418	변조도 측정기 (Modulation meters)	12	12
40419	아날로그/디지털 멀티미터; 하부 속성 개별 인정 (Analogue/digital multimeters)	12	12
40420	잡음 전압 측정기 (Noise meters)	12	12
40421	파형 측정기 (Oscilloscopes)	12	12
40422	저주파 위상계 (LF phase meters)	12	12
40423	랜덤파형 발생기 (Random wave generators)	12	12
40424	전압 전류 기록계 (Voltage/current recorders)	12	12
40425	릴레이 시험기 (Relay test sets)	12	12
40426	LF 신호 발생기 (LF signal generators)	12	12
40427	저주파 스펙트럼 분석기 (LF spectrum analyzers)	12	12
40428	스포트 신호발생기 (Spot generators)	12	12
40429	스위프 발생기 (Sweep generators)	12	12
40430	신호 변환기 (Signal transducers)	12	12
40431	교류·직류 비교기 (AC-DC transfer standards)	24	24
40432	트란지스터 특성 곡선 측정기 (Transistor curve tracers)	12	12
40433	파형 분석기 (Waveform analyzers)	12	12
40434	직/교류 고전압 출력기 (AC/DC high voltage generators)	12	12
40435	직/교류 고전압 프로브 (AC/DC high voltage probes)	12	12
40436	논리 회로분석기 (Logic analyzers)	12	12
40437	전화기 시험기 (Telephone testers)	12	12
40438	영상 신호 분석기 (Video signal analyzers)	12	12

405. 저주파 전자기장(Low frequency electric & magnetic field)

분류 번호	소 분 류 명	교정용 표준기	정밀 계기
40501	코일 시스템 (Coil systems)	12	12
40502	철손 검사기 (Core loss testing sets)	12	12
40503	자속 미터 (Flux meters)	12	12
40504	플럭스 원 (Flux sources)	12	12
40505	저자기장 측정기 (LF Gauss meters)	12	12

분류 번호	소 분 류 명	교정용 표준기	정밀 계기
40506	자기이력 곡선계 (Magnetic hysteresis graph systems)	12	12
40507	자기장 시험기 (Magnetic test sets)	12	12
40508	마그네토미터 (Magnetometers)	12	12
40509	진동시편 마그네토미터 (Vibrating sample magnetometers)	12	12
40510	표준 자석 (Reference/standard magnets)	12	12
40511	탐색 코일 (Search coils)	12	12
40512	와류 시험블럭 (Eddy current test blocks)	12	12

406. RF 측정(Radio frequency measurement)

분류 번호	소 분 류 명	교정용 표준기	정밀 계기
40601	고주파 증폭기 (RF amplifiers)	12	12
40602	동축형 감쇠기 (Coaxial attenuators)	24	12
40603	도파관형 감쇠기 (Waveguide attenuators)	24	12
40604	비트에러율 테스터 (BER(Bit Error Rate) testers)	12	12
40605	버스트 펄스 발생기 (Burst pulse generators)	12	12
40606	감쇠기 교정기 (Attenuator calibrators)	24	12
40607	고주파 전력 측정기 교정기 (RF power meter calibrators)	12	12
40608	EMC용 변환기 (EMC transducers; current probes, absorbing clamps, etc.)	12	12
40609	40609 지연선 (Delay lines)	24	24
40610	동축형 방향성 결합기/분배기 (Coaxial directional couplers/splitters)	12	12
40611	도파관형 방향성 결합기 (Waveguide directional couplers)	12	12
40612	통신 시스템 (DS1/DS3 communications systems)	12	12
40613	정전기 발생기 (Electrostatic discharge generators)	12	12
40614	EMC 수신기 (EMC receivers)	12	12
40615	고주파/전자파 여파기 (RF filters)	12	12
40616	고주파 임피던스 미터 (RF impedance meters)	12	12
40617	고주파 임펄스 발생기 (RF impulse generators)	12	12
40618	전원 임피던스 안정화 회로망 (Line impedance stabilization networks; LISN, CDN, ISN, etc.)	12	12
40619	동축형 표준 부정합 (Coaxial standard mismatches)	24	12
40620	도파관형 표준 부정합 (Waveguide standard mismatches)	24	12
40621	이동통신 종합시험기 (Mobile communication test sets)	12	12
40622	변조계 (Modulation meters)	12	12

분류 번호	소 분 류 명	교정용 표준기	정밀 계기
40623	회로망 분석기 (Network analyzers)	12	12
40624	잡음계수 측정기 (Noise figure meters)	12	12
40625	잡음 발생기 (Noise generators)	12	12
40626	잡음 충격파 시험기 (Noise impulse simulators)	12	12
40627	고주파 위상잡음 측정기 (RF phase noise meters)	12	12
40628	동축형 잡음원 (Coaxial noise sources)	12	12
40629	도파관형 잡음원 (Waveguide noise sources)	12	12
40630	고·저온 잡음 표준기 (Hot/cold noise standards)	24	12
40631	고주파 위상계 (RF phase meters)	12	12
40632	동축형 위상 천이기 (Coaxial phase shifters)	12	12
40633	도파관형 위상 천이기 (Waveguide phase shifters)	12	12
40634	고주파 미소전압 측정기 (RF micro-potentiometers)	12	12
40635	고주파 전력 측정기 (RF power meters)	12	12
40636	다이오드 전력 감지기 (Diode power sensors)	12	12
40637	열전대 전력 감지기 (Thermocouple power sensors)	12	12
40638	펄스 발생기 (Pulse generators)	12	12
40639	레이더 시험장치 (Radar test sets)	12	12
40640	고주파 신호 발생기 (RF signal generators)	12	12
40641	고주파 스펙트럼 분석기 (RF spectrum analyzers)	12	12
40642	속도 측정기 (RF speed guns)	6	6
40643	서지 발생기 (Surge generators)	12	12
40644	정재파비 측정기, 스로티드 라인 등 (SWR meters)	12	12
40645	고주파 터미네이션 (RF terminations)	12	12
40646	동축형 서미스터 마운트 (Coaxial thermistor mounts)	12	12
40647	도파관형 서미스터 마운트 (Waveguide thermistor mounts)	12	12
40648	전송 장애 측정시험기 (Transmission trouble testers)	12	12
40649	열전압 변환기 (RF thermal voltage converters)	12	12
40650	고주파 전압계 (RF voltmeters)	12	12
40651	벡터 전압계 (Vector voltmeters)	12	12
40652	전자기장의 세기 측정기 (Field strength meters)	12	12
40653	변조 신호 발생기 (AM/FM test sources)	24	12
40654	딥 시뮬레이터 (Dip simulators)	12	12

407. 전자 기장의 세기 및 안테나(Field strength & antenna)

분류 번호	소 분 류 명	교정용 표준기	정밀 계기
40701	누설 전자파 측정기 (Microwave leakage monitors)	12	12
40702	프로브 류 (Probes)	12	12
40703	이극 안테나 류 (Dipole antennas)	24	24
40704	환상 안테나 류 (Loop antennas)	24	24
40705	단극 안테나 류 (Monopole antennas)	24	24
40706	전자파 방사 모니터 (Microwave radiation hazard monitors)	12	12
40707	혼 안테나 류 (Horn antennas)	24	12

5. 온도 및 습도(Temperature & humidity)

501. 접촉식 온도(Contact thermometry)

분류 번호	소 분 류 명	교정용 표준기	정밀 계기
50101	온도 발생장치; 오븐, 전기로, 액체항온조, 빙점조, 드라이블럭교정기 등 (Temperature generators: ovens, furnaces, isothermal liquid baths, ice-point baths, dry-block calibrators)	12	12
50102	온도 지시계; 지시/기록/조절계, 온도 교정기 등 (Temperature indicators/recorders/controllers, temperature calibrators)	12	12
50103	유리제 온도계; 유리제온도계, 벡크만 온도계 등 (Glass thermometers; liquid-in-glass, Beckmann)	12	12
50104	저항식 온도계; 백금저항온도계, 측온저항체, 써미스터 등 (Resistance thermometers; SPRT, IPRT, thermistors, etc.)	24	12
50105	열팽창식 온도계; 바이메탈 온도계, 기체 또는 액체 충만식 온도계 등 (Thermal expansion thermometers; bimetal, gas or liquid type)	-	12
50106	열전대; 귀금속, 비금속, 순금속, 특수 등 (Thermomecouples: noble metal, base metal, pure metal, special type, etc.)	12	12
50107	온도 변환기 (Temperature transducers)	12	12
50108	1차 고정점 셀 및 구현장치 (Primary fixed-point cells and apparatus)	84	84
50109	기타 온도계; 수정/반도체/광섬유 온도계 등 (Others; quartz, semiconductivity, optical fiber, etc.)	12	12

502. 비 접촉식 온도(Non contact thermometry)

분류 번호	소 분 류 명	교정용 표준기	정밀 계기
50201	1차 복사고정점 셀 및 구현장치 (Non-contact type primary fixed-point cells and apparatus)	84	84

분류 번호	소 분 류 명	교정용 표준기	정밀 계기
50202	표준램프 (Standard strip lamps)	24	24
50203	광고온계 (Optical pyrometers)	12	12
50204	복사온도계 (Standard radiation thermometers)	12	12
50205	복사열 영상측정장치 (Thermal image apparatus)	12	12
50206	흑체로 (Blackbody furnaces)	24	24
50207	기타온도계; 귀 체온계 등 (Others; ear thermometers, etc.)	12	12

503. 습도(Humidity)

분류 번호	소 분 류 명	교정용 표준기	정밀 계기
50301	노점 습도계; 냉각거울, 알루미나 박막 등 (Dew-point hygrometers; chilled mirror, alumina thin film, etc.)	12	12
50302	상대습도 습도계; 고분자 박막, 모발 등 (Relative humidity hygrometers; polimer thin film, hair, etc.)	12	12
50303	건습구 습도계; 아스만 통풍, 저항온도계식 등 (Psychrometers; Assmann ventilated, PRT type, etc.)	12	12
50304	온·습도 기록계; 자기온습도기록계 등 (Temperature humidity recorders; hygrothermograph, etc.)	–	12
50305	노점/상대습도 변환기 (Transducers; dew-point/relative humidity)	12	12
50306	습도 발생장치; 이압력식/이온도식/분류식 습도발생장치, 항온항습기 등 (Humidity generators; two-pressure, two-temperature, flow mixing humidity gererator, constant temperature and humidity chamber, etc.)	12	12
50307	기타 습도계; 광자감쇠분광법, 석영미소질량법, P2O5 전기분해법, 적외선 센서 등 (Others; CRDS, QCM, P2O5 electrolytic, Infrared sensor, etc.)	12	12

504. 수분(Moisture)

분류 번호	소 분 류 명	교정용 표준기	정밀 계기
50401	곡물 수분계 (Cereal moisture meters)	12	12
50402	목재 수분계 (Wood moisture meters)	12	12
50403	종이 수분계 (Paper moisture meters)	12	12

6. 음향 및 진동(Sound & vibration)

601. 음향(Sound in air)

분류 번호	소 분 류 명	교정용 표준기	정밀 계기
60101	청력계 (Audiometers)	12	12

분류 번호	소 분 류 명	교정용 표준기	정밀 계기
60102	음향 교정기; 음압 레벨 교정기, 피스톤 폰 (Sound calibrators)	12	12
60103	모의 귀 (Ear simulators)	12	12
60104	마이크로폰 (Microphones)	12	12
60105	기준 음원 (Reference sound sources)	12	12
60106	소음계 (Sound level meters)	12	12

602. 수중 음향(Sound in water)

분류 번호	소 분 류 명	교정용 표준기	정밀 계기
60201	초음파 하이드로폰 (Ultrasonic hydrophones)	12	12
60202	초음파 변환기 (Ultrasound transducers)	12	12
60203	초음파 파워 측정기 (Ultrasonic power meters)	12	12
60204	초음파 파워 교정기 (Ultrasonic power calibrators)	–	12
60205	수중음향 하이드로폰 (Non-ultrasonic hydrophones)	–	12

602. 진동(Vibration)

분류 번호	소 분 류 명	교정용 표준기	정밀 계기
60301	진동 교정기 (Vibration calibrators)	12	12
60302	진동 변환기 (Vibration transducers)	12	12
60303	진동 측정기 (Vibration measuring instruments)	12	12
60304	회전 진동 교정기 (Angular vibration calibrators)	12	12
60305	회전 진동 변환기 (Angular vibration transducers)	12	12
60306	회전 진동 측정기 (Angular vibration measuring instruments)	12	12

7. 광량(Photometry & radiometry)

701. 광도(Photometry)

분류 번호	소 분 류 명	교정용 표준기	정밀 계기
70101	광조도계 (Iluminance meters)	24	12
70102	광휘도계 (Luminance meters)	24	12
70103	전광선속계 (Total luminous flux meters)	24	12
70104	광도계 (Luminous intensity meters)	24	12

702. 광원 및 검출기(Property of detectors & sources)

분류 번호	소 분 류 명	교정용 표준기	정밀 계기
70201	흑체 복사 광원 (Blackbody radiation sources)	12	12
70202	색온도 측정기 (Color temperature meters)	12	12
70203	색온도 표준전구 (Color temperature standard lamps)	50h	50h
70204	색채계; 광원색 (Colorimeters; source color)	24	12
70205	복사조도계 (Irradiance meters)	24	12
70206	레이저 에너지미터 (Laser energy meters)	24	12
70207	레이저 출력계 (Laser power meters)	24	12
70208	LED 표준광원 (Standard LED light sources)	12	12
70209	전광선속 표준전구 (Total luminous flux standard lamps)	50h	50h
70210	광검출기 (Optical detectors)	24	12
70211	일사계 (Pyranometers and pyrheliometers)	24	12
70212	복사계 (Radiometers)	24	12
70213	디스플레이 색채 분석기; 광휘도, 색좌표, 화이트밸런스 등 (Display color analyzers; luminance, chromaticity, white balance, etc.)	24	12
70214	광도 표준전구 (Luminous intensity standard lamps)	100h	100h
70215	분광복사조도 표준전구 (Spectral irradiance standard lamps)	50h	50h
70216	전분광복사선속 표준전구 (Total spectral radiant flux standard lamps)	50h	50h
70217	광휘도 표준광원 (Luminance standard sources)	12	12
70218	분광복사휘도 표준광원 (Spectral radiance standard sources)	12	12
70219	자외선 복사조도계 (UV irradiance meters)	12	12
70220	분광복사조도계 (Spectral irradiance meters)	24	12
70221	전분광복사선속계 (Total spectral radiant flux meters)	24	12
70222	분광복사휘도계 (Spectral radiance meters)	24	12
70223	분광복사도계 (Spectral radiant intensity meters)	24	12

703. 매질특성(Property of materials)

분류 번호	소 분 류 명	교정용 표준기	정밀 계기
70301	색채계; 물체색 (Colorimeters; material color)	24	12
70302	색채 표준용 필터 (Color standard filters)	12	12
70303	색채 표준용 종이, 페인트 (Color standard papers/paints)	12	6
70304	색채 표준판 (Color standard tiles)	12	6
70305	디옵터미터 (Dioptometers)	24	12

분류 번호	소 분 류 명	교정용 표준기	정밀 계기
70306	광택도계 (Gloss meters)	24	12
70307	광택도 표준판 (Gloss standard plates)	12	6
70308	산란투과도계 (Haze meters)	24	12
70309	산란투과도 표준판 (Haze standard plates)	12	6
70310	간섭계 (Interferometers)	24	12
70311	렌즈 시험기 (Lens testers)	24	12
70312	렌즈미터 (Lens meters)	24	12
70313	광학 밀도 표준필터 (Optical density standard filters)	12	12
70314	광학 밀도 표준 단계표 (Optical density step tablets)	6	6
70315	광학 밀도계 (Optical densitometers)	12	12
70317	편광계 (Polarimeters)	24	12
70318	편광 보상기 (Polarization compensators)	12	12
70319	반사율계 (Reflectance meters)	24	12
70320	확산 반사율계 (Diffuse-reflectance meters)	24	12
70321	굴절률계 (Refractometers)	24	12
70322	비색계 (Color comparators)	24	12
70323	투과율계 (Transmittance meters)	24	12
70324	백색도계 (Whiteness meters)	24	12
70325	분광광도계; 푸리에 변환식 적외선 분광광도계 포함 (Spectrophotometers including FT-IR spectrophotometers)	24	12
70326	파장기준물; 흡수셀, 대역필터 등 (Wavelength reference materials; absorption cell, bandpass filter, etc.)	24	24
70327	재귀반사계; 재귀반사휘도계수 (Retroreflectometers; coefficient of retroreflected luminance)	24	12
70328	재귀반사계; 재귀반사광도계수 (Retroreflectometers; coefficient of retroreflected luminous intensity)	24	12

704. 광통신(Fiber optics)

분류 번호	소 분 류 명	교정용 표준기	정밀 계기
70401	브릴루앙 시간영역 광반사계 (Brillouin optical time domain reflectometers; B-OTDR)	12	12
70402	광대역광원 (Broadband light sources)	12	12
70403	파장기준 가스셀, 광통신파장 대역; 아세틸렌, 시안화수소, 일산화탄소 등 (C_2H_2, HCN, CO, etc.)	24	24

분류 번호	소 분 류 명	교정용 표준기	정밀 계기
70404	색분산 분석기 (Chromatic dispersion analyzers)	12	12
70405	광섬유특성측정기 (Effective area, cut-off wavelength, MFD)	12	12
70406	광섬유 기하구조 측정기 (Fiber geometry testers)	12	12
70407	광섬유 인장강도 측정기 (Fiber strain testers)	12	12
70408	다채널 레이저 광원 (Multichannel laser sources)	12	12
70409	광증폭특성 측정기 (Optical amplifier measuring systems)	12	12
70410	광감쇠기 (Optical attenuators)	12	12
70411	광결합기 (Optical couplers)	12	12
70412	광섬유 출력계 (Fiber-optic power meters)	12	12
70413	광감쇠량측정기 (Optical loss testers)	12	12
70414	저간섭성 광반사계 (Optical low-coherence reflectometers)	12	12
70415	광멀티미터 (Optical multimeters)	12	12
70416	광회로망분석기 (Optical network analyzers)	12	12
70417	광스펙트럼분석기 (Optical spectrum analyzers)	12	12
70418	시간영역 광반사계 (Optical time domain reflectometers; OTDR)	12	12
70419	PDH/SDH 분석기 (PDH/SDH analyzers)	12	12
70420	편광의존손실측정기 (Polarization dependent loss meters)	12	12
70421	편광모드분산분석기 (Polarization mode dispersion analyzers)	12	12
70422	광섬유굴절률측정기 (Refractive index profilers)	12	12
70423	반사손실 측정기 (Return loss meters)	12	12
70424	SDH/SONET 분석기 (SDH/SONET analyzers)	12	12
70425	편광상태분석기 (SOP analyzers)	12	12
70426	다중레이저파장계 (Multi-laser wavelength meters)	24	12
70427	다채널동시측정기 (Wavelength sweep multichannel measuring systems)	12	12
70428	광섬유분광손실측정기 (Fiber spectral loss analyzers)	12	12
70429	주파수 안정화 레이저 및 LD (Frequency stabilized lasers and LDs)	24	12
70430	ASE광원 (ASE light sources)	12	12
70431	연속파 레이저 파장계 (CW-laser wavelength meters)	24	12
70432	펄스 레이저 파장계 (Pulse laser wavelength meters)	24	12
70433	광출력 안정화 레이저 및 LD (Optical power stabilized lasers and LDs)	12	12

8. 전리방사선(Ionizing radiation)

801. 방사선(Dosimetry)

분류 번호	소 분 류 명	교정용 표준기	정밀 계기
80101	공기커마 세기 (Air kerma strength)	12	12
80102	개인 피폭선량계 (Personal dosimeters; ADR, pocket)	-	6
80103	표준조사; 베타, 엑스, 감마 (Standard irradiations; beta, x, gamma)	-	6
80104	환경선량률 감시기 (Environmental monitors)	-	12
80105	전리함 선량계; 공기커마, 물흡수선량 (Ionization chambers; air kerma, water absorbed dose)	12	12
80106	베타/전자 조사장치 (Beta/electron irradiators)	12	-
80107	광자 조사장치; 엑스선, 감마선 (Photon irradiators; x-ray, gamma ray)	12	-
80108	베타 서베이미터 (Beta survey meters)	-	6
80109	엑스/감마 서베이미터 (X/gamma survey meters)	-	6

802. 방사능(Radioactivity)

분류 번호	소 분 류 명	교정용 표준기	정밀 계기
80201	핵종 교정기 (Isotope calibrators)	12	12
80202	표면오염 감시기; 알파, 베타, 감마 (Contamination counters; alpha, beta, gamma)	-	6
80203	가이거-뮐러 계수기 (Geiger-Muller counters)	-	6
80204	개봉 알파선원 (Unsealed alpha sources)	수시	수시
80205	개봉 베타선원 (Unsealed beta sources)	수시	수시
80206	개봉 엑스/감마선원 (Unsealed x/gamma sources)	수시	수시
80207	밀봉 알파선원 (Sealed alpha sources)	수시	수시
80208	밀봉 베타선원 (Sealed beta sources)	수시	수시
80209	밀봉 엑스/감마선원 (Sealed x/gamma sources)	수시	수시
80210	비례 계수기 (Proportional counters)	12	6
80211	섬광 검출기; 알파, 베타, 엑스/감마 (Scintillation detectors; alpha, beta, x/gamma)	12	6
80212	반도체 검출기; 알파, 베타, 엑스/감마 (Semiconductor detectors; alpha, beta, x/gamma)	12	6
80213	액체 섬광계수기 (Liquid scintillation counters)	-	12

803. 중성자(Neutron measurement)

분류 번호	소 분 류 명	교정용 표준기	정밀 계기
80301	중성자 개인선량계; 전자선량계, 직독식선량계 (Neutron personal dosimeters; ADR, pocket)	–	6
80302	중성자 조사장치 (Neutron irradiators)	24	–
80303	중성자 선원 방출율 (Neutron emission rate)	60	–
80304	중성자 선량계 (Neutron dose/rate meters)	12	6
80305	중성자 표준조사 (Neutron standard irradiation)	–	12

9. 물질량(Amount substance)

901. 화학분석(Chemical analysis)

분류 번호	소 분 류 명	교정용 표준기	정밀 계기
90101	음주 측정기 (Breath alcohol analyzers)	–	4
90102	대기 가스 감시기 (Environmental air quality monitoring instruments)	–	12
90103	가스 분석기 (Gas analyzers)	–	12
90104	배기가스 측정기 (Exhaust gas test instruments)	–	12

902. 메디컬 기준 측정 실험실(Medical reference measurement laboratories)

분류 번호	소 분 류 명	교정용 표준기	정밀 계기
90201	물질량 농도 (Amount of substance concentration)	–	수시
90202	질량 농도 (Mass concentration)	–	수시
90203	촉매 활성 농도 (Catalytic activity concentration)	–	수시

*규정된 주기의 교정용 표준기는 국가측정표준의 소급성 유지를 위해 교정을 목적으로 사용하는 장비이며, 정밀기계는 교정 목적이 아닌 정밀측정에 사용하는 장비에 해당된다.

출처: 교정대상 및 주기설정을 위한 지침, 국가기술표준원 고시 제2015-499호, 별표 2

모니터링 및 측정 단계

측정, 분석 및 개선 일반사항
(Measurement, analysis and improvement General)

26.1 측정, 분석 및 개선 일반사항 프로세스

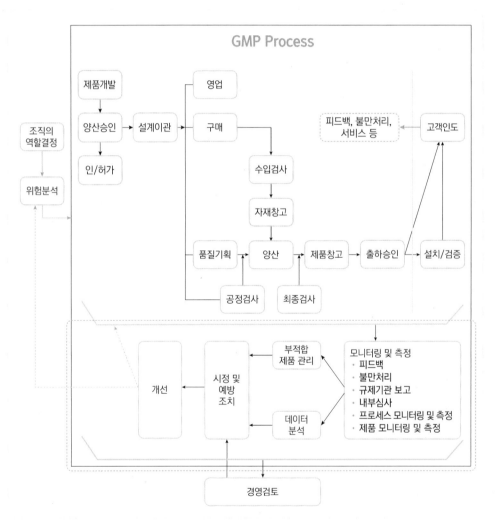

그림 26-1 GMP Process_측정, 분석 및 개선 일반사항

26.2 측정, 분석 및 개선 일반사항 GMP 요구사항

표 26-1 측정, 분석 및 개선 요구사항

GMP	요구사항(Requirements)
ISO 13485	8 측정, 분석 및 개선(Measurement, analysis and improvement) 　8.1 일반사항(General) 　　조직은 다음 사항에 필요한 모니터링, 측정, 분석 및 개선 프로세스를 계획하고 실행하여야 　　한다. 　　① 제품의 적합성 입증 　　② 품질경영시스템의 적합성 보장 　　③ 품질경영시스템의 효과성 유지 　　이것은 통계적 기법을 포함한 적절한 방법 및 그 사용범위에 대한 결정을 포함하여야 한다. **출처**: ISO 13485, Third edition 2016-03-01, Medical devices - Quality management systems - Requirements for regulatory purposes
의료기기 제조 및 품질관리기준	8.1 일반 요구사항 　　가. 제조업자는 다음 사항에 필요한 모니터링, 측정, 분석 및 개선 프로세스를 계획하고 　　　　실행하여야 한다. 　　　1) 제품의 적합성 입증 　　　2) 품질경영시스템의 적합성 보장 　　　3) 품질경영시스템의 효과성 유지 　　나. 측정, 분석 및 개선에는 통계적 기법을 포함한 적용 가능한 방법 및 사용범위에 대한 　　　　결정을 포함하여야 한다. **출처**: 의료기기 제조 및 품질관리기준, 식품의약품안전처 고시 제2015-71호(2015. 9.25, 개정)
PART 820-QUALITY SYSTEM REGULATION	N/A

26.3 측정, 분석 및 개선 일반사항과 관련된 요구사항 해설

ISO 13485 8.1 및 의료기기 제조 및 품질관리 기준 8.1 가, 나에서 측정, 분석 및 개선 일반사항을 요구하고 있다.

품질경영시스템의 범위를 결정하고 적절한 통계적 기법을 활용하여 품질시스템을 측정, 분석하고 개선 할 수 있는 프로세스를 다음과 같은 측면에서 계획하고 실행하도록 요구하고 있다.

1) 제품의 적합성 입증

제품 적합성을 입증하는 측정, 분석 및 개선 프로세스를 계획하고 실행하도록 요구하고 있는데 세부적인 실행계획은 Chapter 32 제품 모니터링 및 측정에서 설명한다.

2) 품질경영시스템의 적합성 및 효과성 보장

품질경영시스템의 적합성 및 효과성을 보장하는 측정, 분석 프로세스를 계획하고 실행하도록 요구하고 있는데 모니터링 및 측정은 Chapter 27. 피드백, Chapter 28. 불만처리, Chapter 29. 규제기관 보고, Chapter 30. 내부심사, Chapter 31. 프로세스 모니터링 및 측정, Chapter 32. 제품 모니터링 및 측정에서 세부적으로 계획하고 하며, 분석 및 개선은 Chapter 33. 부적합 제품관리, Chapter 34. 데이터 분석, Chapter 35. 시정 및 예방조치, Chapter 36. 경영검토, Chapter 37. 개선에서 세부적으로 계획하고 실행하는 기준을 설정한다.

> ### 요 약

1. 수립된 품질경영시스템이 적합성과 효과성이 보장되도록 측정, 분석 및 개선 프로세스를 개발 한다.
2. 측정, 분석 및 개선 프로세스의 범위를 결정 한다.
3. 측정 및 분석 및 개선 프로세스는 적절한 통계적 기법을 적용 한다.

> ### 토론문제

1. 품질경영시스템의 적합성과 효과성을 보장하기 위해 측정, 분석해야 하는 업무 활동이 어떤 것들이 있는지 생각해 보자.
2. 측정, 분석 및 개선에 적용되는 활동별 어떤 통계적 기법을 활용해야 할지 생각해 보자.

27.1 피드백 프로세스

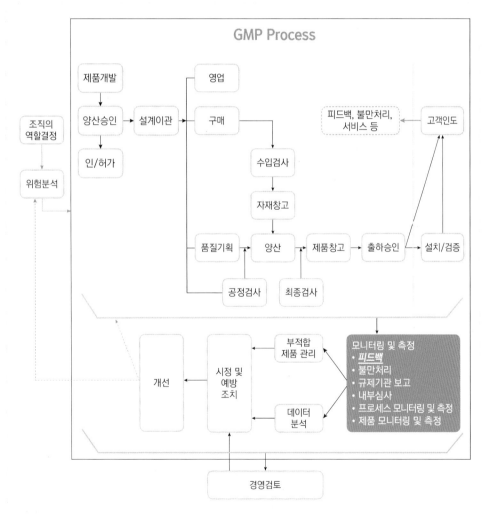

그림 27-1 GMP Process_피드백

27.2 피드백 GMP 요구사항

표 27-1 피드백 요구사항
(ISO 13485의 요구사항 중 개정된 내용을 색상을 달리하여 식별함)

GMP	요구사항(Requirements)
ISO 13485	8.2 모니터링 및 측정(Monitoring and measurement) 8.2.1 피드백(Feedback) 품질경영시스템 효과성 측정의 하나로써, 조직은 고객 요구사항을 충족시켰는지 여부에 대한 정보를 수집하여 모니터 하여야 한다. 이러한 정보의 획득 및 활용 방법은 문서화해야 한다. 조직은 피드백 프로세스에 대한 절차를 문서화해야 한다. 이 피드백 프로세스는 생산뿐만 아니라 생산 후 활동에서 데이터를 수집하기 위한 규정을 포함해야 한다. 피드백 프로세스에서 수집된 정보는 제품 요구사항뿐만 아니라 제품실현 또는 개선 프로세스를 모니터하고 유지하기 위해, 위험경영에 잠재적 입력으로 사용되어야 한다. 적용되는 요구사항은 조직에게 생산 후 활동으로부터 특수한 경험을 얻을 것을 요구하며, 이 경험에 대한 검토가 피드백 프로세스의 일부가 되어야 한다. 출처: ISO 13485, Third edition 2016-03-01, Medical devices - Quality management systems - Requirements for regulatory purposes
의료기기 제조 및 품질관리기준	8.2 모니터링 및 측정 8.2.1 피드백 가. 제조업자는 품질경영시스템 성과 측정의 하나로서 고객 요구사항을 충족시켰는지 여부에 대한 정보를 모니터링 하여야 한다. 나. 이러한 정보의 획득 및 활용 방법을 결정하여야 한다. 다. 제조업자는 품질 문제의 조기 경보를 제공하는 피드백 시스템과 시정 및 예방조치 프로세스로의 입력을 위한 문서화된 절차를 수립하여야 한다. 출처: 의료기기 제조 및 품질관리기준, 식품의약품안전처 고시 제2015- 71호(2015. 9.25, 개정)
PART 820-QUALITY SYSTEM REGULATION	N/A

위험경영
(risk management)

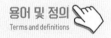
용어 및 정의
Terms and definitions

위험을 분석, 평가, 관리 및 모니터링 하는 업무에 대해 관리 정책, 절차 및 실무의 체계적 적용

출처: ISO 13485, Third edition 2016-03-01, Medical devices - Quality management systems - Requirements for regulatory purposes, 3.18 risk management

27.3 피드백과 관련된 요구사항 해설

ISO 13485 8.2. 및 의료기기 제조 및 품질관리 기준 8.2.1 가, 나, 다에서 피드백을 요구하고 있다.

의료기기 제조 및 품질관리 기준 8.2.1 라 항의 요구사항은 Chapter 29 규제기관 보고와 연계되어 있으므로 Chapter 29에서 설명한다.

품질경영시스템의 모니터링 및 측정 방법의 하나로 피드백을 요구하고 있으며, 이러한 피드백 프로세스를 문서화된 절차로 수립하도록 요구하고 있다. ISO 13485:2016 개정된 규격에서는 이 피드백 프로세스는 생산뿐만 아니라 생산 후 활동에서 데이터를 수집하기 위한 규정을 포함해야 한다. 는 요구사항이 추가되어 시판 후 정보에 대해서도 절차에 반영하도록 요구하고 있다.

피드백 대상은 다음과 같다.

1) 고객 요구사항 충족

설계 및 개발 계획 단계에서 고객 요구사항을 설계 및 개발 입력에 반영하여 제품을 개발하게 되는데 이러한 고객 요구사항이 충족되었는지 여부를 시판 후 모니터링을 수행하도록 요구하고 있다. 모니터링 방법은 조직에 따라 설문, 면접 등 다양한 형태로 수행될 수 있다. 모니터링결과는 주기적(예: 년1회)으로 분석하여 개선점을 도출한다.

도출된 개선점은 위험관리보고서에서 위험분석에 따라 제품개선을 위한 설계변경과 품질경영시스템의 제품실현 프로세스를 개선하도록 요구하고 있다.

고객 요구사항 모니터링 분석 결과 및 개선사항은 경영검토에 반영하여야 한다.

2) 시판 후 감시(PMS: Post-Marketing Surveillance)
① PMS는 다음과 같은 정보를 활용한다.
   a) 사용자 그룹
   b) 고객 설문조사
   c) 고객불만 및 클레임
   d) 시판 후 임상 연구
   e) 임상논문 검토

f) 사용자로부터 피드백 받은 제조 또는 판매 관련불만

g) 기기 추적성

h) 교육 프로그램에 대한 사용자 반응

i) 다른 기관들의 시정조치

j) 미디어 정보

k) 동등/유사 기기에 대한 정보

l) 유지보수 / 서비스 보고서

m) 검색 연구

n) 사내 테스트

o) 고장분석

② PMS 시스템을 통해 제조업체가 얻을 수 있는 결과

a) 제조문제 파악

b) 제품품질 향상

c) 위험분석 검증

d) 장기적인 성능/신뢰성/문제점등에 대한 지식

e) 변화하는 성능추세에 대한 지식

f) 다른 사용자 집단의 성능에 대한 지식

g) 사용상태에 대한 피드백

h) 사용방법에 대한 피드백

i) 사용자 교육의 필요성 피드백

j) 다른 기기와 함께 사용에 대한 피드백

k) 고객 만족에 대한 피드백

l) 의료사고 보고의 식별

m) 기기 오용에 대한 지식

n) 지속적인 시장 가능성에 대한 피드백

출처: NB-MED/2.12/Rec.1 rev.11 Post-Marketing Surveillance(PMS) post market/production: 2.12 Market surveillance; vigilance

③ 제품 시판 후 정보를 수집하고 분석하도록 요구하고 있는데 해당되는 정보는 다음

과 같다.

a) 국가/지역별 제품 판매현황

b) 고객불만 처리 현황(유형별)

c) 유해사례 및 의료사고, 리콜 등 규제기관 보고현황

④ 동등제품 사례현황(유해사례 및 의료사고, 리콜 등)

a) 한국 사례조사 site:

- http://www.mfds.go.kr/index.do?mid=734

b) 유럽 사례조사 site:

- UnitedKingdom: http://www.mhra.gov.uk/Safetyinformation/
Safetywarningsalertsandrecalls/MedicalDeviceAlerts/index.htm

- BfArM(Germany):
http://www.bfarm.de/DE/Medizinprodukte/_node.
html?gtp=3672594_list%253D2

- ANSM(France):
http://ansm.sante.fr/S-informer/Informations-de-securite-
Retraits-de-lots-et-de-produits

c) 미국 사례조사 site:

- http://www.fda.gov/MedicalDevices/Safety/ReportaProblem/default.
htm

- http://www.accessdata.fda.gov/scripts/cdrh/cfdocs/cfMAUDE/
search.CFM

d) 캐나다 사례조사 site:

- http://www.healthycanadians.gc.ca/recall-alert-rappel-avis/
search-recherche/result-resultat/en?search_text

e) 기타 정보

기타 미디어 정보, 심사기관 심사보고서, 임상시험 논문 등 조직이 필요한 정보를 추가

이러한 정보를 토대로 주기적(예: 년1회)으로 PMS 분석보고서를 작성을 통해 개선점을 도출한다.

도출된 개선점은 위험관리보고서, 사용적합성 엔지니어링 보고서 및 소프트웨어 밸리데이션 보고서 등의 위험분석에 따라 제품개선을 위한 설계변경과 품질경영시스템의 제품실현 프로세스 개선하도록 요구하고 있다.

PMS 분석 결과 및 개선사항은 경영검토에 반영하여야 한다.

3) 시판 후 임상 조사(PMCF: Post Market Clinical Follow-up)

PMCF는 유럽 CE마킹 제품의 임상평가를 실시한 제품에 적용되며(임상시험을 실시한 제품은 제외), 시판 후 제품의 임상적 안전성을 지속적으로 입증하도록 요구하고 있다.

이러한 조사를 토대로 주기적(예: 년1회)으로 PMCF 보고서 작성을 통해 제품의 임상적 안전성을 입증하여야 한다.

PMCF 활용은 위험관리보고서에서 위험분석에 따라 제품개선을 위한 설계변경과 품질경영시스템의 제품실현 프로세스를 개선하도록 요구하고 있다.

PMCF 연구는 다음과 같은 임상조사 계획을 수립하여 실시하도록 요구하고 있다.

① 명확하게 기술된 연구 질문서, 목적 및 관련된 종료점
② 적절한 논리 및 통계적 분석 계획과 함께 과학적인 설계
③ 적절한 표준에 따른 실행 계획
④ 데이터 분석 및 적절한 결론을 도출할 계획

출처: MEDDEV 2.12/2 rev.2 Post Market Clinical Follow-up : Guide for manufactures and notified bodies

PMCF 보고서의 임상적 안전성 결과는 경영검토에 반영하여야 한다.

시판 후 감시
(PMS: Post-Market Surveillance)

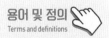 용어 및 정의
Terms and definitions

출시된 의료기기로부터 얻은 경험을 수집하여 분석하기 위한 체계적인 프로세스

출처: ISO 13485, Third edition 2016-03-01, Medical devices - Quality management systems - Requirements for regulatory purposes, 3.14 post-market surveillance

판매 후 임상 사후관리 연구
(Post-market clinical follow-up (PMCF) study)

용어 및 정의
Terms and definitions

장지의 CE 마킹 후 그리고 허가된 라벨링에 따라 기기를 사용할 때의 임상 안전성 및 성능에 대한 특정 질문에 대한 답의 제공을 위하여 실시된 조사.

출처: POST MARKET CLINICAL FOLLOW-UP STUDIES, A GUIDE FOR MANUFACTURERS AND NOTIFIED BODIES, MEDDEV 2.12/2 rev2, 4. Definitions

27.4 피드백과 관련된 문서/문서화된 절차

1) 피드백 절차서

피드백 절차 프로세스의 예를 살펴보면 다음과 같다.

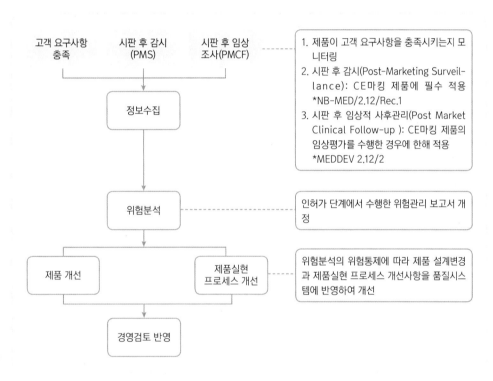

그림 27-2 **피드백 절차 프로세스**

27.5 피드백과 관련된 품질기록

1) 고객 요구사항 모니터링 보고서

조직에 따라 다양한 형태로 작성될 수 있으므로 조직의 형식에 따라 작성하면 된다.

2) PMS 분석 보고서

주기적(예: 년1회)으로 고객불만, 조직의 유해사례, 의료사고, 리콜 보고 및 동등제품의 유해사례, 의료사고, 리콜 등을 조사하여 분석 보고서를 작성한다.

3) PMCF 보고서

CE마킹 기술문서(Technical file)에 포함되는 보고서이므로 기 작성된 PMCF plan에 따라 작성하면 된다.

27.6 피드백과 관련된 심사(Audit) 지적 사항 사례

1) 의료기기 제조 및 품질관리 기준, ISO 13485 심사 지적 사항 사례
① 피드백 절차가 수립되지 않았음.
② 피드백 절차에 정보 획득에 대한 구체적인 기준이 규정되지 않았음.
③ 피드백 프로세스에 따라 정보를 분석한 근거가 없음.
④ 피드백 정보가 위험관리 보고서에 반영되지 않았음.

요 약

---

1. 품질경영시스템의 모니터링 및 측정의 방법으로 피드백 프로세스 절차를 문서화 하고 실행한다.
2. 고객 요구사항 충족 여부를 모니터링한 정보를 획득하여 분석 및 개선 한다.
3. 생산 후 정보를 획득하도록 요구되는 국가/지역 법규 및 규격이 해당될 경우 피드백 프로세스에 포함시킨다(예: 유럽인 경우 PMS, PMCF).
4. 피드백 정보는 위험분석을 통해 위험관리 보고서를 개정관리 한다.
5. 피드백 프로세스에 따른 개선은 제품 개선 및 품질경영시스템의 제품실현 프로세스 개선이 해당된다.

1. 고객 요구사항 충족여부를 모니터링 하는 방법에 대해서 생각해 보자.

2. 대한민국의 인허가 제품에 대한 피드백 프로세스에 적용해야 하는 정보는 어떤 것들이 있을지 생각해 보자.

3. 유럽(CE마킹) 인증 제품에 대한 피드백 프로세스에 적용해야 하는 정보는 어떤 것들이 있을지 생각해 보자.

4. 미국(FDA) 등록한 제품에 대한 피드백 프로세스에 적용해야 하는 정보는 어떤 것들이 있을지 생각해 보자.

28.1 불만처리 프로세스

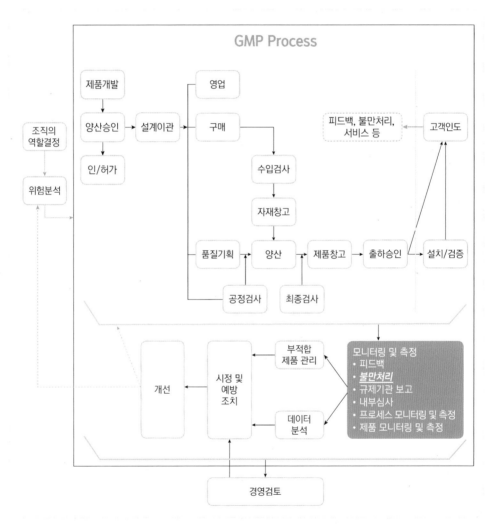

그림 28-1 GMP Process_불만처리

28.2 불만처리 GMP 요구사항

표 28-1 불만처리 요구사항
　　　　(ISO 13485의 요구사항 중 개정된 내용을 색상을 달리하여 식별함)

GMP	요구사항(Requirements)
ISO 13485	8.2.2 불만처리(Complaint handling) 조직은 적용되는 규제 요구사항에 따라 시기 적절한 불만처리에 대한 절차를 문서화해야 한다. 이러한 절차는 최소한 다음에 대한 요구사항과 책임을 포함해야 한다. ① 정보 수신 및 기록 ② 피드백이 불만이 되는지를 결정하기 위한 정보 평가 ③ 불만조사 ④ 해당 규제당국에 대한 정보보고의 필요성 결정 ⑤ 불만관련 제품의 처리 ⑥ 시정 또는 시정조치의 착수의 필요성 결정 불만이 조사되지 않는다면, 타당한 근거가 문서화되어야 한다. 불만 처리 프로세스에 의한 모든 시정 또는 시정조치는 문서화되어야 한다. 조사 결과 조직 외부의 활동이 불만의 원인이 되었다고 결정되면, 관련 정보를 조직과 관련된 외부 관계자 간에 교환해야 한다. 불만처리 기록은 유지되어야 한다(4.2.5 참조). **출처: ISO 13485, Third edition 2016-03-01, Medical devices - Quality management systems - Requirements for regulatory purposes**
의료기기 제조 및 품질관리기준	8.5 개선 　8.5.1 일반 요구사항 　　라. 모든 고객 불만조사 기록을 유지하여야 한다. 조사결과 조직 외부에서의 활동으로 인하여 고객 불만이 발생된 것으로 판명된 경우 조직 내·외부간에 관련 정보를 교환하여야 한다. 　　마. 고객 불만에 대한 시정 및 예방조치를 실행하지 않는 경우 그 근거는 승인되고 기록되어야 한다. **출처: 의료기기 제조 및 품질관리기준, 식품의약품안전처 고시 제2015- 71호(2015. 9.25, 개정)**
PART 820-QUALITY SYSTEM REGULATION	820.198 불만파일(Complaint files) (a) 각 제조자는 고객불만파일을 유지하여야 한다. 각 제조자는 공식적으로 지정된 형태로 고객 불만을 접수, 검토 및 평가하는 절차를 수립하고 유지하여야 한다. 이러한 절차에는 다음을 보장하여야 한다. 　(1) 모든 불만이 일정하고 시기 적절한 방법으로 처리되며 　(2) 구두 불만이 접수시 기록되고 　(3) 불만이 본장 803 사후관리보고(MDR)에서 FDA에 보고가 요구되는 불만인지를 결정하기 위하여 평가 (b) 각 제조자는 조사가 필요한지를 결정하기 위하여 모든 고객불만을 검토하고 평가하여야 한다. 조사가 이루어지지 않을 경우, 제조자는 조사가 이루어지지 않았다는 사유와 이를 결정한 자의 이름을 기록하여야 한다. (c) 가능한 고장, 라벨링 또는 포장이 시방에 일치하지 않는다는 어떠한 불만도 사전에 이와 유사한 조사가 이루어졌거나 다른 조사가 필요하지 않는 한 검토, 평가 및 조사되어야 한다. (d) 본 장 803에 따라 FDA에 보고할 내용의 불만은 지정된 자에 의하여 즉시 검토, 평가 및 조사되어야 하고 달리 분명하게 식별되지 않는다면 고객불만 파일의 다른 부분에서 유지되어야 한다. 또한 820.198(e)에 의하여 요구되는 정보, 본 항에 따른 조사기록은 다음의 판단을 포함하여야한다.

GMP	요구사항(Requirements)
PART 820-QUALITY SYSTEM REGULATION	(1) 의료기기가 시방에 일치하는지 (2) 의료기기가 치료나 진단으로 사용되고 있었는지 (3) 의료기기와 보고된 사고와의 관계 (e) 본 항에 따라 조사가 이루어질 경우, 조사기록은 본 (a)항에서 파악된 공식적으로 지정된 단위로 유지되어야 한다. (1) 의료기기의 이름 (2) 불만접수 일자 (3) 의료기기 식별 및 사용된 관리번호, Universal Product Code (UPC) 또는 Unique Device Identifier (UDI) (4) 불만자의 이름, 주소, 전화번호 (5) 불만의 성격 및 세부사항 (6) 조사의 일자와 결과 (7) 취해진 시정조치 (8) 불만자에 대한 회답 (f) 제조자의 공식적으로 지정된 불만이 제조자로부터 원격지에 위치한다면, 조사되는 불만과 조사기록은 제조하는 곳에서 합리적으로 이용 가능하도록 하여야 한다. (g) 만일 제조자의 공식적으로 지정된 불만이 미국 외에 위치한다면, 본 항에서 요구되는 기록은 미국에서 합리적으로 접근될 수 있어야 한다. (1) 제조자의 기록이 정기적으로 보관되는 미국내의 장소 또는 (2) 최초 유통자의 장소 **출처: PART 820-QUALITY SYSTEM REGULATION, April 1, 2016, Subpart B-Quality System Requirements**

불만
(complaint)

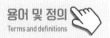
용어 및 정의
Terms and definitions

조직의 관리를 벗어난 의료기기의 식별, 품질, 내구성, 신뢰성, 안전성 또는 성능과 관련된 또는 이러한 의료기기의 성능에 영향을 미치는 서비스와 관련된 결함을 제기하는 서면, 전자 또는 구두로 전달되는 사항

출처: ISO 13485, Third edition 2016-03-01, Medical devices - Quality management systems - Requirements for regulatory purposes, 3.4 complaint

고객불만
(customer dissatisfaction)

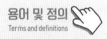
용어 및 정의
Terms and definitions

고객이 제품의 형식, 품질, 내구성, 신뢰성, 안전성 또는 성능에 대해 의료기기 제조업자에게 제기하는 불평, 불만을 말한다.

출처: 의료기기 제조 및 품질관리 기준, 식품의약품안전처 고시 제2015- 71호(2015. 9. 25, 개정) 별표1 용어의 정의

28.3 불만처리와 관련된 요구사항 해설

ISO 13485 8.2.2, 의료기기 제조 및 품질관리 기준 8.5.1 라, 마 항 및 PART 820.198 에서 불만처리를 요구하고 있다.

ISO 13485:2003 요구사항과 의료기기 제조 및 품질관리기준의 요구사항이 동일 했으나 ISO 13485:2016 요구사항에서는 8.2.2 불만처리 요구사항이 추가로 개정되어 기존의 요구사항보다 구체적이고 강화된 요구사항으로 개정되었다. 또한 PART 820.198 요구사항은 더 구체적으로 요구사항이 규정되어 있다. 이러한 요구사항을 ISO 13485 요구사항과 PART 820을 중심으로 해설하면 다음과 같다.

ISO 13485:2016 요구사항과 PART 820.198 요구사항 모두 불만 처리에 대한 문서화된 절차를 수립하도록 요구하고 있다. 불만처리 프로세스 요구사항을 살펴보면 다음과 같다.

1) 불만접수 프로세스

ISO 13485 요구사항에는 정보 수신 및 기록을 절차에 포함하도록 요구하고 있으며, PART 820.198에서는 공식적으로 지정된 형태로 고객불만을 접수, 검토 및 평가하여야 하며, 구두 불만도 접수하도록 요구하고 있다.

즉, 불만접수는 고객의 입장에서 제기할 수 있는 불만의 형태를 모두 포함(구두 불만 포함)하여 절차에 지정하도록 요구하고 있다. 조직의 입장에서 불만접수 형태를 규정할 경우 고객이 제기하는 불만이 누락되어 접수되지 않는 경우가 발생될 수 있으므로 고객이 제기하는 불만접수가 누락되지 않도록 모든 경우의 수를 고려한 접수방법을 절차에 규정하여야 한다. 서비스로 접수되었지만 서비스 접수시 고객불만 해당여부를 평가를 통해 고객불만으로 판명된 경우 고객불만으로 전환하여 처리하여야 한다.

2) 불만조사 프로세스

ISO 13485 요구사항에는 피드백이 불만이 되는지를 결정하기 위한 정보 평가를 절차에 포함하도록 요구하고 있으며, PART 820.198에서는 불만조사가 필요한지 결정하기 위해 모든 고객불만을 평가하도록 요구하고 있다. 불만조사가 이루어지지 않을 경우 사유와 이를 결정한 자의 이름을 기록하도록 요구하고 있다. 불만조사기록에 포함되어야 할 항목을 다음과 같이 요구하고 있다.

① 의료기기의 이름

② 불만접수 일자

③ 의료기기 식별 및 사용된 관리번호, universal product code (UPC) 또는 unique device identifier (UDI)

④ 불만자의 이름, 주소, 전화번호

⑤ 불만의 성격 및 세부사항

⑥ 조사의 일자와 결과

즉, 접수한 불만 조사를 통해 규제기관 보고여부 평가 및 불만처리를 위한 기초 자료로 사용하여야 한다.

3) 규제기관 보고여부 평가 프로세스

ISO 13485 요구사항에는 해당 규제당국에 대한 정보보고의 필요성 결정을 절차에 포함하도록 요구하고 있으며, PART 820.198에서는 PART 803-MDR에 따라 FDA에 보고해야 할 사항인지를 결정하기 위해 의료기기가 시방에 일치하는지, 의료기기가 치료나 진단으로 사용되고 있었는지, 의료기기와 보고된 사고와의 관계 등을 평가하도록 요구하고 있다.

즉, 고객불만이 유해사례/의료사고 및 자발적 리콜에 해당되는지 여부를 평가하도록 요구하고 있다. 이러한 평가는 불만접수시 즉시 이루어져야 하는데 그 이유는 대한민국의 경우 가장 유해가 심각한 사망이나 생명에 위협을 주는 유해사례에 대해서는 7일이내 보고하도록 규정되어 있고 유럽의 경우 가장 심각한 사고가 심각한 공공안전위협에 대해서는 2일 이내 보고하도록 규정되어 있다. 또한 미국의 경우는 예상치 못할 위험성으로 야기되는 공공건강의 위험에 대해서 5일 이내 보고하도록 규정되어 있다(표28-4 규제기관 보고 평가서 참조).

4) 시정조치(CA) 프로세스

ISO 13485 요구사항에는 시정조치 착수의 필요성을 결정하고 시정조치를 취하지 않을 경우 근거를 문서화 하도록 요구하고 있으며, PART 820.198에서는 제품의 고장, 라벨링 및 포장이 시방과 일치 않는 불만에 대해서 사전에 유사한 조사가 이루어 지지 않는 한 불만을 검토, 평가 및 조사하도록 요구하고 있다.

즉, 접수된 불만에 대해서 시정조치를 취하도록 요구하고 있다. 다만, 시정조치를 취하지 않을 경우는 사전에 유사한 조사가 이루어진 경우 이를 근거로 시정조치를 취하지 않는 것은 가능하다. 시정조치를 취하지 않을 경우 책임자가 사유와 서명을 기록으로 유지하여야 한다.

5) 불만/서비스 처리 프로세스

불만이 고객이 제기한 불만(Complaint)인지 또는 제품 수리를 요구하는 불만인지 구분하여야 하며 제품불만일 경우 Chapte 22 서비스 활동에 따라 조치하여야 한다.

6) 고객확인 프로세스

불만(Complaint) 및 서비스(제품수리) 모두 불만 조치 후 고객에게 확인을 받아야 하며,그 결과를 기록으로 유지하여야 한다.

7) 기록유지 프로세스

ISO 13485 요구사항에서는 불만 조사 결과 불만의 원인이 조직 외부의 활동에서 원인이 되어 발생한 경우 불만처리 정보를 관련된 외부 조직과 교환하도록 요구하며 불만처리 기록을 유지하도록 요구하고 있다. PART 820.198에서는 불만이 원격지에서 발생되어 처리된다면 이 정보를 조직에서 이용할 수 있도록 요구하며, 불만이 미국 외에서 발생된 불만이라면 미국 내 지정된 조직의 기록 보관장소 또는 미국의 최초 유통자의 장소에서 합리적으로 접근될 수 있도록 요구하고 있다.

즉, 불만처리 정보는 조직과 외부 조직(해외 바이어 포함)에서 서로 교환되어 이용할 수 있도록 관리를 요구한다.

8) 통계분석 및 경영검토 반영 프로세스

통계분석 및 불만처리 정보를 경영검토에 반영하도록 본 장의 요구사항(ISO 13485 8.2.2 및 PART 820.198)에서는 요구하고 있지 않지만, Chapter 34 데이터 분석 및 Chapter 36 경영검토에서 불만처리 결과를 분석하고 경영검토 입력사항으로 반영하도록 요구하므로 불만처리 프로세스에 포함시켜야 한다.

28.4 불만처리와 관련된 문서/문서화된 절차

1) 불만처리 절차서

불만처리 절차 프로세스의 예를 살펴보면 다음과 같다.

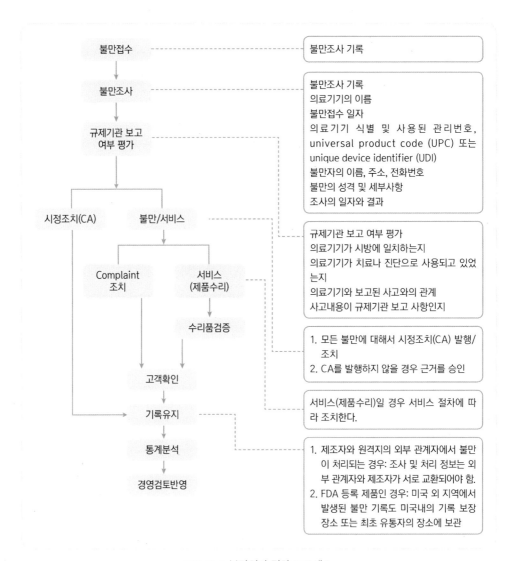

그림 28-2 불만처리 절차 프로세스

28.5 불만 처리와 관련된 품질기록

1) 불만 접수 및 처리대장

불만 접수 및 처리대장의 예는 다음과 같다.

서식 28-1 불만 접수 및 처리대장

<table>
<tr><td colspan="11" align="center">불만 접수 및 처리대장(모델명:)</td></tr>
<tr><td>No.</td><td>지역</td><td>고객명</td><td>SN/
Lot No.</td><td>불만내용</td><td>처리내용</td><td>불만처리서
No.</td><td>CA
No.</td><td>완료
일자</td><td>처리
관련기록</td></tr>
<tr><td rowspan="5"></td><td>□ 국내</td><td></td><td></td><td></td><td></td><td></td><td></td><td></td><td></td></tr>
<tr><td>□ 미국</td><td></td><td></td><td></td><td></td><td></td><td></td><td></td><td></td></tr>
<tr><td>유럽
□ 영국</td><td></td><td></td><td></td><td></td><td></td><td></td><td></td><td></td></tr>
<tr><td>□ 독일</td><td></td><td></td><td></td><td></td><td></td><td></td><td></td><td></td></tr>
<tr><td>□ 기타</td><td></td><td></td><td></td><td></td><td></td><td></td><td></td><td></td></tr>
<tr><td rowspan="5"></td><td>□ 국내</td><td></td><td></td><td></td><td></td><td></td><td></td><td></td><td></td></tr>
<tr><td>□ 미국</td><td></td><td></td><td></td><td></td><td></td><td></td><td></td><td></td></tr>
<tr><td>유럽
□ 영국</td><td></td><td></td><td></td><td></td><td></td><td></td><td></td><td></td></tr>
<tr><td>□ 독일</td><td></td><td></td><td></td><td></td><td></td><td></td><td></td><td></td></tr>
<tr><td>□ 기타</td><td></td><td></td><td></td><td></td><td></td><td></td><td></td><td></td></tr>
</table>

＊고객별 주소, 연락처 등은 별도의 고객대장을 작성하여 관리함.
＊불만처리와 관련되어 생성된 모든 문서/기록은 처리 관련기록란에 기입함.

2) 불만/서비스 처리 보고서

불만/서비스 처리 보고서의 예는 다음과 같다.

고객불만 접수 후 서비스 처리 프로세스와 서비스가 없는 프로세스를 구분하여 양식 작성이 필요함.

서식 28-2 불만/서비스 처리보고서

고객불만 처리 보고서			접수형태(☐ 고객불만 ☐ 서비스)		
보고서 No.			접수일자		
접수 유형	☐우편　☐유선　☐e-mail　☐FAX　☐구두　☐기타(　　　　　　　)				
고객명			연락처		
불만/서비스 내용	모델명				
	SN/Lot No.				
	UDI/UPC No.				
	불만/서비스세부사항				
규제기관 보고 평가	유해사례/사고보고: (첨부된 규제기관 보고 평가서 참조) ☐ No ☐ Yes (☐ 유해사례 보고　☐ Vigilance system 보고　☐ MDR 보고) 자발적 리콜:☐ No　☐ Yes				
원인분석					
처리 계획					
처리 결과	서비스가 해당되지 않을 경우	처리결과: 고객확인 결과:			
	서비스 해당시	처리결과:			
		검사결과	검사항목	검사결과	검사자
		고객확인 결과:			
시정조치(CA)	☐시정조치(CA-　　　　　　)　☐미발행 미 발행 사유/근거 기록:				
	검토일자:		검토자:　　　　　　(인)		
불만/서비스 처리 관련문서/기록					
불만/서비스 처리정보 내부 의사소통 결과					
최종완료 승인	승인일자:		승인자:　　　　　　(인)		

3) 규제기관 보고 평가서

규제기관 보고 평가서의 예는 다음과 같다.

서식 28-3 규제기관 보고 평가서

<table>
<tr><td colspan="3" align="center">규제기관 보고 평가서</td></tr>
<tr><td colspan="3" align="right">고객불만 처리/CA 보고서 No.:</td></tr>
<tr>
<td rowspan="6">대한민국:
유해사례 보고</td>
<td rowspan="2">사망이나 생명에 위협의 주는 유해사례 초래
(7일 이내 최초보고 및 최초 보고일로부터 8일 이내 추가 보고)</td>
<td>☐ 사망
☐ 사망을 초래하거나 생명을 위협하는 경우
☐ 입원 또는 입원기간의 연장이 필요한 경우
☐ 지속적 또는 중대한 불구나 기능저하를 초래하는 경우
☐ 선천적 기형 또는 이상을 초래하는 경우</td>
</tr>
<tr><td>☐ 상기 항목 해당 없음.</td></tr>
<tr>
<td rowspan="2">각 목에 정한 유해사례를 초래
(15일 이내 보고)</td>
<td>☐ 입원 또는 입원기간의 연장이 필요한 경우
☐ 미회복이 불가능하거나 심각한 불구 또는 기능 저하를 초래하는 경우
☐ 선천적 기형 또는 이상을 초래하는 경우</td>
</tr>
<tr><td>☐ 상기 항목 해당 없음.</td></tr>
<tr>
<td rowspan="2">기타 식품의약품안전처장이 보고를 지시한 경우(30일 이내 보고)</td>
<td>☐ 상기 유해사례에 해당되지 않는 유해사례의 경우 30일 이내
☐ 외국 정부의 발표 등 조치사항의 경우 30일 이내</td>
</tr>
<tr><td>☐ 상기 항목 해당 없음.</td></tr>
<tr>
<td rowspan="6">유럽:
vigilance system 보고</td>
<td rowspan="2">심각한 공공안전위협 인지한 일로부터 2일 이내 보고</td>
<td>☐ 즉각적 조치가 필요한 사망, 심각한 건강악화나 질병의 위험성이 초래되는 위협</td>
</tr>
<tr><td>☐ 상기 항목 해당 없음.</td></tr>
<tr>
<td rowspan="2">사망 또는 심각한 건강악화 인지한 일로부터 10일 이내 보고</td>
<td>☐ 사망
☐ 생명을 위협하는 질병
☐ 사건이나 의료사고를 예방하기 위한 약물치료나 수술이 필요한 조건
☐ 태아결함, 태아사망, 임신부정상 또는 출생결함
☐ 간접 위해로 부정확한 진단, IVD테스트결과 등</td>
</tr>
<tr><td>☐ 상기 항목 해당 없음.</td></tr>
<tr>
<td rowspan="2">기타 30일 이내 보고</td>
<td>☐ 기타 사건이나 의료사고
☐ 근접한 사고(Near incidents)-사망이나 심각한 건강악화의 상태로 갈 가능성 있는 사고</td>
</tr>
<tr><td>☐ 상기 항목 해당 없음.</td></tr>
<tr>
<td rowspan="2">미국:
MDR 보고</td>
<td rowspan="2">사고를 인지한 근무일로부터 5일 이내</td>
<td>☐ 예상치 못할 위험성으로 야기되는 공공건강의 위험과 다른 위험을 예방할 차원</td>
</tr>
<tr><td>☐ 상기 항목 해당 없음.</td></tr>
</table>

| 미국:
MDR 보고 | 사고를 인지한 근무일로부터 30일 이내 | ☐ 사망
☐ 생명을 위협하는 상해나 질병
☐ 신체기능이나 구조의 영구손상
☐ 신체구조나 기능의 영구손상을 방지하기 위한 조치가
　필요한 상해나 질병 |
| | | ☐ 상기 항목 해당 없음. |

*유해사례 및 의료사고 평가 결과 해당되는 항목이 체크(■)될 경우 다음 항목을 조사하여 해당 규제기관에 즉시 보고한다.

1. 해당 의료기기가 시방에 일치 여부:

2. 해당 의료기기가 치료나 진단으로 사용되었는지 여부:

3. 해당 의료기기와 보고된 사고와의 관계:

| 평가일자: | 평가자:　　　　　　　　　　　　　　　　(인) |

*접수일로부터 2일이내 평가

4) 시정조치서(CA)

조직의 서식/보고서를 활용하면 된다(Chapter 35 참조).

28.6 불만처리와 관련된 심사(Audit) 지적 사항 사례

1) 의료기기 제조 및 품질관리 기준, ISO 13485 심사 지적 사항 사례

① 고객불만처리 절차가 수립되지 않았음.

② 접수된 고객불만에 대해 시정조치를 취하지 않았음.

③ 조직의 외부조직에서 접수되어 처리된 고객불만 정보를 확인할 수 없었음.

④ 고객불만이 유해사례/의료사고인지 평가가 수행되지 않았음.

2) FDA 483 Inspection Observations

① 공식적으로 지정된 단위로 불만을 접수, 검토 및 평가하는 절차가 수립되지 않았음.

② 불만이 기기, 라벨링, 포장 등의 사양 충족에 대한 검토, 평가 및 조사가 이루어지지

않았음.

③ 불만파일이 적절히 유지되지 않고 있음.

④ 모든 불만이 조사가 필요한지 여부를 결정하기 위해 검토 및 평가되지 않았음.

⑤ 불만기록은 조사에 필요한 정보를 포함하지 않고 있음.

⑥ 불만 이벤트가 MDR 보고사항인지를 지정된 인원에 의해 신속한 검토, 평가 및 조사되지 않았음.

⑦ 불만기록은 MDR 보고 조사기록을 포함하지 않았음.

⑧ 불만처리 절차는 불만접수, 검토, 평가에 대한 설정, 정의, 문서화, 완료가 포함되지 않았음.

출처: 483 report Inspection Observations
http://www.fda.gov/ICECI/Inspections/ucm481432.htm#Devices

요 약

1. 불만접수는 구두 불만 접수를 포함하여 모든 접수형태를 규정하고 접수 한다.

2. 불만조사기록으로 의료기기의 이름, 불만접수 일자, 의료기기 식별 및 사용된 관리번호(UDI 포함), 불만자의 이름, 주소, 전화번호, 불만의 성격 및 세부사항, 조사의 일자와 결과, 취해진 시정조치, 불만 자에 대한 회답을 포함 한다.

3. 규제기관에 보고 여부 평가시 의료기기가 시방에 일치하는지, 의료기기가 치료나 진단으로 사용되고 있었는지, 의료기기와 보고된 사고와의 관계, 사고내용이 규제기관 보고 사항인지 등 측면에서 평가 한다.

4. 모든 불만에 대해서 시정조치를 취한다.

5. 불만 조사기록은 조직과 외부조직(해외 바이어 포함)에서 서로 교환되도록 한다.

토론문제

1. 불만 접수시 규제기관 보고 여부 평가를 수행해야 하는 시점에 대해서 생각해 보자.

2. 규제기관 보고 여부 평가를 수행하는 인원은 누가 수행하여야 하고, 어떤 방식으로 평가해야 하는지 생각해 보자.

3. 불만처리 기록은 어떻게 보관하고 활용해야 하는지 생각해 보자.

Chapter

29

규제기관 보고
(Reporting to regulatory authorities)

29.1 규제기관 보고 프로세스

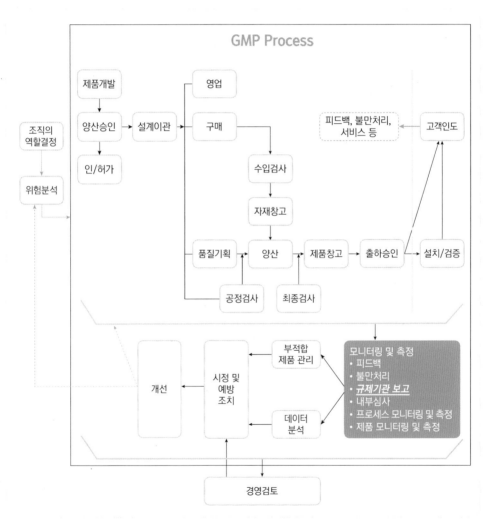

GMP Process

제품개발 → 양산승인 → 설계이관 → 영업

영업 / 구매

조직의 역할결정

위험분석

인/허가

구매 → 수입검사 → 자재창고

피드백, 불만처리, 서비스 등 ← 고객인도

품질기획 → 양산 → 제품창고 → 출하승인 → 설치/검증

공정검사 / 최종검사

부적합 제품 관리

개선 ← 시정 및 예방 조치

데이터 분석

모니터링 및 측정
- 피드백
- 불만처리
- **규제기관 보고**
- 내부심사
- 프로세스 모니터링 및 측정
- 제품 모니터링 및 측정

경영검토

그림 29-1 GMP Process_규제기관 보고

29.2 규제기관 보고 GMP 요구사항

표 29-1 규제기관 보고 요구사항
(ISO 13485의 요구사항 중 개정된 내용을 색상을 달리하여 식별함)

GMP	요구사항(Requirements)
ISO 13485	8.2.3 규제기관에 대한 보고(Reporting to regulatory authorities) 적용되는 규제 요구사항이 이상반응 또는 권고문의 발행에 의하여 규정된 보고 기준을 충족시키는 불만에 대해 통지할 것을 요구하면, 조직은 해당 규제당국에 통지하는 방법에 관한 절차를 문서화해야 한다. 규제기관에 대한 보고 기록은 유지되어야 한다(4.2.5 참조). **출처: ISO 13485, Third edition 2016-03-01, Medical devices - Quality management systems - Requirements for regulatory purposes**
의료기기 제조 및 품질관리기준	8.2.1 피드백 　라. 제품의 안전성 및 유효성과 관련된 새로운 자료나 정보를 알게 된 경우에는 식품의약품안전처장이 정하는 바에 따라 이를 보고하고 필요한 안전대책을 강구하여야 한다. 8.5.1 일반 요구사항 　가. 제조업자는 품질방침, 품질목표, 감사 결과, 데이터분석, 시정조치 및 예방조치, 경영검토 등의 활용을 통하여 품질경영시스템의 지속적인 적절성 및 효과성을 보장하고 유지하는데 필요한 모든 변경을 식별하고 실행하여야 한다. 　나. 제조업자는 권고문의 발행 및 실행에 대한 문서화된 절차를 수립하여야 한다. 　다. 이러한 절차는 어떤 경우에서도 실행이 가능하여야 한다. 　바. 제조업자는 부작용 보고에 관한 문서화된 절차를 수립하여야 한다. **출처: 의료기기 제조 및 품질관리기준, 식품의약품안전처 고시 제2015- 71호(2015. 9.25, 개정)**
PART 820-QUALITY SYSTEM REGULATION	820.198 불만파일(Complaint files) (d) 본 장 803에 따라 FDA에 보고할 내용의 불만은 지정된 자에 의하여 즉시 검토, 평가 및 조사되어야 하고 달리 분명하게 식별되지 않는다면 고객불만 파일의 다른 부분에서 유지되어야 한다. 또한 820.198(e)에 의하여 요구되는 정보, 본 항에 따른 조사기록은 다음의 판단을 포함하여야 한다. (1) 의료기기가 시방에 일치하는지 (2) 의료기기가 치료나 진단으로 사용되고 있었는지 (3) 의료기기와 보고된 사고와의 관계 **출처: PART 820-QUALITY SYSTEM REGULATION, April 1, 2016, Subpart B-Quality System Requirements**

29.3 규제기관 보고와 관련된 요구사항 해설

ISO 13485 8.2.3, 의료기기 제조 및 품질관리 기준 8.2.1 라 항 및 PART 820.198 (d)에서 규제기관 보고를 요구하고 있다.

ISO 13485:2003 8.2.1의 피드백 내용이 ISO 13485:2016에서는 8.2.3항으로 분리되어 개정되었다.

이 요구사항은 해당 국가/지역의 법규 및 규격에 따라 유해사례 및 의료사고와 리콜 보고에 대한 절차를 수립하고 보고기록을 유지하도록 요구하고 있다.

대표적으로 대한민국, 유럽, 미국에서 요구되는 규제기관 보고 관련 법규 및 규격은 다음과 같다.

1) 대한민국

관련법규: 의료기기 부작용 등 안전성 정보관리에 관한 규정

2) 유럽(CE마킹 제품)

관련규격: Guidelines on a medical devices vigilance system(MEDDEV 2.12-1)

3) 미국

관련법규: PART 803-Medical Device Reporting

29.4 규제기관 보고와 관련된 문서/문서화된 절차

1) 부작용 등 안전성 정보보고 절차서

부작용 등 안전성 정보보고 절차 프로세스의 예를 살펴보면 다음과 같다.

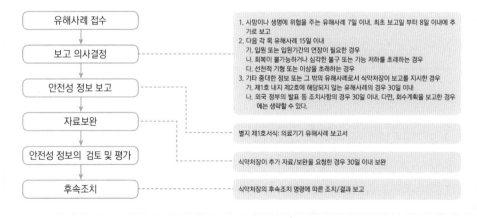

그림 29-2 부작용 등 안전성 정보보고 절차 프로세스

2) Vigilance System 절차서

Vigilance System 절차 프로세스의 예를 살펴보면 다음과 같다.

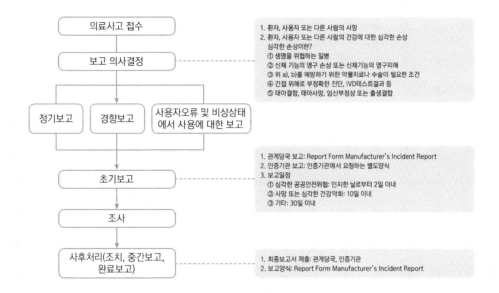

그림 29-3 Vigilance System 절차 프로세스

3) MDR 절차서

MDR 절차 프로세스의 예를 살펴보면 다음과 같다.

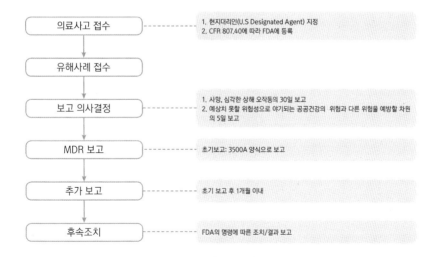

그림 29-4 MDR 절차 프로세스

4) 리콜 절차서

자발적 리콜 절차 프로세스의 예를 살펴보면 다음과 같다.

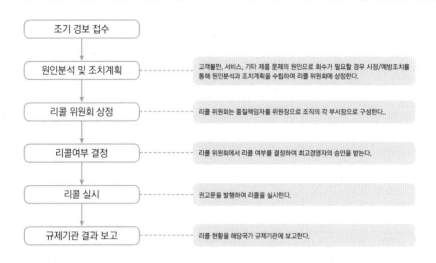

그림 29-5 **자발적 리콜 절차 프로세스**

강제 리콜 절차 프로세스의 예를 살펴보면 다음과 같다.

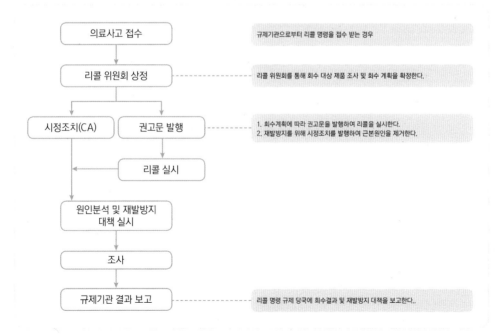

그림 29-6 **강제 리콜 절차 프로세스**

29.5 규제기관 보고와 관련된 품질기록

1) 의료기기 부작용 등 안전성 정보 서식

서식 29-1 의료기기 유해사례 보고서

[별지 제1호서식]

(앞쪽)

<table>
<tr><td colspan="6" align="center">의료기기 유해사례 보고서</td></tr>
<tr>
<td rowspan="1">보고종류</td>
<td colspan="5">☐ 최초보고 (　　년　　월　　일.)
☐ 추가보고 (　　년　　월　　일.)
☐ 최종보고 (　　년　　월　　일.)</td>
</tr>
<tr>
<td>보고자 유형</td>
<td colspan="3" align="center">의료기기취급자</td>
<td colspan="2" align="center">의료기기취급자 외</td>
</tr>
<tr>
<td></td>
<td colspan="3">☐ 의료기기제조업자　☐ 의료기기수입업자
☐ 의료기기수리업자　☐ 의료기기판매업자
☐ 의료기기임대업자　☐ 의료기관개설자
☐ 동물병원개설자</td>
<td colspan="2">☐ 의사·한의사　　☐ 간호사
☐ 소비자
☐ 기타 (　　　　　　　　　　)</td>
</tr>
<tr>
<td rowspan="3">보고자정보</td>
<td>보고 기관명</td>
<td colspan="2"></td>
<td>성명</td>
<td></td>
</tr>
<tr>
<td>전화번호</td>
<td colspan="2"></td>
<td>E-mail</td>
<td></td>
</tr>
<tr>
<td colspan="5">의사, 소비자 등이 식약처에 동일사례 보고 여부: ☐ 유　☐ 무　☐ 불명</td>
</tr>
<tr>
<td rowspan="5">의료기기정보</td>
<td rowspan="1">제 품 명</td>
<td colspan="2" align="center">품 목 명</td>
<td colspan="2" align="center">형 명</td>
</tr>
<tr>
<td></td>
<td colspan="2"></td>
<td colspan="2"></td>
</tr>
<tr>
<td>분류번호</td>
<td colspan="2"></td>
<td>등 급</td>
<td></td>
</tr>
<tr>
<td>허가번호</td>
<td colspan="2"></td>
<td>제조번호
(Lot 번호)</td>
<td></td>
</tr>
<tr>
<td>회사명/
제조원
(수입의 경우)</td>
<td colspan="4"></td>
</tr>
<tr>
<td rowspan="3">환자정보</td>
<td>성 명</td>
<td colspan="2"></td>
<td>성 별</td>
<td>☐ 남　☐ 여</td>
</tr>
<tr>
<td>생년월일</td>
<td colspan="2"></td>
<td>나이(발생당시)</td>
<td>세</td>
</tr>
<tr>
<td>기타
특이사항</td>
<td colspan="4">환자의 과거병력, 합병증 등</td>
</tr>
</table>

210mm×297mm(일반용지 60g/㎡(재활용품))

유해사례 발생 및 종료시점	인지일 (년 월 일.)
	발생일 (년 월 일.)
	종료일 (년 월 일.) ☐ 현재 진행중

<table>
<tr><td rowspan="9">유
해
사
례

정
보</td><td>유해사례 결과 및 위해정도(severity)</td><td colspan="3">☐ 심각(Severe)
☐ 사망이나 생명에 위협
☐ 입원 또는 입원기간의 연장
☐ 회복이 불가능하거나 심각한 불구 또는 기능저하
☐ 선천적 기형 또는 이상을 초래
☐ 중증(moderate)
☐ 경미(mild)</td></tr>
<tr><td>세부 내용</td><td colspan="3">유해사례와 관련된 환자상태, 진행과정, 특이사항 등</td></tr>
<tr><td>의료기기 문제코드</td><td></td><td></td><td></td></tr>
<tr><td>환자 문제코드</td><td></td><td></td><td></td></tr>
<tr><td>구성요소 문제코드</td><td></td><td></td><td></td></tr>
<tr><td>경과 및 후속조치</td><td colspan="3"></td></tr>
<tr><td>유해사례 원인분류</td><td colspan="3">☐ 의료기기로 인한 유해사례
☐ 시술상의 문제로 인한 유해사례
☐ 환자의 상태에 기인한 유해사례
☐ 기타( )</td></tr>
<tr><td></td><td colspan="3">담당 의사 등 전문가 의견(유해사례와 해당 의료기기와의 인과관계에 대한 소견 등):</td></tr>
<tr><td>의료기기와의 인과관계</td><td colspan="3">☐ 명백함 ☐ 많음 ☐ 의심됨
☐ 적음 ☐ 없음 ☐ 평가불능</td></tr>
<tr><td colspan="2">첨부자료</td><td colspan="3"></td></tr>
</table>

출처: 의료기기 부작용 등 안전성 정보 관리에 관한 규정, [시행 2014.2.12]

2) Vigilance System 보고 서식

서식 29-2 Vigilance System 보고서

Report Form
Manufacturer's Field Safety Corrective Action Report
Medical Devices Vigilance System
(MEDDEV 2.12/1 rev 8)

1. Administrative information
To which NCA(s) is this report being sent?
Type of report ☐ Initial report ☐ Follow up report ☐ Final report
Date of this report
Reference number assigned by the manufacturer
FSCA reference number assigned by NCA
Incidence reference number assigned by NCA
Name of the co-ordinating national competent authority (if applicable)
2. Information on submitter of the report
Status of submitter ☐ Manufacturer ☐ Authorised Representative within EEA, Switzerland and Turkey ☐ Others: (identify the role) :
3. Manufacturer information
Name
Contact name
Address

Postcode	City
Phone	Fax
E-mail	Country

4. Authorised Representative information
Name

Contact name	
Address	
Postcode	City
Phone	Fax
E-mail	Country
5 National contact point information	
National contact point name	
Name of the contact person	
Address	
Postcode	City
Phone	Fax
E-mail	Country
6. Medical device information	
Class ☐ AIMD Active implants ☐ IVD Annex II List A ☐ MDD Class III ☐ IVD Annex II List B ☐ MDD Class IIb ☐ IVD Devices for self-testing ☐ MDD Class IIa ☐ IVD General ☐ MDD Class I	
Nomenclature system (preferable GMDN)	Nomenclature code
Nomenclature text	
Commercial name/ brand name / make	
Model number	Catalogue number
Serial number(s) (if applicable)	Lot/batch number(s) (if applicable)
Device Manufacturing date	Expiry date
Software version number (if applicable)	
Accessories/ associated device (if applicable)	
Notified Body (NB) ID-number	
7 Description of FSCA	

Background information and reason for the FSCA

Description and justification of the action (corrective/preventive)

Advice on actions to be taken by the distributor and the user

Progress of FSCA , together with reconciliation data (Mandatory for a Final FSCA)

Attached please find ☐ Field Safety Notice (FSN) in English ☐ FSN in national language ☐ Others (please specify):	FSN Status ☐ Draft ☐ Final

Time schedule for the implementation of the different actions

These countries within the EEA and Switzerland and Turkey are affected by this FSCA Within EEA, Switzerland and Turkey: ☐AT ☐BE ☐BG ☐CH ☐CY ☐CZ ☐DE ☐DK ☐EE ☐ES ☐FI ☐FR ☐GB ☐GR ☐HU ☐IE ☐IS ☐IT ☐LI ☐LT ☐LU ☐LV ☐MT ☐NL ☐NO ☐PL ☐PT ☐RO ☐SE ☐SI ☐SK ☐TR Candidate Countries: ☐HR ☐All EEA, Candidate Countries, Switzerland and Turkey Others:

8 Comments

I affirm that the information given above is correct to the best of my knowledge.
....
Signature
Name   City   date
Submission of this report does not, in itself, represent a conclusion by the manufacturer and/or authorized representative or the national competent authority that the content of this report is complete or accurate, that the medical device(s) listed failed in any manner and/or that the medical device(s) caused or contributed to the alleged death or deterioration in the state of the health of any person.

Report Form
Manufacturer's Incident Report
Medical Devices Vigilance System
(MEDDEV 2.12/1 rev 8)

1. Administrative information	
Recipient	Stamp box for the Competent Authority (~ 60 x 40 mm)
Date of this report	
Reference number assigned by the manufacturer	
Reference number assigned by NCA	
Type of report □ Initial report □ Follow-up report □ Combined Initial □ Final report	
Does the incident represent a serious public health threat? □ Yes □ No	
Classification of incident □ Death □ Unanticipated serious deterioration in state of health □ All other reportable incidents	
Identify to what other NCAs this report was also sent	
2. Information on submitter of the report	
Status of submitter □ Manufacturer □ Authorised Representative within EEA, Switzerland and Turkey □ Others: (identify the role) :	
3. Manufacturer information	
Name	
Contact name	
Address	

Postcode	City
Phone	Fax
E-mail	Country

4. Authorised Representative information

Name	
Contact name	
Address	
Postcode	City
Phone	Fax
E-mail	Country

5. Submitter's information (if different from section 3 or 4)

Submitter's name	
Contact name	
Address	
Postcode	City
Phone	Fax
E-mail	Country

6. Medical device information

Class

☐ AIMD Active implants   ☐ IVD Annex II List A
☐ MDD Class III   ☐ IVD Annex II List B
☐ MDD Class IIb   ☐ IVD Devices for self-testing
☐ MDD Class IIa   ☐ IVD General
☐ MDD Class I

Nomenclature system (preferable GMDN)	Nomenclature code
Nomenclature text	
Commercial name/ brand name / make	
Model number	Catalogue number
Serial number(s) (if applicable)	Lot/batch number(s) (if applicable)
Software version number (if applicable)	
Device Manufacturing date	Expiry date

Implant date (for implants only)	Explant date (for implants only)
Duration of implantation (to be filled is the exact implant or explant dates are unknown)	
Accessories/ associated device (if applicable)	
Notified Body (NB) ID-number	

7. Incident information

User facility report reference number, if applicable	
Manufacturers awareness date	
Date the incident occurred	
Incident description narrative	
Number of patients involved (if known)	Number of medical devices involved (if known)
Medical device current location/disposition (if known)	
Operator of the medical device at the time of incident (select one) ☐health care professional ☐patient ☐other	
Usage of the medical device (select from list below) ☐initial use ☐reuse of a single use medical device ☐reuse of a reusable medical device ☐re-serviced/refurbished ☐other (please specify) ☐problem noted prior use	

8. Patient information

Patient outcome	
Remedial action taken by the healthcare facility relevant to the care of the patient	
Age of the patient at the time of incident, if applicable	
Gender, if applicable ☐Female ☐Male	
Weight in kilograms, if applicable	

9. Healthcare facility information

Name of the health care facility

Contact person within the facility

Address

Postcode	City
Phone	Fax
E-mail	Country

10. Manufacturer's preliminary comments (Initial/Follow-up report)

Manufacturer's preliminary analysis

Initial corrective actions/preventive actions implemented by the manufacturer

Expected date of next report

11. Results of manufacturers final investigation (Final report)

The manufacturer's device analysis results

Remedial action/corrective action/preventive action / Field Safety Corrective Action

NOTE: In the case of a FSCA the submitter needs to fill in the form of Annex 4

Time schedule for the implementation of the identified actions

Final comments from the manufacturer

Further investigations

Is the manufacturer aware of similar incidents with this type of medical device with a similar root cause?

☐Yes ☐No

Number of similar incidents.

If yes, state in which countries and the report reference numbers of the incidents.

For Final Report only: The medical device has been distributed to the following countries:

Within EEA, Switzerland and Turkey:

☐AT ☐BE ☐BG ☐CH ☐CY ☐CZ ☐DE ☐DK ☐EE ☐ES
☐FI ☐FR ☐GB ☐GR ☐HU ☐IE ☐IS ☐IT ☐LI ☐LT
☐LU ☐LV ☐MT ☐NL ☐NO ☐PL ☐PT ☐RO ☐SE ☐SI
☐SK ☐TR

Candidate Countries:
☐ HR
☐ All EEA, Candidate Countries, Switzerland and Turkey
Others:

12. Comments

Submission of this report does not, in itself, represent a conclusion by the manufacturer and / or authorized representative or the National Competent Authority that the content of this report is complete or accurate, that the medical device(s) listed failed in any manner and/or that the medical device(s) caused or contributed to the alleged death or deterioration in the state of the health of any person.

I affirm that the information given above is correct to the best of my knowledge.

....

Name   City   date

Report Form
Manufacturer's Periodic Summary Report (PSR)
Medical Devices Vigilance System (MEDDEV 2.12/1 rev 8)

1. Administrative information	
To which NCA(s) is this report being sent?	
Date of this report	
Reference number assigned by the manufacturer	
Reference number assigned by NCA	
Type of report ☐Initial report ☐Follow up report Follow up Numbers ☐Final report	
2. Information on submitter of the report	
Status of submitter ☐Manufacturer ☐Authorised Representative within EEA, Switzerland and Turkey ☐Others: (identify the role) :	
3. Manufacturer information	
Name	
Contact name	
Address	
Postcode	City
Phone	Fax
E-mail	Country
4. Authorised Representative information	
Name	
Contact name	
Address	
Postcode	City
Phone	Fax
E-mail	Country

5. Submitter's information (if different from section 3 or 4)

Submitter's name	
Contact name	
Address	

Postcode		City
Phone		Fax
E-mail		Country

6. Medical device information

Class

☐ AIMD Active implants   ☐ IVD Annex II List A
☐ MDD Class III   ☐ IVD Annex II List B
☐ MDD Class IIb   ☐ IVD Devices for self-testing
☐ MDD Class IIa   ☐ IVD General
☐ MDD Class I

Nomenclature system (preferable GMDN)	Nomenclature code
Nomenclature text	
Notified Body (NB) ID Number	

	Catalogue number(s)
Model number(s) or Family Name	

7. PSR Information

PSR Type: ☐ Incidents described in a Field Safety Notice If Incidents described in a Field Safety Notice, Manufacturers reference number for FSN/FSCA	Common and well documented incidents

Stage of PSR reporting based on:
☐ Observed Failure mode   ☐ Root cause

Nature of problem agreed for PSR reporting

Summary period agreed:
☐ Every month ☐ Every 2 months ☐ Every 3 months ☐ Every 6 months ☐ Every 12 months

The figures in the table below relate to:	☐ EEA + CH+ TR	☐ All PSR recipients NCA's identified in Section 1	☐ Single Member State Please name:-
Date of PSR	New incidents this period	Total number incidents via PSR	Total number resolved	Total number in progress

8. Manufacturer's comments / investigation results
Investigation update for this period
Initial corrective actions / preventive actions implemented by the manufacturer
Recommended actions for this period, if any
Expected date of next PSR report

9. Distribution

These countries within the EEA and Switzerland and Turkey are affected by this FSCA Within EEA, Switzerland and Turkey:

☐ AT ☐ BE ☐ BG ☐ CH ☐ CY ☐ CZ ☐ DE ☐ DK ☐ EE ☐ ES
☐ FI ☐ FR ☐ GB ☐ GR ☐ HU ☐ IE ☐ IS ☐ IT ☐ LI ☐ LT
☐ LU ☐ LV ☐ MT ☐ NL ☐ NO ☐ PL ☐ PT ☐ RO ☐ SE ☐ SI
☐ SK ☐ TR

Candidate Countries:
☐ HR
☐ All EEA, Candidate Countries, Switzerland and Turkey
Others:

8 Comments

Submission of this report does not, in itself, represent a conclusion by the manufacturer and / or authorized representative or the National Competent Authority that the content of this report is complete or accurate, that the medical device(s) listed failed in any manner and/or that the medical device(s) caused or contributed to the alleged death or deterioration in the state of the health of any person.
I affirm that the information given above is correct to the best of my knowledge.
....

Name   City   date

Report Form
Manufacturer's Trend Report
Medical Devices Vigilance System (MEDDEV 2.12/1 rev 8)

1. Administrative information
Recipient (Name of National Competent Authority NCA)
Address of National Competent Authority
Date of this report
Reference number assigned by the manufacturer
Reference number assigned by NCA
Type of report ☐ Trend Initial ☐ Trend Follow up ☐ Trend Final
Do these incidents / trend represent a serious public health threat? ☐ Yes ☐ No
Identify to what other NCAs this report was also sent

2. Information on submitter of the report
Status of submitter ☐ Manufacturer ☐ Authorised Representative within EEA, Switzerland and Turkey ☐ Others: (identify the role) :

3. Manufacturer information	
Name	
Contact name	
Address	
Postcode	City
Phone	Fax
E-mail	Country

4. Authorised Representative information	
Name	
Contact name	

Address	
Postcode	City
Phone	Fax
E-mail	Country

5. Submitter's information (if different from section 3 or 4)

Submitter's name	
Contact name	
Address	
Postcode	City
Phone	Fax
E-mail	Country

6. Medical device information

Class

☐ AIMD Active implants   ☐ IVD Annex II List A
☐ MDD Class III   ☐ IVD Annex II List B
☐ MDD Class IIb   ☐ IVD Devices for self-testing
☐ MDD Class IIa   ☐ IVD General
☐ MDD Class I

Nomenclature system (preferable GMDN)	Nomenclature code
Nomenclature text	
Commercial name/ brand name / make	
Model number(s) or Family Name	Catalogue number(s)
Serial number range (if applicable)	Lot/batch number range(if applicable)
Software version number (if applicable)	
Accessories / associated devices (if applicable)	
Notified Body (NB) ID Number	

7. Information on Trend Report

Date the trend was identified
Description narrative for identified trend

Time period of trend analysis	
Established trigger level	
Have any of the trended events been submitted individually as reportable events under vigilance? ☐ Yes ☐ No	
If yes, please list how many and to which Competent Authority	

8. Manufacturer's comments / investigation results

Manufacturer's preliminary analysis into causes of trend
Initial corrective actions / preventive actions implemented by the manufacturer
Expected date of next report

9. Results of manufacturer's final investigation into trend

The manufacturer's trend analysis results
Remedial action / corrective action / preventive action / Field Safety Corrective Action
Time scheduled for the implementation of the identified actions
Final comments from the manufacturer
Further investigation

10. The medical device has been distributed to the following Countries

Within EEA, Switzerland and Turkey:

☐ AT ☐ BE ☐ BG ☐ CH ☐ CY ☐ CZ ☐ DE ☐ DK ☐ EE ☐ ES
☐ FI ☐ FR ☐ GB ☐ GR ☐ HU ☐ IE ☐ IS ☐ IT ☐ LI ☐ LT
☐ LU ☐ LV ☐ MT ☐ NL ☐ NO ☐ PL ☐ PT ☐ RO ☐ SE ☐ SI
☐ SK ☐ TR

Candidate Countries:
☐ HR
☐ All EEA, Candidate Countries, Switzerland and Turkey
Others:

11 Comments

Submission of this report does not, in itself, represent a conclusion by the manufacturer and / or authorized representative or the National Competent Authority that the content of this report is 11. Comments MEDDEV 2 12-1 rev. 8 Vigilance 57 complete or accurate, that the medical device(s) listed failed in any manner and/ or that the medical device(s) caused or contributed to the alleged death or deterioration in the state of the health of any person.

I affirm that the information given above is correct to the best of my knowledge.

....

Name   City   date

출처: GUIDELINES ON A MEDICAL DEVICES VIGILANCE SYSTEM, January 2013, MEDDEV 2.12-1 rev 8

3) Medical Device Reporting 보고 서식

Print	Next Page	Reset Form	Delete Page	Delete Multiple Pages

Form Approved: OMB No. 09 10-029 1. Expires 12/31/11
See OMB statement on reverse.

U.S. Department of Health and Human Services
Food and Drug Administration

For use by user-facilities,
importers, distributors and manufacturers
for MANDATORY reporting

Mfr Report #

UF/Importer Report #

MEDWATCH

FORM FDA 3500A (6/10)

| General Instructions | Page 1 of ____ |

FDA Use Only

PLEASE TYPE OR USE BLACK INK

A. PATIENT INFORMATION — Section A - Help

1. Patient Identifier
2. Age at Time of Event:
   or _____
   Date of Birth:
   In confidence
3. Sex
   ☐ Female
   ☐ Male
4. Weight
   ____ lbs
   or
   ____ kgs

B. ADVERSE EVENT OR PRODUCT PROBLEM — Section B - Help

1. ☐ Adverse Event and/or ☐ Product Problem (e.g., defects/malfunctions)

2. Outcomes Attributed to Adverse Event (Check all that apply)
   - ☐ Death: _____ (mm/dd/yyyy)
   - ☐ Life-threatening
   - ☐ Hospitalization - initial or prolonged
   - ☐ Required Intervention to Prevent Permanent Impairment/Damage (Devices)
   - ☐ Disability or Permanent Damage
   - ☐ Congenital Anomaly/Birth Defect
   - ☐ Other Serious (Important Medical Events)

3. Date of Event (mm/dd/yyyy)
4. Date of This Report (mm/dd/yyyy)

5. Describe Event or Problem

(Continue on page 3)

6. Relevant Tests/Laboratory Data, Including Dates

(Continue on page 3)

7. Other Relevant History, Including Preexisting Medical Conditions (e.g., allergies, race, pregnancy, smoking and alcohol use, hepatic/renal dysfunction, etc.)

(Continue on page 3)

Submission of a report does not constitute an admission that medical personnel, user facility, importer, distributor, manufacturer or product caused or contributed to the event.

C. SUSPECT PRODUCT(S) — Section C - Help

1. Name (Give labeled strength & mfr/labeler)
   #1
   #2

2. Dose, Frequency & Route Used
   #1
   #2
3. Therapy Dates (If unknown, give duration) from/to (or best estimate)
   #1
   #2

4. Diagnosis for Use (Indication)
   #1
   #2

5. Event Abated After Use Stopped or Dose Reduced?
   #1 ☐ Yes ☐ No ☐ Doesn't Apply
   #2 ☐ Yes ☐ No ☐ Doesn't Apply

6. Lot #
   #1
   #2
7. Exp. Date
   #1
   #2

8. Event Reappeared After Reintroduction?
   #1 ☐ Yes ☐ No ☐ Doesn't Apply
   #2 ☐ Yes ☐ No ☐ Doesn't Apply

9. NDC# or Unique ID

10. Concomitant Medical Products and Therapy Dates (Exclude treatment of event)

(Continue on page 3)

D. SUSPECT MEDICAL DEVICE — Section D - Help

1. Brand Name

2. Common Device Name

3. Manufacturer Name, City and State

4. Model #
   Catalog #
   Serial #
   Lot #
   Expiration Date (mm/dd/yyyy)
   Other #
5. Operator of Device
   ☐ Health Professional
   ☐ Lay User/Patient
   ☐ Other:

6. If Implanted, Give Date (mm/dd/yyyy)
7. If Explanted, Give Date (mm/dd/yyyy)

8. Is this a Single-use Device that was Reprocessed and Reused on a Patient?
   ☐ Yes ☐ No

9. If Yes to Item No. 8, Enter Name and Address of Reprocessor

10. Device Available for Evaluation? (Do not send to FDA)
    ☐ Yes ☐ No ☐ Returned to Manufacturer on: _____ (mm/dd/yyyy)

11. Concomitant Medical Products and Therapy Dates (Exclude treatment of event)

(Continue on page 3)

E. INITIAL REPORTER — Section E - Help

1. Name and Address
   Phone #

   Please type the name and address of the initial reporter here. This information is required for a complete report.

2. Health Professional?
   ☐ Yes ☐ No
3. Occupation
4. Initial Reporter Also Sent Report to FDA
   ☐ Yes ☐ No ☐ Unk.

Print | Next Page | Previous Page | Reset Form | Delete Page | Delete Multiple Pages

MEDWATCH

FORM FDA 3500A (6/10) *(continued)* | Section F - Help | Page 2 of ____

FDA USE ONLY

F. FOR USE BY USER FACILITY/IMPORTER *(Devices Only)*

1. Check One
☐ User Facility   ☐ Importer

2. UF/Importer Report Number

3. User Facility or Importer Name/Address

4. Contact Person

5. Phone Number

6. Date User Facility or Importer Became Aware of Event *(mm/dd/yyyy)*

7. Type of Report
☐ Initial
☐ Follow-up #

8. Date of This Report *(mm/dd/yyyy)*

9. Approximate Age of Device

10. Event Problem Codes *(Refer to coding manual)*
Patient Code ____ – ____ – ____
Device Code ____ – ____ – ____

11. Report Sent to FDA?
☐ Yes ____ *(mm/dd/yyyy)*
☐ No

12. Location Where Event Occurred
☐ Hospital
☐ Home
☐ Nursing Home
☐ Outpatient Treatment Facility
☐ Outpatient Diagnostic Facility
☐ Ambulatory Surgical Facility
☐ Other: ____ *(Specify)*

13. Report Sent to Manufacturer?
☐ Yes ____ *(mm/dd/yyyy)*
☐ No

14. Manufacturer Name/Address

G. ALL MANUFACTURERS | Section G - Help

1. Contact Office - Name/Address *(and Manufacturing Site for Devices)*

2. Phone Number

3. Report Source *(Check all that apply)*
☐ Foreign
☐ Study
☐ Literature
☐ Consumer
☐ Health Professional
☐ User Facility
☐ Company Representative
☐ Distributor
☐ Other:

4. Date Received by Manufacturer *(mm/dd/yyyy)*

5.
(A)NDA # ____
IND # ____
STN # ____
PMA/510(k) # ____
Combination Product ☐ Yes
Pre-1938 ☐ Yes
OTC Product ☐ Yes

6. If IND, Give Protocol #

7. Type of Report *(Check all that apply)*
☐ 5-day   ☐ 30-day
☐ 7-day   ☐ Periodic
☐ 10-day ☐ Initial
☐ 15-day ☐ Follow-up # ____

9. Manufacturer Report Number

8. Adverse Event Term(s)

H. DEVICE MANUFACTURERS ONLY | Section H - Help

1. Type of Reportable Event
☐ Death
☐ Serious Injury
☐ Malfunction
☐ Other:

2. If Follow-up, What Type?
☐ Correction
☐ Additional Information
☐ Response to FDA Request
☐ Device Evaluation

3. Device Evaluated by Manufacturer?
☐ Not Returned to Manufacturer
☐ Yes   ☐ Evaluation Summary Attached
☐ No *(Attach page to explain why not)* or provide code:

4. Device Manufacture Date *(mm/yyyy)*

5. Labeled for Single Use?
☐ Yes   ☐ No

6. Evaluation Codes *(Please provide the code here manual)*
Method ____ – ____ – ____ – ____
Results ____ – ____ – ____ – ____
Conclusions ____ – ____ – ____ – ____

7. If Remedial Action Initiated, Check Type
☐ Recall   ☐ Notification
☐ Repair   ☐ Inspection
☐ Replace   ☐ Patient Monitoring
☐ Relabeling   ☐ Modification/Adjustment
☐ Other:

8. Usage of Device
☐ Initial Use of Device
☐ Reuse
☐ Unknown

9. If action reported to FDA under 21 USC 360i(f), list correction/removal reporting number:

10. ☐ Additional Manufacturer Narrative   and / or   **11.** ☐ Corrected Data

Please type any additional manufacturer narrative and/or corrected data here

The public reporting burden for this collection of information has been estimated to average 66 minutes per response, including the time for reviewing instructions, searching existing data sources, gathering and maintaining the data needed, and completing and reviewing the collection of information. Send comments regarding this burden estimate or any other aspect of this collection of information, including suggestions for reducing this burden to:

Department of Health
Food and Drug Administration
Office of Chief Information Officer
1350 Piccard Drive, Room 400
Rockville, MD 20850

Please DO NOT RETURN this form to this address.

OMB Statement:
"An agency may not conduct or sponsor, and a person is not required to respond to, a collection of information unless it displays a currently valid OMB control number."

(CONTINUATION PAGE)
For use by user-facilities,
importers, distributors, and manufacturers
for MANDATORY reporting

MEDWATCH

FORM FDA 3500A (6/10) *(continued)*

Page 3 of _____

B.5. Describe Event or Problem *(continued)*

Back to Item B.5

B.6. Relevant Tests/Laboratory Data, Including Dates *(continued)*

Back to Item B.6

B.7. Other Relevant History, Including Preexisting Medical Conditions *(e.g., allergies, race, pregnancy, smoking and alcohol use, hepatic/renal dysfunction, etc.) (continued)*

Back to Item B.7

> B.7. If needed, please continue your entry for Other Relevant History, Including Preexisting Medical Conditions, here

Concomitant Medical Products and Therapy Dates *(Exclude treatment of event) (For continuation of C.10 and/or D.11; please distinguish)*

Back to Item C.10

Back to Item D.11

Other Remarks

> Enter any other remarks pertaining to this report here

출처: http://www.fda.gov/

4) 권고문

권고문은 특별한 형식이 없으므로 조직에서 사용하는 공문 서식을 활용할 수 있다.

29.6 규제기관 보고와 관련된 심사(Audit) 지적 사항 사례

1) 의료기기 제조 및 품질관리 기준, ISO 13485 심사 지적 사항 사례

① 부작용 정보보고 절차가 수립되지 않았음.

② Vigilance System 절차가 수립되지 않았음.

2) FDA 483 Inspection Observations

① MDR 절차가 수립되지 않았음.

② MDR 보고서가 사실을 인지한 날로부터 30일 이내 제출되지 않았음.

③ 추가보고가 최초 보고서 제출일로부터 1개월 이내에 FDA에 보고되지 않았음.

④ FDA 서식 3500A의 Block B에서 초기 보고 일자가 포함되지 않았음.

⑤ FDA 양식 3500A에 따라 제출 된 개별 의료기기 제조 보고서는 이상 반응에 의한 결과가 죽음이라고 블록 B에 표시하지 않았다.

⑥ FDA 양식 3500A에 따라 제출 된 개별 의료기기 제조 보고서는 블록 D에서 기기 모델, 카탈로그, SN, Lot No를 포함하지 않았다.

⑦ FDA 양식 3500A에 따라 제출 된 개별 의료기기 제조 보고서 블록 G의 제조 업체에 의해 수신 된 날짜를 표시하지 않았다.

출처: 483 report Inspection Observations
http://www.fda.gov/ICECI/Inspections/ucm481432.htm#Devices

요 약

1. 대표적으로 유해사례/의료사고 정보를 접수하는 단계가 고객불만 접수 단계이므로 불만처리 프로세스와 연계하여 평가를 수행 한다.

2. 국내는 의료기기 부작용 등 안전성 정보 관리에 관한 규정에 따라 절차를 수립하고 해당될 경우 보고 한다.

3. 유럽의 경우 GUIDELINES ON A MEDICAL DEVICES VIGILANCE SYSTEM에 따라 절차를 수립하고 해당될 경우 보고 한다.

4. 미국의 경우 PART 803-MEDICAL DEVICE REPORTING에 따라 절차를 수립하고 해당될 경우 보고 한다.

토론문제

1. 유해사례/의료사고는 어떤 것들이 있을지 생각해 보자.

2. 유해사례/의료사고를 인지할 수 있는 상황은 어떤 것들이 있을지 생각해 보자.

내부심사(Internal audit)

30.1 내부심사 프로세스

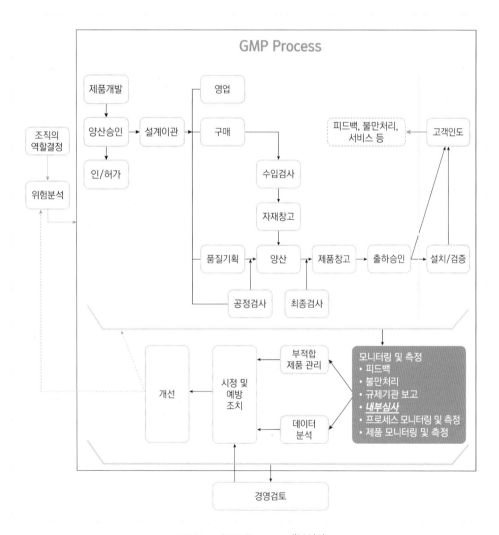

그림 30-1 GMP Process_내부심사

30.2 내부심사 GMP 요구사항

표 30-1 내부심사 요구사항
(ISO 13485의 요구사항 중 개정된 내용을 색상을 달리하여 식별함)

GMP	요구사항(Requirements)
ISO 13485	8.2.4 내부심사(Internal audit) 조직은 품질경영시스템이 다음과 같은지를 결정하기 위하여 계획된 주기로 내부심사를 실시하여야 한다. ① 계획되어 문서화된 합의, 이 국제표준의 요구사항, 조직과 적용되는 규제 요구사항에 의해 설정된 품질경영시스템 요구사항에 적합한지의 여부 ② 효과적으로 실행되고 유지되는지 여부 　조직은 심사를 계획 및 수행 그리고 심사 결과의 기록 및 보고에 관한 책임과 요구사항을 설명하기 위한 절차를 문서화해야 한다. 심사 프로그램은 심사 대상 프로세스 및 분야의 상태와 중요성뿐만 아니라 이전 심사의 결과를 고려하여 계획되어야 한다. 심사기준, 범위, 주기 및 방법이 규정되고 기록되어야 한다(4.2.5 참조). 심사원 선정 및 심사수행 시에는 심사 프로세스의 객관성 및 공정성이 보장되어야 한다. 심사자는 자신의 업무에 대하여 심사를 실시하여서는 안 된다. 프로세스에 대한 식별과 심사 대상 분야 그리고 결론을 포함한 심사 및 그 결과의 기록은 유지되어야 한다(4.2.5 참조) 심사대상 분야를 책임지는 경영자는 발견된 부적합 및 원인을 제거하기 위한 조치가 지체 없이 취해질 수 있도록 보장하여야 한다. 후속조치는 취해진 조치의 검증 및 검증 결과의 보고를 포함하여야 한다. NOTE 추가 정보는 ISO 19011에서 참고할 수 있다. **출처: ISO 13485, Third edition 2016-03-01, Medical devices - Quality management systems - Requirements for regulatory purposes**
의료기기 제조 및 품질관리기준	8.2.2 내부감사 가. 제조업자는 다음 사항을 결정하기 위하여 계획된 주기로 내부감사를 실시하여야 한다. 　1) 품질경영시스템이 계획된 결정사항, 제조업자가 설정한 품질경영시스템 요구사항 그리고 이 기준의 요구사항을 충족시키는지 여부 　2) 효과적으로 실행되고 유지되는지 여부 나. 제조업자는 감사 대상 프로세스 및 분야의 상태와 중요성뿐만 아니라 이전 감사의 결과를 고려하여 감사 프로그램을 계획하여야 한다. 감사 기준, 범위, 주기 및 방법을 정하여야 한다. 감사 프로세스의 객관성 및 공정성이 보장되도록 감사자를 선정하고 감사를 실시하여야 한다. 감사자는 자신의 업무에 대하여 감사를 실시하여서는 안된다. 다. 감사의 계획, 실시, 결과의 보고 및 기록유지에 대한 책임과 요구사항에 대하여 문서화된 절차에 규정하여야 한다. 라. 감사대상 업무에 책임이 있는 관리자는 발견된 부적합 및 원인을 제거하기 위한 조치가 적시에 취해질 수 있도록 보장하여야 한다. 후속조치는 취해진 조치의 검증 및 검증 결과의 보고를 포함하여야 한다. **출처: 의료기기 제조 및 품질관리기준, 식품의약품안전처 고시 제2015- 71호(2015. 9.25, 개정)**
PART 820-QUALITY SYSTEM REGULATION	820.22 품질심사(Quality audit) 각 제조자는 품질심사에 대한 절차를 수립하여야 하고, 품질시스템이 수립된 요구사항에 부합하며 품질시스템의 효과성을 결정할 수 있음을 보장하기 위하여 이러한 심사를 수행하여야 한다. 품질심사는 피 감사 부분에 직접적 책임이 없는 자에 의하여 수행되어야 한다. 재 심사를 포함한 시정조치는 필요한 경우 취해져야 한다. 각 품질심사와 재심사의 결과보고서는 작성되어야 하고 피 심사 부분에 책임이 있는 자에 의하여 검토되어야 한다. 품질심사와 재심사의 결과와 일자는 기록되어야 한다. **출처: PART 820-QUALITY SYSTEM REGULATION, April 1, 2016, Subpart B-Quality System Requirements**

감사(Audit)

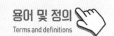

품질업무 및 관련 결과가 계획된 합의사항에 적합한지 여부를 결정하고, 이 합의사항이 효과적으로 수행되었고 목적에 적합한지 여부를 결정하는 체계적이고 독립적인 확인 활동을 말한다.

출처: 의료기기 제조 및 품질관리 기준, 식품의약품안전처 고시 제2015- 71호(2015. 9.25, 개정) 별표1 용어의 정의

심사(Audit)

심사기준에 충족되는 정도를 결정하기 위하여 심사증거를 수집하고 객관적으로 평가하기 위한 체계적이고 독립적이며 문서화된 프로세스

피 심사자(Auditee)
심사를 받는 조직

심사원(Auditor)
심사를 수행하기 위한 능력을 갖춘 자

심사팀(Audit team)
심사를 수행하는 하나 또는 그 이상의 심사원, 필요 시 지원되는 기술전문가

심사프로그램(Audit program)
특정한 기간 동안 계획되고, 특정한 목적을 위하여 관리되는 하나 또는 그 이상의 심사의 집합

심사계획(Audit plan)
심사를 위한 활동 및 준비의 기술

심사범위(Audit scope)
심사의 범위 및 영역

적격성(Competence)
지식과 기량을 적용하는 실증된 개인의 특성 및 드러난 능력

출처: ISO 19011:2002 Guidelines for quality and/or environmental management systems auditing, Terms and definitions

30.3 내부심사와 관련된 요구사항 해설

ISO 13485 8.2.4, 의료기기 제조 및 품질관리 기준 8.2.2 및 PART 820.22에서 내부심사를 요구하고 있다.

1) 내부심사를 계획된 주기로 실시하도록 요구하고 있다.

계획된 주기는 조직에 따라 적절히 계획을 수립하면 된다(예: 년1회/년2회/년4회 또는 정기심사와 특별심사로 구분 또는 관리부서와 공장을 구분하여 계획을 수립할 수 있다). 단, 내부심사를 년간 몇 회 실시하느냐가 중요하지 않으며 내부심사를 통해 품질경영시스템의 적합성과 효과성을 충분히 모니터링 되었음을 증명하여야 한다.

2) 내부심사를 실시하는 목적은 품질경영시스템이 적용되는 법규 및 규격에 적합한지 그리고 효과적으로 실행되는지를 모니터링 하도록 요구하고 있다.

즉, 내부심사는 적용되는 법규 및 규격 만족이 1차적인 목적이며, 1차 목적이 달성된 경우 효과성을 모니터링 해야 한다.

3) 내부심사 계획을 수립하고 결과를 기록 보관하는 절차를 수립하도록 요구하고 있다.

4) 심사 프로그램은 이전 심사 결과 및 심사대상 프로세스와 분야의 상태와 중요성을 고려하여 계획하도록 요구하며 심사 프로그램에 다음사항을 포함하도록 요구하고 있다.

① 심사기준

심사기준은 적용해야 할 관련 법규 및 규격과 조직이 수립한 품질경영시스템 규정이 해당된다.

② 심사범위

심사범위는 조직의 조직도에 언급된 조직을 대상으로 적용한다.

③ 심사 주기 및 방법

심사 주기는 조직이 결정한 주기에 따라 수행하면 되며, 심사 방법은 인터뷰, 감시(통보된 감시 또는 암행감시)등 조직이 결정한 방법을 사용하면 된다.

④ 심사원 선정(객관성 및 공정성 보장)

심사원은 본인이 속한 기능/조직을 심사할 수 없다.

5) 심사관리 시스템 규격인 ISO 19011의 심사 프로그램 관리를 위한 프로세스 흐름을 살펴보면 아래와 같다. (ISO 13485 NOTE에 ISO 19011이 언급되어 있으므로 의무적으로 적용해야 하는 것은 아니며 필요시 참조하면 된다.)

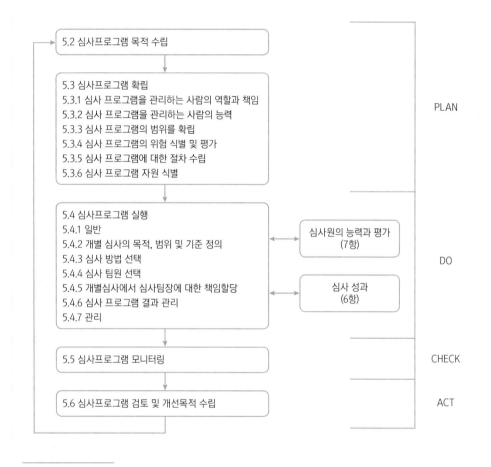

출처: ISO 19011:2011, Guidelines for auditing management system

그림 30-2   심사 프로그램 관리를 위한 프로세스 흐름도

6) 심사결과 기록을 유지하도록 요구하고 있는데 심사관리 시스템 규격인 ISO 19011의 심사 활동 흐름도와 정보 수집 및 검증 프로세스 개요를 살펴보면 아래와 같다. (ISO 13485 NOTE에 ISO 19011이 언급되어 있으므로 의무적으로 적용해야 하는 것은 아니며 필요시 참조하면 된다.)

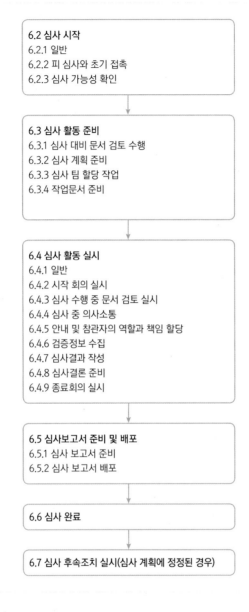

출처: ISO 19011:2011, Guidelines for auditing management system

그림 30-3 일반적인 심사 활동 흐름도

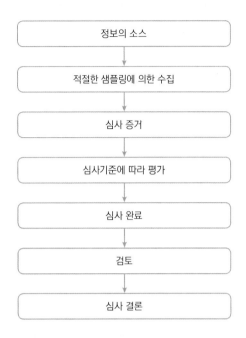

그림 30-4 정보수집 및 검증 프로세스 개요

7) 내부심사 후속조치로서 피 심사 부서장은 심사 지적 사항에 대해서 즉시 조치를 취하며, 취해진 후속조치의 검증결과를 포함하도록 요구하고 있다.

8) PART 820.22 품질심사(Quality audit)에서 추가로 요구하는 사항은 재심사를 품질심사에 포함하도록 요구하고 있다. 즉, 내부심사 결과 후속조치 단계에서 심사 지적 사항의 내용에 따라 문서로서 후속조치 확인이 가능한 경우와 현장을 직접 확인해야 하는 내용이 있을 수 있는데 현장을 직접 확인해야 하는 지적 사항에 대해서는 재심사를 수행하도록 요구하고 있다. 또한 심사보고는 최초 심사 완료시점에서의 보고와 후속조치 결과(문서검토를 통한 후속조치, 현장 확인을 통한 후속조치)에 대한 심사보고도 수행되어야 한다.

30.4 내부심사와 관련된 문서/문서화된 절차

1) 내부심사 절차서

내부심사 절차 프로세스의 예를 살펴보면 다음과 같다.

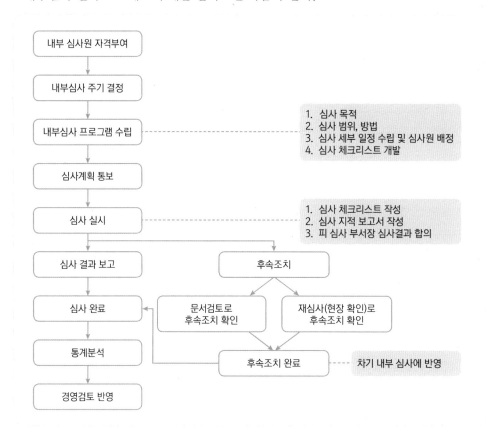

그림 30-5 내부심사 절차 프로세스

30.5 내부심사와 관련된 품질기록

1) 년간 내부심사 계획서

년간 내부심사 계획서의 예는 다음과 같다.

부서명	월											
	1	2	3	4	5	6	7	8	9	10	11	12
관리부												
영업부												
연구소												
생산부												
생산기술부												
품질부												
고객지원부												
구매부												

(년도) 내부심사 계획서

*범례: □ 정기 심사계획, ◇ 특별 심사계획

승인자	대표이사	(인)			
검토자	관리부	(인)	영업부		(인)
	연구소	(인)	생산부		(인)
	생산기술부	(인)	품질부		(인)
	고객지원부	(인)	구매부		(인)
작성자	(인)				

2) 내부심사 세부 일정표

내부심사 세부 일정표 의 예는 다음과 같다.

서식 30-2 내부심사 세부 일정표

내부심사 세부 일정표

심사구분	□ 정기심사, □ 특별심사	심사일정	~
심사목적			
적용규정	• 품질시스템 규정(품질매뉴얼, 품질시스템 절차서 및 각종 표준) [ ] • 적용 법규 및 규격 [ ] • 기 타 [ ]		

	해당부서	심사 지적 사항		후속조치 결과
이전 심사 지적 사항				☐ 완료, ☐ 미완료
				☐ 완료, ☐ 미완료
				☐ 완료, ☐ 미완료
대상부서	일자/시간	심사원		심사범위
관리부				
영업부				
연구소				
생산부				
생산기술부				
품질부				
고객지원부				
구매부				
일정 합의	관리부	(인)	영업부	(인)
	연구소	(인)	생산부	(인)
	생산기술부	(인)	품질부	(인)
	고객지원부	(인)	구매부	(인)
심사 팀장		(인)	품질책임자	(인)

3) 내부심사 체크리스트

내부심사 체크리스트의 예는 다음과 같다.

내부품질심사 체크리스트

심사일자:
부서명:
심사원:

Section	적용여부	Section	적용여부
Section 01: 품질경영시스템 구축	☐ A ☐ N/A	Section 18: 생산관리 프로세스	☐ A ☐ N/A
Section 02: 품질경영시스템 문서화 프로세스	☐ A ☐ N/A	Section 19: 설치활동 프로세스	☐ A ☐ N/A
Section 03: 문서 및 기록관리 프로세스	☐ A ☐ N/A	Section 20: 서비스활동 프로세스	☐ A ☐ N/A
Section 04: 최고경영자 책임 프로세스	☐ A ☐ N/A	Section 21: 식별관리 프로세스	☐ A ☐ N/A
Section 05: 품질방침 및 품질목표 프로세스	☐ A ☐ N/A	Section 22: 추적관리 프로세스	☐ A ☐ N/A
Section 06: 조직구성, 책임 및 권한	☐ A ☐ N/A	Section 23: 모니터링 및 측정장치 프로세스	☐ A ☐ N/A
Section 07: 인적자원 제공 프로세스	☐ A ☐ N/A	Section 24: 피드백 프로세스	☐ A ☐ N/A
Section 08: 물적자원(기반시설) 제공 프로세스	☐ A ☐ N/A	Section 25: 불만처리 프로세스	☐ A ☐ N/A
Section 09: 설계관리 프로세스	☐ A ☐ N/A	Section 26: 규제기관 보고 프로세스	☐ A ☐ N/A
Section 10: 공정밸리데이션 프로세스	☐ A ☐ N/A	Section 27: 내부심사 프로세스	☐ A ☐ N/A
Section 11: 제품실현 기획 프로세스	☐ A ☐ N/A	Section 28: 프로세스 모니터링 및 측정 프로세스	☐ A ☐ N/A
Section 12: 고객관련 프로세스	☐ A ☐ N/A	Section 29: 제품의 모니터링 및 측정 프로세스	☐ A ☐ N/A
Section 13: 구매관리 프로세스	☐ A ☐ N/A	Section 30: 부적합 제품관리 프로세스	☐ A ☐ N/A
Section 14: 수입검사 프로세스	☐ A ☐ N/A	Section 31: 데이터 분석 프로세스	☐ A ☐ N/A
Section 15: 고객자산 관리 프로세스	☐ A ☐ N/A	Section 32: 시정 및 예방조치 프로세스	☐ A ☐ N/A
Section 16: 제품보존 프로세스	☐ A ☐ N/A	Section 33: 경영검토 프로세스	☐ A ☐ N/A
Section 17: 작업환경 프로세스	☐ A ☐ N/A	Section 34: 개선 프로세스	☐ A ☐ N/A

*심사 대상 부서별 해당 Section 체크리스트를 적용하여 내부심사 수행.

*심사원은 내부심사 실시전에 해당부서의 Section 체크리스트의 관련표준과 내부심사기준을 작성하여 해당부서에 통보한다.

내부심사 체크리스트

Section 01: 품질경영시스템 구축			
관련 법규 및 규격	ISO 13485 4.1 품질경영시스템 일반 요구사항 4.1.1 ~ 4.1.6		
	의료기기 제조 및 품질관리기준 4.1 품질경영시스템 일반 요구사항 가 ~ 라		
	PART 820-QSR 820.5 품질시스템		
관련표준	내부심사기준	심사결과	판정
	1. 당사의 역할이 무엇인지 품질매뉴얼상 기술되어 있는가?		☐ 적합 ☐ 관찰사항: ( ) ☐ 지적사항 (CAR:)
	2. 당사 의료기기별 적용되는 관련법규 및 규격이 문서화 되어 있는가?		☐ 적합 ☐ 관찰사항: ( ) ☐ 지적사항 (CAR:)
	3. 당사에 필요한 프로세스는 결정되고 품질시스템에 반영되었는가?		☐ 적합 ☐ 관찰사항: ( ) ☐ 지적사항 (CAR:)
	4. 품질매뉴얼상에 당사의 역할에 적합하도록 프로세스 상호작용이 기술되어 있는가?		☐ 적합 ☐ 관찰사항: ( ) ☐ 지적사항 (CAR:)
	5. 당사의 역할에 따라 품질시스템 수립 및 관리를 위한 위험분석이 실시되었는가?		☐ 적합 ☐ 관찰사항: ( ) ☐ 지적사항 (CAR:)
	6. 품질시스템 변경시 품질시스템 위험분석은 추가로 실시되었는가?		☐ 적합 ☐ 관찰사항: ( ) ☐ 지적사항 (CAR:)
	7. 품질시스템 변경시 영향평가는 수행되었는가?		☐ 적합 ☐ 관찰사항: ( ) ☐ 지적사항 (CAR:)

	8. 품질시스템 요구사항에서 요구하는 문서화된 절차/문서화는 수행되었는가?		☐ 적합 ☐ 관찰사항: ( ) ☐ 지적사항 (CAR:)
	9. 품질시스템을 운영하는데 사용되는 컴퓨터 소프트웨어 어플리케이션은 밸리데이션 되었으며, 어플리케이션 변경시 리밸리데이션을 수행하였는가?		☐ 적합 ☐ 관찰사항: ( ) ☐ 지적사항 (CAR:)

내부심사 체크리스트

Section 02: 품질경영시스템 문서화 프로세스

관련 법규 및 규격	ISO 13485 4.2 문서화 요구사항 4.2.1 일반사항, 4.2.2 품질매뉴얼, 4.2.3 의료기기 파일
	의료기기 제조 및 품질관리기준 4.2 문서화 요구사항 4.2.1 일반사항, 4.2.2 품질매뉴얼
	PART 820-QSR 820.20 경영자 책임 (e) 품질시스템 절차서, 820.181 제품표준서

관련표준	내부심사기준	심사결과	판정
	1. 품질매뉴얼에 품질방침이 기술되어 있으며, 품질방침과 연계된 품질목표가 수립되어 있는가?		☐ 적합 ☐ 관찰사항: ( ) ☐ 지적사항 (CAR:)
	2. 품질매뉴얼은 GMP 요구사항을 만족하도록 작성되었는가? (적용 제외 사항 및 사유, 적용범위, 매뉴얼과 절차서의 연계성, 프로세스 상호작용, 문서화 체계 등)		☐ 적합 ☐ 관찰사항: ( ) ☐ 지적사항 (CAR:)
	3. 품질문서는 GMP 요구사항에 적합하도록 작성되었는가?(적용되는 GMP 법규 및 규격 요구사항 및 규제 요구사항을 만족하도록 작성)		☐ 적합 ☐ 관찰사항: ( ) ☐ 지적사항 (CAR:)
	4. 제품표준서(DMR)는 의료기기 유형 또는 제품군별로 작성되었는가?		☐ 적합 ☐ 관찰사항: ( ) ☐ 지적사항 (CAR:)

내부심사 체크리스트			
Section 03: 문서 및 기록관리 프로세스			
관련 법규 및 규격	ISO 13485 4.2.4 문서관리, 4.2.5 기록 관리		
	의료기기 제조 및 품질관리기준 4.2.3 문서관리, 4.2.4 기록관리		
	PART 820-QSR 820.40 문서관리, 820.180 기록관리 일반요구사항, 820.184 제품이력기록, 820.186 품질시스템기록		
관련표준	내부심사기준	심사결과	판정
	1. 문서관리 절차는 수립되어 있는가?		☐ 적합 ☐ 관찰사항: ( ) ☐ 지적사항 (CAR:)
	2. 품질문서 작성, 검토, 승인에 대한 기준이 문서관리 절차에 포함되어 있으며, 기준에 따라 검토 및 승인이 수행되고 있는가?		☐ 적합 ☐ 관찰사항: ( ) ☐ 지적사항 (CAR:)
	3. 품질문서 등록 및 배포는 관련대장으로 관리되고 있는가?		☐ 적합 ☐ 관찰사항: ( ) ☐ 지적사항 (CAR:)
	4. 구본문서는 식별되고 있는가?		☐ 적합 ☐ 관찰사항: ( ) ☐ 지적사항 (CAR:)
	5. 품질문서가 사용되어야 할 부서 및 현장에 배포되고 최신본이 사용되고 있는가?		☐ 적합 ☐ 관찰사항: ( ) ☐ 지적사항 (CAR:)
	6. 외부출처 문서는 최신본이 등록되고 사용되고 있는가?		☐ 적합 ☐ 관찰사항: ( ) ☐ 지적사항 (CAR:)
	7. 구문서에 대한 보존연한 기준은 문서관리 절차에 포함되고 구문서에 식별되어 관리되고 있는가?		☐ 적합 ☐ 관찰사항: ( ) ☐ 지적사항 (CAR:)

8. 품질문서의 개정에 따른 관련 문서 등록, 배포, 식별은 기준에 따라 수행되고 있는가?		☐ 적합 ☐ 관찰사항: ( ) ☐ 지적사항 (CAR:)
9. 품질문서 신규제정 또는 개정시 영향 받는 문서의 파악 및 개정검토는 수행되고 있는가?		☐ 적합 ☐ 관찰사항: ( ) ☐ 지적사항 (CAR:)
10. 품질기록 절차에 기록의 식별, 보관, 보완 및 완전성, 검색, 보관기간 및 폐기에 대한 규정이 포함되어 있는가?		☐ 적합 ☐ 관찰사항: ( ) ☐ 지적사항 (CAR:)
11. 품질기록에 대한 보존연한 기준은 기록관리 절차에 포함되고 품질기록에 식별되어 관리되고 있는가?		☐ 적합 ☐ 관찰사항: ( ) ☐ 지적사항 (CAR:)
12. 기록에 기밀건강정보가 포함될 경우 개인정보보호법에 따라 관리하고 있는가?		☐ 적합 ☐ 관찰사항: ( ) ☐ 지적사항 (CAR:)
13. 인허가 기관에서 관련문서 및 기록 제출을 요구할 경우 제공할 수 있도록 기준이 관련절차에 반영되어 있는가?(사외로 반출여부를 식별하도록 문서 및 기록의 보안 등급 부여 관리)		☐ 적합 ☐ 관찰사항: ( ) ☐ 지적사항 (CAR:)
14. 제품이력기록(DHR) 기준이 품질기록관리 절차에 규정되고, 규정에 따라 관리되고 있는가?		☐ 적합 ☐ 관찰사항: ( ) ☐ 지적사항 (CAR:)
15. 전자문서 및 기록은 백업관리 되고 있는가?		☐ 적합 ☐ 관찰사항: ( ) ☐ 지적사항 (CAR:)

내부심사 체크리스트

Section 04: 최고경영자 책임 프로세스

관련 법규 및 규격	ISO 13485 5.1 경영의지, 5.2 고객 중심
	의료기기 제조 및 품질관리기준 5.1 경영의지, 5.2 고객 중심
	PART 820-QSR N/A

관련표준	내부심사기준	심사결과	판정
	1. 최고경영자는 조직원들에게 해당 의료기기 관련법규 및 규격 그리고 규제 요구사항의 중요성을 인식시키고 있는가?		☐ 적합 ☐ 관찰사항: ( ) ☐ 지적사항 (CAR:)
	2. 품질방침 및 품질목표가 작성되고 관리되도록 최고경영자는 관리하고 있는가?		☐ 적합 ☐ 관찰사항: ( ) ☐ 지적사항 (CAR:)
	3. 최고경영자는 경영검토 회의를 주관하고 있는가?		☐ 적합 ☐ 관찰사항: ( ) ☐ 지적사항 (CAR:)

내부심사 체크리스트

Section 05: 품질방침 및 품질목표 프로세스

관련 법규 및 규격	ISO 13485 5.3 품질방침, 5.4 기획, 5.4.2 품질경영시스템 기획
	의료기기 제조 및 품질관리기준 5.3 품질방침, 5.4.1 품질목표, 5.4.2 품질경영시스템 기획
	PART 820-QSR 820.20 경영자 책임 (a) 품질방침

관련표준	내부심사기준	심사결과	판정
	1. 품질목표는 품질방침과 연계되어 작성되고 있는가?		☐ 적합 ☐ 관찰사항: ( ) ☐ 지적사항 (CAR:)
	2. 품질목표는 기능별, 계층별 작성되고 관리되고 있는가?		☐ 적합 ☐ 관찰사항: ( ) ☐ 지적사항 (CAR:)

내부심사 체크리스트

Section 06: 조직구성, 책임 및 권한			
관련 법규 및 규격	ISO 13485 5.5.1 책임 및 권한, 5.5.2 경영 대리인, 5.5.3 내부 의사소통		
	의료기기 제조 및 품질관리기준 5.5.1 책임과 권한, 5.5.2 품질책임자, 5.5.3 내부 의사소통		
	PART 820-QSR 820.20 경영자 책임 (b) 조직		
관련표준	**내부심사기준**	**심사결과**	**판정**
	1. 품질책임자는 선임되고 식약처에 신고 되었는가?		☐ 적합 ☐ 관찰사항: ( ) ☐ 지적사항 (CAR:)
	2. 부서 및 조직원에 대한 책임과 권한은 규정되어 있는가?		☐ 적합 ☐ 관찰사항: ( ) ☐ 지적사항 (CAR:)
	3. 내부 의사소통기준은 수립되고 효과적인 의사소통이 수행되고 있다는 근거는?		☐ 적합 ☐ 관찰사항: ( ) ☐ 지적사항 (CAR:)

내부심사 체크리스트

Section 07: 인적자원 제공 프로세스			
관련 법규 및 규격	ISO 13485 6.1 자원 제공, 6.2 인적자원		
	의료기기 제조 및 품질관리기준 6.1 자원의 확보, 6.2 인적자원		
	PART 820-QSR 820.25 인원		
관련표준	**내부심사기준**	**심사결과**	**판정**
	1. 인원에 대한 적격성 기준은 규정되어 있는가?		☐ 적합 ☐ 관찰사항: ( ) ☐ 지적사항 (CAR:)
	2. 적격성 기준에 따라 직무별 적격성 평가가 수행되었는가?		☐ 적합 ☐ 관찰사항: ( ) ☐ 지적사항 (CAR:)

			판정
	3. 직무별 적격성 평가에 따라 직무능력을 배양하기 위한 교육훈련 계획은 수립되었는가?		☐ 적합 ☐ 관찰사항: ( ) ☐ 지적사항 (CAR:)
	4. 교육 실시에 따른 교육평가는 실시되고 있는가?		☐ 적합 ☐ 관찰사항: ( ) ☐ 지적사항 (CAR:)
	5. 검증 및 유효성업무를 수행하는 인원에 대한 사내 자격부여는 실시 되었는가?		☐ 적합 ☐ 관찰사항: ( ) ☐ 지적사항 (CAR:)
	6. 사내 자격부여 인원에 대한 재평가 기준은 설정되어 수행되고 있는가?		☐ 적합 ☐ 관찰사항: ( ) ☐ 지적사항 (CAR:)
	7. 개인별 이력카드는 작성 관리되고 있는가?		☐ 적합 ☐ 관찰사항: ( ) ☐ 지적사항 (CAR:)

내부심사 체크리스트

Section 08: 물적자원(기반시설) 제공 프로세스

관련 법규 및 규격	ISO 13485 6.3 기반 시설
	의료기기 제조 및 품질관리기준 6.3. 기반시설
	PART 820-QSR 820.70 생산 및 공정관리 (f) 건물

관련표준	내부심사기준	심사결과	판정
	1. 기반시설에 대한 문서화/문서화된 절차서는 작성 관리되고 있는가? (제조소, 자재창고, 제품창고, 시험실, 생산 및 검사장비, 크린룸, 멸균실 등)		☐ 적합 ☐ 관찰사항: ( ) ☐ 지적사항 (CAR:)
	2. 기반시설 변경시 인허가 기관에 변경신고를 수행하였는가?		☐ 적합 ☐ 관찰사항: ( ) ☐ 지적사항 (CAR:)

	3. 생산 및 검사장비에 대한 유지보수 계획 및 점검은 실시되고 있는가?		☐ 적합 ☐ 관찰사항: ( ) ☐ 지적사항 (CAR:)
	4. 생산 및 검사 장비에 대한 IQ, OQ, PQ는 실시되었는가?		☐ 적합 ☐ 관찰사항: ( ) ☐ 지적사항 (CAR:)
	5. 장비 이력카드 및 등록대장은 관리되고 있는가?		☐ 적합 ☐ 관찰사항: ( ) ☐ 지적사항 (CAR:)
	6. 장비중 조정값 및 보정값이 해당될 경우 장비 이력카드 및 해당장비에 식별되어 있는가?		☐ 적합 ☐ 관찰사항: ( ) ☐ 지적사항 (CAR:)
	7. 제조소, 창고 등 시설은 제품 취급, 혼용방지 및 필요한 작업을 위해 충분한 공간을 확보하고 있는가?		☐ 적합 ☐ 관찰사항: ( ) ☐ 지적사항 (CAR:)

내부심사 체크리스트

Section 09: 설계관리 프로세스

관련 법규 및 규격	ISO 13485 7.3 설계 및 개발
	의료기기 제조 및 품질관리기준 7.3 설계 및 개발
	PART 820-QSR 820.30 설계관리

관련표준	내부심사기준	심사결과	판정
	1. 개발계획서는 문서화 되고 있는가? (설계 및 개발단계, 단계에 검토, 검증, 유효성 확인 및 이관, 개발 조직 및 책임과 권한, 사내 자격 부여된 인원으로 개발조직 구성, 적용 법규 및 규격 등 포함여부 확인)		☐ 적합 ☐ 관찰사항: ( ) ☐ 지적사항 (CAR:)
	2. 개발조직에 사내외 관련 조직이 참여되었는가?		☐ 적합 ☐ 관찰사항: ( ) ☐ 지적사항 (CAR:)

	3. 개발계획서는 개정관리 되고 있는가?		☐ 적합 ☐ 관찰사항: ( ) ☐ 지적사항 (CAR:)
	4. 설계개발 입력에 적용 법규 및 규격별 요구사항이 파악되어 포함되었는가?		☐ 적합 ☐ 관찰사항: ( ) ☐ 지적사항 (CAR:)
	5. 설계개발 입력에 고객의 요구사항이 파악되어 포함되었는가?		☐ 적합 ☐ 관찰사항: ( ) ☐ 지적사항 (CAR:)
	6. 설계개발 입력에 위험관리분석의 위험통제 항목이 포함되었는가?		☐ 적합 ☐ 관찰사항: ( ) ☐ 지적사항 (CAR:)
	7. 설계개발 입력에 이전 유사설계에서 얻은 정보를 포함하였는가?		☐ 적합 ☐ 관찰사항: ( ) ☐ 지적사항 (CAR:)
	8. 사용적합성 위험분석의 위험통제 항목이 설계입력으로 반영되었는가?		☐ 적합 ☐ 관찰사항: ( ) ☐ 지적사항 (CAR:)
	9. Software 입력 요구사항이 설계입력으로 반영되었는가?		☐ 적합 ☐ 관찰사항: ( ) ☐ 지적사항 (CAR:)
	10. 설계입력 요구사항별 설계출력물 및 검증계획, 검증결과 또는 유효성 확인이 추적가능한가?		☐ 적합 ☐ 관찰사항: ( ) ☐ 지적사항 (CAR:)
	11. 설계출력물은 적절한가? (설계입력 요구사항별 충족, 구매를 위한 부품승인원, P/L, BOM등, 생산을 위한 작업기준, 검사기준, 설치기준, 서비스 기준, 라벨링 기준 등)		☐ 적합 ☐ 관찰사항: ( ) ☐ 지적사항 (CAR:)

12. 개발단계별 설계검토는 수행되었는가? (필요시 외부 전문가 포함)		☐ 적합 ☐ 관찰사항: ( ) ☐ 지적사항 (CAR:)
13. 설계 유효성 확인으로 동등성 평가, 임상평가 또는 임상시험은 수행되었는가?		☐ 적합 ☐ 관찰사항: ( ) ☐ 지적사항 (CAR:)
14. 설계관리 절차에 규정되어 있는 설계이관 기준에 따라 이관활동이 수행되었는가?		☐ 적합 ☐ 관찰사항: ( ) ☐ 지적사항 (CAR:)
15. 설계변경시 다음과 같은 영향검토가 수행되었는가? -현재 보유하고 있는 자재 -생산중인 제품 -판매된 제품 -위험분석 등		☐ 적합 ☐ 관찰사항: ( ) ☐ 지적사항 (CAR:)
16. 설계변경에 따른 인허가 기관 변경 신고/허가는 수행되었는가?		☐ 적합 ☐ 관찰사항: ( ) ☐ 지적사항 (CAR:)
17. 설계이력파일(DHF)은 관리되고 있는가?		☐ 적합 ☐ 관찰사항: ( ) ☐ 지적사항 (CAR:)
18. 위험관리 파일은 설계이력파일에 포함되어 있는가?		☐ 적합 ☐ 관찰사항: ( ) ☐ 지적사항 (CAR:)
19. 사용적합성 파일은 설계이력파일에 포함되어 있는가?		☐ 적합 ☐ 관찰사항: ( ) ☐ 지적사항 (CAR:)
20. Software 개발 파일은 설계이력파일에 포함되어 있는가?		☐ 적합 ☐ 관찰사항: ( ) ☐ 지적사항 (CAR:)

내부심사 체크리스트			
Section 10: 공정밸리데이션 프로세스			
관련 법규 및 규격	ISO 13485 7.5.6 생산 및 서비스 제공을 위한 프로세스의 유효성 확인 7.5.7 멸균 및 멸균 포장 시스템에 대한 프로세스 유효성 확인에 대한 특별 요구사항		
	의료기기 제조 및 품질관리기준 7.5.2 생산 및 서비스 제공 프로세스의 유효성 확인		
	PART 820-QSR 820.30 (i) 자동화 공정 820.75 공정 유효성확인		
관련표준	내부심사기준	심사결과	판정
	1. 공정밸리데이션 프로토콜은 작성되 었는가? (공정 작업 후 검증할 수 없거나 검증하 지 않는 공정)		☐ 적합 ☐ 관찰사항: ( ) ☐ 지적사항 (CAR:)
	2. 공정밸리데이션 보고서는 작성되었 는가? (해당시 통계적 기법 사용)		☐ 적합 ☐ 관찰사항: ( ) ☐ 지적사항 (CAR:)
	3. 공정밸리데이션을 통해 도출된 작업 조건은 작업기준서에 반영되었는가?		☐ 적합 ☐ 관찰사항: ( ) ☐ 지적사항 (CAR:)
	4. 생산공정 및 검사용 Software는 밸 리데이션이 수행되었는가?		☐ 적합 ☐ 관찰사항: ( ) ☐ 지적사항 (CAR:)
	5. 리밸리데이션은 절차 기준에 따라 수 행되고 있는가?		☐ 적합 ☐ 관찰사항: ( ) ☐ 지적사항 (CAR:)
	6. 멸균공정은 멸균시스템으로 밸리데 이션이 수행되었는가?		☐ 적합 ☐ 관찰사항: ( ) ☐ 지적사항 (CAR:)

내부심사 체크리스트

Section 11: 제품실현 기획 프로세스			
관련 법규 및 규격	ISO 13485 7.1 제품 실현의 기획		
	의료기기 제조 및 품질관리기준 7.1 제품 실현의 기획		
	PART 820-QSR 820.20 (d) 품질기획		
관련표준	내부심사기준	심사결과	판정
	1. 품질계획서는 모델별 작성되었는가?		☐ 적합 ☐ 관찰사항: ( ) ☐ 지적사항 (CAR:)
	2. 제조공정도/QC공정도는 작성되었는가?		☐ 적합 ☐ 관찰사항: ( ) ☐ 지적사항 (CAR:)
	3. 제품에 대한 위험관리는 수행되었는가?		☐ 적합 ☐ 관찰사항: ( ) ☐ 지적사항 (CAR:)

내부심사 체크리스트

Section 12: 고객관련 프로세스			
관련 법규 및 규격	ISO 13485 7.2 고객 관련 프로세스		
	의료기기 제조 및 품질관리기준 7.2 고객 관련 프로세스		
	PART 820-QSR N/A		
관련표준	내부심사기준	심사결과	판정
	1. 고객 요구사항은 파악되어 설계입력에 반영하였는가?(사용적합성 관련 요구사항 및 사용자 훈련 포함)		☐ 적합 ☐ 관찰사항: ( ) ☐ 지적사항 (CAR:)
	2. 고객요구사항 파악 및 검토는 수행되었는가?(고객 요구사항, 적용되는 규제 요구사항, 사용자 훈련 포함)		☐ 적합 ☐ 관찰사항: ( ) ☐ 지적사항 (CAR:)

	3. 고객과 의사소통 방법은 절차에 반영되고 수행되고 있는가?		☐ 적합 ☐ 관찰사항: ( ) ☐ 지적사항 (CAR:)
	4. 고객(바이어)과 계약시 고객불만 통보의무, 판매기록 유지의무, 리콜 발생시 업무협조의무, 유해사례 발생시 업무협조의무 등이 반영되었는가?		☐ 적합 ☐ 관찰사항: ( ) ☐ 지적사항 (CAR:)

내부심사 체크리스트

Section 13: 구매관리 프로세스			
관련 법규 및 규격	ISO 13485 7.4.1 구매 프로세스, 7.4.2 구매 정보		
	의료기기 제조 및 품질관리기준 7.4.1 구매 프로세스, 7.4.2 구매 정보		
	PART 820-QSR 820.50 구매관리		
관련표준	내부심사기준	심사결과	판정
	1. 공급업체 선정(멸균, 포장, 포워딩사 포함)을 위한 선정평가가 수행되었는가?(외주업체는 현장평가 추가)		☐ 적합 ☐ 관찰사항: ( ) ☐ 지적사항 (CAR:)
	2. 공급업체 등록명부는 관리되고 있는가?		☐ 적합 ☐ 관찰사항: ( ) ☐ 지적사항 (CAR:)
	3. 공급업체에 대한 재평가는 절차상의 기준에 따라 수행하고 있는가?(외주업체는 현장평가 추가)		☐ 적합 ☐ 관찰사항: ( ) ☐ 지적사항 (CAR:)
	4. 외주업체 공급계약은 체결되었는가? (공급계약에 반제품 스펙 및 기술정보 포함)		☐ 적합 ☐ 관찰사항: ( ) ☐ 지적사항 (CAR:)
	5. 발주시 구매정보는 포함되어 발주되고 있는가?		☐ 적합 ☐ 관찰사항: ( ) ☐ 지적사항 (CAR:)

내부심사 체크리스트

관련 법규 및 규격	ISO 13485 7.4.3 구매한 제품의 검증
	의료기기 제조 및 품질관리기준 7.4.3 구매품의 검증
	PART 820-QSR 820.80 수입, 공정 및 완제품 승인 (a) 일반사항, (b) 수입 승인활동

관련표준	내부심사기준	심사결과	판정
	1. 개발단계의 부품승인원 등을 근거로 수입 검사기준서는 문서화 되어 있는가?		☐ 적합 ☐ 관찰사항: ( ) ☐ 지적사항 (CAR:)
	2. 수입 검사기준서에 따라 수입검사를 수행한 검사성적서는 작성되고 있는가?(사용된 계측장비 관리번호 식별 포함)		☐ 적합 ☐ 관찰사항: ( ) ☐ 지적사항 (CAR:)
	3. 수입검사 결과 부적합품에 대해서는 부적합관리 절차에 따라 조치하고 있는가?		☐ 적합 ☐ 관찰사항: ( ) ☐ 지적사항 (CAR:)

내부심사 체크리스트

관련 법규 및 규격	ISO 13485 7.5.10 고객자산
	의료기기 제조 및 품질관리기준 7.5.4 고객자산
	PART 820-QSR N/A

관련표준	내부심사기준	심사결과	판정
	1. 고객자산 입고시 수입검사는 수행되었는가?		☐ 적합 ☐ 관찰사항: ( ) ☐ 지적사항 (CAR:)
	2. 고객자산은 별도 관리대장을 통해 관리되고 있는가? (입고량, 사용량, 재고, 고객 반품량 등)		☐ 적합 ☐ 관찰사항: ( ) ☐ 지적사항 (CAR:)

	3. 고객자산은 별도 식별하여 관리하고 있는가?		☐ 적합 ☐ 관찰사항: ( ) ☐ 지적사항 (CAR:)

내부심사 체크리스트

Section 16: 제품 보존관리 프로세스

관련 법규 및 규격	ISO 13485 7.5.11 제품의 보존
	의료기기 제조 및 품질관리기준 7.5.5 제품의 보존
	PART 820-QSR 820.70 생산 및 공정관리 (h) 자재, 820.140 취급, 820.150 보관

관련표준	내부심사기준	심사결과	판정
	1. 원자재 및 제품에 대한 취급 보관 기준이 절차에 규정되어 있는가?		☐ 적합 ☐ 관찰사항: ( ) ☐ 지적사항 (CAR:)
	2. 절차 기준에 따라 취급 보관 점검을 수행한 기록은 유지하고 있는가?		☐ 적합 ☐ 관찰사항: ( ) ☐ 지적사항 (CAR:)
	3. 위험물은 별도 지정된 장소에 보관 및 MSDS 정보를 비치하고 있는가?		☐ 적합 ☐ 관찰사항: ( ) ☐ 지적사항 (CAR:)

내부심사 체크리스트

Section 17: 작업환경관리 프로세스

관련 법규 및 규격	ISO 13485 6.4.1 작업환경, 6.4.2 오염관리, 7.5.2 제품 청결
	의료기기 제조 및 품질관리기준 6.4 작업환경, 7.5.1.2.1 제품 청결 및 오염관리
	PART 820-QSR 820.70 생산 및 공정관리 (c) 환경관리, (d) 인원, (e) 오염관리

관련표준	내부심사기준	심사결과	판정
	1. 작업자의 건강, 청결, 복장, 작업방법 기준은 절차화 되어 있으며, 절차 기준에 따라 관리되고 있는가?		☐ 적합 ☐ 관찰사항: ( ) ☐ 지적사항 (CAR:)

	2. 작업장 환경 조건은 절차화 되어 있으며, 절차 기준에 따라 관리되고 있는가?		☐ 적합 ☐ 관찰사항: ( ) ☐ 지적사항 (CAR:)
	3. 오염관리 기준은 절차화 되어 있으며, 절차 기준에 따라 관리되고 있는가?		☐ 적합 ☐ 관찰사항: ( ) ☐ 지적사항 (CAR:)
	4. 클린룸 관리는 절차에 따라 모니터링 및 밸리데이션 되고 있는가?		☐ 적합 ☐ 관찰사항: ( ) ☐ 지적사항 (CAR:)

내부심사 체크리스트

Section 18: 생산관리 프로세스	
관련 법규 및 규격	ISO 13485 7.5.1 생산 및 서비스 제공의 관리, 7.5.5 멸균의료기기에 대한 특별 요구사항
	의료기기 제조 및 품질관리기준 7.5.1.1 일반 요구사항, 7.5.1.3 멸균 의료기기에 대한 특별 요구사항
	PART 820-QSR 820.70 생산 및 공정관리 (a) 일반사항, (b) 생산 및 공정변경, 820.120 라벨링, 820.130 제품 포장

관련표준	내부심사기준	심사결과	판정
	1. 생산기록(제조기록서)은 작성 관리 되고 있는가?		☐ 적합 ☐ 관찰사항: ( ) ☐ 지적사항 (CAR:)
	2. 멸균일지는 작성되고 있는가?		☐ 적합 ☐ 관찰사항: ( ) ☐ 지적사항 (CAR:)
	3. 공정능력지수(Cp/Cpk)는 관리되고 있는가?		☐ 적합 ☐ 관찰사항: ( ) ☐ 지적사항 (CAR:)
	4. 공정변경 절차는 수립되고 절차 기준에 따라 관리 되고 있는가?		☐ 적합 ☐ 관찰사항: ( ) ☐ 지적사항 (CAR:)

	5. 포장 및 라벨링은 절차에 따라 관리되고 있는가?		□ 적합 □ 관찰사항: ( ) □ 지적사항 (CAR:)
	6. 제품이력기록(DHR)은 작성되고 관리되고 있는가?		□ 적합 □ 관찰사항: ( ) □ 지적사항 (CAR:)

내부심사 체크리스트

Section 19: 설치활동관리 프로세스	
관련 법규 및 규격	ISO 13485 7.5.3 설치 활동
	의료기기 제조 및 품질관리기준 7.5.1.2.2 설치 활동
	PART 820-QSR 820.170 설치

관련표준	내부심사기준	심사결과	판정
	1. 설치 매뉴얼, 설치 검사기준은 문서화 되어 있는가?		□ 적합 □ 관찰사항: ( ) □ 지적사항 (CAR:)
	2. 지정된 대리인에 의해 설치활동이 수행될 경우 대리인의 자격부여 및 설치매뉴얼은 대리인에게 배포되고 교육훈련이 수행되고 있는가?		□ 적합 □ 관찰사항: ( ) □ 지적사항 (CAR:)
	3. 설치 확인서(검사기록 포함)는 관리되고 있는가?		□ 적합 □ 관찰사항: ( ) □ 지적사항 (CAR:)

내부심사 체크리스트

Section 20: 서비스 활동 프로세스	
관련 법규 및 규격	ISO 13485 7.5.4 서비스 활동
	의료기기 제조 및 품질관리기준 7.5.1.2.3 서비스 활동
	PART 820-QSR 820.200 서비스

관련표준	내부심사기준	심사결과	판정
	1. 서비스 접수시 고객불만 여부에 대한 평가는 수행되고 있는가?		☐ 적합 ☐ 관찰사항: ( ) ☐ 지적사항 (CAR:)
	2. 서비스 처리 보고서는 작성되며, 년 가 통계적 기법을 통해 분석되고 있는가?		☐ 적합 ☐ 관찰사항: ( ) ☐ 지적사항 (CAR:)

내부심사 체크리스트

Section 21: 식별관리 프로세스

관련 법규 및 규격	ISO 13485 7.5.8 식별
	의료기기 제조 및 품질관리기준 7.5.3.1 식별, 7.5.3.3 제품상태의 식별
	PART 820-QSR 820.60 식별, 820.86 합격상태

관련표준	내부심사기준	심사결과	판정
	1. 원부자재 입고 단계에서 제품 설치 단계까지 그리고 고객불만/서비스로 입고된 제품에 대한 식별이 이루어지고 있는가?		☐ 적합 ☐ 관찰사항: ( ) ☐ 지적사항 (CAR:)
	2. B.I 시험 절차/지침은 작성되고 기준에 따라 시험이 실시되고 있는가?		☐ 적합 ☐ 관찰사항: ( ) ☐ 지적사항 (CAR:)
	3. C.I 시험 절차/지침은 작성되고 기준에 따라 시험이 실시되고 있는가?		☐ 적합 ☐ 관찰사항: ( ) ☐ 지적사항 (CAR:)
	4. 장비의 운송상태 안전을 확보하기 위해 Shock Watch는 사용되고 있는가?		☐ 적합 ☐ 관찰사항: ( ) ☐ 지적사항 (CAR:)
	5. 최종검사 후 출하승인 여부에 대한 식별상태는 관리되고 있는가?		☐ 적합 ☐ 관찰사항: ( ) ☐ 지적사항 (CAR:)

내부심사 체크리스트

Section 22: 추적관리 프로세스

관련 법규 및 규격	ISO 13485 7.5.9 추적성		
	의료기기 제조 및 품질관리기준 7.5.3.2 추적성		
	PART 820-QSR 820.65 추적성		

관련표준	내부심사기준	심사결과	판정
	1. 의료기기의 최초 인수자 까지 추적성이 확보되도록 관리하고 있는가? (제품이력기록을 활용하여 추적관리)		☐ 적합 ☐ 관찰사항: ( ) ☐ 지적사항 (CAR:)
	2. 임플란트 의료기기에 대해서는 부품, 재료, 작업환경, 작업자, 검사자 등 모든 단계에서 수행한 인원이 추적관리되고 있는가?		☐ 적합 ☐ 관찰사항: ( ) ☐ 지적사항 (CAR:)

내부심사 체크리스트

Section 23: 모니터링 및 측정장치 관리 프로세스

관련 법규 및 규격	ISO 13485 7.6 모니터링 및 측정 장비의 관리		
	의료기기 제조 및 품질관리기준 7.6 모니터링 및 측정 장비의 관리		
	PART 820-QSR 820.70 생산 및 공정관리 (g) 장비, 820.72 검사, 측정 및 시험장비		

관련표준	내부심사기준	심사결과	판정
	1. 모니터링 및 측정장비에 대한 교정/검증 기준이 절차화 되어 있는가?		☐ 적합 ☐ 관찰사항: ( ) ☐ 지적사항 (CAR:)
	2. 교정/검증 계획은 수립되어 있는가?		☐ 적합 ☐ 관찰사항: ( ) ☐ 지적사항 (CAR:)
	3. 교정/검증은 기준 및 계획에 따라 수행되고 있는가?		☐ 적합 ☐ 관찰사항: ( ) ☐ 지적사항 (CAR:)

	4. 보정값은 장비/장비 근처에 비치하여 적용하고 있는가?		☐ 적합 ☐ 관찰사항: ( ) ☐ 지적사항 (CAR:)
	5. 모니터링 및 측정에 사용되는 컴퓨터 어플리케이션은 Software 밸리데이션을 수행하고 있는가?		☐ 적합 ☐ 관찰사항: ( ) ☐ 지적사항 (CAR:)

내부심사 체크리스트

Section 24: 피드백 프로세스

관련 법규 및 규격	ISO 13485 8.2.1 피드백
	의료기기 제조 및 품질관리기준 8.2.1 피드백 가, 나, 다
	PART 820-QSR N/A

관련표준	내부심사기준	심사결과	판정
	1. 피드백 절차가 수립되어 있는가? (고객 요구사항 충족여부 피드백, 판매 후 감시 피드백 등)		☐ 적합 ☐ 관찰사항: ( ) ☐ 지적사항 (CAR:)
	2. 년간 피드백 보고서는 작성 및 분석되고 있는가? (위험분석에 반영여부 확인)		☐ 적합 ☐ 관찰사항: ( ) ☐ 지적사항 (CAR:)

내부심사 체크리스트

Section 25: 불만처리 프로세스

관련 법규 및 규격	ISO 13485 8.2.2 불만처리
	의료기기 제조 및 품질관리기준 8.5.1 일반 요구사항
	PART 820-QSR 820.198 불만파일

관련표준	내부심사기준	심사결과	판정
	1. 고객불만 접수시 유해사례 및 리콜 대상여부에 대한 평가가 수행되는가?(해당될 경우 규제기관 보고 절차에 따라 보고)		☐ 적합 ☐ 관찰사항: ( ) ☐ 지적사항 (CAR:)

	2. 고객불만에 대해서 시정조치를 하고 있는가?(기존 유사 사례분석을 실시하여 근거가 유지되는 경우 시정조치를 생략할 수 있다)		☐ 적합 ☐ 관찰사항: ( ) ☐ 지적사항 (CAR:)
	3. 시정조치 결과 관련 조직에 정보를 교환하고 있는가?		☐ 적합 ☐ 관찰사항: ( ) ☐ 지적사항 (CAR:)
	4. 해외에서 고객불만이 처리되는 경우 관련 기록을 고객과 제조사가 공유하고 있는가?		☐ 적합 ☐ 관찰사항: ( ) ☐ 지적사항 (CAR:)

내부심사 체크리스트

Section 26: 규제기관 보고 프로세스

관련 법규 및 규격	ISO 13485 8.2.3 규제기관에 대한 보고
	의료기기 제조 및 품질관리기준 8.2.1 피드백, 8.5.1 일반 요구사항
	PART 820-QSR 820.198 불만파일 (d)

관련표준	관련표준	관련표준	관련표준
	1. 유해사례 보고 절차는 수립되어 있는가?(유해사례 보고, V/S, MDR 등)		☐ 적합 ☐ 관찰사항: ( ) ☐ 지적사항 (CAR:)
	2. 자발적 리콜 및 강제 리콜 절차는 수립되어 있는가?		☐ 적합 ☐ 관찰사항: ( ) ☐ 지적사항 (CAR:)
	3. 유해사례 보고, 리콜 보고를 수행한 기록은 관리되고 있는가?(리콜 시 권고문 발행 포함)		☐ 적합 ☐ 관찰사항: ( ) ☐ 지적사항 (CAR:)

내부심사 체크리스트

Section 27: 내부심사 프로세스			
관련 법규 및 규격	ISO 13485 8.2.4 내부심사		
	의료기기 제조 및 품질관리기준 8.2.2 내부감사		
	PART 820-QSR 820.22 품질심사		
관련표준	내부심사기준	심사결과	판정
	1. 내부심사 프로그램은 작성되었는가?		☐ 적합 ☐ 관찰사항: (　　　) ☐ 지적사항 (CAR:　　)
	2. 내부심사 체크리스트 및 보고서는 작성되고 있는가?		☐ 적합 ☐ 관찰사항: (　　　) ☐ 지적사항 (CAR:　　)
	3. 내부심사 보고서는 최고 경영자에게 보고되고 있는가?		☐ 적합 ☐ 관찰사항: (　　　) ☐ 지적사항 (CAR:　　)
	4. 내부심사 후속조치로 재 심사가 필요할 경우 재심사는 실시되고 있는가?		☐ 적합 ☐ 관찰사항: (　　　) ☐ 지적사항 (CAR:　　)

내부심사 체크리스트

Section 28: 프로세스 모니터링 및 측정 프로세스			
관련 법규 및 규격	ISO 13485 8.2.5 프로세스의 모니터링 및 측정		
	의료기기 제조 및 품질관리기준 8.2.3 프로세스의 모니터링 및 측정		
	PART 820-QSR N/A		
관련표준	내부심사기준	심사결과	판정
	1. 프로세스 모니터링을 수행한 기록은 유지되고 있는가?		☐ 적합 ☐ 관찰사항: (　　　) ☐ 지적사항 (CAR:　　)

			☐ 적합 ☐ 관찰사항: ( ) ☐ 지적사항 (CAR:)
	2. 프로세스 모니터링 결과 시정조치를 통해 프로세스는 개선되고 있는가?		

내부심사 체크리스트

Section 29: 제품의 모니터링 및 측정 프로세스

관련 법규 및 규격	ISO 13485 8.2.6 제품의 모니터링 및 측정
	의료기기 제조 및 품질관리기준 8.2.4 제품의 모니터링 및 측정
	PART 820-QSR 820.80 수입, 공정 및 완제품 승인 (c) 공정승인활동, (d) 최종 승인활동, (e) 승인기록, 820.160 배포

관련표준	내부심사기준	심사결과	판정
	1. 공정검사는 수행되고 있는가?		☐ 적합 ☐ 관찰사항: ( ) ☐ 지적사항 (CAR:)
	2. 최종검사는 수행되고 있는가?		☐ 적합 ☐ 관찰사항: ( ) ☐ 지적사항 (CAR:)
	3. 검사성적서에 검사자, 검사일자, 검 사결과, 검사에 사용된 계측장비 관 리번호 등 기록이 유지되고 있는가?		☐ 적합 ☐ 관찰사항: ( ) ☐ 지적사항 (CAR:)
	4. 출하승인 기록은 유지되고 있는가? (최초 인수자 이름 및 주소를 포함하여 선적서류 포함)		☐ 적합 ☐ 관찰사항: ( ) ☐ 지적사항 (CAR:)

내부심사 체크리스트

Section 30: 부적합 제품관리 프로세스

관련 법규 및 규격	ISO 13485 8.3.1 일반사항, 8.3.2 인도 전 확인된 부적합 제품에 대한 대응 조치, 8.3.3 인도 후 확인된 부적합 제품에 대한 대응 조치, 8.3.4 재작업
	의료기기 제조 및 품질관리기준 8.3 부적합 제품의 관리, 8.5.1 일반 요구사항
	PART 820-QSR 820.90 부적합 제품의 관리

관련표준	내부심사기준	심사결과	판정
	1. 제품 출하전 부적합과 출하 후 부적합에 대한 조치가 부적합 보고서를 통해 작성 관리되고 있는가?		☐ 적합 ☐ 관찰사항: ( ) ☐ 지적사항 (CAR:)
	2. 재작업 수행시 재작업 기준은 수립되고 있는가? (재작업에 따른 악영향 평가 포함)		☐ 적합 ☐ 관찰사항: ( ) ☐ 지적사항 (CAR:)
	3. 재작업 수행후 재 시험 및 검사가 실시되고 있는가?		☐ 적합 ☐ 관찰사항: ( ) ☐ 지적사항 (CAR:)
	4. 부적합에 대한 식별관리는 되고 있는가?		☐ 적합 ☐ 관찰사항: ( ) ☐ 지적사항 (CAR:)
	5. 부적합에 대한 긴급조치 검토 및 시정조치 여부 검토가 수행되고 있는가?		☐ 적합 ☐ 관찰사항: ( ) ☐ 지적사항 (CAR:)

내부심사 체크리스트

Section 31: 데이터 분석 프로세스

관련 법규 및 규격	ISO 13485 8.4 데이터 분석
	의료기기 제조 및 품질관리기준 8.4 데이터의 분석
	PART 820-QSR 820.250 통계적 기법

관련표준	내부심사기준	심사결과	판정
	1. 데이터 분석은 정해진 통계적 방법에 따라 분석되고 있는가?(피드백, 제품 요구사항 적합성, 프로세스 및 제품의 특성과 경향, 공급자, 심사, 서비스 등)		☐ 적합 ☐ 관찰사항: ( ) ☐ 지적사항 (CAR:)
	2. 데이터 분석 결과는 경영검토에 반영하고 있는가?		☐ 적합 ☐ 관찰사항: ( ) ☐ 지적사항 (CAR:)

내부심사 체크리스트

Section 32: 시정 및 예방조치 프로세스			
관련 법규 및 규격	ISO 13485 8.5.2 시정조치, 8.5.3 예방조치		
	의료기기 제조 및 품질관리기준 8.5.2 시정조치, 8.5.3 예방조치		
	PART 820-QSR 820.100 시정 및 예방조치		
관련표준	내부심사기준	심사결과	판정
	1. 시정 및 예방조치 수행시 긴급조치, 기출고 제품 영향평가, 원인분석, 시정 및 예방조치 계획 및 조치, 유해사례 및 리콜 여부 평가, 유효성 확인 등이 포함되어 있는가?		☐ 적합 ☐ 관찰사항: ( ) ☐ 지적사항 (CAR:)

내부심사 체크리스트

Section 33: 경영검토 프로세스			
관련 법규 및 규격	ISO 13485 5.6 경영 검토		
	의료기기 제조 및 품질관리기준 5.6 경영 검토		
	PART 820-QSR 820.20 경영자 책임 (c) 경영검토		
관련표준	내부심사기준	심사결과	판정
	1. 년간 경영검토는 수행되고 있는가? (경영검토 보고서 작성 및 경영검토 회의록 포함)		☐ 적합 ☐ 관찰사항: ( ) ☐ 지적사항 (CAR:)
	2. 경영검토 입력 요구사항은 모두 반영되고 있는가?		☐ 적합 ☐ 관찰사항: ( ) ☐ 지적사항 (CAR:)
	3. 경영검토 결과 후속조치는 시정 및 예방조치를 통해 관리되고 있는가?		☐ 적합 ☐ 관찰사항: ( ) ☐ 지적사항 (CAR:)
	4. 경영검토 회의는 최고 경영자 및 해당 전 부서장이 참석하여 수행되었는가?		☐ 적합 ☐ 관찰사항: ( ) ☐ 지적사항 (CAR:)

내부심사 체크리스트

Section 34: 개선 프로세스

관련 법규 및 규격	ISO 13485 8.5.1 일반사항(General)
	의료기기 제조 및 품질관리기준 8.5.1 일반 요구사항
	PART 820-QSR N/A

관련표준	내부심사기준	심사결과	판정
	1. 측정, 분석 및 개선 활동을 통해 품질시스템 개선은 지속적으로 수행되고 있는가?		☐ 적합 ☐ 관찰사항: 　(　　) ☐ 지적사항 　(CAR: 　)

4) 내부심사 지적 보고서

내부심사 지적 보고서의 예는 다음과 같다.

서식 30-4 내부심사지적 보고서

내부심사 지적 보고서

피심사부서		심사 지적보고서 No.	
심사일		내부심사원	

지적사항	지적사항구분 : ☐ 중부적합　☐ 경부적합　☐ 권고사항
	적용규격/문서 :
	지적사항

시정조치 계 획	원인분석	
	대책수립	
	조치예정일	

시정조치 결과보고	조치사항	
	완료일	
	첨부내용	

시정조치 확인	구분	피심사 부서장	내부심사원	품질책임자
	확인자 서명			
	확인결과	☐ 완료	☐ 재시정요구 ☐ 완료	☐ 재시정요구 ☐ 완료
	확인일자			

5) 내부심사 보고서

내부심사 보고서의 예는 다음과 같다.

서식 30-5 내부심사 보고서

<table>
<tr><td colspan="4" align="center">내부심사 보고서</td></tr>
<tr><td>심사구분</td><td colspan="2">☐ 정기심사, ☐ 특별심사, ☐ 재심사</td><td>심사일정   ~</td></tr>
<tr><td>심사목적</td><td colspan="3"></td></tr>
<tr><td>적용규정</td><td colspan="3">· 품질시스템 규정(품질매뉴얼, 품질시스템 절차서 및 각종 표준)
[   ]

· 적용 법규 및 규격
[   ]

· 기 타
[   ]</td></tr>
<tr><td>대상부서</td><td>심사일자</td><td>심사원</td><td>심사결과 요약</td></tr>
<tr><td>관리부</td><td></td><td></td><td>*심사 후속조치 (☐ 문서검토, ☐ 재심사, ☐ 불필요)</td></tr>
<tr><td>영업부</td><td></td><td></td><td>*심사 후속조치 (☐ 문서검토, ☐ 재심사, ☐ 불필요)</td></tr>
<tr><td>연구소</td><td></td><td></td><td>*심사 후속조치 (☐ 문서검토, ☐ 재심사, ☐ 불필요)</td></tr>
<tr><td>생산부</td><td></td><td></td><td>*심사 후속조치 (☐ 문서검토, ☐ 재심사, ☐ 불필요)</td></tr>
<tr><td>생산기술부</td><td></td><td></td><td>*심사 후속조치 (☐ 문서검토, ☐ 재심사, ☐ 불필요)</td></tr>
</table>

품질부			
			*심사 후속조치 (☐ 문서검토, ☐ 재심사, ☐ 불필요)
고객지원부			
			*심사 후속조치 (☐ 문서검토, ☐ 재심사, ☐ 불필요)
구매부			
			*심사 후속조치 (☐ 문서검토, ☐ 재심사, ☐ 불필요)
심사결과 종합의견			심사팀장:　　　　　(인)
품질책임자		(인)	대표이사　　　　　(인)

6) 재심사 계획서

재심사 계획서의 예는 다음과 같다.

서식 30-6 재심사 계획서

재심사 계획서			
재심사 일정	~		
재심사 사유			
대상부서	일자/시간	심사원	재심사 확인사항
일정 합의	(인)		(인)
	(인)		(인)
심사 팀장	(인)	품질책임자	(인)

7) 재심사 체크리스트

재제심사 체크리스트의 예는 다음과 같다.

서식 30-7 재심사 체크리스트

재심사 체크리스트			
부서명			
재심사 일자			
심사원			
해당 Section	내부심사 지적사항	재심사결과	판정
			☐완료 ☐미완료(재심사)
			☐완료 ☐미완료(재심사)
			☐완료 ☐미완료(재심사)
			☐완료 ☐미완료(재심사)
			☐완료 ☐미완료(재심사)
심사원 종합의견			

30.6 내부심사와 관련된 심사(Audit) 지적 사항 사례

1) 의료기기 제조 및 품질관리 기준, ISO 13485 심사 지적 사항 사례

① 내부심사가 절차에 따라 실시되지 않음.

② 내부심사원이 독립성을 유지하지 못함.

③ 내부심사결과 조치의 기록이 없음.

④ 내부심사의 유효성이 이루어진 기록이 없음.

2) FDA 483 Inspection Observations

① 품질심사 절차가 수립되지 않았음.

② 품질심사 및 재 심사가 수행되지 않았음.

③ 직접적인 책임이 있는 자가 품질심사를 수행하였음.

④ 품질심사 및 재 심사 결과 보고서가 관리책임이 있는 자에 의해 검토되지 않았음.

출처: 483 report Inspection Observations
http://www.fda.gov/ICECI/Inspections/ucm481432.htm#Devices

요 약

1. 관련 법규 및 규격의 적합성을 확보하도록 내부심사가 수행되어야 한다. 효율성은 적합성이 확보되었다는 것이 입증되었을 경우 수행한다.
2. 내부심사원은 사내 자격이 부여된 인원에 의해 수행되어야 하며, 심사원 자신이 속한 기능/부서를 심사할 수 없다.
3. 내부심사 결과 현장 확인이 필요시 재심사를 수행한다.
4. 내부심사는 품질경영시스템의 모니터링이 충분히 이루어지도록 수행 한다.
5. 내부심사 결과는 품질책임자가 대표이사에게 보고 한다.

토론문제

1. 내부심사 계획수립에 대해 생각해 보자.
2. 가장 효율적인 내부심사 수행방법에 대해 생각해 보자.

프로세스 모니터링 및 측정
(Monitoring and measurement of processes)

31.1 프로세스 모니터링 및 측정 프로세스

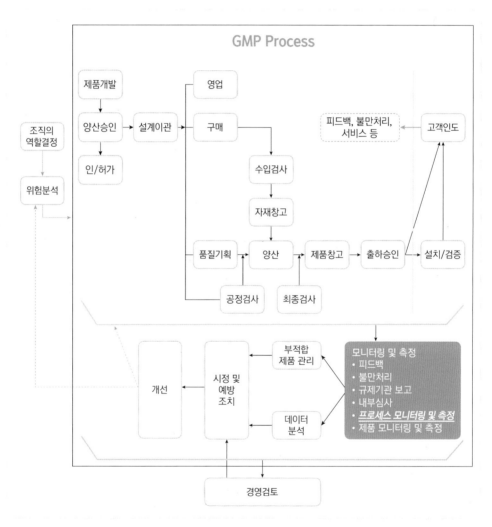

그림 31-1 GMP Process_프로세스 모니터링 및 측정

31.2 프로세스 모니터링 및 측정 GMP 요구사항

표 31-1프로세스 모니터링 및 측정 요구사항

GMP	요구사항(Requirements)
ISO 13485	8.2.5 프로세스의 모니터링 및 측정(Monitoring and measurement of processes) 조직은 품질경영시스템 프로세스에 대한 모니터링 및 해당되는 경우 측정을 위한 적절한 방법을 적용하여야 한다. 이 방법은 계획된 결과를 달성할 수 있는 프로세스의 능력을 입증하여야 한다. 계획된 결과가 달성되지 못한 경우, 해당되는 경우 시정 및 시정조치가 취해져야 한다. **출처**: ISO 13485, Third edition 2016-03-01, Medical devices - Quality management systems - Requirements for regulatory purposes
의료기기 제조 및 품질관리기준	8.2.3 프로세스의 모니터링 및 측정 제조업자는 품질경영시스템 프로세스에 대한 모니터링 및 해당되는 경우 측정을 위한 적절한 방법을 적용하여야 한다. 이 방법은 계획된 결과를 달성할 수 있는 프로세스의 능력을 입증하여야 한다. 계획된 결과가 달성되지 못한 경우 제품의 적합성이 보장될 수 있도록 적절한 시정 및 시정조치가 이루어져야 한다. **출처**: 의료기기 제조 및 품질관리기준, 식품의약품안전처 고시 제2015- 71호(2015. 9.25, 개정)
PART 820-QUALITY SYSTEM REGULATION	N/A

31.3 프로세스 모니터링 및 측정과 관련된 요구사항 해설

ISO 13485 8.2.5 및 의료기기 제조 및 품질관리 기준 8.2.3에서 프로세스 모니터링 및 측정을 요구하고 있다.

품질경영시스템 실행 프로세스의 적절성과 효과성을 모니터링 및 측정하도록 요구하고 있다. 모니터링 결과 프로세스의 능력이 입증되지 않을 경우 시정조치(CA)를 발행하여 해결토록 요구하고 있다.

프로세스의 모니터링 및 측정 방법은 조직에서 기준을 설정하여 수행하면 된다.

아래 31.5 품질기록에서는 내부심사시 프로세스의 모니터링 및 측정을 함께 수행할 수 있도록 체크리스트를 예로 작성하였다.

31.4 프로세스 모니터링 및 측정과 관련된 문서/문서화된 절차

*별도의 절차수립은 요구되지 않는다.

31.5 프로세스 모니터링 및 측정과 관련된 품질기록

1) 내부심사 체크리스트(프로세스 모니터링 및 측정 관련)

프로세스 모니터링 및 측정 관련 내부심사 체크리스트의 예는 다음과 같다.

서식 31-1 내부심사 체크리스트(프로세스 모니터링 및 측정)

<table>
<tr><td colspan="4" align="center">**내부심사 체크리스트**</td></tr>
<tr><td colspan="4">Section 33: 프로세스 모니터링 및 측정</td></tr>
<tr><td rowspan="3">관련 법규 및 규격</td><td colspan="3">ISO 13485
8.2.5 프로세스의 모니터링 및 측정(Monitoring and measurement of processes)</td></tr>
<tr><td colspan="3">의료기기 제조 및 품질관리기준
8.2.5 프로세스의 모니터링 및 측정</td></tr>
<tr><td colspan="3">PART 820-QSR
N/A</td></tr>
<tr><td>프로세스명</td><td>내부심사기준</td><td>심사결과</td><td>판정</td></tr>
<tr><td rowspan="4">문서 및 기록관리
프로세스</td><td>1. 문서작성 및 검토 부서의 적절성?</td><td></td><td rowspan="4">☐적합
☐관찰사항:
(   )
☐지적사항
(CAR:)</td></tr>
<tr><td>2. 배포관리의 효율성?</td><td></td></tr>
<tr><td>3. 외부출처문서 최신본 검색 효율성?</td><td></td></tr>
<tr><td>4. 기록 보존 및 백업관리 효율성?</td><td></td></tr>
<tr><td colspan="4">관련부서명:</td></tr>
<tr><td>인적자원 관리
프로세스</td><td>1. 교육훈련의 효율성?</td><td></td><td>☐적합
☐관찰사항:
(   )
☐지적사항
(CAR:)</td></tr>
<tr><td colspan="4">관련부서명:</td></tr>
<tr><td>기반시설 관리
프로세스</td><td>1. 기반시설 유지관리 활동의 효율성?</td><td></td><td>☐적합
☐관찰사항:
(   )
☐지적사항
(CAR:)</td></tr>
<tr><td colspan="4">관련부서명:</td></tr>
</table>

제품개발 프로세스	1. 개발 프로세스의 효율성?		☐ 적합
	2. 설계변경 프로세스의 적절성?		☐ 관찰사항: ( )
			☐ 지적사항 (CAR:)
관련부서명:			
인허가프로세스	1. 국내 및 해외 인허가프로세스의 효율성?		☐ 적합 ☐ 관찰사항: ( ) ☐ 지적사항 (CAR:)
관련부서명:			
영업관리 프로세스	1. 고객 요구사항 파악 프로세스의 효율성?		☐ 적합
	2. 국내 및 해외 영업 프로세스의 효율성?		☐ 관찰사항: ( ) ☐ 지적사항 (CAR:)
관련부서명:			
구매관리 프로세스	외주 공급업체 관리 프로세스의 효율성?		☐ 적합 ☐ 관찰사항: ( ) ☐ 지적사항 (CAR:)
관련부서명:			
시험 및 검사 프로세스	1. 수입검사 대상품목 및 검사 방법의 적절성?		☐ 적합 ☐ 관찰사항: ( )
	2. 공정검사 대상공정 및 방법의 적절성?		☐ 지적사항 (CAR:)
	3. 제품검사 방법의 적절성?		
관련부서명:			
창고관리 프로세스	1. 자재창고 관리 방법의 적절성 및 효율성?		☐ 적합 ☐ 관찰사항: ( )
	2. 제품창고 관리 방법의 적절성 및 효율성?		☐ 지적사항 (CAR:)
관련부서명:			
생산관리 프로세스	1. 생산공정의 효율성?		☐ 적합
	2. 작업 동선의 효율성?		☐ 관찰사항: ( )
	3. 작업자 배치의 효율성?		☐ 지적사항 (CAR:)
관련부서명:			
출하관리 프로세스	1. 출하승인 프로세스의 효율성?		☐ 적합 ☐ 관찰사항: ( ) ☐ 지적사항
관련부서명:			(CAR:)

설치 프로세스	1. 설치공정의 효율성?		☐ 적합 ☐ 관찰사항: ( )
	2. 설치인원 배치의 효율성?		
	3. 설치검사의 적절성?		☐ 지적사항 (CAR:)
관련부서명:			
피드백 프로세스	1. 고객요구사항 충족여부 확인 피드백 프로세스의 효율성?		☐ 직합 ☐ 관찰사항: ( ) ☐ 지적사항
관련부서명:			(CAR:)
불만처리 프로세스	1. 고객불만 접수 부서, 평가자 적절성?		☐ 적합 ☐ 관찰사항: ( )
	2. A/S 처리 프로세스의 효율성?		☐ 지적사항 (CAR:)
관련부서명:			
규제기관 보고 프로세스	1. 부작용 및 의료사고 프로세스의 적절성?		☐ 적합 ☐ 관찰사항: ( )
	2. 자발적 리콜 프로세스의 효율성?		☐ 지적사항 (CAR:)
관련부서명:			
내부심사 프로세스	1. 내부심사원 배정의 적절성?		☐ 적합 ☐ 관찰사항: ( )
	2. 내부심사 계획 및 수행의 효율성?		☐ 지적사항 (CAR:)
관련부서명:			
부적합 제품관리 프로세스	1. 부적합 제품의 조치 프로세스의 적절성?		☐ 적합 ☐ 관찰사항: ( ) ☐ 지적사항
관련부서명:			(CAR:)
데이터 분석 프로세스	1. 데이터 수집의 효율성?		☐ 적합 ☐ 관찰사항: ( )
	2. 데이터 분석기법의 적절성?		☐ 지적사항 (CAR:)
관련부서명:			
시정 및 예방조치 프로세스	1. 원인분석 프로세스의 적절성?		☐ 적합 ☐ 관찰사항: ( )
	2. 유효성 확인 프로세스의 적절성?		☐ 지적사항 (CAR:)
관련부서명:			

경영검토 프로세스	1. 경영검토 보고서 작성방법의 효율성?		☐ 적합 ☐ 관찰사항: （　　　　）
	2. 경영검토 회의 방법의 적절성?		☐ 지적사항 （CAR:　　　）
관련부서명:			

31.6 프로세스 모니터링 및 측정과 관련된 심사(Audit) 지적 사항 사례

1) 의료기기 제조 및 품질관리 기준, ISO 13485 심사 지적 사항 사례

① 프로세스의 모니터링 및 측정한 근거가 없음.

요 약

1. 품질경영시스템의 실행 프로세스 능력을 모니터링 및 측정 한다.

토론문제

1. 프로세스의 모니터링 및 측정 방법에 대해서 생각해 보자.

Chapter

32

제품의 모니터링 및 측정
(Monitoring and measurement of product)

32.1 제품의 모니터링 및 측정 프로세스

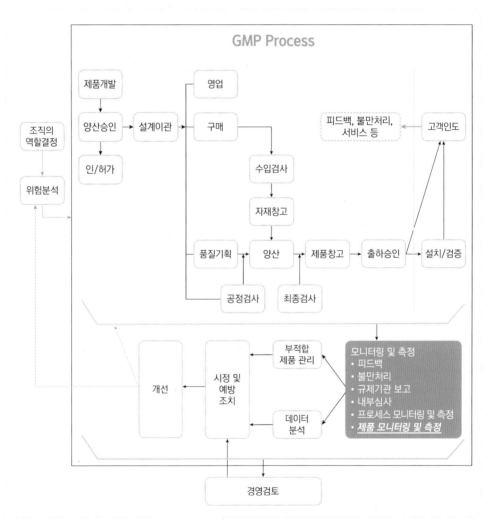

그림 32-1 GMP Process_제품의 모니터링 및 측정

32.2 제품의 모니터링 및 측정 GMP 요구사항

표 32-1 제품 모니터링 및 측정 요구사항
　　(ISO 13485의 요구사항 중 개정된 내용을 색상을 달리하여 식별함)

GMP	요구사항(Requirements)
ISO 13485	8.2.6 제품의 모니터링 및 측정(Monitoring and measurement of product) 　조직은 제품 요구사항이 충족되었음을 검증하기 위하여 제품의 특성을 모니터 및 측정하여야 한다. 이는 계획되고 문서화된 합의사항 및 문서화된 절차에 따라 제품실현 프로세스의 적절한 단계에서 수행되어야 한다. 　합격기준에 대한 적합성 증거가 유지되어야 한다. 제품의 출하를 허가한 인원의 신분이 기록되어야 한다(4.2.5 참조). 해당되는 경우, 기록은 측정활동을 수행하는데 사용된 시험 장비를 식별해야 한다. 　계획된 절차가 만족스럽게 완료되기 전에 제품이 출하 또는 서비스가 제공되어서는 안된다. 　이식용 의료기기의 경우, 조직은 모든 검사를 수행 또는 시험하는 인원의 신분을 기록하여야 한다. **출처: ISO 13485, Third edition 2016-03-01, Medical devices - Quality management systems - Requirements for regulatory purposes**
의료기기 제조 및 품질관리기준	8.2.4 제품의 모니터링 및 측정 　8.2.4.1 일반 요구사항 　　가. 제조업자는 제품에 대한 요구사항이 충족됨을 검증하기 위하여 제품의 특성을 모니터링 및 측정하여야 한다. 이는 계획된 결정사항 및 문서화된 절차에 따라 제품실현 프로세스의 적절한 단계에서 수행되어야 한다. 　　나. 합격판정 기준에 적합하다는 증거를 유지하여야 한다. 기록에는 제품의 출하를 승인한 인원을 표시하여야 한다. 　　다. 계획된 절차가 만족스럽게 완료되기 전에 제품이 출고 또는 서비스가 제공되어서는 안된다. 　8.2.4.2 추적관리대상 의료기기에 대한 특별 요구사항 　　제조업자는 모든 시험검사를 수행하는 인원을 식별하고 기록하여야 한다. **출처: 의료기기 제조 및 품질관리기준, 식품의약품안전처 고시 제2015-71호(2015. 9.25, 개정)**
	820.80 수입, 공정 및 완제품 승인(Receiving, in-process, and finished device acceptance) (c) 공정 승인활동. 각 제조자는 적절한 경우 공정제품에 대한 규정된 요구사항이 충족되는지 보장하기 위한 승인 절차를 수립하고 유지하여야 한다. 이러한 절차는 요구되는 검사와 시험 및 다른 검증활동이 완료되고 필요한 승인이 취해지고 기록되기 전 까지 공정제품이 관리상태 하에 있음을 보장하여야 한다. (d) 최종 승인활동. 　각 제조자는 각 완제품의 생산품, 로트, 배치가 합격기준을 만족시키는지를 보장할 절차를 수립하고 유지하여야 한다. 완제품은 출하되기 전까지 격리구역에 보관하거나 적절히 관리되어야 한다. 완제품은 다음 활동이 완료되기 전까지 출하되어서는 안된다. 　(1) 제품표준서(DMR)에서 요구되는 활동이 완료될 때까지 　(2) 관련 자료와 문서가 검토되기 까지 　(3) 지정된 자에 의한 출하승인이 이루어지기 까지 　(4) 승인 일이 정해지기 까지 (e) 승인기록. 각 제조자는 본 장에서 요구되는 승인활동을 기록하여야 한다. 기록은 다음을 포함해야 한다. 　(1) 수행된 승인활동

GMP	요구사항(Requirements)
PART 820-QUALITY SYSTEM REGULATION	(2) 수행일자 (3) 결과 (4) 수행자의 서명 (5) 사용된 장비. 이러한 기록들은 제품이력기록(DHR)에 있어야 한다. **820.160 배포(Distribution)** (a) 각 제조자는 출하 승인된 제품만이 출하되고 출하 전에 주문의 모호성과 실수가 해결됨을 확인하기 위하여 구매자료가 검토된다는 것을 보장하기 위한 완제품의 관리와 출하에 대한 절차를 유지하여야 한다. 제품의 사용에 대한 적합성과 품질이 시간의 경과에 따라 저하되는 경우, 기간 만료된 제품이나 사용의 합격기준을 충족시키지 못하는 제품은 출하되어서는 안 된다. (b) 각 제조자는 다음의 출하기록이나 위치를 언급하는 기록을 유지하여야 한다. (1) 최초 수하주의 이름과 주소 (2) 선적한 제품의 식별과 수량 (3) 선적일 (4) 사용된 관리번호 **출처: PART 820-QUALITY SYSTEM REGULATION, April 1, 2016, Subpart B-Quality System Requirements**

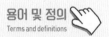
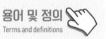
32.3 제품의 모니터링 및 측정과 관련된 요구사항 해설

ISO 13485 8.2.6 의료기기 제조 및 품질관리 기준 8.2.4 및 PART 820.80 c), d), e), 820.160에서 제품의 모니터링 및 측정을 요구하고 있다.

제품 요구사항 충족 검증을 위해 제품 특성을 모니터링 및 측정하는 문서화된 절차를 수립하고, 이러한 모니터링 및 측정은 제품실현 프로세스의 단계에서 수행하도록 요구하고 있다.

제품의 특성을 모니터링 및 측정하는 대표적인 방법으로 수입검사, 공정검사, 최종검사 및 설치검사 등이 해당될 수 있다. 수입검사는 Chapter 16, 설치검사는 Chapter 21에서 다루고 있으므로 본 장에서는 공정검사와 최종검사에 대해서 기술한다.

1) 공정검사 활동

공정검사는 제조공정 작업이 규정된 요구사항에 충족되었는지를 확인하기 위해서 수행되어야 한다. Chapter 12에서 규정되어 있는 것 과같이 전체 공정작업 중 작업 후 검증을 수행할 수 없는 공정작업과 조직의 관리 목적으로 검증을 수행하지 않는 공정에 대해서는 공정작업 전 공정밸리데이션을 수행하여 공정능력을 확보하여야 한다.

즉, 공정작업 중 공정밸리데이션을 수행한 공정을 제외하고 나머지 공정작업에 대해서는 공정검사를 통해 규정된 요구사항 충족을 검증해야 한다.

공정검사 기준 및 방법은 공정작업의 특성에 따라 조직이 기준을 설정하여 수행한다.

만약, 샘플링검사 방법을 선택하여 사용할 경우 Chapter 16의 샘플링 기준(ISO 2859-1)에 따라 수행한다.

공정검사 및 시험에 사용된 측정장비는 Chapter 25에 따라 관리되어야 하며, 검사성적서에 해당 시험 및 검사를 수행한 측정장비의 관리번호를 기입하여 유효성이 확인된 측정장비가 사용되었음을 증명하여야 한다.

2) 최종검사 활동

최종검사는 최종제품이 규정된 요구사항에 충족되었는지를 확인하는 검사활동이다. 최종제품의 성능과 안전성에 대한 검사항목과 라벨링 검사 및 포장검사 등이 해당된다.

즉, 안전성 및 성능시험은 그림32-2와 같이 연계성이 확보되어야 하며, 외부시험기관 시험성적서의 시험항목을 최종검사에서 수행하지 못할 경우 제품표준서(DMR)에 시험 및 검사주기를 설정하여야 한다.

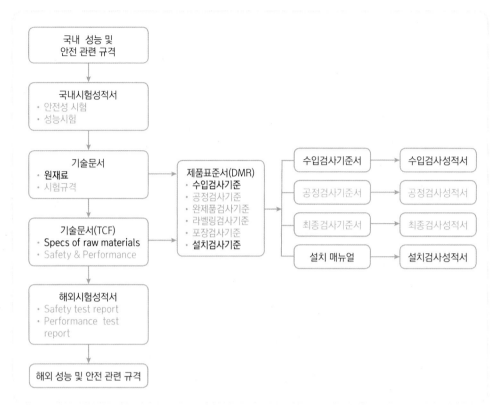

그림 32-2 최종검사와 관련된 문서의 연계성

① 안전성 검사항목은 제품에 따라 다를 수 있으나 예를 들면 다음항목들이 해당될 수 있다.

    a) 누설전류 시험(접지 누설전류, 외장 누설전류, 환자 누설전류)

    b) 접지저항 시험

    c) 전원입력 시험

    d) 무균시험

    e) 용출물 시험

    f) B.I 시험

    ※ 누설전류 시험, 접지저항 시험, 전원입력 시험은 국내 전기,전자 의료기기에 대해서 최종검사 단계에서 반드시 수행해야 하는 검사 항목이다.

② 성능시험항목은 제품의 적용규격(의료기기 기준규격, 제품개별 성능규격)에 따라 제품인허가를 위해 수행된 성능시험(외부 시험기관) 성적서 항목의 시험항목을 수행한다.

③ 라벨링 검사항목의 예를 들면 다음항목들이 해당될 수 있다.

    a) 고객의 국가/지역에 적합한 언어의 라벨이 부착되었는가?

b) 라벨의 부착위치는 라벨링 사양서에 적합하도록 부착되었는가?

c) 라벨의 내구성은 적합한가?

    i) 부착라벨은 벗겨지거나 끝부분이 말려 올라가지 않아야 함.

    ii) 명확한 식별을 위해 내구성 유지(증류수로 적신 헝겊으로 15초동안 문지름 → 에탄올 96%로 적신 헝겊으로 15초동안 문지름→이소프로필알코올로 적신 헝겊으로 15초동안 문지름)

d) 포장박스의 표시사항은 라벨링 사양서에 적합하도록 표시되어 있는가?

e) 멸균 식별라벨은 부착되었는가?(멸균이 완료됨을 식별하는 CI(Chemical Indicator))

④ 포장 검사항목의 예를 들면 다음항목들이 해당될 수 있다.

a) 포장상태는 포장 사양서에 적합한가?

b) 포장에 포함될 내용물은 적합하게 포함되었는가?

    (예: 사용매뉴얼, 퀵가이드, 의료기기 구성품, 액세서리 등)

c) 포장에 제품 충격여부를 식별할 수 있는 쇼크와치(Shock Watch)는 부착되어 있는가?

⑤ 검사 성적서에 포함되어야 할 항목

a) 검사일자

b) 검사자 및 승인자 서명

c) 검사결과

d) 사용된 측정장비 관리번호

최종검사 및 시험에 사용된 측정장비는 Chapter 25에 따라 관리되어야 하며, 검사성적서에 해당 시험 및 검사를 수행한 측정장비의 관리번호를 기입하여 유효성이 확인된 측정장비가 사용되었음을 증명하여야 한다.

3) 출하승인

최종검사가 완료되면 Chapter 24의 식별관리에 따라 합격상태를 식별 후 지정된 구역에 보관하여야 한다.

그리고 제품 출고를 위해 지정된 인원(대한민국에서는 품질책임자의 책임, 해외는 책임이있는 자를 지정하도록 요구하고 있다)이 출하승인을 수행하여야 한다.

출하승인은 인허가 기준 및 제품표준서(DMR)에 따라 제조되고 검사되었는지 확인하여야 한다. 이때 검토될 문서를 예를 들면 다음과 같다.

① 수입검사 성적서

② 제조기록서

③ 공정검사 성적서

④ 최종검사 성적서

⑤ 각 제조 및 검사 단계에서 발생된 부적합 제품 보고서

출하승인권자의 승인이 완료되면 지정된 출하 구역으로 제품을 이동시켜 보관 또는 출하한다.

4) 이식용 의료기기에 대한 추가 요구사항

이식용 의료기기의 경우, 조직은 모든 검사를 수행 또는 시험하는 인원의 신분을 기록하여야 한다.

32.4 제품의 모니터링 및 측정과 관련된 문서/문서화된 절차

1) 검사 및 시험 절차서

검사 및 시험 절차 프로세스의 예를 살펴보면 다음과 같다.

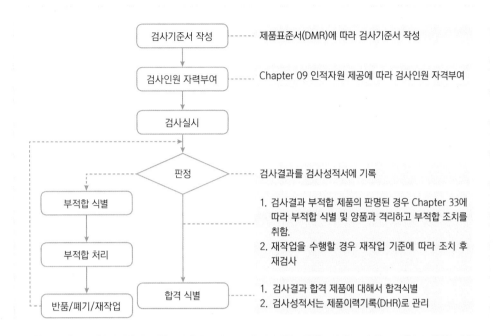

그림 32-3 검사 및 시험 절차 프로세스

2) 공정검사 기준서

제품표준서(DMR)에 따라 공정검사 기준서를 작성한다.

3) 최종검사 기준서

제품표준서(DMR)에 따라 최종검사 기준서를 작성한다.

32.5 제품의 모니터링 및 측정과 관련된 품질기록

1) 공정검사 성적서

공정검사 성적서의 예는 다음과 같다.

서식 32-1 공정검사 성적서

공정검사 성적서

모델명			생산 Lot			승인		(인)	
공정명	검사 항목	검사 기준	검사 방법	계측장비 No	측정 DATA	검사 일자	검사자	Pass/Fail	
A공정	조립 상태				n 1=			☐P ☐F	
					n 2=			☐P ☐F	
					n 3=			☐P ☐F	
	기능 검사				n 1=			☐P ☐F	
					n 2=			☐P ☐F	
					n 3=			☐P ☐F	
B공정	조립 상태				n 1=			☐P ☐F	
					n 2=			☐P ☐F	
					n 3=			☐P ☐F	
	기능 검사				n 1=			☐P ☐F	
					n 2=			☐P ☐F	
					n 3=			☐P ☐F	
C공정	조립 상태				n 1=			☐P ☐F	
					n 2=			☐P ☐F	
					n 3=			☐P ☐F	
	기능 검사				n 1=			☐P ☐F	
					n 2=			☐P ☐F	
					n 3=			☐P ☐F	
D공정	조립 상태				n 1=			☐P ☐F	
					n 2=			☐P ☐F	
					n 3=			☐P ☐F	
	기능 검사				n 1=			☐P ☐F	
					n 2=			☐P ☐F	
					n 3=			☐P ☐F	
E공정	조립 상태				n 1=			☐P ☐F	
					n 2=			☐P ☐F	
					n 3=			☐P ☐F	
	기능 검사				n 1=			☐P ☐F	
					n 2=			☐P ☐F	
					n 3=			☐P ☐F	

2) 최종검사 성적서

① 능동 의료기기 최종검사 성적서의 예는 다음과 같다.

서식 32-2 최종검사 성적서(능동 의료기기)

최 종 검 사 성 적 서			결재	검사자		품질책임자	
제품명		검사일자		검사방법		최종판정	
모델명		생산Lot		SN		☐ 合 ☐ 否	

검 사 항 목			기 준	계측장비 No	측정 DATA	Pass/Fail
전기기계적 안전에 관한 시험						
누설전류	접지 누설 전류	정 상			mA	
		단일고장			mA	
	외장 누설 전류	정 상			mA	☐ P ☐ F
		단일고장			mA	
	환자 누설 전류	정 상			mA	
		단일고장			mA	
접지저항					Ω	☐ P ☐ F
전원입력					W	☐ P ☐ F
성능에 관한 시험						
						☐ P ☐ F
						☐ P ☐ F
						☐ P ☐ F
라벨링에 관한 시험						
고객의 국가/지역에 적합한 언어의 라벨이 부착되었는가?						☐ P ☐ F
라벨의 부착위치는 라벨링 사양서에 적합하도록 부착되었는가?						☐ P ☐ F
라벨의 내구성은 적합한가? ① 부착라벨은 벗겨지거나 끝부분이 말려 올라가지 않아야 함. ② 명확한 식별을 위해 내구성 유지(중류수로 적신 헝겊으로 15초동안 문지름→에탄올 96%로 적신 헝겊으로 15초동안 문지름→이소프로필알코올로 적신 헝겊으로 15초동안 문지름)						☐ P ☐ F
포장박스의 표시사항은 라벨링 사양서에 적합하도록 표시되어 있는가?						☐ P ☐ F
멸균 식별라벨은 부착되었는가?(멸균이 완료됨을 식별하는 CI(Chemical Indicator))						☐ P ☐ F
포장에 관한 시험						☐ P ☐ F
포장상태는 포장 사양서에 적합한가?						☐ P ☐ F
포장에 포함될 내용물은 적합하게 포함되었는가? (예: 사용매뉴얼, 퀵가이드, 의료기기 구성품, 액세서리 등)						☐ P ☐ F
포장에 제품 충격여부를 식별할 수 있는 쇼크와치(Shock Watch)는 부착되어 있는가?						☐ P ☐ F

② 비 능동 의료기기 최종검사 성적서의 예는 다음과 같다.

서식 32-3 최종검사 성적서(비 능동 의료기기)

최 종 검 사 성 적 서		결 재	검사자		품질책임자	
제품명		검사일자		검사방법		최종판정
모델명		생산Lot		SN		☐合 ☐否
검 사 항 목		기 준	계측장비 No	측정 DATA	Pass/Fail	

검 사 항 목	기 준	계측장비 No	측정 DATA	Pass/Fail
성능에 관한 시험				
				☐P ☐F
				☐P ☐F
				☐P ☐F
				☐P ☐F
안전에 관한 시험				
무균시험	*멸균기록지 첨부			☐P ☐F
용출물 시험				☐P ☐F
B.I 시험	*B.I 시험 보고서 첨부			☐P ☐F
라벨링에 관한 시험				
고객의 국가/지역에 적합한 언어의 라벨이 부착되었는가?				☐P ☐F
라벨의 부착위치는 라벨링 사양서에 적합하도록 부착되었는가?				☐P ☐F
라벨의 내구성은 적합한가? ① 부착라벨은 벗겨지거나 끝부분이 말려 올라가지 않아야 함. ② 명확한 식별을 위해 내구성 유지(중류수로 적신 헝겊으로 15초 동안 문지름→에탄올 96%로 적신 헝겊으로 15초동안 문지름→ 이소프로필알코올로 적신 헝겊으로 15초동안 문지름)				☐P ☐F
포장박스의 표시사항은 라벨링 사양서에 적합하도록 표시되어 있 는가?				☐P ☐F
멸균 식별라벨은 부착되었는가?(멸균이 완료됨을 식별하는 CI(Chemical Indicator))				☐P ☐F
포장에 관한 시험				
포장상태는 포장 사양서에 적합한가?				☐P ☐F
포장에 포함될 내용물은 적합하게 포함되었는가? (예: 사용매뉴얼, 퀵가이드, 의료기기 구성품, 액세서리 등)				☐P ☐F
포장에 제품 충격여부를 식별할 수 있는 쇼크와치(Shock Watch)는 부착되어 있는가?				☐P ☐F

③ 샘플링 검사를 수행할 경우 검사수준, 검사 엄격도, 합격품질수준(AQL), 로트크기(N=), 시료크기(n=)등이 성적서에 포함되어야 한다. 상세내용은 Chapter 16장을 참조한다.

3) 출하 승인서

출하 승인서의 예는 다음과 같다.

서식 32-4 출하승인서

<table>
<tr><td colspan="8" align="center">**출 하 승 인 서**</td></tr>
<tr><td>Order No.</td><td></td><td colspan="2">승인일자</td><td></td><td colspan="2">승인자</td><td>(인)</td></tr>
<tr><td>제품명</td><td></td><td colspan="2">모델명</td><td></td><td colspan="2">생산 Lot No.</td><td></td></tr>
<tr><td colspan="2">출하 SN/Lot No.</td><td colspan="3"></td><td colspan="2">출하수량:</td><td></td></tr>
<tr><td colspan="2">출하 국가명:</td><td colspan="3"></td><td colspan="2">고객명</td><td></td></tr>
<tr><td colspan="2">운송형태</td><td colspan="6">□ 항공운송 □ 해상운송 □ 기타(   )</td></tr>
<tr><td colspan="8" align="center">Forward 정보</td></tr>
<tr><td colspan="2">상호명</td><td></td><td colspan="2">연락처</td><td></td><td>담당자</td><td></td></tr>
<tr><td colspan="8" align="center">검토 문서</td></tr>
</table>

	수입검사 성적서					
	No.	자재	SN/Lot no.	검사일	합/부	비고
	1					
	2					
	3					
1. 수입검사	4					
	5					

	부적합 조치결과				
	No.	자재	SN/Lot no.	NCR No.	조치결과
	1				
	2				

	제조기록서				
	생산 Lot No.:				
	공정명	제조일자	제조수량	불량수량	제품수량
	A공정				
	B공정				
2. 제조기록	C공정				
	D공정				

	생산 Lot No.:				
2. 제조기록	공정명	제조일자	제조수량	불량수량	합격수량
	A공정				
	B공정				
	C공정				
	D공정				

2. 제조기록 부적합 조치결과

No.	공정명	생산 Lot No.	NCR No.	조치결과
1				
2				

3. 공정검사 공정검사 성적서

공정명	생산 Lot No.	검사수량	불량수량	합격수량

부적합 조치결과

No.	공정검사명	생산 Lot No.	NCR No.	조치결과
1				
2				

4. 최종검사 최종검사 성적서

생산Lot No	.제품 SN/Lot No.	검사수량	불량수량	합격수량

생산Lot No	.제품 SN/Lot No.	검사수량	불량수량	합격수량

부적합 조치결과

No.	공정검사명	생산 Lot No.	NCR No.	조치결과
1				
2				

5. 설치	설치 후 설치 확인서 및 설치 검사 성적서 추후 첨부 예정

32.6 제품의 모니터링 및 측정과 관련된 심사(Audit) 지적 사항 사례

1) 의료기기 제조 및 품질관리 기준, ISO 13485 심사 지적 사항 사례

① 수입검사, 공정검사, 최종검사에 대한 기준이 명확하지 않음.

② 수입검사, 공정검사 및 최종검사 기준에 따라 시험검사가 이루어지지 않고 있음(검사항목, 방법 및 수량).

③ 검사가 완료되지 않은 채 다음공정을 진행한 경우가 있음.

④ 최종적으로 출하의 책임자가 승인한 근거가 없음.

⑤ 이식용 의료기기에 대해 검사를 수행한 검사원의 소속 및 성명을 기록하지 않음.

1) FDA 483 Inspection Observations

① 최종검사 절차가 수립되지 않았음.

② 승인활동에 대한 절차가 수립되지 않았음.

③ 제품이력기록(DHR)에 승인활동 문서화가 포함되지 않았음.

④ 공정검사 절차가 수립되지 않았음.

⑤ 공정검사가 문서화 되지 않았음(공정검사, 시험, 기타 검증 활동).

⑥ 최종제품이 배포 승인권자의 서명 없이 불출되었음.

⑦ 최종제품의 배포(Distribution) 관리에 대한 절차가 수립되지 않았음.

⑧ 배포기록이 유지되지 않고 있음.

출처: 483 report Inspection Observations
http://www.fda.gov/ICECI/Inspections/ucm481432.htm#Devices

```
요 약
```

1. 제품표준서(DMR)에 따라 검사기준(수입검사, 공정검사, 최종검사, 설치검사)을 수립 한다.

2. 검사기준에 따라 검사를 수행하고 그 기록을 제품이력기록(DHR)로 유지 한다.

3. 제품 출하기준을 설정하고 정해진 인원(국내: 품질책임자, 해외: 조직이 정한 인원)이 출하승인을 한다.

4. 검사 및 시험에 사용된 측정장비는 검사성적서에 식별되도록 한다.

1. 작업 공정별 공정검사 항목에 대해서 생각해 보자.

2. 제품표준서의 검사항목을 최종검사에서 수행하지 못할 경우 어떻게 해야 할지 생각해 보자.

3. 검사결과 부적합 제품을 판명될 경우 어떤 조치가 필요한지 생각해 보자.

의 료 기 기
G M P
개론및실무
Medical Device Introduction and Practice

ISO 13485:2016
CFR 21 Part 820-QSR:2016

의료기기 제조 및 품질관리기준 · 고시 제2015-71호

분석 및
개선 단계

33.1 부적합 제품 관리 프로세스

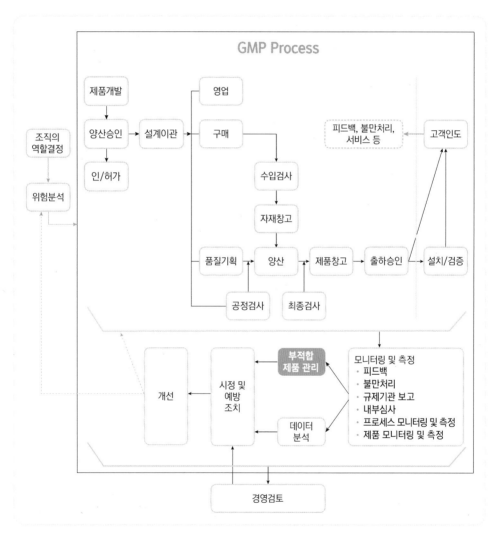

그림 33-1 GMP Process_부적합 제품 관리

33.2 부적합 제품의 관리 GMP 요구사항

표 33-1 부적합품 관리 요구사항
   (ISO 13485의 요구사항 중 개정된 내용을 색상을 달리하여 식별함)

GMP	요구사항(Requirements)

ISO 13485	**8.3 부적합 제품의 관리(Control of nonconforming product)**
	  8.3.1 일반사항(General)
	    조직은 의도하지 않은 사용 또는 인도를 방지하기 위하여 제품 요구사항에 적합하지 않은 제품이 식별되고 관리됨을 보장하여야 한다. 조직은 부적합 제품의 식별, 문서화, 분리, 평가 및 처리에 대한 관리 및 관련 책임과 권한을 규정하는 절차를 문서화해야 한다. 부적합에 대한 평가는 부적합의 책임이 있는 외부 관계자에 대한 조사 및 통지의 필요성에 대한 결정을 포함해야 한다. 평가, 조사 및 결정 근거를 포함하여 부적합의 특성과 취해진 모든 후속 조치에 대한 기록은 유지되어야 한다(4.2.5 참조).
	
	  8.3.2 인도 전 확인된 부적합 제품에 대한 대응 조치(Actions in response to nonconforming product detected before delivery)
	    조직은 부적합 제품을 다음의 방법 중 하나 이상에 의해 조치해야 한다.
	    ① 발견된 부적합의 제거를 위한 조치 실시
	    ② 본래의 사용용도 또는 적용을 배제하는 조치의 실시
	    ③ 특채 하에 사용, 출하 또는 수락을 승인
	    조직은 타당한 근거가 제시되고, 승인을 얻고, 해당되는 규제 요구사항을 충족하는 경우에만 특채에 의해 부적합 제품이 허용됨을 보장하여야 한다. 특채에 의한 수락과 특채를 허가한 인원의 신분에 대한 기록은 유지되어야 한다(4.2.5 참조).
	
	  8.3.3 인도 후 확인된 부적합 제품에 대한 대응 조치(Actions in response to nonconforming product detected after delivery)
	    부적합 제품이 인도 후 또는 사용을 시작한 후 발견되면, 조직은 부적합의 영향 또는 잠재적 영향에 대한 적절한 조치를 취해야 한다. 취한 조치에 대한 기록은 유지되어야 한다(4.2.5 참조).
	    조직은 해당되는 규제 요구사항에 따라 권고문 발행 절차를 문서화해야 한다. 이러한 절차는 어느 때라도 실행될 수 있어야 한다. 권고문의 발행과 관련된 조치에 대한 기록은 유지도어야 한다(4.2.5 참조)
	
	  8.3.4 재작업(Rework)
	    조직은 제품에 대한 재작업의 잠재적 부정적 영향을 고려하여 문서화된 절차에 따라 재작업을 수행해야 한다. 이러한 절차는 최초의 절차와 동일한 검토와 승인을 받아야 한다. 재작업의 완료 후, 제품이 해당되는 합격기준과 규제 요구사항을 충족함을 보장하기 위해 검증되어야 한다.
	    재작업에 대한 기록은 유지되어야 한다(4.2.5 참조)
	
	출처: ISO 13485, Third edition 2016-03-01, Medical devices - Quality management systems - Requirements for regulatory purposes

	8.3 부적합 제품의 관리
	  가. 제조업자는 의도하지 않은 사용 또는 인도를 방지하기 위하여 요구사항에 적합하지 않은 제품이 식별되고 관리됨을 보장하여야 한다. 부적합 제품의 처리에 대한 관리 및 관련 책임과 권한은 문서화된 절차로 규정되어야 한다.
	  나. 제조업자는 부적합 제품을 다음의 방법으로 처리하여야 한다.
	    1) 발견된 부적합의 제거를 위한 조치 실시
	    2) 특채 하에 사용, 출고 또는 수락을 승인
	    3) 본래 의도된 사용 또는 적용을 배제하는 조치의 실시

GMP	요구사항(Requirements)
의료기기 제조 및 품질관리기준	다. 제조업자는 부적합 제품이 법적 요구사항을 충족하는 경우에만 특채가 허용됨을 보장하여야 한다. 특채 승인자를 식별할 수 있도록 기록을 유지하여야 한다. 라. 특채를 포함하여 부적합 상태와 취해진 모든 후속조치에 대한 기록은 유지되어야 한다. 마. 부적합 제품이 시정된 경우 요구사항에 적합함을 입증할 수 있도록 재 검증되어야 한다. 바. 부적합 제품이 인도 또는 사용 후 발견되면 제조업자는 부적합의 영향과 잠재적 영향에 대한 적절한 조치를 취하여야 한다. 제품의 재 작업(1회 이상)이 필요한 경우 제조업자는 최초 작업지침서와 동일한 권한 및 승인 절차에 따라 작업지침서에 재 작업 프로세스를 문서화하여야 한다. 작업지침서의 권한 부여 및 승인 이전에 제품의 재 작업으로 인한 모든 부정적인 영향에 대하여 결정하고 문서화하여야 한다. 출처: 의료기기 제조 및 품질관리기준, 식품의약품안전처 고시 제2015- 71호(2015. 9.25, 개정)
PART 820-QUALITY SYSTEM REGULATION	820.90 부적합 제품의 관리(Nonconforming product) (a) 부적합 제품의 관리. 각 제조자는 규정된 요구사항에 부합되지 않는 제품을 관리하기 위한 절차를 수립하고 유지하여야 한다. 절차에는 부적합 제품의 식별, 문서화, 평가, 분리 및 폐기에 대하여 언급하여야 한다. 부적합에 대한 평가는 부적합 제품에 대하여 책임 있는 자 또는 조직의 조사나 통보에 대한 요구를 결정하는 것이 포함되어야 한다. 평가 및 조사는 기록되어야 한다. (b) 부적합 제품의 검토 및 폐기. 　(1) 각 제조자는 부적합 제품의 폐기에 대하여 검토와 승인에 대한 책임을 규정하는 절차를 수립하고 유지하여야 한다. 절차에는 검토와 폐기작업을 규정하여야 한다. 부적합 제품의 폐기는 기록되어야 한다. 기록에는 부적합 제품의 사용에 대한 정당성과 사용을 승인한 자의 서명을 포함하여야 한다. 　(2) 각 제조자는 제품이 현재의 승인된 시방에 부합한다는 것을 보장하기 위하여 재작업 후에 부적합 제품의 재시험, 재평가를 포함한 재작업에 대한 절차를 수립하고 유지하여야 한다. 재작업으로 인한 악영향의 판단을 포함하여 재작업 및 재평가활동은 제품이력기록(DHR)에 기록되어야 한다. 출처: PART 820-QUALITY SYSTEM REGULATION, April 1, 2016, Subpart B-Quality System Requirements

품질부적합

용어 및 정의 Terms and definitions

제조업자 또는 수입업자가 판매의 목적으로 제조·수입한 의료기기가「의료기기법」제32조 또는 제33조에 따른 검사 등의 결과 부적합한 경우를 말한다.

재작업(Rework)

용어 및 정의 Terms and definitions

부적합 제품에 대하여 기 확립된 제조공정과 다른 방법을 적용하여 품질기준을 만족하도록 하는 작업을 말한다.

특채(Concession)

용어 및 정의 Terms and definitions

법적 요구사항을 만족하고 있으나 안전성 및 유효성과 직접 관련이 없는 경미한 부적합 사항을 가진 특정 제품 등에 대하여 사용하거나 출고하는 것에 대한 서면승인을 말한다.

출처: 의료기기 제조 및 품질관리 기준, 식품의약품안전처 고시 제2015- 71호(2015. 9.25, 개정) 별표1 용어의 정의

33.3 부적합 제품의 관리와 관련된 요구사항 해설

ISO 13485 8.3, 의료기기 제조 및 품질관리 기준 8.3 및 PART 820.90에서 부적합 제품 관리를 요구하고 있다.

부적합(nonconforming) 이란? 정해진 기준을 벗어난 것을 의미한다. 즉, 정해진 기준 값/검사기준을 벗어날 경우 부적합이라고 한다.

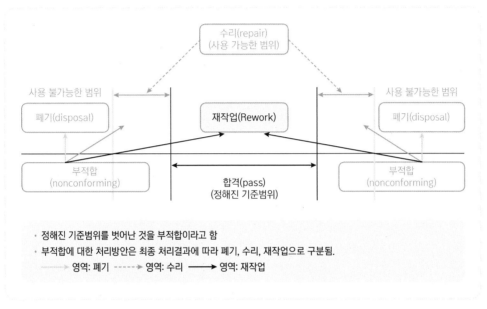

그림 33-2 부적합 조치 개념

이러한 부적합에는 수입검사 단계의 부적합, 자재 창고 보관중 발생되는 부적합, 공정 작업중 발생되는 작업불량에 대한 부적합, 제조 및 모니터링에 사용되는 설비 및 장비에 대한 부적합, 공정중 자재/반제품 보관에 대한 부적합, 공정검사 단계의 부적합, 최종검 사 단계의 부적합, 제품창고 보관중 발생되는 부적합, 설치단계에서 발생되는 부적합, 제 품 출하 후 고객으로부터 접수되는 고객불만 부적합, 내부심사 결과 지적된 부적합 등이 해당될 수 있다.

고객불만 부적합은 Chapter 28 불만처리의 고객불만 처리 보고서(표28-3), 내부심사 결과 지적된 부적합은 Chapter 30 내부심사의 내부심사 지적 보고서를 작성하여 관리 하며, 나머지 부적합에 대해서는 본장의 절차에 따라 관리하여야 한다.

일반사항(8.3.1)에서 부적합 제품이 사용 또는 인도되지 않도록 관리하는 절차를 문서 화하고 기록을 유지하도록 요구하고 있다. 이러한 절차에는 다음과 같은 규정이 포함되도록 요구하고 있다.

1) 인도 전 확인된 부적합 제품에 대한 대응 조치

① 부적합 제품의 식별

부적합 제품이 양품과 육안으로 구별될 수 있도록 식별을 요구하고 있다. 식별 방법은 조직이 기준을 정하여 절차에 규정하여야 한다.

부적합 제품에 해당되는 제품이 어떤 것인지를 절차에 규정해야 관리가 용이하므로 부적합 제품의 예를 들면 다음과 같다.

a) 수입검사 결과 부적합으로 발견된 원부자재

b) 자재창고에서 보관중 부적합으로 발견된 원부자재

c) 생산공정에서 보관중 부적합으로 발견된 원부자재

d) 생산공정에서 부적합으로 발견된 반제품(제작 불량, 오염 포함)

e) 공정검사에서 부적합으로 발견된 반제품

f) 최종검사에서 부적합으로 발견된 제품

g) 제품창고에서 보관중 부적합으로 발견된 제품

h) 설치공정에서 부적합으로 발견된 제품

i) 설치검사에서 부적합으로 발견된 제품

② 문서화

이 요구사항은 ISO 13485:2016에서 추가된 요구사항이다.

부적합 보고서와 같은 서식을 작성하여 사용 또는 별도의 서식을 사용하지 않고 보고서 형태의 문서화도 가능하다. 문서화에는 부적합 내용, 재발여부, 원인분석, 긴급조치, 부적합 조치방안, 부적합 조치결과, 재작업 검증, 시정/예방조치 필요성 검토 등이 포함될 수 있다.

③ 분리(segregation)

이 요구사항은 ISO 13485:2016에서 추가된 요구사항이다.

부적합 제품이 양품과 혼용되지 않도록 식별 후 분리/격리 하도록 요구하고 있다. 분리/격리 방법은 별도의 부적합 제품 보관장소를 식별하여 구분 보관하는 것이 필요하다.

④ 평가 및 처리에 대한 관리

이 요구사항은 ISO 13485:2016에서 추가된 요구사항이다.

부적합 제품에 대한 평가는 긴급조치 필요성, 원인분석을 통한 부적합 조치방안 및 수행과 시정 및 예방조치 필요성, 재작업 수행에 따른 검증 등이 해당될 수 있다.

⑤ 관련 책임과 권한

부적합 제품의 식별, 문서화, 분리/격리 및 평가 및 처리에 대한 책임을 절차에 규정하도록 요구하고 있다.

⑥ 제품이 고객에게 인도되기 전 발생된 부적합 제품에 대한 대응조치(8.3.2)로 다음의 한가지 이상에 의해 조치 하도록 요구하고 있다.

a) 발견된 부적합의 제거를 위한 조치 실시

이 요구사항은 부적합 제품의 폐기를 의미한다.

b) 본래의 사용용도 또는 적용을 배제하는 조치의 실시

이 요구사항은 부적합 제품의 수리를 의미한다.

c) 특채 하에 사용, 출하 또는 수락을 승인

이 요구사항은 규정된 검사 및 시험이 수행되지 않고 공정에 원부자재 투입 또는 공정검사가 수행되지 않았을 경우 특채(특별채용)로 공정작업을 계속 진행할 수 있는데 이런 경우 품질책임자에 의한 출하승인에 의해서만 제품이 출하될 수 있다. 위에서 언급된 대응조치 외 조직은 재작업(8.3.4)을 통해 부적합 제품을 조치할 수 있다.

품질책임자의 특채에 대한 승인은 타당한 근거에 따라 수행되어야 하며, 특채가 법규 및 규격 요구사항을 위배하지 않았음을 보장해야 한다. 법규 및 규격의 위배 여부는 인허가 문서의 기준 위배여부를 검토하여야 한다. 만약, 인허가 기준을 위배한 경우에 특채는 승인될 수 없다. 다만, 제품을 고객에게 출하시키지 않고 다른 용도(예: 조직 내부 시험용, 전시회 사용 등)로 사용한다면 가능하다.

d) 부적합에 대한 또 다른 조치방안으로 재작업(8.3.4)을 요구하는데 조직이 재작업을 선택할 경우, 문서화된 절차에 따라 잠재적 부정적 영향을 고려하여 수행되어야 한다. 최초의 절차/기준에 따라 동일한 검토 및 승인을 받도록 요구하고 있으며, 재작업 완료 후 합격기준에 따라 원래 정해진 기준 범위 내에 있음을 재시험을 통해 확인하여야 한다.

2) 인도 후 확인된 부적합 제품에 대한 대응 조치

제품이 고객에게 인도 후 확인된 부적합 제품에 대한 대응조치(8.3.3)는 시정조치를

통해 부적합의 영향 또는 잠재적 영향에 대해 적절한 조치를 취하도록 요구하고 있다. 고객불만으로 접수된 부적합이 해당된다.

3) ISO 13485:2003 8.5.1의 권고문 관련 요구사항이 삭제되고 ISO 13485:2016 8.3.3 요구사항에 삽입되었다. 법규 및 규격 요구사항에 따라 권고문 발행 절차를 문서화 하도록 요구하고 있으며, 이러한 절차는 항상 실행될 수 있어야 하고 관련기록을 유지하도록 요구하고 있다.

이 요구사항에 따라 관련 절차를 문서화 하여야 하며 권고문 발생에 대한 모의 리콜 시나리오를 작성하여 훈련이 필요하다. 세부 절차는 Chapter 29 규제기관 보고의 리콜 절차 예를 참조한다.

33.4 부적합 제품의 관리와 관련된 문서/문서화된 절차

1) 부적합 제품 관리 절차서

부적합 제품 관리 절차 프로세스의 예를 살펴보면 다음과 같다.

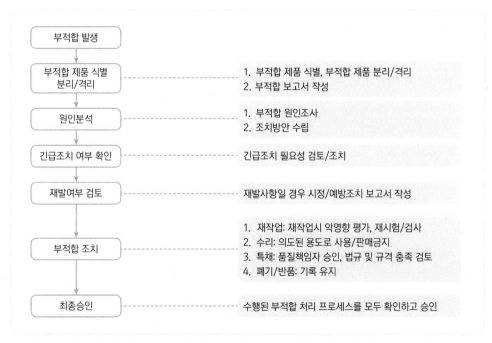

2) 재작업 절차서

재작업 절차 프로세스의 예를 살펴보면 다음과 같다.

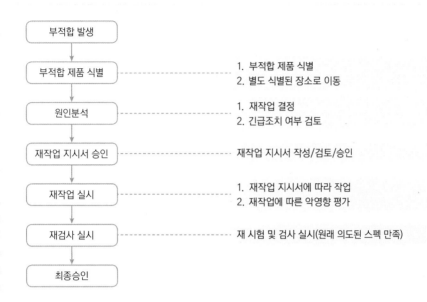

그림 33-4 재작업 절차 프로세스

33.5 부적합 제품의 관리와 관련된 품질기록

1) 부적합품 관리대장

부적합품 관리대장의 예는 다음과 같다.

서식 33-1 부적합품 관리대장

발행일자	NCR No.	부적합 내용	발행부서	조치부서	조치완료일자	시정/예방조치 No.

2) 부적합 보고서(NCR)

부적합 보고서(NCR)의 예는 다음과 같다.

서식 33-2 부적합 보고서(NCR)

<table>
<tr><td colspan="7" align="center">부적합 보고서(NCR)</td></tr>
<tr><td>NCR No.</td><td></td><td colspan="2">발행부서</td><td></td><td>수신부서</td><td></td></tr>
<tr><td>발행일자</td><td></td><td colspan="2">발행자</td><td colspan="3"></td></tr>
<tr><td>부적합 내용</td><td colspan="6">부적합 사항:
부적합 식별: ☐ Yes ☐ No, 부적합 보관장소:</td></tr>
<tr><td rowspan="2">원인분석</td><td colspan="6">분석내용:
조치방안: ☐ 재작업, ☐ 수리, ☐ 특채, ☐ 폐기, ☐ 반품</td></tr>
<tr><td colspan="3">분석일자:</td><td colspan="2">분석자:</td><td>(인)</td></tr>
<tr><td rowspan="2">긴급조치 여부</td><td colspan="6">☐ N/A
☐ A
 - 긴급조치 방안:
 - 긴급조치 결과:</td></tr>
<tr><td colspan="3">조치일자:</td><td colspan="2">조치자: (인)</td><td></td></tr>
<tr><td rowspan="2">재발여부</td><td colspan="6">☐ 일시 ☐ 재발(시정/예방조치서 발행: CA/PA No. :)</td></tr>
<tr><td colspan="3">검토일자:</td><td colspan="2">검토자:</td><td>(인)</td></tr>
<tr><td rowspan="11">부적합 조치</td><td rowspan="2">재작업</td><td colspan="5">재작업 내용:
재작업에 따른 악영향 평가:

재시험/검사 결과: ☐ pass ☐ fail (성적서 No.:)</td></tr>
<tr><td colspan="2">검토일자:</td><td colspan="2">검토자:</td><td>(인)</td></tr>
<tr><td rowspan="2">수리</td><td colspan="5">수리작업 내용:
*수리품은 의도된 용도로 사용/판매 되지 않았음을 확인</td></tr>
<tr><td colspan="2">확인일자:</td><td colspan="2">확인자:</td><td>(인)</td></tr>
<tr><td rowspan="4">특채</td><td colspan="5">특채내용:</td></tr>
<tr><td colspan="2">승인일자:</td><td colspan="2">품질책임자:</td><td>(인)</td></tr>
<tr><td colspan="5">특채 이후 검증/검사 결과:</td></tr>
<tr><td colspan="2">검사일자:</td><td colspan="2">검사자:</td><td>(인)</td></tr>
<tr><td rowspan="2">폐기/반품</td><td colspan="5">폐기/반품 내용:</td></tr>
<tr><td colspan="2">확인일자:</td><td colspan="2">확인자:</td><td>(인)</td></tr>
<tr><td colspan="2">최종 완료 승인</td><td colspan="2">승인일자:</td><td colspan="2">승인자:</td><td>(인)</td></tr>
</table>

33.6 부적합 제품의 관리와 관련된 심사(Audit) 지적 사항 사례

1) 의료기기 제조 및 품질관리 기준, ISO 13485 심사 지적 사항 사례

① 부적합제품이 식별되지 않은 채 발견됨.

② 부적합제품이 발견되었으나 조치한 기록이 없음

③ A가 특채되어 사용하고 있으나 검사 및 생산일지에 특채에 대한 기록이 없음.

④ 특채가 법규에서 허용하는 범위에서 이루어졌다는 근거가 없음.

⑤ 부적합품에 대하여 재작업이 이루어졌으나 재작업 절차가 없음.

⑥ 재작업으로 인한 영향이 평가되지 않음.

⑦ 부적합품에 대하여 재작업이 이루어졌으나 작업일지에 재작업 이력이 없음.

⑧ 재작업 제품에 대해 재검사 기록이 없음.

2) FDA 483 Inspection Observations

① 부적합 제품 조치 검토를 위한 책임과 권한이 정의된 절차가 수립되지 않았음.

② 스펙이 준수되지 않은 제품의 통제가 되지 않고 있음.

③ 부적합 제품의 재 작업절차가 수립되지 않았음.

④ 재작업 및 재평가 활동이 제품이력기록에 문서화되어 있지 않았음.

⑤ 부적합 제품의 처분, 부적합 제품의 사용에 대한 정당성, 부적합 제품의 사용을 허가한 자의 서명, 부적합 내용 등이 문서화되지 않았음.

⑥ 재작업 및 재평가 활동의 문서에 제품에 따라 재작업시 어떤 부작용이 있었는지에 대한 결정이 포함되지 않았음.

⑦ 부적합 제품 절차에 식별, 문서화, 평가, 격리, 처리, 조사 등이 정의되고 문서화 되지 않았음.

출처: 483 report Inspection Observations
http://www.fda.gov/ICECI/Inspections/ucm250720.htm_ Inspection Observations

---

요 약

1. 부적합 제품이 인도되지 않도록 부적합 제품 관리절차와 재작업 절차를 수립하여 관리 한다.

2. 부적합 발견시 조치방안으로서 재작업, 수리, 특채 및 폐기/반품을 사용할 수 있으며, 재작업

을 수행할 경우 재작업에 따른 악영향에 대해서도 평가 한다.

3. 수리품은 의도된 스팩을 만족하지 못하므로 의도된 사용 또는 고객에게 인도되어서는 안된다.

4. 특채인 경우 품질책임자의 승인을 득하여야 하며, 품질책임자는 특채 내용이 관련 법규 및 규격을 충족한다는 것을 확인 한다.

5. 재발되는 부적합에 대해서는 시정/예방조치를 발행하여 관리 한다.

토론문제

1. 부적합 보고서를 발행해야 하는 상황에 대해서 생각해 보자.

2. 수리, 특채를 부적합 조치방안으로 결정할 경우 제품을 의도된 목적사용, 고객에게 판매할 수 있는지 생각해 보자.

3. 부적합의 원인분석은 어떤 방법으로 수행해야 효율적인지 생각해보자.

Chapter
34
데이터 분석(Analysis of data)

34.1 데이터 분석 프로세스

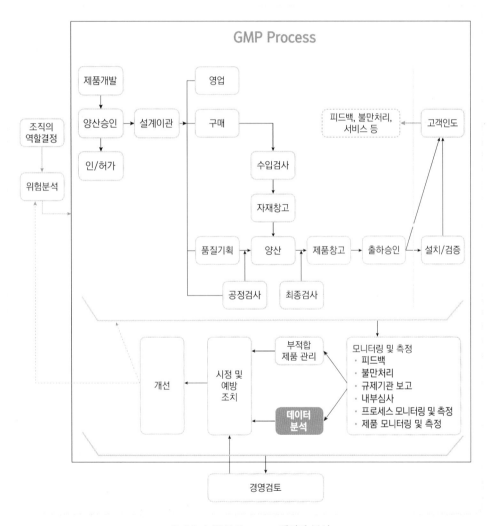

그림 34-1 GMP Process_데이터 분석

34.2 데이터 분석 GMP 요구사항

표 34-1 데이터 분석 요구사항
　　　(ISO 13485의 요구사항 중 개정된 내용을 색상을 달리하여 식별함)

GMP	요구사항(Requirements)
ISO 13485	**8.4 데이터 분석(Analysis of data)** 조직은 품질경영시스템의 적합성과 적절성 및 효과성을 입증하기 위하여 적절한 데이터를 결정, 수집 및 분석하는 절차를 문서화해야 한다. 절차는 통계기법과 그 사용 범위를 포함한 적절한 방법에 대한 결정을 포함해야 한다. 데이터 분석은 모니터링 및 측정의 결과로부터, 그리고 다른 관련 출처로부터 생성된 데이터를 포함하여야 하며, 최소한 다음으로부터의 입력을 포함해야 한다. ① 피드백 ② 제품 요구사항에 대한 적합성 ③ 개선에 대한 기회를 포함한 프로세스 및 제품의 특성과 경향 ④ 공급자 ⑤ 심사 ⑥ 해당되는 경우, 서비스 보고 데이터의 분석 결과, 품질경영시스템이 적절한지, 적합한지, 또는 효과적이지 않다고 밝혀지면, 조직은 8.5에서 요구되는 대로 개선을 위한 입력으로 이 분석을 사용해야 한다. 분석 결과에 대한 기록은 유지되어야 한다(4.2.5 참조). **출처: ISO 13485, Third edition 2016-03-01, Medical devices - Quality management systems - Requirements for regulatory purposes**
의료기기 제조 및 품질관리기준	**8.4 데이터의 분석** 　가. 제조업자는 품질경영시스템의 적합성과 효과성을 입증하고 효과성의 개선여부를 평가하기 위하여 적절한 데이터를 결정, 수집 및 분석하는 문서화된 절차를 수립하여야 한다. 　나. 데이터의 분석에 있어 모니터링 및 측정의 결과로부터 그리고 다른 관련 출처로부터 생성된 데이터를 포함하여야 한다. 　다. 데이터의 분석은 다음에 관한 정보를 제공하여야 한다. 　　1) 피드백 　　2) 제품 요구사항에 대한 적합성 　　3) 예방조치에 대한 기회를 포함한 프로세스 및 제품의 특성과 경향 　　4) 공급자 　라. 데이터 분석결과에 대한 기록은 유지되어야 한다. **출처: 의료기기 제조 및 품질관리기준, 식품의약품안전처 고시 제2015- 71호(2015. 9.25, 개정)**
PART 820-QUALITY SYSTEM REGULATION	**820.250 통계적 기법(Statistical techniques)** (a) 해당되는 경우, 각 제조자는 공정능력과 제품특성을 수립, 관리, 검증하는데 필요한 유효한 통계적 기법을 파악하는데 대한 절차를 수립하고 유지하여야 한다. (b) 사용될 경우 샘플링 계획은 문서화되어야 하고 유효한 통계적 방법에 근거하여야 한다. 각 제조자는 샘플링방법이 의도된 사용에 적합하며 변경 발생시 샘플링계획이 검토된다는 것을 보장할 절차를 수립하고 유지하여야 한다. 이러한 활동들은 기록되어야 한다. **출처: PART 820-QUALITY SYSTEM REGULATION, April 1, 2016, Subpart B-Quality System Requirements**

34.3 데이터 분석과 관련된 요구사항 해설

ISO 13485 8.4, 의료기기 제조 및 품질관리 기준 8.4 및 PART 820.250에서 데이터 분석을 요구하고 있다.

품질경영시스템의 적절성 및 효과성 입증을 위해 데이터를 결정, 수집 및 분석하는 문서화된 절차를 수립하도록 요구하고 있다. 절차에는 사용되는 통계적 기법, 사용범위를 포함하도록 요구하고 있다. 사용되는 통계 기법은 요구사항에서 규정되어 있지 않으므로 조직이 효과적인 통계 기법을 선택하여 사용하면 된다.

데이터 분석 입력항목으로 아래 항목을 포함하도록 요구하고 있다.

1) 피드백 (feedback)
분석대상 항목은 다음과 같을 수 있다.
① 제품 개발단계에서 고객의 요구사항을 파악하여 제품에 반영한 결과 고객의 요구사항이 충족되었는지 통계적 기법을 활용하여 분석
② 고객불만
③ 사후 시장조사(조직 제품에 대한 유해사례, 의료사고 및 리콜과 동일 제품에 대한 국내 및 해외 유해사례, 의료사고 사례, 리콜사례 등)

2) 제품 요구사항에 대한 적합성(conformity to product requirements)
분석대상 항목은 다음과 같을 수 있다.
① 수입검사
② 공정검사
③ 최종검사
④ 설치검사

3) 개선에 대한 기회를 포함한 프로세스 및 제품의 특성과 경향
(characteristics and trends of processes and product, including opportunities for improvement)
분석대상 항목은 다음과 같을 수 있다.
① 공정능력(CP: Capability of Process): 공정능력지수(Cp/CpK)로 관리할 수 있다

② 생산성(가동률)

4) 공급자(suppliers)

공급업체 사후 이행평가 결과를 통계적 기법을 활용하여 분석하도록 요구한다.

5) 심사(audits)

이 요구사항은 ISO 13485:2016에서 추가된 요구사항이다.

분석대상 항목은 다음과 같을 수 있다.

① 내부심사(1자 심사)

② 인허가 기관으로부터 수검 받은 심사(3자 심사)

③ 고객으로부터 수검 받은 심사(2자 심사)

6) 해당되는 경우, 서비스 보고(service reports, as appropriate)

이 요구사항은 ISO 13485:2016에서 추가된 요구사항이다.

서비스 보고서를 통계적 기법을 활용하여 분석하도록 요구한다.

데이터의 분석 결과, 품질경영시스템이 적절한지, 적합한지, 또는 효과적이지 않다고 밝혀지면, 조직은 8.5에서 요구되는 대로 개선을 위한 입력으로 이 분석을 사용해야 한다.

이 요구사항은 ISO 13485:2016에서 추가된 요구사항이다. 즉, 데이터 분석 결과 개선점을 개선(8.5) 요구사항에 따라 개선하도록 요구하고 있다.

PART 820.250 b)항에서 통계적 기법을 활용시 수집한 데이터중 일부를 사용하여 분석할경우 데이터 분석 문서에 사용된 샘플링 방법을 규정하도록 요구하고 있다. 이때 사용된 샘플링 방법은 유효한 통계적 방법에 근거하도록 요구하므로 ISO 2859-1 규격을 활용하는 것이 바람직하다.

데이터 분석 절차에 아래와 같은 표를 활용하여 기준을 설정하면 효과적일 것이다.

표 34-2 데이터 분석 대상

분석대상	유형/모델	수집 데이터	사용 통계기법	분석주기	분석부서	개선 활용
고객 요구사항						
고객불만						
사후 시장조사-유해사례						
사후 시장조사-의료사고사례						
사후 시장조사-리콜사례						
수입검사						
공정검사						
최종검사						
설치검사						
공정능력						
생산성(능력)						
공급업체 평가						
내부심사						
인허가 기관 심사						
고객 심사						
서비스 보고						

34.4 데이터 분석과 관련된 문서/문서화된 절차

1) 데이터 분석 절차서

데이터 분석 절차 프로세스의 예를 살펴보면 다음과 같다.

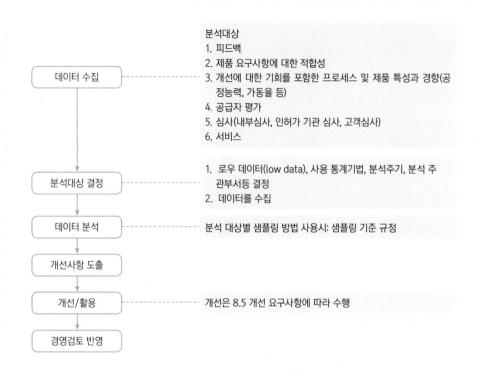

그림 34-2 데이터 분석 절차 프로세스

2) 분석대상 별 데이터 분석 보고서

분석 보고서는 특별한 서식을 사용하지 않고 분석 내용을 보고서 형태의 문서로 작성하면 된다.

34.5 데이터 분석과 관련된 심사(Audit) 지적 사항 사례

1) 의료기기 제조 및 품질관리 기준, ISO 13485 심사 지적 사항 사례

① 데이터 분석 절차가 수립되지 않았음.

② 데이터 분석에 다음사항이 포함되지 않았음(제품 요구사항에 대한 적합성, 예방조치의 기회를 포함한 프로세스 및 제품에 대한 특성 및 경향, 공급자).

③ 데이터 분석결과가 확인되지 않았음.

④ 데이터 분석을 위한 분석대상이 절차에 규정되지 않았음.

2) FDA 483 Inspection Observations

① 유효한 통계적 근거에 따른 샘플링 계획이 작성되지 않았음.

② 통계적 기법을 식별하기 위한 절차가 수립되지 않았음.

③ 사용목적에 적합하도록 샘플링 방법이 절차화 되지 않았음.

출처: 483 report Inspection Observations
http://www.fda.gov/ICECI/Inspections/ucm481432.htm#Devices

요 약

1. 품질경영시스템의 적합성과 적절성 및 효과성을 입증하기 위하여 통계적 기법을 활용한 데이터 분석을 한다.
2. 데이터 분석의 대상은 피드백, 제품 요구사항에 대한 적합성, 개선에 대한 기회를 포함한 프로세스 및 제품 특성과 경향, 심사, 서비스 보고, 공정능력, 제품특성이다.
3. 데이터 분석결과 도출된 개선사항에 대해서 개선(8.5) 프로세스에 따라 개선한다.

토론문제

1. 데이터 분석의 대상에 대해서 생각해 보자.
2. 분석대상 별 어떤 통계 기법 활용이 효율적일지 생각해 보자.

Chapter
35

시정 및 예방조치
(Corrective and preventive action)

35.1 시정 및 예방조치 프로세스

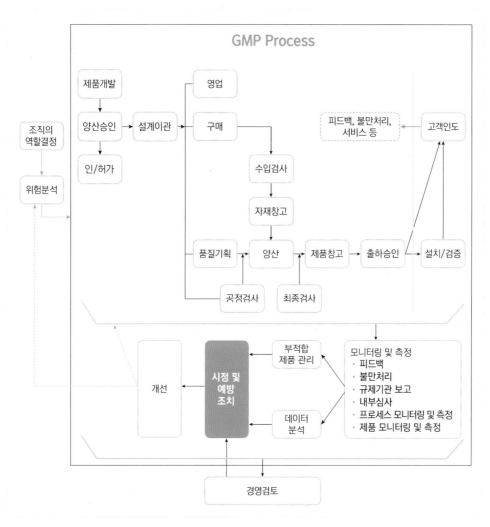

그림 35-1 GMP Process_시정 및 예방조치

35.2 시정 및 예방조치 GMP 요구사항

표 35-1 시정 및 예방조치 요구사항
(ISO 13485의 요구사항 중 개정된 내용을 색상을 달리하여 식별함)

GMP	요구사항(Requirements)
ISO 13485	**8.5.2 시정조치(Corrective action)** 조직은 재발방지를 위하여 부적합의 원인을 제거하기 위한 조치를 취하여야 한다. 필요한 시정조치는 지체 없이 취해야 한다. 시정조치는 당면한 부적합의 영향에 비례하여야 한다. 조직은 다음에 대한 요구사항을 규정하는 절차를 문서화해야 한다. ① 부적합의 검토(고객불만 포함) ② 부적합의 원인을 결정, ③ 부적합이 재발하지 않음을 보장하기 위한 조치의 필요성을 평가, ④ 필요한 조치의 계획 및 문서화, 그리고 해당되는 경우 문서 개정을 포함한 그러한 조치의 실행 ⑤ 시정조치가 적용되는 규제 요구사항 또는 의료기기 안전성 및 성능을 충족시키는 능력에 부정적으로 영향을 미치지 않음을 검증 ⑥ 취해진 시정조치의 효과성에 대한 검토 모든 조사 결과와 취해진 조치에 대한 기록은 유지되어야 한다(4.2.5 참조) **8.5.3 예방조치(Preventive action)** 조직은 부적합의 발생방지를 위하여 잠재적 부적합의 원인을 제거하기 위한 조치를 결정하여야 한다. 예방조치는 잠재적인 문제의 영향에 대하여 비례해야 한다. 조직은 다음에 대한 요구사항을 기술하는 절차를 문서화해야 한다. ① 잠재적 부적합 및 그 원인을 결정, ② 부적합의 발생 방지를 위한 조치의 필요성을 평가, ③ 필요한 조치의 계획 및 문서화, 그리고 해당되는 경우 문서 개정을 포함한 그러한 조치의 실행 ④ 조치가 적용되는 규제 요구사항 또는 의료기기 안전성 및 성능을 충족시키는 능력에 부정적으로 영향을 미치지 않음을 검증 ⑤ 해당되는 경우, 취해진 예방조치의 효과성에 대한 검토 모든 조사 결과와 취해진 조치에 대한 기록은 유지되어야 한다(4.2.5 참조) **출처: ISO 13485, Third edition 2016-03-01, Medical devices - Quality management systems - Requirements for regulatory purposes**
의료기기 제조 및 품질관리기준	**8.5.2 시정조치** 가. 제조업자는 부적합의 재발 방지를 위하여 부적합의 원인을 제거하기 위한 조치를 취하여야 한다. 나. 시정조치는 당면한 부적합의 영향에 대하여 적절하여야 한다. 다. 문서화된 절차에는 다음을 위한 요구사항을 정하여야 한다. 1) 부적합의 검토(고객 불만 포함) 2) 부적합 원인의 결정 3) 부적합의 재발 방지를 보장하기 위한 조치의 필요성에 대한 평가 4) 해당되는 경우 문서개정을 포함한 필요한 조치의 결정 및 실행 5) 모든 조사 및 취해진 조치의 결과를 기록 6) 취해진 시정조치 및 그 효과성에 대한 검토 **8.5.3 예방조치** 가. 제조업자는 부적합의 발생방지를 위하여 잠재적 부적합의 원인을 제거하기 위한 예방조치를 결정하여야 한다. 예방조치는 잠재적인 문제의 영향에 대하여 적절하여야 한다.

GMP	요구사항(Requirements)
의료기기 제조 및 품질관리기준	나. 문서화된 절차에는 다음 요구사항이 규정되어야 한다. 1) 잠재적 부적합 및 그 원인 결정 2) 부적합의 발생을 방지하기 위한 조치의 필요성에 대한 평가 3) 필요한 조치의 결정 및 실행 4) 모든 조사 및 취해진 조치의 결과를 기록 5) 취해진 예방조치 및 그 효과성에 대한 검토 **출처: 의료기기 제조 및 품질관리기준, 식품의약품안전처 고시 제2015-71호(2015. 9.25, 개정)**
PART 820-QUALITY SYSTEM REGULATION	820.100 시정 및 예방조치(Corrective and preventive action) (a) 각 제조자는 시정 및 예방조치를 수행하는 절차를 수립하고 유지하여야 한다. 절차에는 다음에 대한 요구사항들을 포함하여야 한다. (1) 공정, 작업, 특채, 품질감사기록, 고객불만, 반송품 및 다른 사항들로 부적합품의 현존하는 또는 잠재적 원인이나 품질문제. 필요시 품질문제의 재발을 감지하기 위한 적절한 통계적 방법이 적용되어야 한다. (2) 제품, 공정 및 품질시스템과 관련된 부적합의 원인이나 품질문제 분석 (3) 부적합 제품과 다른 품질문제의 재발을 시정하고 예방하는데 필요한 조치의 파악 (4) 시정 및 예방조치가 효과적이고 완제품에 악영향을 미치지 않는다는 것을 보장하기 위한 검증이나 유효성확인 (5) 파악된 품질문제를 시정하고 예방하는데 필요한 방법과 절차의 변경을 수행하고 기록 (6) 품질문제나 부적합 제품과 관련된 정보가 그 제품 품질을 보증하거나 예방하는 직접적인 책임이 있는 자에게 전달됨을 보장 (7) 파악된 품질문제 뿐만 아니라 시정 및 예방조치에 대한 관련 정보를 경영자 검토자료로 제출 (b) 본 장에서 요구되는 모든 조치들과 그 결과들은 기록되어야 한다. **출처: PART 820-QUALITY SYSTEM REGULATION, April 1, 2016, Subpart B-Quality System Requirements**

시정조치
(Corrective Action)

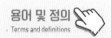
용어 및 정의
Terms and definitions

발견된 부적합 또는 기타 바람직하지 않은 상황의 원인을 제거하기 위한 조치를 말한다.

예방조치
(Preventive Action)

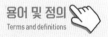
용어 및 정의
Terms and definitions

잠재적인 부적합 또는 기타 바람직하지 않은 상황의 발생방지를 위하여 잠재적 부적합의 원인을 제거하기 위한 조치를 말한다.

출처: 의료기기 제조 및 품질관리 기준, 식품의약품안전처 고시 제2015-71호(2015. 9.25, 개정) 별표1 용어의 정의

35.3 시정 및 예방조치와 관련된 요구사항 해설

ISO 13485 8.5.2, 8.5.3, 의료기기 제조 및 품질관리 기준 8.5.2, 8.5.3 및 PART 820.100에서 시정 및 예방조치를 요구하고 있다.

시정 및 예방조치는 재발방지를 위하여 부적합의 원인/잠재적 부적합을 제거하고 당면한 영향에 비례하여 필요한 조치를 수행하도록 요구하고 있다.

다음과 같은 요구사항을 규정하는 절차를 수립하고 취해진 조치에 대한 결과를 기록으로 유지하도록 요구하고 있다.

1) 부적합(고객불만 포함)/잠재적 부적합 검토

발생된 부적합(고객불만 포함)/잠재적 부적합을 검토해서 부적합 처리방안을 수립하고 즉각적인 조치를 취할 것을 요구하고 있다. 이러한 조치에는 발생된 부적합의 조치뿐만 아니라 필요할 경우 생산중지, 출하중지등의 긴급조치를 취해야 한다. 또한, 기 출고 제품에 대한 영향을 평가해서 자발적 리콜, 기 출고제품 재작업, A/S 접수시 재작업등을 취해야 한다.

PART 820.100의 시정 및 예방조치의 요구사항에서는 공정, 작업, 특채, 품질심사기록, 고객불만, 반송품 및 다른 사항들로 발생된 부적합의 시정조치와 잠재적인 품질문제를 파악하기 위해 필요한 통계적 방법을 활용하여 도출된 품질문제에 대한 예방조치를 요구하고 있다.

2) 부적합의 원인을 결정

발생된 부적합/잠재적 부적합의 재발방지를 위하여 부적합의 근본적인 원인을 분석하도록 요구하고 있다. 원인분석은 다양한 측면에서 수행되어야 하며, 예를 들어 제품관련, 제조공정 관련, 검사관련, 품질시스템관련 등의 측면에서 원인을 분석할 수 있다.

3) 부적합이 재발하지 않음을 보장하기 위한 조치의 필요성을 평가

2)항에서 도출된 원인을 검토 및 평가를 수행하도록 요구하고 있다.

4) 필요한 조치의 계획 및 문서화, 그리고 해당되는 경우 문서 개정을 포함한 그러한 조치의 실행

2), 3)항에 따라 시정조치/예방조치 계획을 수립하도록 요구하고 있다.

5) 시정조치/예방조치가 적용되는 규제 요구사항 또는 의료기기 안전성 및 성능을 충족시키는 능력에 부정적으로 영향을 미치지 않음을 검증

이 요구사항은 ISO 13485:2016에서 추가된 요구사항이다.

시정조치/예방조치의 계획에 따라 수행시 부작용/의료사고 및 리콜 보고 여부를 검토하도록 요구하고 있다.

6) 취해진 시정조치/예방조치의 유효성에 대한 검토

시정조치/예방조치의 유효성 검토는 취해진 시정조치/예방조치 결과 부적합이 재발되지 않는지를 검토하여 유효성 검토를 수행하여야 한다.

PART 820.100의 시정 및 예방조치의 요구사항에서는 시정 및 예방조치의 유효성 검증 뿐만 아니라 완제품에 악영향을 미치지 않았다는 검증도 추가로 요구하고 있다.

35.4 시정 및 예방조치와 관련된 문서/문서화된 절차

1) 시정 및 예방조치 절차서

시정 및 예방조치 절차 프로세스의 예를 살펴보면 다음과 같다.

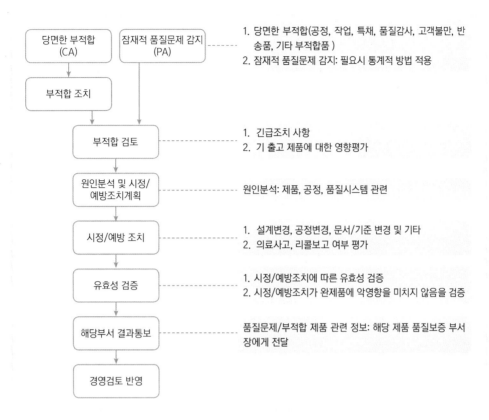

그림 35-2 시정 및 예방조치 절차 프로세스

35.5 시정 및 예방조치와 관련된 품질기록

1) 시정 및 예방조치 관리대장

시정조치(CA) 및 예방조치(PA) 관리대장의 예는 다음과 같다.

서식 35-1 시정 및 예방조치 관리대장

발행 일자	보고서No.	발신 부서	수신 부서	부적합 조치일자	원인분석 일자	재발방지 대책일자	재발 방지일자	유효성 검토일자	관련부서 통보일자
	CA:								
	PA:								
	CA:								
	PA:								

발행 일자	보고서No.	발신 부서	수신 부서	부적합 조치일자	원인분석 일자	재발방지 대책일자	재발 방지일자	유효성 검토일자	관련부서 통보일자
	CA:								
	PA:	.							
	CA:								
	PA:								

2) 시정 및 예방조치 보고서

시정조치(CA) 및 예방조치(PA) 보고서의 예는 다음과 같다. 본 서식은 ISO 13485, 의료기기 제조 및 품질관리 기준 및 PART 820 요구사항을 모두 반영하였다.

서식 35-2 시정 및 예방조치 보고서

<table>
<tr><td colspan="4" align="center">시정 및 예방조치 보고서</td></tr>
<tr><td>발행번호</td><td>□ CA:
□ PA:</td><td>발행일자</td><td>20 　.　.　.</td></tr>
<tr><td>발행부서장</td><td>(인)</td><td>수신부서장</td><td>(인)</td></tr>
<tr><td>발행구분</td><td colspan="3">□ 공정이상 □ 작업불량 □ 특채 □ 내부감사 □ 품질시스템 □ 검사결과 □ 반송품
□ 고객불만 □ 외부심사 □ 설계변경 □ 의료사고 □ 리콜 □ 기타(　)</td></tr>
<tr><td>유첨여부</td><td>□ A(　)
□ N/A</td><td>적용문서/기준</td><td></td></tr>
<tr><td colspan="4">StageⅠ 부적합(잠재적 품질문제) 내용 및 조치</td></tr>
<tr><td colspan="2">Ⅰ-Ⅰ 부적합내용(CA 부적합):</td><td colspan="2">Ⅰ-2 부직힙 조치.

조치일자: 20 　.　.　.
조치자: 　　　　(인)</td></tr>
<tr><td colspan="4">Ⅰ-2 품질문제 감지를 위한 통계적 방법 적용(PA 부적합)　　　　　□ A □ N/A
　　1) 예상되는 품질문제:
　　2) 적용된 통계적 방법:
　　3) 분석결과(잠재적 품질문제):</td></tr>
<tr><td colspan="2">분석일자: 20 　.　.　.</td><td colspan="2">분석자: 　　　　(인)</td></tr>
<tr><td colspan="4">StageⅡ 부적합 검토</td></tr>
<tr><td colspan="4">Ⅱ-1 긴급조치 사항
□ N/A
□ A(□ 생산중지, □ 출하중지, □ 기타)
*긴급조치 결과:</td></tr>
<tr><td colspan="2">긴급조치 일자: 20 　.　.　.</td><td colspan="2">조치확인자: 　　　　(인)</td></tr>
</table>

II-2 기 출고 제품에 대한 영향평가		☐A ☐N/A
☐자발적 Recall: ☐기 출고제품 재작업: ☐A/S 접수 시 재작업:		
평가일자: 20 . . .	평가자:	(인)

StageⅢ 원인분석 및 시정/예방조치 계획		
Ⅲ-1 원인분석 결과		
☐제품관련: ☐제조공정관련: ☐검사관련: ☐품질시스템관련: ☐위험관리 및 관련 보고서 개정 필요 여부: ⇒☐Risk Management, ☐ S/W Validation, ☐ 사용적합성 엔지니어링(Usability Engineering) ☐기타:		
원인 분석일자: 20 . . .	분석자:	(인)

Ⅲ-2 설계변경 적용시점		☐A ☐N/A
설계변경 적용	☐제품 출고 금지(인허가재 승인 후 변경제품 출고) ☐기존 제품 출고(인허가재 승인 후 변경제품으로 대체)	
재고처리방안	☐재고 소진 후 변경 ☐재고 폐기	
설계변경 적용시점검토일자: 20 . . . 검토자: (인)		

Ⅲ-3 공정변경		☐A ☐N/A
공정변경 내용		
공정변경 적용시점검토일자: 20 . . . 검토자: (인)		

Ⅲ-4 문서/기준 변경		☐A ☐N/A
제/개정 예정 문서/기준		
제/개정 문서 필요성 검토일자: 20 . . .	검토자:	(인)

Ⅲ-5 기타 시정/예방조치 계획	☐A ☐N/A	
재발 방지대책		
기타재발방지 대책검토일자: 20 . . .	검토자:	(인)

StageⅣ 시정/예방 조치		
Ⅳ-1 설계변경 결과		☐A ☐N/A
설계변경 문서		
인허가변경신고	☐KFDA ☐CE ☐FDA ☐H/C ☐기타( )	
설계변경 결과 확인일자: 20 . . .	확인자:	(인)

Ⅳ-2 공정변경 결과		☐A ☐N/A
공정변경 내용		
공정유효성 재확인	☐ N/A ☐ A (관련문서-Re-Validation 보고서):	
공정변경 결과 확인일자: 20 ． ． ．	확인자:	(인)

Ⅳ-3 문서/기준 변경		☐A ☐N/A
제/개정 표준명		
관련 교육훈련		
문서변경/교육훈련 확인일자: 20 ． ． ．	확인자:	(인)

Ⅳ-4 위험관리 개정		☐A ☐N/A
시정/예방조치	☐ Risk Management Report ( ) ☐ S/W Validation Report ( ) ☐ 사용적합성(Usability Engineering Report) ( )	
조치일자: 20 ． ． ．	조치자:	(인)
조치 최종확인일자: 20 ． ． ．	확인자:	(인)

Ⅳ-5 의료사고 보고 및 리콜 평가		
평가결과	☐ N/A ☐ A: (부작용정보보고, ☐ Vigilance System 보고, ☐ MDR 보고, ☐ 리콜보고) *평가 내용:	
보고결과		
평가일자: 20 ． ． ． 평가자: (인)	보고일자: 20 ． ． ． 보고자: (인)	

Ⅳ-6 기타 시정/예방조치		☐A ☐N/A
시정/예방조치		
기타 시정/예방조치일자: 20 ． ． ．	조치자:	(인)
시정/예방 조치 최종확인일자: 20 ． ． ．	확인자:	(인)

Stage Ⅴ 취해진 조치에 대한 유효성 검증		
유효성 검증 결과	시정/예방조치에 따른 유효성 검증결과:	
	완제품에 악영향을 미치지 않음 검증결과:	
유효성 검증일자: 20 ． ． ．	승인자:	(인)

35.6 시정 및 예방조치와 관련된 심사(Audit) 지적 사항 사례

1) 의료기기 제조 및 품질관리 기준, ISO 13485 심사 지적 사항 사례

① 시정 및 예방조치 절차가 수립되지 않았음.

② 시정/예방조치에 대한 기록이 없음.

③ 시정/예방조치에 대한 유효성 파악이 안되어 있음.

2) FDA 483 Inspection Observations

① 시정 및 예방조치 절차가 수립되지 않았음.

② 시정 및 예방조치 활동/결과가 문서화 되지 않았음.

③ 시정 및 예방조치 절차에 정의, 시행, 문서화, 완료에 대해 식별되지 않았음.

④ 품질문제 식별과 변경 방법 및 절차에 대한 실행, 효과, 기록이 없음.

⑤ 부적합 제품 및 품질 문제의 재발을 방지하기 위해 필요한 조치가 확인되지 않음.

출처: 483 report Inspection Observations
http://www.fda.gov/ICECI/Inspections/ucm481432.htm#Devices

요 약

1. 당면한 공정 부적합, 작업 부적합, 특채, 품질감사 부적합, 고객불만, 반송품 및 기타 부적합의 재발 방지를 위해 시정조치(CA)를 발행하여 관리 한다.

2. 잠재적 품질문제에 대해서는 예방조치(PA)를 발행하여 관리하도록 요구하고 있으며, 잠재적 품질문제 감지를 위해 필요시 통계적 방법을 적용하도록 한다.

3. 부적합의 검토시 긴급조치 사항 및 기 출고 제품에 대한 영향평가를 수행 한다.

4. 시정 및 예방조치의 원인분석은 제품, 공정, 품질시스템과 관련하여 조사/분석을 한다.

5. ISO 13485:2016 개정판에서 시정조치/예방조치가 적용되는 규제 요구사항 또는 의료기기 안전성 및 성능을 충족시키는 능력에 부정적으로 영향을 미치지 않음을 검증 한다.

6. 시정 및 예방조치 결과 품질문제/부적합 제품과 관련정보를 제품품질을 보증하는 책임부서에 전달하도록 한다.

1. 시정조치 및 예방조치 보고서는 어떤 경우에 발행하여야 할지 생각해 보자.

2. 시정/예방조치의 원인분석시 어떤 통계적 기법활용이 적합할지 생각해 보자.

3. 시정/예방조치 계획수립시 위험분석과 연계성에 대하여 생각해 보자.

36.1 경영검토 프로세스

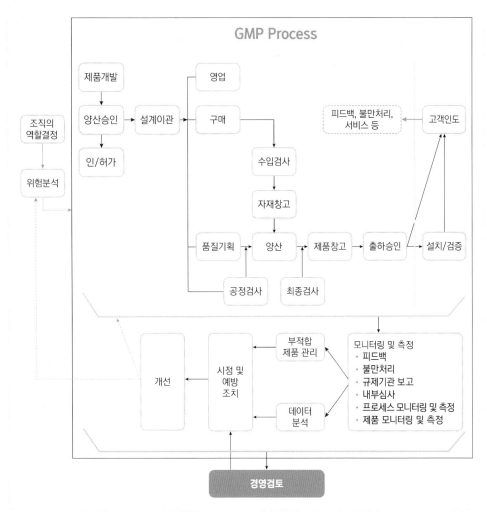

그림 36-1 GMP Process_경영검토

36.2 경영검토 GMP 요구사항

표 36-1 경영검토 요구사항
(ISO 13485의 요구사항 중 개정된 내용을 색상을 달리하여 식별함)

GMP	요구사항(Requirements)
ISO 13485	**5.6 경영 검토(Management review)** **5.6.1 일반사항(General)** 조직은 경영검토에 대한 절차를 문서화해야 한다. 최고경영자는 조직의 품질경영시스템의 지속적인 적합성, 적절성 및 효과성을 보장하기 위하여 문서화된 계획된 주기로 조직의 품질경영시스템을 검토해야 한다. 검토에는 품질방침 및 품질목표를 포함하여, 품질경영시스템의 개선 기회와 변경의 필요성에 대한 평가가 포함되어야 한다. 경영 검토의 기록은 유지되어야 한다. (4.2.5 참조) **5.6.2 검토 입력(Review input)** 경영 검토의 입력에는 다음에 관한 정보를 포함하되, 이것들로 한정되는 것은 아니다. ① 피드백 ② 불만 처리 ③ 규제기관에 대한 보고 ④ 심사 ⑤ 프로세스의 모니터링 및 측정 ⑥ 제품의 모니터링 및 측정 ⑦ 시정조치 ⑧ 예방조치 ⑨ 이전의 경영검토에 따른 후속조치 ⑩ 품질경영시스템에 영향을 미칠 수 있는 변경 ⑪ 개선을 위한 권고사항 ⑫ 적용되는 새로운 또는 개정된 규제 요구사항 **5.6.3 검토 출력(Review output)** 경영검토의 출력이 기록되어야 하고(4.2.5 참조), 다음사항과 관련된 검토된 입력과 모든 결정 및 조치를 포함하여야 한다. ① 품질경영시스템 및 그 프로세스의 적합성, 적절성 및 효과성을 유지하는데 필요한 개선 ② 고객 요구사항과 관련된 제품의 개선 ③ 적용되는 새로운 또는 개정된 규제 요구사항에 대응하기 위해 필요한 변경 ④ 자원의 필요성 **출처: ISO 13485, Third edition 2016-03-01, Medical devices - Quality management systems - Requirements for regulatory purposes**
	5.6 경영검토 **5.6.1 일반 요구사항** 가. 제조업자는 품질경영시스템의 지속적인 적합성, 적절성 및 효과성을 보장하기 위하여 계획된 주기로 검토하여야 한다. 경영검토에서는 품질방침 및 품질목표를 포함하여, 품질경영시스템 변경의 필요성 및 개선의 가능성에 대한 평가가 이루어져야 한다. 나. 경영 검토에 관한 기록을 유지하여야 한다. **5.6.2 검토입력** 경영검토의 입력사항은 다음 정보를 포함하여야 한다. 1) 심사결과 2) 고객 피드백 3) 프로세스의 성과 및 제품의 적합성

GMP	요구사항(Requirements)
의료기기 제조 및 품질관리기준	4) 예방조치 및 시정조치 상태 5) 이전의 경영검토에 따른 후속조치 6) 품질경영시스템에 영향을 줄 수 있는 변경 7) 개선을 위한 제안 8) 신규 또는 개정된 법적 요구사항 5.6.3 검토출력 경영검토의 출력에는 다음과 관련한 모든 결정사항 및 조치를 포함하여야 한다. 1) 품질경영시스템 및 프로세스의 효과성 유지를 위하여 필요한 개선 2) 고객 요구사항과 관련된 제품의 개선 3) 자원의 필요성 **출처: 의료기기 제조 및 품질관리기준, 식품의약품안전처 고시 제2015- 71호(2015. 9.25, 개정)**
PART 820-QUALITY SYSTEM REGULATION	**820.20 경영자 책임(Management responsibility)** (c) 경영검토. 실행책임이 있는 경영자는 품질시스템이 본 장의 요구사항과 제조자의 수립된 품질방침과 목표를 만족시키는 지를 보장하기 위하여 수립된 절차에 따라 규정된 간격과 충분한 주기로 품질시스템의 적합성과 유효성을 검토하여야 한다. 경영검토 일자와 결과는 기록되어야 한다. **출처: PART 820-QUALITY SYSTEM REGULATION, April 1, 2016, Subpart B-Quality System Requirements**

36.3 경영검토와 관련된 요구사항 해설

ISO 13485 5.6, 의료기기 제조 및 품질관리 기준 5.6 및 PART 820.20 (c)에서 경영검토를 요구하고 있다. ISO 13485:2016 개정본이 국내 및 미국 GMP 요구사항보다 구체적이고 포괄적으로 기술되어 있으므로 이를 기준으로 설명한다.

이 요구사항은 경영검토의 절차를 문서화 하여 절차에 따라 품질경영시스템의 지속적인 적합성, 적절성 및 효과성을 보장하도록 계획된 주기로 품질경영시스템을 검토하도록 요구하고 있다.

이러한 경영검토의 목적은 조직이 수립하여 운영중인 품질방침과 품질목표 및 품질경영시스템의 개선과 변경의 필요성을 평가하기 위하여 수행하도록 요구하며, 수행된 경영검토 기록을 기록관리(4.2.5) 요구사항에 따라 유지하도록 요구하고 있다.

경영검토를 수행해야 하는 주제를 검토 입력사항으로 요구하고 있으며, 검토 결과 조치를 검토 출력으로 요구하고 있다. 이러한 검토입력(Review input)과 검토출력(Review output)을 살펴보면 다음과 같다.

1) 경영검토 입력사항을 정보를 포함 하여 경영검토 보고서를 작성하게 되는데 이 보고서에 반영되어야 할 정보를 5.6.2 ①~⑫에서 요구하고 있다. ISO 13485:2016에서는 이러한 정보에 한정되는 것은 아니다는 요구사항이 추가됨으로써 조직의 성격과 특성에 따라 추가될 수 있음을 언급하고 있다.

① 피드백(feedback)

위 정보는 제품 개발단계에서 고객의 요구사항을 파악하여 제품에 반영한 결과 고객의 요구사항이 충족되었는지 분석과 사후 시장조사(동일 제품에 대한 국내 및 해외 유해사례, 의료사고 사례, 리콜사례 등)를 포함 한다.

② 불만 처리(complaint handling)

이 요구사항은 ISO 13485:2016에서 추가된 요구사항이다.

위 정보는 고객불만 분석 정보가 해당된다. 분석은 제품별/모델별/인허가국가별로 분석하는 것이 효율적일 수 있다.

③ 규제기관에 대한 보고(reporting to regulatory authorities)

이 요구사항은 ISO 13485:2016에서 추가된 요구사항이다.

위 정보는 인허가 기관에 보고를 의미하는 것으로 아래와 같은 정보가 해당된다.

ⅰ) 의료기기 부작용등 안전성 정보보고(대한민국)

ⅱ) Vigilance System 보고(유럽)

ⅲ) MDR 보고(미국)

ⅳ) 리콜(자발적 리콜, 강제 리콜) 보고

④ 심사(audits)

위 정보는 조직이 심사를 수행한 정보와 수검 받은 정보를 포함 한다.

ⅰ) 내부심사 결과

ⅱ) 인허가 기관으로부터 수검 받은 심사 결과

ⅲ) 고객으로부터 수검 받은 심사 결과

⑤ 프로세스의 모니터링 및 측정(monitoring and measurement of processes)

위 정보는 품질경영시스템 프로세스 능력의 모니터링 결과를 포함해야 한다. 이러한 방법은 조직에 따라 다를 수 있으며, 한가지 예로서 부서별 품질목표 결과 분석을 활용할 수 있다.

⑥ 제품의 모니터링 및 측정(monitoring and measurement of product)

위 정보는 수입검사, 공정검사, 최종검사 및 설치검사 등에 대한 결과분석 정보를 포함해야 한다. 추가로 제품실현 단계의 공정능력 분석 정보를 추가할 수 있다.

⑦ 시정조치(corrective action)

위 정보는 시정조치 결과분석을 포함해야 한다.

⑧ 예방조치(preventive action)

위 정보는 시정조치 결과분석을 포함해야 한다.

⑨ 이전의 경영검토에 따른 후속조치(follow-up actions from previous management reviews)

위 정보는 전년도에 수행한 경영검토 회의 결과에 대한 후속조치 결과를 포함해야 한다.

⑩ 품질경영시스템에 영향을 미칠 수 있는 변경(changes that could affect the quality management system)

위 정보는 다음과 같은 분석 정보를 포함할 수 있다.

ⅰ) 조직구조 변경(조직도)

ⅱ) 종업원 인원변경(증/감)

ⅲ) 인허가 제품 설계변경/추가/단종

ⅳ) 공장 이전

ⅴ) 적용되는 법규 및 규격의 제정/개정/폐지

⑪ 개선을 위한 권고사항(recommendations for improvement)

위 정보는 경영검토 입력 정보(①~⑫)별 분석 결과로 도출된 문제점과 개선사항을 정리하여 개선을 위한 권고사항을 정보로 활용한다.

⑫ 적용되는 새로운 또는 개정된 규제 요구사항(applicable new or revised regulatory requirements)

위 정보는 적용되는 법규 및 규격의 제정/개정/폐지등의 변경사항을 분석하는 것이며, 품질경영시스템 법규 및 규격과 제품 인허가에 적용되었던 법규 및 규격 검토 정보를 포함해야 한다.

2) 최고경영자는 경영검토 입력정보를 토대로 경영검토 회의를 주관하여야 하며, 경영검토 회의에는 최고경영자, 경영진, 품질책임자 및 부서장들이 참여하여 회의가 진행되고 회의 결과로 경영검토 회의록이 작성되어야 한다.

경영검토 회의에서 결정되고 이후 조치되어야 할 사항을 검토 출력(5.6.3)에서 요구하고 있다.

① 품질경영시스템 및 그 프로세스의 적합성, 적절성 및 효과성을 유지하는데 필요한 개선(improvement needed to maintain the suitability, adequacy, and effectiveness of the quality management system and its processes)

　이 결정사항은 품질경영시스템의 개선사항을 도출하도록 요구하고 있다.

② 고객 요구사항과 관련된 제품의 개선(improvement of product related to customer requirements)

　이 결정사항은 기존에 인허가 받은 제품의 개선(설계변경)사항 필요성을 도출하도록 요구하고 있다.

③ 적용되는 새로운 또는 개정된 규제 요구사항에 대응하기 위해 필요한 변경(changes needed to respond to applicable new or revised regulatory requirements)

　이 요구사항은 ISO 13485:2016에서 추가된 요구사항이다.

　이 결정사항은 제품 인허가와 관련된 법규 및 규격 요구사항의 제정/개정/폐지에 따라 개선(설계변경, 기술문서 개정(연계된 문서 포함), 품질시스템 매뉴얼 및 절차 신규 제정/개정/폐지)사항 필요성을 도출하도록 요구하고 있다.

④ 자원의 필요성(resource needs)

　이 결정사항은 품질경영시스템 개선 및 제품 개선을 위해 필요한 인적자원과 기반시설의 추가 필요성을 도출하도록 요구하고 있다.

36.4 경영검토와 관련된 문서/문서화된 절차

1) 경영검토 절차서

경영검토 절차 프로세스의 예를 살펴보면 다음과 같다.

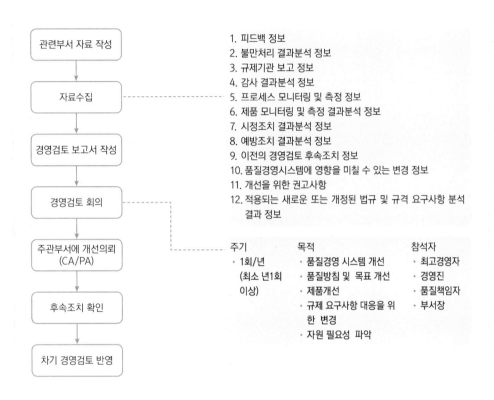

그림 36-2 경영검토 절차 프로세스 Procedure flow

36.5 경영검토와 관련된 품질기록

1) 경영검토 보고서

해당 보고서의 표지와 목차 예는 다음과 같다. (기존에 수행하고 있던 년간 부서별 결산 보고가 있을 경우 이에 경영검토 보고서를 추가 하여 보고하는 것이 효율적이다)

*목차 항목별 정보 분석 후 문제점과 개선점을 기술한다.

경영검토 보고서

(년도)

구 분	직 급	성 명	서 명	일 자
승 인	대표이사			
검 토	부사장			
	전무이사			
	영업부서장			
	구매부서장			
	관리부서장			
	연구소장			
	품질부서장			
	생산부서장			
	고객지원실장			
작 성	품질책임자			

목 차

2) 경영검토 회의록

해당 보고서의 표지와 목차 예는 다음과 같다.

서식 36-2 경영검토 회의록

회 의 록					
회의일시		회의장소		작성자	
참석자					
회의주제	0000년도 경영검토 회의				
참조자료	0000년도 경영검토 보고서				
회의 결과					
개선 항목	개선내용				개선주관부서
1. 품질경영 시스템 개선					
2. 품질방침 및 목표 개선					
3. 제품개선					
4. 인적자원 필요성					
5. 기반시설 필요성					
6. 규제요구사항 대응을 위한 변경사항					

3) 시정조치(CA)/예방조치(PA)

조직에서 사용하는 시정조치/예방조치 요구서를 사용하여 경영검토 회의록의 개선주관부서로 개선을 요구한다.

36.6 경영검토와 관련된 심사(Audit) 지적 사항 사례

1) 의료기기 제조 및 품질관리 기준, ISO 13485 심사 지적 사항 사례

① 경영검토가 절차에서 정한 기준에 따라 주기적으로 이루어지지 않았음.

② 경영검토 절차서의 검토 입력항목과 경영검토 보고서의 검토 입력항목이 일치하지 않음.

③ 경영검토 회의를 진행한 기록이 유지되지 않았음.

④ 경영검토 회의결과 개선사항이 경영검토 절차서의 검토 출력항목을 반영하고 있지 않음.

⑤ 경영검토 회의 결과 후속조치 기록이 유지되지 않았음.

2) FDA 483 Inspection Observations

① 경영검토 절차가 수립되지 않았음.

② 품질시스템의 적합성과 효과성이 정해진 주기와 간격으로 검토되지 않았음.

③ 경영검토 문서상에 검토일자와 검토결과가 없음.

④ 경영검토 문서에 참여한 경영진과 책임이 표시되지 않았음.

출처: 483 report Inspection Observations
http://www.fda.gov/ICECI/Inspections/ucm481432.htm#Devices

```
요 약
```

1. 품질경영시스템의 지속적인 적합성, 적절성 및 효과성을 보장하기 위하여 문서화된 계획된 주기로 경영검토를 수행 한다.

2. 경영검토 수행을 위해 검토 입력 요구사항을 규정함으로써 품질경영시스템 검토의 틀을 제공

하였다.

3. ISO 13485:2003의 개정본인 ISO 13485:2016 규격에서는 다음과 같은 요구사항이 추가되었다.

    1) 경영검토에 대한 절차를 문서화

    2) 검토 입력사항의 추가 항목

        b) 불만 처리

        c) 규제기관에 대한 보고

    3) 검토 출력사항의 추가 항목

        c) 적용되는 새로운 또는 개정된 규제 요구사항에 대응하기 위해 필요한 변경

4. 미국 GMP 법규인 PART 820-QSR 요구사항에서는 경영검토 입력과 출력에 대한 구체적인 언급은 없으며, 대한민국의 GMP 법규인 의료기기 제조 및 품질관리기준은 ISO 13485:2003 규격을 기준으로 제정되었으므로 향후 ISO 13485:2016 규격에 따라 개정될 것으로 예상된다.

5. 경영검토와 관련된 법규 및 규격 충족을 시키기 위해서는 경영검토 절차와 경영검토 보고서, 경영검토 회의록 및 후속조치 기록이 유지가 필요하다.

토론문제

1. 경영검토를 수행하는 목적은 무엇인지 생각해 보자.

2. 경영검토 결과로 도출된 개선사항을 품질경영시스템에 어떻게 반영해야 하는지 생각해 보자.

3. 조직에서 경영검토를 수행하고 있는데 인허가 기관으로부터 심사 시 지적을 받는 이유는 무엇이라고 생각하는지 생각해 보자.

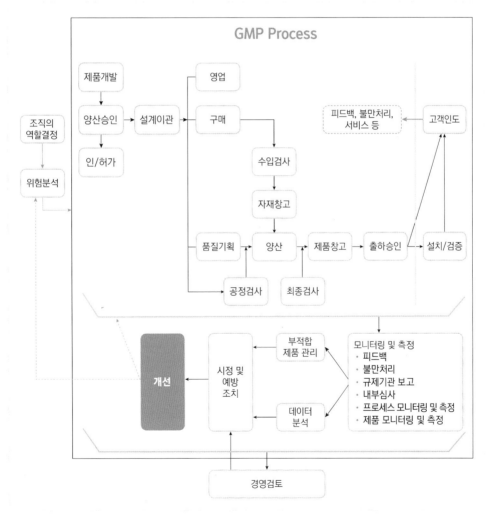

Chapter
37

개선 프로세스
(Improvement process)

37.1 개선프로세스

GMP Process

제품개발

영업

피드백, 불만처리,
서비스 등

고객인도

조직의
역할결정

양산승인 → 설계이관 → 구매

위험분석

인/허가

수입검사

자재창고

품질기획 → 양산 → 제품창고 → 출하승인 → 설치/검증

공정검사

최종검사

개선

시정 및
예방
조치

부적합
제품 관리

데이터
분석

모니터링 및 측정
· 피드백
· 불만처리
· 규제기관 보고
· 내부심사
· 프로세스 모니터링 및 측정
· 제품 모니터링 및 측정

경영검토

그림 37-1 GMP Process_개선

37.2 개선 GMP 요구사항

표 37-1 개선 요구사항

GMP	요구사항(Requirements)
ISO 13485	8.5 개선(Improvement) 8.5.1 일반사항(General) 조직은 품질방침, 품질목표, 심사 결과, 시판 후 감시, 데이터분석, 시정조치 및 예방조치, 경영검토의 활용을 통하여 품질경영시스템의 지속적인 적절성, 적합성 및 효과성뿐 아니라 의료기기의 안전성과 성과를 보장하고 유지하는데 필요한 모든 변경을 식별하고 실행하여야 한다. **출처: ISO 13485, Third edition 2016-03-01, Medical devices - Quality management systems - Requirements for regulatory purposes**
의료기기 제조 및 품질관리기준	8.5 개선 8.5.1 일반 요구사항 가. 제조업자는 품질방침, 품질목표, 심사 결과, 데이터분석, 시정조치 및 예방조치, 경영검토 등의 활용을 통하여 품질경영시스템의 지속적인 적절성 및 효과성을 보장하고 유지하는데 필요한 모든 변경을 식별하고 실행하여야 한다. **출처: 의료기기 제조 및 품질관리기준, 식품의약품안전처 고시 제2015- 71호(2015. 9.25, 개정)**
PART 820-QUALITY SYSTEM REGULATION	N/A

37.3 개선과 관련된 요구사항 해설

ISO 13485 8.5. 및 의료기기 제조 및 품질관리 기준 8.5.1에서 개선을 요구하고 있다. 미국 GMP 요구사항에서는 개선에 대한 요구사항은 별도로 요구되지 않고 있다.

개선활동으로서 다음과 같은 활동을 요구하고 있다.

1) 품질방침, 품질목표

2) 심사 결과

3) 시판 후 감시

4) 데이터 분석

5) 시정 및 예방조치

6) 경영검토 활동

개선을 통해 품질경영시스템의 지속적인 적절성, 적합성 및 효과성과 의료기기의 안전성과 성과를 보장하는데 필요한 변경을 실행하도록 요구하고 있다.

개선 활동은 방법으로는 시정 및 예방조치를 활용하는 것이 필요하며, 사안에 따라 별도의 방법을 선택하여 사용해도 가능하다.

개선사항이 발생시 적절성, 적합성 및 의료기기의 안전성을 검증하기 위하여 품질경영시스템 위험분석을 추가로 실시하며, 위험통제 방안을 품질경영시스템에 반영하여야 한다.

37.4 개선과 관련된 문서/문서화된 절차

1) 품질경영시스템 구축 절차서(Chapter 03 참조)

37.5 개선과 관련된 품질기록

1) 시정 및 예방조치 요구서(Chapter 35 참조)

요 약

1. 운영하고 있는 품질경영시스템의 지속적인 적절성, 적합성 및 효과성과 의료기기의 안전성과 성과를 보장하기 위하여 지속적인 개선활동을 한다.
2. 개선활동은 품질방침, 품질목표, 심사 결과, 시판 후 감시, 데이터 분석, 시정 및 예방조치, 경영검토 활동 등을 통해 수행 한다.
3. 개선사항에 대하여 품질경영시스템 수립 초기 수행된 위험분석을 재검토하여 개선활동의 적절성과 적합성을 검토한다.

토론문제

1. 품질경영시스템의 개선활동은 왜 지속적으로 수행되어야 하는지 생각해 보자.
2. 개선활동은 어떤 방법으로 수행되어야 효율적인지 생각해 보자

참고문헌

- 의료기기 제조 및 품질관리기준, 식품의약품안전처 고시 제2015-71호(2015.9.25. 개정)
- 의료기기 부작용 등 안전성 정보 관리에 관한 규정, [시행 2014.2.12] [식품의약품 안전처고시 제2014-91호, 2014.2.12. 일부개정]
- 의료기기법 [시행 2016.3.30.] [법률 제13698호, 2015.12.29., 일부개정], 제2조 (정의)
- 식품의약품안전처 의료제품 분야 검사기관 지정현황
- 의료기기법, [시행 2016.3.30.] [법률 제13698호, 2015.12.29., 일부개정] 식품의 약품안전처(의료기기정책과)
- 의료기기법 시행규칙, [시행 2016.7.29.] [총리령 제1307호, 2016.7.29., 일부개 정] 식품의약품안전처(의료기기정책과)
- 의료기기법 시행규칙, [시행 2016.7.29.] [총리령 제1307호, 2016.7.29., 일부개 정], 제49조, 제50조
- 의료기기 허가·신고·심사 등에 관한 규정, 식품의약품안전처 고시 제2016-105호 (2016. 9. 30. 개정)
- 청정도 관리 가이드라인, 2012, 식품의약품안전처, 표7 청정시설 모니터링 시험 항 목 및 주기
- KS Q ISO 2859-1:2014, 계수형 샘플링검사 절차-제1부: 로트별 합격품질한계 (AQL) 지표형 샘플링검사 방식, 산업통상자원부 국가기술표준원
- 교정대상 및 주기설정을 위한 지침, [국가기술표준원 고시 제2015-499호], [KOLAS-G-013:2015], 한국인정기구(Korea Laboratory Accreditation Scheme)
- ISO 13485, Third edition 2016-03-01, Medical devices – Quality management systems – Requirements for regulatory purposes
- ISO 19011:2011, Guidelines for auditing management system
- ISO 14971:2012 Medical devices – Application of risk management to medical devices
- Council Directive 93/42/EEC of 14 June 1993 concerning medical devices,

OJ L 169 of 12 July 1993

- Directive 98/79/EC of the European Parliament and of the Council of 27 October 1998 on in vitro diagnostic medical devices, OJ L 331 of 7 December 1998
- Council Directive 90/385/EEC of 20 June 1990 on the approximation of the laws of the Member States relating to active implantable medical devices, OJ No L 189 of 20 July 1990
- MEDDEV 2.12-1 rev 8. GUIDELINES ON A MEDICAL DEVICES VIGILANCE SYSTEM
- MEDDEV 2.12/2 rev.2 Post Market Clinical Follow-up: Guide for manufactures and notified bodies
- NB-MED/2.12/Rec.1 rev.11 Post-Marketing Surveillance (PMS) post market/production: 2.12 Market surveillance; vigilance
- PART 820-QUALITY SYSTEM REGULATION, April 1, 2016, Subpart B-Quality System Requirements
- PART 803—MEDICAL DEVICE REPORTING
- 483 report Inspection Observations http://www.fda.gov/ICECI/Inspections/ucm481432.htm#Devices
- Deciding When to Submit a 510(k) for a Change to an Existing Device, U.S. DEPARTMENT OF HEALTH AND HUMAN SERVICES Public Health Service Food and Drug Administration Center for Devices and Radiological Health, Office of Device Evaluation Document Issued On: January 10, 1997
- GHTF SG3, Quality Management Systems – Process Validation Guidance, Edition2 – January 2004.

Memo

저자 신규철

- 홍익대학교 경영학 석사
- 홍익대학교 경영대학원 경영학과 박사과정 수료(생산관리 전공)
- 홍익대학교 경영학과 강사
- ㈜현대산업개발 품질관리부
- (사)한국PL협회 연구소장
- HARTFORD CONSULTING 지도위원
- HSB-RS Korea 품질심사원
- EQA 국제인증센터 품질심사원
- GHG 온실가스 배출량 기술전문가
- 원주의료고등학교 겸임교사
- (주)지에스스탠다드 해외사업부 실장

현) 이누리평생교육원 교수
  (사)한국소비자안전학회 이사
  한국의료기기공업협동조합 강사
  의료기기정보기술센터 강사
  ISO 9000 품질 국제심사원(RAB)
  식품의약품안전처 차세대 의료기기 100프로젝트 멘토 전문위원
  서울바이오허브 지식공동체 전문위원(서울시)
  (주) GMSC 부대표
  (컨설팅 분야: KGMP, cGMP, ISO 13485, CMDCAS, EU CE-MDD, IVDD)

의료기기 G M P 개론 및 실무
Medical Device Introduction and Practice

초판인쇄 2016년 12월 30일
초판발행 2016년 12월 30일

지 은 이 신규철
펴 낸 이 채종준
펴 낸 곳 한국학술정보(주)
주　　소 경기도 파주시 회동길 230(문발동)
전　　화 031) 908-3181(대표)
팩　　스 031) 908-3189
홈페이지 http://ebook.kstudy.com
전자우편 출판사업부 publish@kstudy.com
등　　록 제일산-115호(2000.6.19)
I S B N 978-89-268-7800-2 93710